不孕不育诊断与治疗

BUYUN BUYU ZHENDUAN YU ZHILIAO

主　编　王利红

副主编　曹陈冲　　谢英彪　　陈永真　　徐文婷
　　　　朱澄漪

编　者　（以姓氏笔画为序）

　　　　王　娟　　王　燕　　王彩红　　王嘉蕙

　　　　朱　萍　　汤梦雨　　余　乐　　沈文华

　　　　张　双　　张建亚　　陈向东　　陈海襄

　　　　郁金芬　　钱海晴　　谢　勇

河南科学技术出版社

·郑州·

内容提要

婚姻的一个重要目的就是繁育后代，孕育宝宝是一件很幸福的事，但一些原因却让有些夫妇难圆子女梦，这其中一半的原因在于女性不孕。导致配偶不孕的男性不育症同样也不容忽视。本书在详细分析了不孕不育的原因之后，重点阐述了检查、诊断、评估及中西医疗法，同时也介绍了饮食、艾灸、按摩、心理、起居等自然疗法。本书内容丰富，通俗易懂，融科学性、实用性和知识性于一体，是陪伴育龄夫妇圆梦的好帮手。

图书在版编目（CIP）数据

不孕不育诊断与治疗/王利红主编. —郑州：河南科学技术出版社，2023.6

ISBN 978-7-5725-1206-3

Ⅰ.①不… Ⅱ.①王… Ⅲ.①不孕症－诊疗②男性不育－诊疗 Ⅳ.①R711.65

中国国家版本馆 CIP 数据核字（2023）第 087943 号

出版发行：河南科学技术出版社
　　　　　　北京名医世纪文化传媒有限公司
　　　　　　地址:北京市丰台区万丰路 316 号万开基地 B 座 115 室 邮编：100161
　　　　　　电话:010-63863186　010-63863168
策划编辑：焦万田
责任编辑：焦万田　杨永岐
责任审读：周晓洲
责任校对：龚利霞
封面设计：中通世奥
版式设计：崔刚工作室
责任印制：程晋荣
印　　刷：河南省环发印务有限公司
经　　销：全国新华书店、医学书店、网店
开　　本：850 mm×1168 mm　1/32　**印张：**15　**字数：**350 千字
版　　次：2023 年 6 月第 1 版　　2023 年 6 月第 1 次印刷
定　　价：68.00 元

前　言

　　不孕不育分为不孕症和不育症。育龄夫妇同居一年以上，有正常性生活，在没有采用任何避孕措施的情况下，未能成功怀孕称不孕症。虽能受孕但因种种原因导致流产、死胎而不能获得存活婴儿的称为不育症。因男性原因导致配偶不孕者称为男性不育症，习惯称男性不育。

　　婚后 2 年从未受孕者称为原发性不孕；曾有过生育或流产，又连续 2 年以上不孕者，称为继发性不孕。绝对性不孕系指夫妇双方不论是哪方有先天性或后天性的严重解剖学上的异常或生理性缺陷，不论采用何种方法治疗均无法矫治成功，而致不孕的一种临床征象，如先天性无子宫。相对性不孕系指造成受孕困难的某种病因降低了生育能力，致使患者暂时不能受孕，但通过治疗仍能受孕，如子宫发育不良等。

　　不孕症的发生率占生育年龄妇女的 8%～17%，平均为10%。不孕症发病率的递增趋势可能与晚婚晚育、人工流产、性传播疾病等相关。女性不孕的因素大致有阴道因素、宫颈因素、子宫因素、输卵管因素、卵巢因素、内分泌因素、先天性因素、全身性因素、精神神经因素和免疫性不孕。

　　不孕不育症发生率为 10% 左右。其中单纯女方因素约50%，单纯男方因素约 30%，男女共同因素约 20%。临床上把男性不育分为性功能障碍和性功能正常两类，后者依据精液分析结果可进一步分为无精子症、少精子症、弱精子症、精子无力症和精子数正常性不育。男性不育症除了先天性睾丸畸形和发育不良，外在的潜在危害是男士内裤，往往容易被忽视。现在流行紧身的男士内裤，一般前面设计都是双层的，将阴囊和阴茎包裹在一起，导致胯下长期在高温潮湿的环境中，成为病毒细菌滋生的温床。胯下长时间的高温潮湿是引发男性前列腺炎、精索静脉曲张、精囊炎、阴囊湿疹等常见男性疾病的潜在因素。前列腺炎、精索静脉曲张和精囊炎是男性不育症常见疾病。

临床研究发现，经过专业人员的帮助，有 60％ 的不孕夫妇可以顺利怀孕。不孕夫妻可能已经发现有些"问题"，或者虽然经过各种评估却没有发现任何问题，只是夫妻俩也不愿仅仅等待。下面的步骤也许可以帮到不孕女性：①排卵监测；②输卵管通畅试验；③诱发排卵；④补充黄体激素；⑤宫腔内人工授精；⑥试管婴儿。世界卫生组织（WHO）提出要重视妇女的生殖健康，最重要的一点就是妇女要有正常的生育能力。不孕症给育龄女性造成了极大的心理压力和创伤，甚至影响正常的生活和工作，应引起社会和医务工作者的重视。

全身及生殖系统疾病对生育能力有着重要的影响。影响妊娠的因素或疾病有避孕方法、性传播性疾病、隐性泌尿系感染、内分泌紊乱、消毒不严的人工流产、自然流产、子宫异常、不顺利的产科经历、遗传性疾病等。月经不规则的妇女，多无排卵，需治疗后才能受孕。成年时患腮腺炎的男性和有盆腔炎的女性，均会影响受孕，因而这些人不宜晚婚和晚育。

男性不育症患者平时要积极地参加体育锻炼，天天坚持日常活动，培养自己广泛的兴趣爱好，做到劳逸结合，适当地缓解紧张的情绪，这样就可以慢慢地促进精子的质量。尽量避免不良的生活习惯，拥有一个健康合理的饮食习惯，多吃一些有营养的食品，像新鲜的蔬菜和水果,千万不要吸烟和饮酒,要在自己的脑海中记住戒烟的重要性和必要性。男性不育症患者还要及时放松自己的心态,缓和与消除焦虑不安的情绪,多做一些可以抒发自我感情的事情。同时,要保持家庭的和睦,这样有利于消除工作和生活中的紧张情绪。夫妻之间极力配合,可以大大促进受孕的概率。

许多不孕夫妇幸运地怀孕了,但也会有少数人没能如愿以偿,失望、沮丧常伴随着不孕夫妇,他们热切地希望得到关心和帮助。本书旨在让不孕夫妇理解、掌握不孕的原因和处理方法,能够积极主动地配合治疗。

编著者

目 录

第1章

不孕不育的原因

不孕症是指育龄夫妇,性生活正常,未避孕,而在一定期限内从未妊娠。这一定的期限在各国并不一致,我国是以一两年为标准,与 WHO 的规定相符合。据统计,不孕的原因可能在女方、男方或男女双方。属女方因素约 50%,男方因素约 35%,约 10% 做了检查仍找不到明确病因,还有约 5% 可能是一些极罕见因素造成的。

第一节 女方原因

引起女性不孕的原因主要为排卵障碍、生殖道阻塞、受精卵着床障碍,以及免疫性不孕等。要实现妊娠必须具备以下几个要素:①有一个正常发育的卵子与正常精子相遇形成受精卵;②有一条健康的有功能的通道——输卵管;③受精卵能安全地种植在子宫腔内并得到发育、生长。这三个环节缺少任何一环,或在任何一处出了问题,均可以引起不孕。

一、外阴、阴道因素

1. 外阴、阴道发育异常　①两性畸形,包括真两性畸形和假两性畸形,后者如睾丸女性化、先天性肾上腺皮质增生、卵巢男性化等;②处女膜发育异常,如处女膜闭锁、坚硬处女膜等;③阴道发育异常,如先天性阴道完全或部分闭锁,双阴道或阴道中隔。

2. 瘢痕狭窄　阴道损伤后形成粘连瘢痕性狭窄,影响精子进入宫颈,影响授精。

3. 阴道炎症　主要有滴虫性阴道炎和真菌性阴道炎,轻者不影响受孕,严重时大量白细胞消耗精液中存在的能量物质,降低精子活性,缩短生存时间,甚至吞噬精子而影响授精。

二、宫颈因素

宫颈是精子进入宫腔的途径,宫颈黏液量和性质都会影响精子能否进入宫腔。

1. 宫颈发育异常　先天性宫颈狭窄或闭锁,轻者经血排出不畅、经量减少,或痛经,可能并发子宫内膜异位症。宫颈管发育不良,细长,影响精子通过;宫颈管黏膜发育不良则腺体分泌不足。

2. 宫颈炎症　严重时宫颈管内脓性白带增多、黏稠,影响精子穿透。

3. 宫颈赘生物　宫颈息肉、宫颈肌瘤等阻塞宫颈管影响授精。

三、子宫因素

1. 子宫先天性畸形　子宫发育异常如先天性子宫缺如、残角子宫、双角子宫、纵隔子宫等均影响受孕。

2. 内膜异常　子宫内膜炎、内膜结核、内膜息肉、内膜粘连或子宫内膜分泌反应不良等影响受精卵着床。

3. 子宫肿瘤　内膜癌引起不孕;子宫内膜不典型增生患者大部分不孕;子宫肌瘤可影响受孕;黏膜下肌瘤可以造成不孕或孕后流产。

四、输卵管因素

输卵管具有运送精子、拾卵及将受精卵运送至宫腔的功能。输卵管病变是不孕症最常见因素,任何影响输卵管功能的因素都影响授精。①输卵管发育不全:输卵管发育不良影响蠕动,不利于运送精子、卵子和受精卵,易于发生输卵管妊娠;先天性输卵管过度细长扭曲影响精子或卵子的运行。②输卵管炎症:输卵管炎可造成伞端粘连或管腔阻塞,输卵管与周围组织粘连影响蠕动而不孕。输卵管结核造成输卵管僵直、瘘管等。③输卵管周围病变:以子宫内膜异位症为多,异位内膜在输卵管内形成结节或盆腔外异位内膜造成输卵管粘连。

五、卵巢因素

1. 卵巢发育异常　多囊卵巢、卵巢未发育及卵巢发育不全。

2. 子宫内膜异位症　当具有生长功能的子宫内膜组织出现在子宫腔被覆黏膜以外的身体其他部位时,称为子宫内膜异位症。传统的观点认为,子宫内膜异位症即为子宫内膜超过宫腔范围(不包括子宫肌层)的外在生长。

3. 黄素化未破裂卵泡　导致黄素化未破裂卵泡综合征。

4. 黄体功能不足　妊娠异位症患者黄体期分泌不足影响受孕。

5. 卵巢肿瘤　卵巢肿瘤影响受孕。

六、排卵障碍因素

正常排卵需要有功能完整的下丘脑-垂体-卵巢轴,这些部位的功能和器质性改变均可影响排卵。因无排卵引起的不孕占女性不孕的 29.1%。

1. 中枢性影响　下丘脑-垂体-卵巢功能轴紊乱,引起月经失调,如无排卵性月经、闭经等;垂体肿瘤引起卵巢功能失调而致不孕;精神因素如过度紧张、焦虑对下丘脑-垂体-卵巢轴可产生影响,抑制排卵。

2. 全身性疾病　重度营养不良、过度肥胖或饮食中缺乏某些维生素特别是维生素 E、维生素 A 和维生素 B,可影响卵巢功能;内分泌代谢方面的疾病如甲状腺功能亢进或低下,肾上腺皮质功能亢进或低下,重症糖尿病等也能影响卵巢功能导致不孕。

3.卵巢局部因素　先天性卵巢发育不全、多囊卵巢综合征、卵巢功能早衰，以及功能性卵巢肿瘤如颗粒-卵泡膜细胞瘤、睾丸母细胞瘤等影响卵巢排卵。卵巢子宫内膜异位症不但破坏卵巢组织，且可造成严重盆腔组织粘连而致不孕。

七、影响精卵结合的因素

1.手术后盆腔粘连　任何盆腔手术都可能对腹膜造成创伤，引起炎症渗出和纤维素沉着，继而纤维化和瘢痕收缩使输卵管推移、牵拉等导致输卵管功能异常。

2.盆腔子宫内膜异位症　可引起盆腔内广泛粘连致输卵管阻死或蠕动减弱，影响拾卵或受精卵的运行。

3.盆腔肿瘤　盆腔肿瘤可以压迫输卵管，使之变形、管腔闭塞或影响输卵管功能而导致不孕。

第二节　　男方原因

男性不育是指夫妇婚后同居 1 年以上，未采用避孕措施而发生妻子未能生育，原因发生在丈夫的病症。WHO 的不育定义为至少有 12 个月的不避孕性生活史，而仍未受孕。目前我国普遍接受的定义为至少有 2 年以上的不避孕性生活史而未能使妻子受孕。男性不育涉及原因是多方面的，对不育症患者来说，任何原因导致精子的发生、输送，以及精子和卵子相结合发生障碍，均可导致不育。临床上，主要表现为无生育能力。精液检查见精子减少，每毫升在 0.6 亿以下，或见精子坏死、畸形、活动力差。男性不育的原因大致有以下几个方面。

一、精液异常

如无精子或精子数过少，活力减弱，形态异常。影响精子产生的因素如下。

1. 先天发育异常　先天性睾丸发育不全不能产生精子；双侧隐睾导致曲精管萎缩等妨碍精子产生。

2. 全身因素　慢性消耗性疾病，如长期营养不良、慢性中毒（吸烟、酗酒），精神过度紧张可能影响精子产生。

3. 局部原因　腮腺炎并发睾丸炎导致睾丸萎缩；睾丸结核破坏睾丸组织；精索静脉曲张有时影响精子质量。

二、精子先天不足

睾丸是产生精子的场所，如果睾丸的生理功能发生故障，精子的生产（数量和质量）就会受到影响。常见的原因有：①脑垂体、肾上腺、睾丸本身的内分泌功能紊乱；②睾丸的先天性畸形或隐睾症、腮腺炎引起的睾丸萎缩；③经常接触同位素、X线等放射性元素后损伤了睾丸；④精索静脉曲张。睾丸血液循环受阻造成生精障碍等。此外，缺乏维生素 A、钙、锌、磷等物质，也是精子生产异常的原因。

三、精子运送受阻

睾丸生产的精子要经过附睾、输精管、射精管和尿道的长途跋涉，才能离开男子的生殖道与卵子结合。男性外生殖器先天畸形或外伤致畸及生殖道沿途器官的炎症，均可阻塞输精道，使精液不能正常输出。或各种原因所致膀胱内括约肌关闭不紧或无法关闭，性交时发生逆行射精，精液不能正常地射出，致使精子与卵子不能交合。

四、免疫因素

精子、精浆在体内产生对抗自身精子的抗体可造成男性不育，射出的精子发生自身凝集而不能穿过宫颈黏液。

五、内分泌功能障碍

男性内分泌受下丘脑-垂体-睾丸轴调节。垂体、甲状腺及肾上腺功能障碍可能影响精子的产生。

六、性功能异常

外生殖器发育不良或勃起功能障碍,以及遗精、早泄、阳强、不射精等,均可致精液不能进入阴道。

第三节　双方原因

男女双方因素主要为免疫性不孕。精子、卵子、受精卵、促性腺激素、性激素,以及整个受孕过程中的分泌物都具有一定的抗原性,均可引起免疫反应造成不孕。

一、免疫因素

1. 精子免疫　精子有大量特异性表达的抗原,可引起男性的自身免疫反应,也可以引起女性的同种免疫反应。

2. 女性体液免疫异常　女性体内可产生抗透明带抗体,改变透明带的性状或阻止受精乃至植入过程,从而导致不孕。抗心磷脂抗体可引起种植部位小血管内血栓形成,导致胚胎种植失败。

3. 子宫内膜局部细胞免疫异常　子宫内膜局部存在大量免疫细胞,它们在胚胎种植中发挥帮助绒毛实现免疫逃逸和绒毛周围组织的溶细胞作用。子宫内膜局部的免疫细胞如 NK 细胞、T 细胞和 B 细胞功能异常都可导致种植失败和不孕。

二、年龄

不孕不育的风险随年龄增长而增加。女性在 26－29 岁生育能力最佳,30 岁以后开始逐渐下降,特别是 35 岁以后下降更显

著,这主要是由于卵巢开始老化和卵子质量减退。男性生育能力
也随年龄增长而下降。但与女性相比,男性下降速度较缓慢。

三、营养

营养与生殖功能的关系密切,据文献报道,婚后严重营养不
良、贫血、消瘦,以及经济落后的生活贫困地区的妇女受孕能力较
低或不孕。然而,另一个极端是营养过剩,即过度肥胖,也可引起
性腺功能减退,导致不孕或生育能力下降。

四、微量元素与维生素

近年来有许多国内外学者注意到微量元素,即锌、锰、硒、铜
等元素,还有维生素 E、维生素 A、维生素 C、维生素 B_{12} 等与男女
的性功能,性激素的分泌有密切关系。这些微量元素和维生素对
维持人体生殖内分泌的功能及下丘脑-垂体-性腺轴功能的协调起
到重要作用。如果微量元素严重不足甚至维生素缺乏,同样可以
降低受孕能力或引起不孕。

五、精神因素

精神过度紧张或过度忧虑、焦急,会导致妇女情绪紊乱及各
种心理失调,随后通过神经内分泌系统对下丘脑-垂体-卵巢之间
的内分泌平衡产生影响,导致不排卵和闭经而不孕。

六、不良嗜好

如长期吸烟、酗酒或接触麻醉药品、有毒物质,对男女的生育
能力也存在不利影响。

七、环境及职业性的污染

如噪声、化学染料,以及汞、铅、镉等,同样可影响生育能力。

八、常见疾病

主要为阴道闭锁、精索静脉曲张、隐睾、睾丸发育不良、附睾结核、输精管结核、阳痿、早泄等。

九、其他

夫妻双方性生活障碍、缺乏性知识,以及精神高度紧张,也可导致不孕。

第2章
女性不孕症的病因

第一节　西医病因

　　女性正常受孕的前提条件是下丘脑-垂体-卵巢-子宫生殖轴功能正常。卵巢发育出正常的卵子,卵子成熟后排卵,黄体功能正常、生殖系统发育正常、性生活和谐、输卵管正常,输卵管伞端正常地捡拾卵子,然后在壶腹部受精,再将受精卵运送至宫腔,子宫内膜发生的周期性改变要与内分泌同步并协调,这样才利于胚胎的着床与发育。女性引起不孕症的因素较为复杂,任何影响卵巢排卵、卵子受精、受精卵着床的因素均可影响不孕症的发生。

　　受孕是一个复杂的过程,对每个夫妇都应做到完善检查,找出病因,治病求本,同时,在检查过程中不能因为找到了一种病因就放弃做其他检查找别的病因。本研究发现,我国女性不孕症的病因以多因素为主要特点,西医病因中,输卵管因素多见,卵巢因素中排卵异常较多见,而这其中总的输卵管因素包括有感染、输卵管梗阻等,排卵异常也见于多囊卵巢综合征(PCOS),高泌乳素血症、黄体功能不全、卵巢早衰等。

一、一般因素

　　年龄、营养、精神因素等都可导致不孕。如妇女生育力最强是在 20—35 岁,35 岁以后生殖能力有所下降,45 岁以后很少有再受孕者。营养不良及营养过剩者可致不孕。精神过度紧张者易致不孕。

二、输卵管因素

输卵管因素之所以成为影响女性不孕症的首要因素,是因为输卵管伞端具有捡拾卵子的功能,而输卵管又需要将受精卵运送至宫腔,因此无论是输卵管伞端捡拾功能异常如伞端闭锁、积水、上举等,又或者是输卵管黏膜破坏造成输卵管阻塞,这些都会引起不孕症的发生。此外,输卵管纤毛的运动及输卵管管壁的蠕动作用衰弱或者丧失也会引起不孕。在女性不孕病因中,输卵管通而不畅和输卵管梗塞约占妇女不孕症因素的 1/3,这与性行为的开放、性生活不洁、宫腔操作、宫腔感染等因素相关。因此,对于社会应该积极向大众普及生殖健康知识,对于大众应做到适龄婚育,对于医务人员要严格按照手术指征,规范操作,从而避免不必要的手术所带来的伤害,这样对于输卵管因素引起的不孕症的预防会起到有效的作用。

输卵管病变是引起不孕的重要原因,约占不孕病因的 1/3,而病变主要原因是炎症。常由于生殖道感染后上行累及输卵管,形成慢性输卵管炎而致输卵管管腔狭窄或阻塞;或输卵管周围组织器官炎症而继发输卵管炎,输卵管黏膜层炎症、充血,纤毛运动功能受损或纤毛被破坏,影响精子和卵子运送;炎症使管壁僵直或扭曲,输卵管伞部粘连或积水,失去了伞部的拾卵功能。另外,由于炎症引起生殖道炎性分泌物增多,pH 值改变,也影响精子的存活和活动。常见病原菌有链球菌、葡萄球菌、大肠埃希菌、厌氧菌和性传播疾病的病原体。输卵管结核占女性生殖系统结核的 $90\%\sim100\%$,输卵管结核导致输卵管结构和功能异常是不孕症的常见原因。结核破坏输卵管内膜、浆膜和肌层,使输卵管黏膜破坏与粘连,输卵管增粗僵硬,管腔狭窄或阻塞,失去正常功能。输卵管周围粘连或呈团块状,影响输卵管通畅和蠕动,重症者甚至破坏卵巢的结构和功能。一旦得病,绝大多数患者不能受孕。

三、卵巢因素

卵巢是女性的生殖系统的重要器官,卵巢具有生殖功能和内分泌功能,是产生与排出卵子,分泌甾体激素的性器官。正常的排卵为女性的生殖提供物质基础,同时也反映了生殖轴功能的健全和完善,如果卵巢任何一个功能失调或者发生器质性病变,如PCOS、高泌乳素血症、黄体功能不全、卵巢早衰等造成卵巢排卵异常,其中PCOS最常见,也是主要因素。PCOS是以高雄激素血症、排卵异常与多囊卵巢为特点的病理变化,是一种多因素、病理生理复杂、临床表现多样的综合征,对于此病的病因研究至今尚未完全清楚。研究显示,环境污染、饮食污染、肥胖、压力增大是高危因素。随着社会的发展,生活水平的提高,PCOS的高危因素和高危人群不断增加,而其发病率也逐渐年轻化。在我国女性不孕症病因中,卵巢因素致排卵异常的发生率为18%～33%,P-COS占12%～25%,而在排卵异常的女性中,PCOS占50%。国外有关文献报道,PCOS在女性不孕症因素中占30%～40%,而占排卵异常的50%～70%。因此,积极预防排卵异常及PCOS,对于不孕症的预防能起到有效作用。

输卵管炎或严重盆腔感染可波及卵巢组织导致卵巢炎,卵巢周围形成炎性包裹影响排卵;卵巢结核、幼年腮腺炎并发卵巢炎,可破坏卵巢组织结构,造成卵泡数量减少,性激素合成分泌不足而丧失卵巢功能。

四、子宫及宫颈因素

子宫及宫颈病变会影响精子与卵子的相遇,影响受精卵着床,最终影响受孕。子宫及宫颈因素造成的不孕主要有子宫内膜异位症、宫颈病变、子宫肌瘤、子宫畸形、子宫发育不良、宫腔粘连、子宫内膜息肉、宫颈炎等。子宫内膜异位症是指具有生长功能的子宫内膜组织出现在子宫腔被覆的内膜及宫体基层以外的其他部位。子宫内膜异位症是一个与不孕症密切相关的疑难病，而其发病率在一般人群中是 2%～6%，但是在不孕症女性中达30%～40%，同时，在不孕症患者中 40%～50%的人合并有子宫内膜异位症。免疫因素、内分泌病因可通过影响卵泡的生长、发育、成熟，并对卵细胞、胚胎产生毒害作用影响受精卵形成与着床，最终导致不孕的发生。中、重度的子宫内膜异位症引起不孕的机制相对明确，现公认的是，移位的子宫内膜种植的盆腔，导致盆腔组织、器官粘连，盆腔结构改变，输卵管阻塞，影响输卵管蠕动，卵子无法排出，输卵管伞端捡拾功能丧失、受精卵运送失败，最终导致不孕的发生。临床的文献报道，子宫内膜异位症这一因素在不孕症众多因素中占的比例差异较大，为 2%～30%。近年来，随着腹腔镜的普及，子宫内膜异位症发现率也在升高，因此，腹腔镜检查对不孕症病因的诊断有指导作用。

子宫颈炎是生育期妇女的常见病。子宫颈阴道部直接与阴道上皮相连，易受阴道炎影响而致感染，宫颈管黏膜为单层柱状上皮，抵抗感染能力差，易在分娩、流产、刮宫等手术时造成机械损伤而并发感染。病原体有淋病奈瑟菌、链球菌、大肠埃希菌、厌氧菌、沙眼衣原体、支原体等，以淋病奈瑟菌、衣原体所致感染最为常见。炎症可造成局部环境的改变，其分泌物改变了宫颈黏液的性状，患者表现为脓性白带增多，同样也引起宫颈免疫功能异常，影响精子的活动，不利于精子穿透子宫颈管而致不孕。

子宫内膜炎多由外阴阴道感染上行蔓延所致。炎症可导致子宫内膜对性激素反应低下引起月经失调；炎性细胞浸润和炎性介质的渗出不利于精子存活和孕卵着床；严重子宫内膜炎或子宫内膜结核破坏了子宫内膜，或瘢痕愈合，严重者可造成宫腔粘连，使受精卵植入或胚胎发育受阻；病毒感染所致子宫内膜炎可通过胎盘垂直感染胚胎或胎儿造成流产。子宫内膜息肉是子宫内膜炎的一种特殊类型，息肉可阻碍孕卵着床，合并感染时可改变宫腔内环境，亦影响受孕。

五、免疫因素

各种生殖道抗体和免疫因素出现通过影响精子进入宫腔,干扰精子与卵子的结合而影响受孕。在正常的性生活下,人体对生殖的过程中任何一个环节产生了自发性免疫,致受孕延迟2年以上者称作免疫性不孕症。免疫性不孕症分为广义和狭义,通常所说的是指狭义的,就是指不孕夫妇除了抗精子免疫或者抗透明带免疫之外,别的方面都正常,闭经所指的免疫性不孕是狭义的,如抗心磷脂抗体、抗精子抗体、子宫内膜自身局部免疫功能等。此外,有研究显示,女性的不孕和优生四项(TORCH)有密切关系,TO是刚地弓形虫、R是风疹病毒、C是巨细胞病毒、H是单纯疱疹病毒。孕妇感染任何其中一项病毒都可通过胎盘、产道、母乳传给胎儿、新生儿,但是孕妇本人基本不会出现明显症状,胎儿期感染可能导致早产、流产、死产、葡萄胎与异位妊娠等再次不孕,还有可能致死胎、胎儿发育迟缓、发育畸形等,如新生儿感染可致脑瘫、智力障碍、失聪、失明等后遗症。本研究发现,我国女性不孕症病因中,免疫因素占3.41%。因此,免疫因素引起的不孕症应早检查、早发现,对不孕症的预防非常重要。

六、外阴、阴道感染因素

女性生殖道受病原体如原虫、真菌、细菌、衣原体、病毒等感染,造成生殖道内环境改变,不利于精子的活动和生存;或由于炎症造成生殖道狭窄或阻塞,导致精子和卵子无法相遇;或炎症后输卵管虽然通畅,但黏膜细胞的纤毛受损而造成输卵管功能不良,不能输送精子和卵子;或由于炎症导致输卵管和周围附属器官或组织相粘连,妨碍了输卵管的正常蠕动,不能正常输送精子和卵子,结果造成不孕。

外阴炎常因阴道炎性分泌物增多、外阴用卫生用品不洁、尿瘘、糖尿病尿液刺激等引起。表现为外阴皮肤瘙痒、疼痛性溃疡,甚至形成阴道口狭窄,影响性生活。阴道炎以滴虫、霉菌感染者最常见。外阴、阴道感染后,阴道内环境改变,阴道酸碱度发生变化,影响精子活力,缩短精子存活时间;滴虫亦可能吞噬精子,使进入宫颈和子宫腔内的精子数量减少,影响受孕。另外阴道炎影响性交。大量微生物如淋病奈瑟菌、沙眼衣原体、解脲脲原体、滴虫等的代谢产物还可诱发巨噬细胞和中性粒细胞生成诱生型一氧化氮合酶,并产生一氧化氮,作为局部细胞毒性因子可杀死精子和抑制精子的活动力。而因炎症死亡的精子和大量精子抗原的释放,促进了阴道内抗精子抗体的产生,从而影响精子的存活率、活动力和穿透力导致不孕。

七、遗传学因素

女性 X 染色体数目和结构的改变与不孕症有一定的关系,常见一些性染色体综合征可导致女性不育。

Turner 综合征又称为先天性卵巢发育不全综合征,因 1938 年 Turner 首次报道得名。据统计,约 98% 的胚胎于胎儿期自然流产,活婴中的发病率为 1/2500～1/5000。Turner 综合征患者的典型核型是 45、XO 和 45、XO/46、XX。本病患者体态瘦长,身材矮小(120～140cm),容貌和外生殖器呈女性,智力一般正常,后发际低,肘外翻,部分患者有颈蹼,青春期无第二性征,乳房不发育,乳间距宽,原发性闭经,卵巢呈条索状,无排卵功能,子宫发育不全,外生殖器幼稚,阴毛、腋毛稀少或缺如,通常没有生育能力。嵌合型患者临床症状的严重程度取决于异常细胞系所占的比例,比例越大,症状越重。少数嵌合型患者可能有生育能力。

X 三体和多 X 综合征临床上称 X 三体和多 X 综合征为"超雌"现象。X 三体综合征患者通常外表如正常女性,但伴有月经失调或间歇性闭经、乳腺发育不良、卵巢功能障碍、阴毛稀少、肥胖、轻度智力障碍,甚至精神异常。患者核型大多为 47、XXX,也可为 46、XX/47、XXX。异常核型来自母方生殖细胞形成过程中

X染色体不分离。除X三体外,尚有核型为48、XXXX或49、XXXXX的患者。其症状与X三体相似,但随着X染色体数目越多,症状也越严重,以致重度智力缺陷、多发畸形、不育等。

常见的X染色体结构异常有缺失、等臂染色体和环状染色体等。

睾丸女性化综合征患者社会性别常为女性,而核型为46、XY,一般因原发性闭经、不孕等原因就诊被发现。主要临床表现:①原发性闭经;②先天性无子宫、无卵巢;③多数情况阴道盲端;④有睾丸,常位于腹腔内、腹股沟内或大阴唇内。本病病因是靶细胞对雄激素的反应不敏感而使其在发育时性征趋于女性化,属于X连锁隐性遗传。

八、其他因素

其他因素包括不明原因的其他疾病。不明原因是指至今尚未发现其作用病因,而其作用机制也尚不明确。其他因素包括社会因素、心理因素等,研究发现,妇女年龄越小、结婚越晚、文化越低、结婚时限越小,不孕症的患病数目越高,此外,吸烟也影响女性的生殖功能,一方面吸烟降低卵巢的功能、影响卵泡的发育、使胎儿卵巢储备功能下降;另一方面吸烟使受孕的时间拉长,女性患不孕症的危险性明显增加,可能导致异位妊娠;此外,吸烟可能导致流产、早产、死胎、低体重儿。不孕症患者不仅承受着身体上病痛的折磨,精神上也受到了极大的压力,排卵障碍可能与患者的焦虑情绪有关。调查发现,长期的精神紧张、心理焦虑都可能增加不孕症的机会。有时候夫妻之间的感情变化影响情绪时就会引起不孕。因此,对于不孕症的预防,社会教育和心理指导也非常重要。

第二节　中医病因病机

一、先天或后天生殖器畸形或损伤

1. 先天性生殖器畸形　古之五不女,即螺(骡)、纹(文)、鼓、角、脉。明·万密斋《广嗣经要》引《金丹节要》中记载:"骨肉荧光,精神纯实,有花堪用,五种不宜:一曰螺,阴户外纹如螺蛳样旋入内;二曰文,阴户小如箸头大,只可通,难交合,名曰石女;三曰鼓,花头绷急似无孔;四曰角,花头尖削似角;五曰脉,或经脉未及十四岁而先来,或至十五六而始至或不调,或全无。此五种无花之器,不能配合太阳,焉能结仙胎也哉!"从现代医学角度看,螺,应包含阴道发育异常,如阴道下段之横隔;文,类似于先天性无阴道或阴道闭锁;鼓,相当于先天性处女膜闭锁;角,女性阴蒂粗大,如两性畸形、肾上腺皮质增生症等;脉,应包含先天性无子宫、痕迹子宫等。五不女之螺、纹、鼓、角四证,应属女性先天性外生殖器畸形;脉当属女性先天性内生殖器畸形。借助于现代医学超声检查,还应包含先天性输卵管缺如、输卵管发育不良、单角子宫、卵巢缺如等。

2. 后天性生殖器畸形　后天性生殖器畸形或缺如,包括宫外孕导致单侧或双侧输卵管不通或切除;盆腔结核或感染导致输卵管积水、输卵管不通;肿瘤等因素导致子宫、卵巢受损或切除。反复宫腔操作或感染,导致子宫内膜受损或宫腔粘连。

二、先天或后天导致的机体阴阳失调

《素问·上古天真论》中说:"女子七岁,肾气盛,齿更发长,二七而天癸至,任脉通,太冲脉盛,月事以时下,故有子;三七,肾气平均,故真牙生而长极;四七,筋骨坚,发长极,身体盛壮;五七,阳明脉衰,面始焦,发始堕;六七,三阳脉衰于上,面始焦,发始白;七

七,任脉虚,太冲脉衰少,天癸竭,地道不通,故形坏而无子也。"指出肾气盛、天癸至、任通冲盛、月事时下为妊娠有子的基本条件。天癸为肾精肾气充盛到一定程度的产物;而冲为血海,任主胞胎,二脉相资,月事时下,方能受孕,故凡能影响天癸时至,导致冲任失调或冲任阻滞的病理因素,均可影响受孕,或孕而不育。

1. 肾虚　肾藏先天之精,精化气,主宰人体生长发育与生殖。肾中精充气足,则天癸按时泌至,又乙癸同源,精血同盛,则有助于任通冲盛,月事时下,则摄精成孕功能正常。若其他病理因素导致肾气亏虚或肾中阴阳失调,则可发为不孕症。如先天肾气不足、反复流产耗伤肾气或高龄,肾气渐亏等。肾中阴阳失调,若素体肾阳不足,或后天起居失常,寒湿伤肾,则命门火衰,生化失期,胞宫发育不良或不能诱发氤氲之气而致不孕;若房劳多产、久病失血,耗伤肾阴,则虚热内扰及冲任导致不孕。

2. 肝气郁结　肝藏血,主疏泄,能调节人身气机和调节血量使人体气血运行正常,冲任调和,胞脉得养故能摄精成孕。若素抑郁或暴怒伤肝,疏泄失常,冲任不能相资,胞宫血海不宁,亦难成孕。又肝郁克脾,脾伤不能通任脉而达带脉,任、带失调,胎孕不受。

3. 瘀滞胞宫　寒、热、虚、实、外伤均可致瘀滞冲任,胞宫、胞脉阻滞不通导致不孕。或经期、产后余血未净,房事不节亦可致瘀,瘀积日久成癥。《诸病源候论》中说:"月水未绝,以合阴阳,精气入内,令月水不节,内生积聚,令绝子。"宿血停滞,凝结成瘀,胞脉瘀滞,精难纳入,难于受孕成胎。

4. 痰湿内阻　素体脾肾阳虚或劳倦思虑过度,饮食不节伤脾或肝木犯脾,或肾阳虚不能温脾,脾虚则健运失司,水湿内停,肾阳虚则不能化气行水,湿聚成痰;或嗜食膏粱厚味,痰湿内生,躯脂满溢,遮隔子宫,不能摄精成孕;或痰阻气机,气滞血瘀,痰瘀互结,不能启动氤氲乐育之气而致不孕。

总之,不孕症致病因素为多元性,临证每虚实夹杂,虽病位在子宫、冲任,但每以肾虚为多,累及肝、脾、心等脏。

第3章

女性不孕症的诊断

第一节　西医诊断

诊断不孕症需要系统地从病史着手,然后针对性地选择需要的检查方法,明确病因,判断预后,再制定治疗方案。

一、病史采集

详细询问病史是诊治不孕症的关键。初诊时要求医师取得不孕(育)夫妇双方的高度信任和配合,争取夫妇双方共同参加,了解夫妇双方对不孕(育)症的态度,以便于治疗。双方密切配合建立良好的医患关系,注意为患者保密。因不孕症的原因复杂,往往掺杂社会、心理因素,涉及个人隐私;介绍一些生殖生理知识,回答患者的疑问,了解患者的感受,减轻患者的负担;了解夫妇双方的婚姻关系,成功的治疗取决于双方感情密切程度,只有夫妻关系和谐,才有助于不孕症的治疗。

在病史采集过程中,应从关心患者的疾苦出发,耐心倾听患者的陈述,但不能给予诱导或暗示,应特别注意以下情况。①月经史:包括初潮年龄、月经周期、经量、持续时间、伴随症状及末次月经首日等,对诊断有无排卵、有无子宫内膜异位症有重要意义。②婚姻史:结婚年龄、婚次,有无避孕史及避孕方法与时间等。③既往妊娠史:有无流产(包括人工流产及药物流产),早产、死胎史;有足月分娩史者,应了解孕期、产时及产后有无异常,如有无难产、产后出血及授乳情况。④性生活史:性生活的频度、时间,与排卵的关系,有无性生活障碍及性欲异常。⑤既往病史:了解有无腮腺炎、麻疹、猩红热、结核、血吸虫病、代谢内分泌疾病、阴道炎等;了解有无营养不良;对手术史应特别注意下腹部手术,如阑尾炎、肠梗阻、异位妊娠等;要了解有无人工流产等宫腔操作史,记录手术时间、地点及手术前后的特殊情况。⑥家族史:有无先天性、遗传性疾病,了解双亲及兄弟姐妹的妊娠生育能力。⑦体重、性欲及心理状况:了解体重的增减、体态的变化及性欲情况。有无神经系统异常表现,如焦虑、失眠、健忘多梦,并承受过度的心理压力而抑郁,甚至性格改变。⑧生长发育:有无生长发育迟缓,青春期发育不正常,第二性征发育不明显或先天性畸形。⑨职业、家庭与嗜好:了解职业的性质、劳动强度,有无接触放射线或化学毒物,有无烟酒嗜好。⑩配偶情况:详细询问配偶年龄、职业、健康状况、相关的既往史等。此外,要了解不孕症诊治过程中在何时、何地做过何种检查与治疗,结果如何。详细记录检查时的情况和治疗后的反应。

二、体格检查

1. 全身检查　包括测量体温、脉搏、呼吸、血压、神志及精神状况、面容体态,注意全身发育及毛发分布情况,皮肤有无黄染,淋巴结有无增大,头颅大小与肢体是否对称,五官是否端正,颈部是否对称,甲状腺是否增大,乳房、心、肺、肝、脾、脊柱及四肢应按系统进行检查。腹部是否隆起不对称,腹壁有无瘢痕、静脉曲张、妊娠纹、腹壁疝、腹直肌分离。扪诊时注意腹壁厚度,肝、脾、肾有无增大或压痛,腹壁其他地方有无压痛、反跳痛、肌紧张,能否触及肿块,若有肿块应明确其大小、活动度、形态、质地、表面是否光滑,呈结节状还是分叶状及压痛,叩诊时注意鼓音及浊音分布区,有无移动性浊音存在。

2. 妇科检查

(1)外阴部检查:观察外阴部发育,有无畸形,阴毛的多少及分布,阴阜、阴蒂、大小阴唇、会阴、外阴和尿道口有无异常,有无红肿或慢性炎症,外阴皮肤色泽,前庭大腺是否大,阴道口处女膜形态,有无红肿及处女膜闭锁。阴道前后壁有无膨出,加腹压时有无子宫脱垂、尿失禁。外阴有无溃疡、静脉曲张、肿瘤、瘢痕、裂伤,有无疣状赘生物。

(2)阴道窥器检查:显露阴道及子宫颈,检查阴道壁的色泽、分泌物及性状,皱襞弹性、宽度及长度。黏膜有无充血、出血及溃疡。子宫颈视诊,未孕妇女宫颈呈圆形或椭圆形,经产妇由于分娩影响宫颈外口呈横裂形。观察宫颈大小、颜色、外口形状,有无糜烂、撕裂、外翻、息肉或肿块。有无肥大的颈腺囊肿、赘生物、白斑、着色、接触性出血等。并应结合年龄进行防癌、滴虫、真菌、阴道清洁度、内分泌等涂片检查。

(3)双合诊:目的在于检查阴道、宫颈、子宫、输卵管、卵巢及宫旁组织和韧带及盆腔内壁的情况。检查阴道深度、有无畸形、黏膜面有无瘢痕肿块,以及宫颈穹部情况,触摸子宫轮廓、大小、硬度、活动度及有无压痛,明确其位置。一般子宫为前倾前屈位。触摸子宫旁有无肿块、厚度或压痛。正常输卵管不能触到,卵巢可摸到,为椭圆形,约 $3cm \times 2cm \times 1cm$,表面光滑,可以活动,触之有酸痛感。如摸到肿块,应注意其大小、形状、性质(囊性或实性)、活动度,有无压痛,以及和子宫的关系等。

(4)三合诊:经直肠、阴道、腹部联合检查称为三合诊。在生殖器官良性、恶性肿瘤,结核、内膜异位症、炎症的检查和后倾后屈子宫活动不良、不能恢复前位时该项检查尤为重要。

(5)肛腹诊:适用于未婚少女、阴道狭窄或阴道闭锁者。

三、实验室检查

1. **血常规** 了解有无贫血、感染等。

2. **尿常规** 了解有无泌尿系感染,排除引起不孕不育的急、慢性疾病。

3. 粪常规　按需要检查。

4. 白带常规　白带是由阴道黏膜、宫颈腺体、子宫内膜、大阴唇汗腺、大小阴唇、皮脂腺的分泌物及前庭大腺液混合而成,阴道黏液为主要成分。当生殖道抵抗力下降,阴道 pH 发生改变时,易致细菌生长繁殖。通过对分泌物的检查,有助于妇科疾病的诊断和鉴别诊断。白带检查主要观察白带的清洁度,有无滴虫、真菌等病原体感染。检查时应在双合诊前进行,检查前不做阴道灌洗或局部用药,检查前 24~48h 避免性生活。取标本前窥器不宜使用润滑剂,因使用后可限制滴虫活动。如室温过低、标本放置过久可影响检查效果。

5. 血型　人类独立的血型系统有 15 种之多,在输血及妇科不孕症及习惯性流产中,意义最大的是 ABO 血型系统,其次为 Rh 血型系统。ABO 血型系统是根据红细胞表面是否有 A 或 B 抗原(又称凝集原)而定。不同血型的血清中又含有不同的抗体(又称凝集素),即抗 A 抗 B 凝集素。若孕妇与胎儿血型不合就会产生同族血型免疫性疾病。

一般认为母儿之间下列情况易发生本病:①母亲血型为 O 型,胎儿血型为 A 型、B 型或 AB 型;②母亲血型为 A 型,胎儿血型为 B 型或 AB 型;③母亲血型为 B 型,胎儿血型为 A 型或 AB 型,这三者都可引起新生儿溶血病。因为母亲为 O 型,可为 A 型或 B 型致敏;母亲为 A 型,可为 B 型或 AB 型致敏,产生抗体,此抗体经胎盘进入血液引起溶血。其中以母为 O 型,胎儿为 A 型多见,这是因为 O 型母亲血清中的抗 A 及抗 B 抗体为 IgG 免疫抗体,分子量小(为 75),较易通过胎盘进入胎儿体内引起溶血。而 A 型及 B 型血母亲中的抗 B(抗 A)抗体为 IgM,因分子量大而不能通过胎盘,故不危害胎儿,因此母亲为 O 型者较 A 型或 B 型易发生溶血。自然界中存在与 A(B)抗原相类似的物质(植物、寄生虫、接种疫苗),接触后也可产生抗 A(B)IgG 和 IgM 抗体,故新生儿溶血病可有 50% 发生在第 1 胎。另外,A(B)抗原的抗原性较弱,胎婴儿红细胞表面的反应点比成人少,故胎婴儿红细胞与相应抗体结合的也少,所以孕妇血清中即使有较高抗 A(B)IgG 滴定度而新生儿的溶血病病情较轻。而 Rh 血型系统在我国是仅次于 ABO 血型系统的另一个重要血型系统。除 ABO 外,人类红细胞尚有另外一种与 ABO 血型系统无关的凝集原,称为 Rh 因子。凡人的红细胞含有这种抗原而能抗 Rh 血清(抗 Rh 凝集素)所凝集者,称为 Rh 阳性,否则即称 Rh 阴性。如果 Rh 阴性妇女孕育了 Rh 阳性胎儿,胎儿的 Rh 阳性红细胞一旦进入母体(多因分娩时胎盘绒毛损伤破裂所致)就会刺激母体产生相应抗体,如此经过多次妊娠免疫之后,抗体效价提高到一定程度时,此后再次妊娠,若胎儿仍为 Rh 阳性,母体血中抗体经过胎盘进入胎儿体内,与胎儿的 Rh 阳性细胞发生抗原-抗体反应,而造成严重溶血,致使发生死胎或新生儿溶血症。当 Rh 阳性者经过多次输入 Rh 阴性血液后,在其血清中可出现 Rh 抗体,当抗体效价提高到一定程度时,再输入 Rh 阳性血时即可发生溶血症。Rh 抗原的特异性强,只存在于 Rh 阳性的红细胞上,故除非接受过输血或血液疗法,新生儿 Rh 溶血病罕见于第 1 胎。

6. 红细胞沉降率(血沉) 血沉在诊断上有意义,但无特异性。在妇科用于诊断有无结核(TB)性活动性输卵管、子宫 TB 或急性盆腔炎。

7. 血细胞比容(红细胞压积) 是指一定容积血液中血细胞所占容积的百分比。血细胞比容减少见于妊娠稀血症、贫血及血中水分过多。血细胞比容增多见于各种原因引起的血液浓缩,如卵泡过度刺激综合征(OHSS),红细胞增多症。

8. 血清电解质 通过测定血清电解质浓度了解体液中电解质平衡情况。临床中电解质紊乱主要见于各种原因引起的呕吐、腹泻(如妊娠剧吐、腹泻、OHSS),垂体前叶肿瘤、肾衰竭、肾上腺皮质功能减退、肿瘤等。

9. 肝功能 肝是人体重要器官,功能复杂,像一个大化工厂,进行蛋白质、糖、脂肪代谢，胆汁分泌和排泄，有毒物质的解毒和排泄，酶的合成，多种凝血因子的生成，激素灭活，当灭活能力受阻，即可间接引起子宫出血。

10. **肾功能**　肾有较大的储备能力，当肾损害不太严重时，各种检测值可正常，因此检查肾功能的目的是为了协助了解病情，估计预后，制订治疗方案及观察疗效。

四、其他检查

1. **X 线检查**　①胸部 X 线检查：主要是用于检查输卵管结核时，有否原发病灶在肺部，在基层医院较为实用。此外也可用来排除先天性心脏病、心脏是否扩大等。②头颅 X 线检查：一般采用侧位 X 线摄片，临床用于排除蝶鞍有无肿瘤或空鞍。③胸部 X 线检查：主要摄后前位 X 线片。子宫内膜异位在气管或支气管的患者，有时在经期 X 线胸片内出现异常的小片状阴影。子宫内膜异位在胸膜、横膈膜者，经期 X 线胸片中常见气胸，特别是右侧，患者常伴有盆腔内膜异位症及右侧横膈膜缺损。排除结核，有时子宫输卵管 TB 的原发灶可在肺内找到，表现为大小不一的云絮状模糊影。④腹盆腔 X 线检查：可了解盆腔炎症或肿瘤有无钙化或骨化现象，并观察骶尾骨及两侧髋骨有无病理改变，对妇科疾病诊断有一定价值。在 X 线检查前需嘱咐患者排空小便和大便，必要时做清洁灌肠，以免肠道内粪便或充盈的膀胱影响诊断；骨盆 X 线摄片有其特殊方法，测量时使用特制的、与骨盆放大相应的、经纠正后的专用尺测量。

2. **B 型超声监测卵泡**　推荐使用阴道超声，检查子宫大小、形态、肌层回声及内膜的厚度和分型；监测卵巢的体积、双侧卵巢内 2～10mm 直径的窦卵泡计数、优势卵泡的直径；卵巢内异常回声的大小及特征；是否有输卵管积水及异常盆腔积液征象。

3. **子宫输卵管碘油造影**　在自然月经周期、短效避孕药使用周期或无排卵周期，阴道流血干净后 3～7d 进行，观察造影剂注入子宫和输卵管的动态变化及造影剂的弥散情况。

4. 子宫输卵管超声造影　通过向宫腔注液或注造影剂,观察超声下子宫腔形态和占位及输卵管的通畅情况。

5. 宫腔镜检查　了解宫腔情况,诊断宫腔粘连、黏膜下肌瘤、内膜息肉、子宫畸形等。

6. 腹腔镜检查　用于盆腔疾病诊断,直接观察子宫、输卵管、卵巢有无病变或粘连,直视下可行输卵管亚甲蓝通液,了解输卵管通畅度,且检查与治疗可同时进行。

五、特殊检查

(一)基础体温测定

基础体温(BBT),又称静息体温,是指经较长时间(5h 以上)睡眠,醒后未进行任何活动之前所测得的体温,可以反映机体在静息状态下的能量代谢水平。观察基础体温的周期性变化以了解排卵与否是最简单、经济,而且较可靠的方法。

测量方法是每晚睡觉前将体温表水银柱甩至 36℃ 以下,置于伸手可取的地方。第 2 天清晨刚醒,尚未起床前,取体温表放于舌下,测口腔温度 5min,观察温度,并记录。每日测体温的时间最好固定不变。腋下体温易受外界环境影响,波动较大,不宜采用。熟睡时间不应少于 4h,夜班工作者,应于睡眠 4h 以上醒后测定。坚持每日测量和记录,并连成曲线,必须连续测量,至少 3 个月经周期以上。在测量过程中应将生活中有可能影响体温的情况如性生活、失眠、月经、其他疾病症状及治疗分别记在体温单上。

具有正常卵巢功能的生育年龄妇女基础体温呈特征性变化。在月经后及卵泡期基础体温较低(36.6℃ 以下),排卵后体温上升 0.3～0.5℃,一直持续到经前 1～2d 或月经第 1 天,体温又降到原来水平。这是由于排卵后有黄体生成,产生的黄体酮作用于下丘脑体温调节中枢,有致热作用而使体温升高。将月经周期每日测量基础体温画成连线则呈双相曲线;若无排卵则体温无上升改变而呈单相曲线。正常排卵的妇女,体温升高应持续 12～14d,如果短于 11d,表示黄体发育不健全。在未使用激素的情况下,基础体温增高持续 18d 以上,提示早孕可能;若超过 20d,可确定为早孕。

在早孕期基础体温曲线渐渐下降,提示黄体功能不足,有流产倾向。双相体温曲线只能表现有成熟卵泡,并不能一概认为绝对发生排卵(如未破裂卵泡黄素化综合征,LUFS),排卵时间也只能说在双相体温转变期前的 2～3d,而不能断定在哪一天。不过,单相型体温一般认为无排卵及无黄体形成。若经期基础体温不下降,可能有子宫内膜异位症或早期亚临床流产,子宫内膜异位症的病灶出血后会产生吸收热。基础体温呈双相型的原发性闭经,应考虑子宫性闭经,如先天性无子宫或生殖道结核使子宫内膜破坏等。

(二)宫颈黏液检查

宫颈黏液是宫颈腺体的分泌物。其量、透明度、黏稠度、延展性、结晶形成及细胞数等,随卵巢的周期性变化而发生特征性变化。排卵期在体内高水平雌激素的作用下,宫颈黏液的分泌量增多,含水量增加,宫颈黏液变为稀薄、透明,黏液丝可拉长达 10cm 以上。排卵后在孕激素作用下,宫颈黏液的分泌量减少,变为浑浊、黏稠,黏液拉力降低仅能拉至 1～2cm。月经干净后到排卵期,宫颈黏液的黏度逐渐减少,而拉力逐渐增加,排卵后黏度逐渐增加,拉力逐渐减少。临床上通过宫颈黏液检查观察宫颈黏液结晶变化及黏液拉丝试验以了解卵巢功能,判断有无排卵。

1. 宫颈黏液结晶检查 阴道窥器显露宫颈,先观察宫颈口黏液性状,然后拭去宫颈及阴道后穹的分泌物。用干燥长钳深入宫颈管 1cm 左右夹取黏液置于玻片上,顺一个方向将黏液涂抹在玻片上,干燥后于低倍显微镜下观察。一般在月经周期第 8～10 天,涂片上开始出现结晶,排卵期体内雌激素水平达高峰,涂片出现典型的羊齿状结晶。排卵后结晶逐渐减少,一般至 22d 结晶已不再出现。结晶的多少及羊齿状的完整与否,可提示体内雌激素水平。孕激素则抑制羊齿状结晶形成,出现排列成行的椭圆体。

2. 宫颈黏液拉丝试验　患者取膀胱截石位。检查时先将子宫颈外口四周的分泌物擦净,用无齿长钳进入子宫颈管 0.5～1cm,夹出黏液,然后涂于玻片上,等其自然干燥后镜检。将黏液滴在玻片上,用针头将黏液垂直上挑,或用另一玻片压住部分黏液向两侧垂直或水平抽拉,观察黏液拉成丝状的长度。根据拉丝长度,判断有无排卵。排卵期拉丝 6～10cm 以上而不断;排卵前期仅拉 1～2cm 即断;排卵后期无拉丝现象。

(三)子宫内膜病理学检查

子宫内膜病理学检查有助于了解有无排卵、黄体功能,以及是否有其他病理改变。

六、鉴别诊断

应注意不孕症与暗产的鉴别。暗产是指早早孕期,胚胎初结而自然流产。此时孕妇尚未有明显的妊娠反应,一般不易觉察而误认为不孕。通过 BBT、早孕试验及病理学检查可明确诊断。

七、并发症

1. 心理异常　不育症是影响男女双方身心健康的世界性问题。每年约有 200 万对新的不育症夫妇,不同程度地出现心理家庭问题。

2. 辅助生殖技术带来的并发症　①多胎妊娠:可能导致多胎,包括双胞胎、三胞胎或更多。通常,胎儿数量越多,早产和分娩的风险及怀孕期间的问题(如妊娠糖尿病)就越高。早产婴儿的健康和发育问题的风险增加。②卵巢过度刺激综合征(OHSS):是一种人体对促排卵药产生过度反应,也是辅助生殖技术应用过程中最常见且最严重的并发症。以卵巢囊性增大、毛细血管通透性增加、体液向第三间隙流失为主要特征,严重时可出现血液浓缩、电解质紊乱、肝肾功能损伤、血栓形成,甚至危及生命。③出血或感染:与任何侵入性手术一样,辅助生殖技术或生殖外科手术极少有出血或感染的风险。

第二节　中医诊断

女性不孕症的中医诊断,其基本方法就是通过望、闻、问、切,收集病情资料,然后四诊合参,根据八纲辨证、脏腑辨证等理论做出正确的诊断。

一、问诊

1. 一般问诊　包括年龄、职业、民族、住址、婚姻、婚后性生活、配偶健康状况。对于女性不孕症来说,除了一般问诊之外,还要详细地了解患者的现病史、既往史、月经史、带下史、婚育史、个人史和家族史等,以便准确地掌握患者的病情。

(1)问年龄:某些妇科病的发生与年龄有密切关系,年龄可作为诊断的参考,如年逾16周岁,仍未有月经来潮,为原发性闭经;40岁以前发生绝经者,为卵巢早衰。育龄期的妇女月经不调、漏下、腹痛等,除辨脏腑气血外,还应当注意是否为妊娠。

(2)问主诉:主诉即患者就诊时最为痛苦的症状。主诉应该包括两个要素,即主要病症性质和发生时间。

(3)问现病史:围绕主诉询问起病原因或诱因,起病时间,起病缓急,发病经过,曾做过哪些检查,曾经诊断治疗过没有,使用何种药物,治疗效果如何,现在有哪些症状等。

(4)问兼症:围绕主诉询问有无其他症状。如外阴瘙痒,是否伴有白带增多,有无心烦、失眠等兼症;如月经先期,是否伴有腹痛,有无外伤,白带多少,有无口干、心烦等兼症。

(5)问旧病:可以按系统回顾的方法逐一进行。主要询问与现病(女性不孕症)关系比较密切的其他疾病有关的诊治经过,包括手术情况、用药情况、疗效如何、对药物有无过敏反应等。

（6）问婚产：必须问清婚姻状况，如结婚年龄，配偶健康情况，曾否怀孕，孕产次数，有无流产史、难产史、大出血史、死胎、葡萄胎、腹部手术史，胎前产后诸病，以及避孕措施情况等。

（7）问月经：应问清月经初潮年龄、月经周期、经期、经量、经质、经色、有无血块，行经前后有无腰腹疼痛、乳房胀痛，或其他症状，以及末次月经的时间、性状等。

（8）问带下：应问清带下的量、色、质、气味的变化及其伴随症状，以辨别其寒、热、虚、实等。

（9）问家族：询问有无遗传性家族病史，家族有无类似的疾病史。

（10）问其他：询问患者生活环境、个人嗜好、卫生习惯、职业、工作性质、工作环境、夫妇感情、性生活情况等。

二、望诊

妇科疾病的望诊具有丰富的内容，一般望诊基本同于内科，内容包括望神、望色、望形等方面。

1. **望神** 包括得神、失神、假神 3 方面。

2. **望色** 望患者面部或其他部位色泽以测知气血盛衰，病情轻重。另外，望神和望色应当参合。

3. **望形体** 一般来说，身体强壮则外强，体内虚弱则外弱，如体态肥胖多有痰湿或气虚，体形瘦弱多为阴虚火旺。女性成熟之年，月经来潮，胸廓、臀部丰满，乳房隆起，有腋毛、阴毛生长，躯体有相应的高度，表现出女性特有的体态。否则，月经初潮来迟，或月经不潮，性征发育欠佳，多属肾气亏虚。妊娠之妇，乳房胀大，乳头乳晕着色，孕 4 个月后小腹膨隆，并逐月相应长大。若闭经 4～5 个月未显身形者，多属胎萎不长、死胎，或根本未孕。

4. **望舌** 可以诊察脏腑精气的盛衰存亡，从而判断疾病的预后和转归，包括观察舌质、舌形和舌苔。观察舌苔，可以推断病情的变化,有助于了解病位的浅深、津液的存亡。望舌苔,包括望苔色和苔质。

5. 望月经　是妇科望诊的特点之一,主要望月经的量、色、质。正常月经行经时间持续 3～7d,月经多为黯红色,开始时色淡,中间逐渐加深,以后又成淡红,不稀不稠,不凝固,无血块,无特殊臭味等。望月经主要是观察月经的颜色、多少和质地。月经先期、经量多、经色深红、质稠有血块者多为血热证;月经先期、经量多、经色淡红、质地稀薄者,多为气虚;月经后期、经量少、色黯有块者,多为气郁血滞;月经先后无定期、量或多或少、色紫黯、质稠者,多属肝郁;经行后期、量少、色淡、质稀者,多属血虚;经行量多,色紫黑,有较多血块,伴有痛经者,多属血瘀。

6. 望带下　主要观察带下的量、色、质、气味、发病新久等。正常带下量不多,色白,质稍黏。若带下量多,色白或黄或带血,或如米泔,或如豆渣,或黄脓,带下质清稀或稠厚,均为病态。带下色白量多为脾虚;带下色黄或赤为有热;带下清稀如水为肾虚;带下量多、色黄、质稠、有臭秽气者,多属下焦湿热;带下量或多或少、色深黄,或兼有赤色血丝、质稠,或脓样,多属下焦火热炽盛;带下杂见五色,连绵不断,或成脓状,或夹血液,或浑浊如米泔,恶臭难闻,伴有腹痛,多属湿热毒盛,并应考虑恶性癥瘕溃败所致。总之,带下新病多实,久病多虚。

7. 望恶露　恶露量多、色淡、质稀者,多为气虚;色鲜红或紫红,稠黏者,多属血热;色紫黑有块者,多为血瘀。

8. 望阴部　和西医妇科检查相同。首先望外阴发育是否正常,有无畸形,阴毛分布形态,茂密或稀疏;阴道和子宫颈有无畸形、糜烂、红肿、渗血等。通过望阴部,可了解患者的生殖器官发育情况。

9. 望乳房　可以了解乳房发育是否正常,通过观察两侧乳房是否对称,乳房隆起情况,有无肿块,乳头是否凹陷、有无溢液,皮肤有无其他改变,可以粗略地了解第二性征是否发育成熟,更清

楚地了解女性发育状况,对于女性不孕症的诊断具有重要的指导
意义。

三、闻诊

主要包括闻患者的声音气息有无异常,听胎音,嗅月经、带
下、恶露有无特殊气味,有无口臭。听声音,主要是听患者语言气
息的高低、强弱、清浊、缓急、有无叹息等。语言低微者,多为气
虚;声高气粗者,多为实证;语声重浊者,常见于外感;经、带腥臭
者,多为寒湿;臭秽者,多为热毒;腐臭难闻者,多为湿热蕴结或有
湿毒。

四、切诊

切诊主要包括脉诊和触诊两部分,脉诊可以反映出人体脏腑
气血的盛衰、邪正消长的趋势,为辨证施治提供重要依据。由于
女性的生理特点和气血变化的特殊性,其不同生理时期的常脉和
特有疾病的病脉。

(一)脉诊

1. 月经期常脉　月经将至或正值月经来潮期间或月经将净
时多见滑脉,但脉律匀和,脉至正常。

2. 月经病脉　脉滑数或弦滑有力者,多属实属热;脉滑数或
洪数者,多属血热;脉弦数有力者,多属肝郁化热;脉多沉弦或沉
迟有力者,多属实寒;脉沉紧者,多属血寒;脉沉紧或濡缓者,多属
寒湿凝滞;脉细数或沉迟无力者,属虚;脉缓弱者,多属气虚;脉细
而无力或细弱者,多属血虚;脉沉细者,多属肾气虚;脉细数者,多
属肾阴虚,或虚热;脉沉迟无力或沉细而迟者,多属虚寒;脉沉细
而迟或沉弱者,多属肾阳虚,或虚寒;脉涩或弦而有力者,多属血
瘀;脉弦者,多属气滞、肝郁;脉滑而有力者,多属痰湿与血搏结;
失血过多,脉虚大无力或见芤脉;崩中,多见尺脉虚,寸脉搏击。

3. 带下脉　带下量多色白,常见濡缓脉;带下色黄或赤白带,

常见弦数脉;带下清冷、量多色白,常见脉沉迟;老年带下量多色黄质清,脉多细数无力。脉缓滑者,多属脾虚湿盛;脉沉弱者,多属肾气虚损;脉滑数或弦数者,多属湿热;脉沉紧或濡缓者,多属寒湿。

4. **妊娠脉** 妊娠后,正常为六脉平和而滑疾流利,尺脉尤甚,按之不绝。若脉沉细而涩,或两尺甚弱,多为肾气虚衰,冲任不足,易致胎动不安、堕胎等;若妊娠晚期,脉弦而劲急,或弦细而数,多为肝肾不足,肝阳偏亢,易致妊娠眩晕、妊娠痫证。

5. **临产脉** 又称离经脉。六脉浮大而滑,即产时则尺脉转急,如切绳转珠,同时中指本节、中节甚至末端指侧动脉搏动。

6. **产后脉** ①产后常脉:脉多见虚缓和平;②产后病脉:若脉浮滑而数,多属阴血未复,虚阳上泛,或外感实邪。脉沉细涩弱者,多属血脱虚损诸证。

(二)触诊

1. **触腹部** 触诊是对患者的肌肤、四肢、脘腹及其他部位,按一定的程序施行触、摸、按、压,以了解该部位的冷热、软硬、有无压痛和痞块或其他异常变化,以推断有无疾病。在女性不孕症的检查中主要为按脘腹,即腹部触诊,了解腹部有无触痛,包块,以及包块的位置、大小、形态、质地、活动度、有无压痛;了解子宫的大小、位置,附件有无触痛、包块等。若经期小腹疼痛拒按,多属实;隐痛而喜按,多属虚;触诊四肢不温,小腹疼痛,喜热喜按,多属虚寒;若扪及小腹内有结块,则为癥积之病;其结块坚硬,推之不动,按之痛甚者,为血瘀;其结块不硬,推之可移,按之可散者,为气滞。

2. **触阴部** 即检查生殖器官,主要是检查外生殖器的弹性、有无触痛、硬结,前庭是否肿大;阴道的长度、紧张度、弹性,有无畸形、瘢痕或肿块,穹隆部是否粘连狭窄;宫颈的大小、硬度、有无摇举痛;宫口是否开大、宫口内有无内容物、宫颈有无接触出血等。通过生殖系统的触诊,可更清楚地了解患者的生殖功能状况,为诊治提供重要依据。

3. 触四肢   诊四肢冷凉,多为阳虚、气虚之证;若手足心热,则属阴虚内热之象;若按胫凹陷明显,甚或没指者,多属水盛肿胀;按之压痕不显,随手而起者,属气盛肿胀。

五、辨证要点

辨证,就是分析、辨别疾病的证候,是决定治疗方案的前提和依据。女性不孕症的辨证,除了根据女性特点,经、带、胎、产等临床表现的特征作为主要依据外,还应结合全身证候,通过对四诊所获取的症状、体征等资料进行分析,辨证论治。妇科辨证,仍以中医诊断的八纲辨证、脏腑气血辨证为基础,再诊以冲、任、督、带脉辨证。

1. 脏腑辨证   脏腑辨证是根据脏腑学说,按证归脏腑、辨别病证的一种辨证方法,女性不孕症的脏腑辨证有其特殊性和规律性。

(1)肾气虚者,表现为月经初潮来迟,月经先后不定期,或闭经不行,经量或多或少,色淡,质稀;或小产、滑胎,子宫较小,生殖器官萎缩;或头晕耳鸣,腰膝酸软,性欲淡漠,小便频数或余沥不净;舌淡红,苔薄白,脉沉细弱。

(2)肾阳虚者,表现为月经后期,或闭经,月经过少,经色黯,质稀薄,经行泄泻、水肿,崩中漏下,带下清稀量多;畏寒腹冷,腰脊酸痛,性欲减退;小便清长,夜尿增多,五更泄泻;舌淡嫩,苔薄白而润,脉沉迟而尺弱。

(3)肾阴虚者,表现为月经先期,量少或闭经或崩漏,经色鲜红,质稠,带下量多色黄,或夹血色;或五心烦热,颧红咽干,头昏耳鸣,失眠盗汗,足跟痛,小便短赤,大便干结;舌质红,或有裂纹,少苔或无苔,脉细数无力。

(4)肝郁气滞者,表现为月经先后不定期,量或多或少,色黯有块,经期腹胀痛,经前乳胀,闭经;精神不舒,善叹息,胁肋胀痛;

舌质正常,苔薄白,脉弦。

(5)肝郁化热者,表现为月经先期,量多,色紫红,质稠,或经期延长,或崩漏,经行头痛,经行吐衄,头晕目眩,口苦咽干,心烦易怒,或目赤肿痛;舌质红,苔薄黄,脉弦数。

(6)肝经湿热者,表现为月经过多,经期延长,崩漏,痛经,经色紫黯,有臭味,带下量多,色黄,黏稠,有臭味,阴痒;或胸胁满闷,心烦口苦,小便灼热,大便秽溏;舌质红,苔黄腻,脉弦数有力。

(7)肝血不足者,表现为月经后期,月经量少,经闭不行,经行头痛,阴痒,头昏目花,情绪易波动;舌质淡,或黯淡,脉细有力。

(8)脾气虚弱者,表现为月经先期,量多,经期延长,带下量多,面色萎黄,神疲乏力,或头晕心悸,少动懒言,食后腹胀;舌胖有齿印,苔薄白,脉缓弱。

(9)脾失统摄者,表现为月经先期,月经量多,经期延长,崩漏,乳汁自溢,少气懒言,少腹下坠,面色白;舌淡白体胖,舌边有齿印,苔薄白,脉沉缓无力。

(10)脾虚湿困者,表现为月经后期,或稀发、闭经,经行泄泻,水肿,带下异常,或溢乳;形体肥胖,头晕且重,胸脘痞闷,口淡食少,痰多,大便稀溏;舌淡,苔白腻,脉滑缓。

(11)心脾两虚者,表现为月经先期、量多,或月经后期、量少,面色萎黄,头昏目眩,心悸气短,纳谷不馨;舌淡,苔白,脉细弱。

2. **气血辨证**　气血失调是女性不孕症中常见的发病机制。妇女以血为用,以致身体多处于血分相对不足、气偏有余的状态。生理上气血之间相互依存,相互滋生,病理上相互影响。凡伤于血,必影响及气;伤于气,又必累及血,二者之间紧密相关。在病理上,应注意区别血病、气病的不同病机。一般说来,寒、湿、热常引起血分病变;情志的变化,又易引起气分病变,病久又会累及血分。

(1)气虚者,月经先期而行,或经期延长,色淡量多,面色白,少气懒言,倦怠少动;舌淡,脉虚缓无力。

（2）气滞者，月经过少，月经后期，经行乳胀，经期下腹胀痛，色黯有块，胸胁、小腹胀痛；舌淡红，苔薄，脉弦。

（3）血虚者，月经先后无定期，经量过少，色淡质稀，经行头痛，痛经，滑胎，阴痒，不孕；面色苍白或萎黄，唇色淡白，头晕眼花，心悸失眠，手足发麻；舌淡红，苔薄白，脉细无力。

（4）血寒者，月经后期，量少色黯黑有块或闭经，痛经，得温痛减，面色不华，形寒肢冷；舌淡，苔白，脉沉细。

（5）血热者，月经先期，量多色紫红，质稠，经期延长，经行吐衄，崩漏、痛经，面红，口干渴喜冷饮，心中烦热，小便短黄，大便燥结；舌红，苔黄，脉数。

（6）血瘀者，月经先后无定期，甚或闭经，经期延长，崩漏，量或多或少，色黯，有血块，块下痛减，痛经，下腹刺痛，痛有定处，癥瘕，不孕，胁痛，乳房胀痛，情绪急躁；舌质紫黯，或边有瘀点瘀斑，苔可正常，脉弦或涩。

3. **冲任督带辨证** 不孕症的病理机转，可概括为三个方面：①脏腑功能失常影响冲任为病，气血失调影响冲任为病，直接损伤胞宫影响冲任为病；②不孕病机与内科、外科等其他各科病机的不同点，就在于不孕病机必须是损伤冲、任、督、带脉；③在生理上胞宫是通过冲任督带和整体经脉联系在一起的，在病理上脏腑功能失常、气血失调等只有损伤了冲任督带的功能时，才能导致胞宫失常发生不孕不育。妇科辨证是一个极为细致的诊断过程，辨证应始终抓住主证，参合其他征象进行分析。

（1）冲任虚衰证：症见婚久不孕，月经后期，量少，经色淡红，或闭经，孕后胎漏或胎动不安或滑胎等。可见肝脾不足或气血虚弱之证。

（2）冲任不固证：症见月经先期，量多，经期延长，经期间出血，甚或崩中漏下，带下清稀，流产，早产，滑胎，产后恶露不绝，子宫脱垂等。可见肾虚或气血虚弱等虚不固摄之证。

（3）冲脉气逆证：症见孕后恶心呕吐，经期吐血、衄血，经时头痛、眩晕等。

(4)寒滞冲任证:症见婚久不孕,孕后腹痛,月经推迟,经水少而来之不畅,经色黯或有血块,经期腹痛,盆腔包块或痛或不痛等。

(5)热扰冲任证:症见经期提早或经乱,经色深红而量多,胎漏下血,血色深红,产后发热或恶露不绝等。

(6)湿热(热毒)蕴结任、带证:症见带下黄稠,阴中生疮,阴部肿痛,外阴瘙痒,盆腔炎症,产后发热等。

(7)督脉亏虚证:症见婚久不孕,腰脊寒冷或腰酸背痛,脑空耳鸣,健忘等。

(8)瘀阻冲任证:症见婚久不孕,经行先后不定,经量时多时少或崩中漏下,产后恶露量多如注或淋漓不断,经色紫黯有块,行而不畅,经期延长,小腹或两少腹部疼痛固定不移,或经行腹痛,异位妊娠,产后腹痛,盆腔癥块等。可见肾气虚之证。

六、辨证与辨病相结合

女性不孕症不是一种独立的疾病,主要由多种妇科疾病或全身性疾病所引起的一种结局或后遗症。在导致不孕症的这些疾病中,比较常见的有多囊卵巢综合征、输卵管炎、输卵管阻塞、子宫内膜炎、子宫内膜异位症、宫颈炎、阴道炎等。因此,要弄清女性不孕(育)症的病因,必须通过系统检查,掌握四诊的详细资料,把辨证与辨病结合起来,做出正确的诊断。

一般来讲,在这些妇科疾病中,卵巢功能异常可以辨为肾气不足、肾阴亏损、肾阳不足、肝气郁结、肝郁化火、痰湿内蕴、气虚血瘀等证型。输卵管炎和输卵管阻塞可以辨为气滞血瘀、气虚血瘀、寒湿瘀滞、痰浊阻滞、瘀热互结、肾虚血瘀等证型。子宫内膜炎可以辨为气虚血瘀、脾肾阳虚、湿热下注等证型。子宫内膜异位症可以辨为阳虚血瘀、气滞血瘀、寒凝血瘀、瘀热互结、痰瘀互结、肾虚血瘀等证型。宫颈炎可以辨为肾阴亏损、肝郁化火、湿热下注、湿毒壅盛等证型。阴道炎可以辨为肾气虚弱、阴虚火旺、湿热下注、湿毒壅盛等证型。

第三节　不孕症的诊疗流程

临床上,不孕症的诊疗流程参见下图。

不孕症诊疗流程

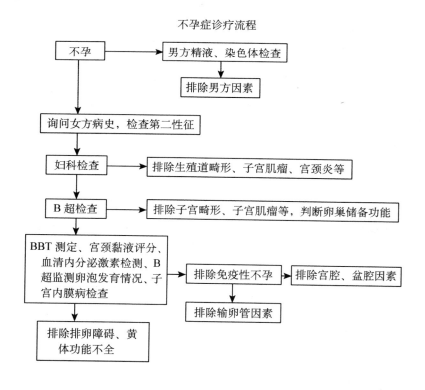

第4章 女性不孕症的治疗

第一节 西医治疗

一、一般处理

进行性生活和受孕知识教育,消除精神因素。戒除饮酒及吸烟的习惯,矫正营养不良状况,检查及纠正其他内分泌性疾病等均有利于提高受孕机会。

二、内分泌原因的处理

(一)药物治疗

1. **雌激素** 可诱发排卵和改善宫颈黏液。具体用法有单纯雌激素周期疗法和雌、孕激素联合常规人工周期疗法。①周期疗法,通过抑制排卵,调节下丘脑-垂体功能。用法为炔雌醇0.05mg每晚服1次,20d为1个周期,连续3～6个周期,停药后可能排卵,妊娠率约18%。②在月经周期中间,用大剂量雌激素模拟雌激素生理峰值,停药36h后可激发LH峰值,促使排卵。用法为苯甲酸雌二醇每次2～6mg,肌内注射,连用2d。不良反应除胃肠道反应外,无其他严重不良反应,也不增加多胎率。对于轻度排卵障碍者,若在月经周期中间,B超证实卵泡成熟和宫颈黏液评分良好,则用大剂量雌激素模拟雌激素生理峰值,停药36h后可激发LH峰值,促使排卵。一般用苯甲酸雌二醇,也可用结合雌激素。

2. 孕激素 在月经周期的后半期使用孕激素,可改善卵巢功能,促使下次周期排卵。黄体酮 10mg,肌内注射,每日 1 次,共 5d 或 10d。或黄体酮栓 25mg,塞入阴道,每日 2 次,连续 10d。

3. 雌、孕激素周期疗法 模拟月经生理周期,使垂体得到休息,从而改善下丘脑垂体功能,产生回跳反应,使下次周期排卵。

4. 氯米芬

(1)作用机制:氯米芬(克罗米芬)有弱雌激素和拮抗雌激素的双重作用,它作用于生殖系统的多个部位,包括下丘脑、垂体、卵巢、子宫内膜和子宫颈。其作用的发挥有赖于下丘脑-垂体-卵巢轴正负反馈机制的完整性。其促排卵机制是特异地、竞争性地和雌激素受体结合,且结合时间长于生理性雌激素,导致下丘脑、垂体对内源性雌激素的负反馈刺激缺乏反应,从而增加了下丘脑促性腺激素释放激素的分泌,随之促性腺激素分泌增加,促进 1 个或多个卵泡的发育和成熟,达到促排卵的目的。

(2)适应证:适用于多囊性卵巢综合征、继发性下丘脑性闭经、用避孕药后闭经等患者;闭经泌乳综合征;无排卵性功血,特别是青春期无排卵性功血和黄体功能不足的患者。

(3)用药方法:氯米芬在诱发排卵中常单独使用,在促超排卵中可与其他药物联合应用。

①第 1 次疗程从小剂量开始,于月经周期第 5 天起,50mg,连续 5d。若 1~2 个周期无效,可加至每日 100mg,共 5d。每日最大剂量国外报道为 200~250mg。如为闭经,应先用黄体酮产生撤药性阴道流血,随后于出血的第 5 天起开始用药。

②为了提高排卵率和妊娠率,可和其他药物联合应用。

氯米芬＋hCG:适用于单用氯米芬后卵泡发育良好,但不能自发排卵者。一般于停用氯米芬后第 4 天起,以 B 超监测卵泡发育并观察宫颈黏液,待卵泡成熟时即用 hCG 5000U,肌内注射 1 次。单用氯米芬无效的病例,加用 hCG 后排卵疗效提高约 50%。

氯米芬＋雌激素:适用于单用氯米芬后宫颈黏液少而稠者,

可在周期的第 5 天起加服妊马雌酮每日 0.625mg，连用 7～9d。排卵前停用雌激素不会影响胎儿，但总的疗效并不理想。

氯米芬＋皮质激素：对高雄激素患者可于月经周期第 5～14 天间，每日用地塞米松 0.25mg；或自月经周期第 5 天起先用泼尼松每日 5mg，共 5d，然后才用氯米芬。也有合并用药者，在月经周期第 2 天开始用地塞米松每日 0.25mg，周期第 5 天起用氯米芬。

氯米芬＋溴隐亭：适用于高催乳素血症引起的无排卵病例，经溴隐亭治疗后仍不能排卵患者。一些催乳素正常不排卵的女性，用氯米芬无效，亦可改用联合治疗，排卵率可达 61%。

氯米芬＋hMG＋hCG：联合应用氯米芬可以降低昂贵的 hMG 用量和并发症。这是目前较常用的方法，氯米芬每日 50mg，共 5d，或每日 100mg，共 7d，然后 hMG 每日肌内注射 1～2 支（每支含 FSH 及 LH 各 75U），待卵泡成熟后再用 hCG 诱发排卵。排卵率达 98%，妊娠率为 30%。

（4）不良反应：一般较轻，常见有血管舒缩性潮红、卵巢增大、腹部不适极少见的视物模糊、恶心、呕吐、头痛、疲乏等，停药后数天至数周可消失，并不产生永久损害。若所用剂量过大可出现卵巢过度刺激，卵巢增大甚至形成囊肿，但国内目前所用剂量每日不大于 150mg，很少会发生卵巢过度刺激。有认为过度增加剂量或延长使用时间将会降低子宫内膜对胚胎的接受性或增加自然流产率。

5. 他莫昔芬 其促排卵效果与氯米芬相近，主要用于月经稀发的无排卵患者和对氯米芬无反应的患者。自月经周期第 5 天起给予 10mg，每日 2 次，5d 为 1 个疗程，连续半年，不良反应有经量减少、粉刺、体重增加、头晕、潮热、头痛等，卵巢过度刺激征少见。排卵率 60%～80%，妊娠率 10%～56%，不增加流产率。

6. 芳香化酶抑制药（AIs） 与枸橼酸氯米芬一样有诱导排卵作用，但没有抑制子宫内膜和宫颈黏液的不良反应。其主要作用机制：抑制雄激素向雌激素的转化，减少雌激素对下丘脑的负反馈抑制作用,使 FSH 增高以促进卵泡的发育及成熟。包括Ⅰ型抑制药(非竞争性,如依西美坦)和Ⅱ型抑制药(竞争性,如阿纳托唑和来曲唑),其中以第 3 代 AIs 来曲唑应用最多。来曲唑的常用方案为在月经周期第 3～7 天每日给予 2.5～5mg。来曲唑目前作为枸橼酸氯米芬反应不良患者的后备用药,也可作为 PCOS 患者的一线用药。

7. 促性腺激素 当垂体促性腺激素(Gn)分泌不足,不能使卵泡成熟排卵,或使用氯米芬时不能促使垂体增加分泌促性腺激素而达到排卵时,需用外源性促性腺激素刺激卵泡生长发育及排卵。近 40 年来,先后有从绝经妇女尿中提炼出来的促性腺激素即人绝经后促性激素(hMG)和纯化的人尿促卵泡素(FSH)在临床广泛应用。国外商品名分别为 Pergonal 或 Metrodin,Pergonal 每支含 FSH、LH 各 75U,Metrodin 含 FSH 75U,几乎不含 LH,但仍含有少量尿液中的杂质蛋白质。近年更有以重组基因工程技术产生的重组 FSH,国外为 Gonal-F,重组 FSH 既不含 LH,也不含尿液中杂质蛋白质。hMG 和 hCG 两者联合疗法与雌孕激素替代疗法相比,不仅可诱发月经,更重要的是可促使排卵发生和妊娠。绒毛膜促性腺激素(hCG)是从孕妇尿中提取的促性腺激素。

(1)化学生物学功能:FSH、LH、hCG 都属糖蛋白激素,生化结构不全相同。hCG 半衰期 5～6h,作用时间 23h。肌内注射 hCG 10 000U 可产生相当于自然排卵周期峰值的 20 倍,并持续几天,有助于黄体发育,而 FSH、LH 的半衰期则分别为 3h 和 1h。

(2)作用机制:外源性促性腺激素诱发排卵周期和自然月经周期有些相似。

(3)适应证:促性腺激素起一种替代性治疗作用,适用于缺乏促性腺激素,而靶器官(性腺)反应正常的患者,目前临床亦用于其他类型的患者。由于该药昂贵且有一定不良反应,故应严格选择患者。主要用于下述 3 类病例。①下丘脑-垂体功能衰竭时的替代性治疗:患者血清 FSH、LH、E₂ 均低于正常,而 PRL 值正常,称低促性腺激素性闭经。包括 Sheehan 综合征,垂体瘤手术后和(或)放射治疗垂体部位后,空蝶鞍综合征。②下丘脑:垂体功能不全时的刺激性治疗,血清 FSH、LH、E₂ 值正常,但不排卵,常为Ⅰ度闭经。③为体外受精-胚胎移植(IVF-ET)或其他配子移植术(GIFT)做准备:血清促性腺激素正常,性腺轴调节和反馈功能正常。使用促性腺激素的目的是在卵泡的募集阶段提高外周血中的促性腺激素的水平使之超过更多的募集前卵泡进入募集阶段所需的阈值,从而达到多个卵泡募集的目的,同时在卵泡的发育过程中促使更多的卵泡能克服卵泡的选择机制而继续发育成为成熟卵泡,从而达到超促排卵的目的,以利于回收更多的卵子,提高辅助生育技术的成功率。

(4)禁忌证:有些闭经或不排卵者不宜用促性腺激素治疗,如卵巢早衰、高催乳素血症、伴有卵巢肿瘤者。至于卵巢对促性腺激素抵抗综合征,有些学者认为可先用雌激素或 GnRH 激动药抑制促性腺激素,而后再用 hMG-GnRH 治疗,偶有成功受孕病例。用药前必须全面了解病史,做详细的体格检查(包括妇科检查)和必要的内分泌测定,包括常规检查血清 FSH、LH、E₂ 等,特别是 PRL 甚为重要,因为高 PRL 者常伴有低 FSH、LH,用 hMG-hCG 治疗,不仅效果差而且增加病者痛苦和费用。

(5)治疗方案和方法:用药前必须了解子宫大小,若子宫发育不良,应先用雌、孕激素周期疗法,促使子宫发育正常后再用药。在不同的情况或治疗目的下使用促性腺激素的治疗方案可以有多种。

(6)监护措施:目的在于了解治疗效果,调整用药剂量,观察排卵、黄体功能和早期发现妊娠,及早期发现和及时预防并发症的发生。宫颈黏液有时改变不明显,阴道涂片反映 2~3d 前的雌激素水平,超促排卵时,因血清中激素的水平较早达到自然周期的排卵前的水平,此两项较早出现排卵前的典型表现,但实际上卵泡不一定达到成熟的标准。血清雌激素值表示当时的血中浓度,而尿值则表示 12～24h 前的血液中雌激素浓度。与自然排卵时相比,其激素水平一般均较高。hMG 用量因人而异,且同一患者不同周期亦需采用不同的剂量,故需根据监测情况随时调整。通常以 B 超、血 E_2、LH 或尿 LH 值为指标,如最大卵泡直径18mm,血清雌二醇 734～1835pmol/L 为排卵时机的最佳条件。

(7)治疗效果:每个用药周期排卵的成功率可达 90% 以上,但按排卵周期怀孕的成功率仅 20%,怀孕后早期流产率亦高。

(8)不良反应和并发症:促性腺激素药物本身无明显不良反应,并发症由诱发排卵和妊娠引起,常见为卵巢过度刺激综合征和多胎妊娠。而流产和早产、宫外孕和先天性畸形率等,均属妊娠并发症。

8. 促性腺激素释放激素(GnRH)　分长效和短效 GnRH 激动剂(GnRH-agonist,GnRH-α)。

(1)GnRH 诱发排卵机制:GnRH 来自下丘脑正中隆突神经元,呈脉冲式分泌,可通过甘氨酸基与垂体促性腺激素细胞表面受体相结合,通过腺苷酸环化酶(第二信使)和钙离子作用,促使垂体前叶释放 FSH 和 LH。小剂量脉冲式 GnRH 产生适量 FSH和 LH,称为正向调节,临床上可用来治疗下丘脑性无排卵;而大剂量的或用连续 GnRH 给药可使 FSH、LH 下降,此为降调节,由于脱敏作用使受体不能和 GnRH 相结合,及尚未结合的受体数减少,所以 PSH、LH 分泌均减少,卵泡的发育受到抑制,出现低促性腺激素、性腺功能低下性闭经,又称为药物性去势或药物性卵巢切除,临床上用来治疗性激素依赖性疾病,如子宫内膜异位症、子宫肌瘤、性早熟等。GnRH 亦用于治疗多囊性卵巢综合征,及Kallman 综合征、精神性厌食症等。

(2)适应证:主要用于下丘脑性无排卵或闭经。这类病例的特点:①闭经 1 年以上;②孕激素试验阴性;③第二性征正常或略差;④PRL 值正常,FSH、LH 值低或正常低限水平;⑤对氯米芬试验(每日 100～150mg,共 5d)无反应;⑥垂体兴奋试验阳性。

(3)用法用量:目前常用的方法有两种,单次非脉冲式和脉冲式。前者使用于卵泡能自然成熟或用 hMG 后卵泡成熟的病例,用 GnRH 50～100μg 肌内注射或静脉注射,诱发 LH 峰和排卵。现常用静脉注射或皮下注射,每次剂量是 3.4～20μg,脉冲间隔60～120min,用药后周期性排卵率达 85%～100%,妊娠率33%～80%。

(4)不良反应:少数病例出现 OHSS,但与 hMG-hCG 方案相比明显减少。30% 用药后发生黄体功能不足,局部注射处的静脉炎,甚至出现全身的败血症,必须警惕。

9. 溴隐亭　为半合成的麦角生物碱。主要作用是抑制催乳素的分泌,而高催乳素血症则是引起性腺(卵巢和睾丸)功能低下的常见病因,这在女性内分泌性不孕中占 20%。

(1)作用机制:溴隐亭为多巴胺激动药,可直接作用于垂体催乳素细胞,抑制 PRL 分泌,也可通过下丘脑分泌多巴胺,经门脉系统作用于垂体前叶催乳素细胞的多巴胺受体,与之结合阻止PRL 的释放。

(2)适应证:包括高催乳素血症伴不孕症,垂体瘤或垂体瘤术后仍有高催乳素血症溢乳,伴乳房增大、囊肿或脓肿形成。

(3)用法用量:溴隐亭开始用量为 1.25mg,每日 2 次,饭后服用,如无不良反应 1 周后可改为 2.5mg,每日 2 次,连续使用。如治疗有效,可出现月经、BBT 双相、PRL 值下降至正常。亦有主张待 PRL 值降至正常、月经来潮伴排卵后改为间断用药,自周期第 5 天起用溴隐亭,至 BBT 上升 3d 后停药。有报道提出,为了减少胃肠道反应,主张阴道给药,认为效果相似,一般每日用量为5～7.5 mg。部分病例可加用氯米芬等促排卵药物。

(4)治疗效果:用药约 2 个月,有 80% 泌乳停止。70%～90%恢复排卵,怀孕率亦可高达 70%～80%。

(5)不良反应:少数病例出现乏力、头晕、恶心、呕吐等,一般停药 1 周后自行消失。

10. **糖皮质激素** 糖皮质激素作用较广,妇科主要用于替代治疗,或用于高雄激素血症等。

(1)高雄激素血症:治疗时先做地塞米松试验,即地塞米松每日 2～4mg,共 3～4d,用药后血清睾酮值恢复正常,可用泼尼松 5～7d,每日 5mg,此剂量很少产生严重的不良反应,亦可改善粉刺和使月经正常,但对减少毛发生长仅有 25% 的效果。

(2)高雄激素性不孕症:当用氯米芬等诱发排卵无效时,可加用糖皮质激素地塞米松 0.5mg,每日 1 次连续使用。

(3)替代治疗:用于艾迪生病或 21-羧化酶缺乏症,糖皮质激素的替代治疗法是基本疗法,常用氢化可的松每日 10～30mg,可的松每日 12.5～37.5mg,剂量应根据尿 17-酮固醇、孕醇、血 17-羟孕酮和 DHEA-S 值调整。

11. **胰岛素增敏剂** 几乎所有肥胖的 PCOS 患者及存在胰岛素抵抗的非肥胖 PCOS 患者,可考虑用胰岛素增敏剂以促进排卵功能的恢复。常用方案:二甲双胍 800～1500mg,分 2 次服用。亦可与 CC 联合应用。

(二)手术治疗

有输卵管或卵巢周围粘连松解术、卵巢楔形切除术、经蝶窦显微手术等。

1. **卵巢楔形切除术** 卵巢楔形切除术后,月经变规则的 85%,多毛消退的 16%。

(1)手术适应证:主要用于 PCOS 引起的无排卵性不孕。

(2)并发症:手术有引起内出血、盆腔炎和粘连等并发症。粘连的发生率可高达 30%,会导致不孕,偶尔手术后发生卵巢萎缩和早衰,也称为意外性去势。由于此手术并发症较多,目前以被腹腔镜下卵巢打孔术(LOD)所替代。LOD 可以获得约 92% 的排卵率和 69% 的妊娠率。

2. **经蝶窦显微手术** 经蝶窦显微手术已成神经外科的一种

重要手术。此手术避免开颅,手术范围小,不引起术后脑萎缩和视神经的受损,且手术瘢痕小,手术安全,死亡率低(0～27％)。

(1)手术指征:①各种分泌性微腺瘤,鞍内型或轻度向上生长,伴轻度视交叉障碍。②大型 PRL、GH 腺瘤,用溴隐亭治疗后肿瘤缩至鞍内。③无分泌性腺瘤,向鞍上轻度生长。④垂体卒中,但无皮内血肿或蛛网膜下腔出血。⑤视交叉前固定(常伴旁中央盲点)。⑥年老体弱不能耐受开颅术者。

(2)手术效果:手术效果和肿瘤大小直接有关,肿瘤愈大效果愈差。若术后 PRL 水平仍＞4nmol/L,则提示手术不完全,应加用放射治疗。

垂体瘤切除术后复发率较高,术后虽 85％的 PRL 值转正常,但 5 年后复发率可高达 24％～78％,所以对垂体肿瘤患者,首选的治疗方法应是药物——溴隐亭,手术仅限于药物治疗失败者。为了提高手术效果,应先用溴隐亭做术前准备,但术前准备期限一般不宜超过 3 个月,因为用药太长肿瘤会发生纤维化。

3. 生殖器发育异常的处理

(1)子宫畸形:以双子宫和子宫纵隔较为多见。多数子宫畸形并不影响生育,故不必立即于婚后进行手术矫治。若宫腔变形,不能因妊娠而改善,婚后已发生晚期流产史或不孕者,应考虑手术矫治,手术仅在子宫中央切开,将纵隔剪开,不切去子宫组织,然后将子宫切口缝合。目前多在宫腔镜直视下作中隔矫治手术,操作时必须同时用腹腔镜或 B 超监护,以避免操作时可能发生的因过度剪开所造成的子宫穿孔。术后妊娠率可达 68％,获得活婴率可达 80％,分娩方式以于妊娠 36 周后做选择性剖宫产为宜,以防自发性子宫破裂。

(2)子宫发育不全:轻度子宫发育不全可予小剂量雌激素治疗,亦可用人工周期治疗 3 个周期或应用假孕治疗等,可促进子宫发育。

(3)阴道发育畸形:无孔处女膜或处女膜肥厚或阴道横隔者

可手术治疗。

4. 输卵管阻塞的手术治疗 显微整形手术比在通常的肉眼观察下手术治疗效果为好。手术治疗适用于年龄在35岁以下的患者;确诊为输卵管结核者,一般不再做整形手术;双侧输卵管积水直径在3cm以上者,术后即使管道通畅,受孕机会极小。其输卵管阻塞的手术方式如下。

(1)输卵管近端阻塞采用输卵管子宫植入法,术后的妊娠率为12%～50%。

(2)输卵管中段阻塞采用端端吻合术,将阻塞段输卵管切去,注意勿损伤系膜下的血管,以保障吻合后的血供。术后的妊娠率为50%～70%。

(3)输卵管远端阻塞采用输卵管造口术,虽然术后输卵管能保持通畅,但由于失去了伞端或新形成的伞端缺乏灵活的拾卵功能,往往不易受孕,是输卵管整形术中效果最差的一种手术类型。输卵管造口术后的妊娠率为5%～30%。

(4)输卵管粘连松解术,可在腹腔镜或开腹直视下切断粘连,游离整段输卵管,使卵巢恢复正常位置并恢复正常的卵巢输卵管的解剖关系。

术后所保留输卵管的长度若短于3cm则无法宫内妊娠。如失去了伞端,虽输卵管仍保持通畅,因无法拾卵,仍不易受孕。

5. 子宫肌瘤引起不孕

(1)处理原则:对婚后2～3年仍未孕,或曾多次发生流产、早产者,经排除其他原因以后,可进行有关肌瘤的治疗,这时做1次B超或子宫输卵管碘油造影,了解宫腔有无变形、有无黏液下肌瘤,以及输卵管通畅程度,对治疗方法的选择,可提供重要依据。

(2)药物治疗:GnRH激动药通过降调节作用抑制体内促性腺激素的分泌,从而降低体内的雌激素水平,达到抑制子宫肌瘤生长的作用。用药方法为皮下注射、深部肌内注射或鼻黏液给药等。

（3）手术治疗。①途径：经腹腔镜或开腹子宫肌瘤摘除术；宫腔镜下子宫肌瘤切除术；经阴道子宫肌瘤摘除。②手术原则：为减少失血、消灭无效腔和防止粘连，保持子宫结构。术后不应在3～6个月妊娠，以保障子宫切口的愈合。

妊娠率与手术时的年龄关系密切，有报道手术时年龄在30岁以下者，术后妊娠率为91%，而年龄在35岁以上者，术后妊娠率仅为22%。且妊娠多出现在术后1年以内，超过2年仍未妊娠者，则以后妊娠的机会明显减少。

6. 子宫腔粘连综合征引起不孕　子宫腔因外伤、继发感染等原因可造成粘连，临床出现闭经、月经过少和不孕的称子宫腔粘连综合征。早期诊断后的治疗效果较好，治疗原则包括分离粘连，防止创面的再次粘连；促进内膜的及早修复。一方面手术分离粘连最为重要。手术分离粘连可在B超指引下用探针分离或在宫腔镜直视下分离，并注意防止创面的再次粘连。另一方面促进子宫内膜的及早修复。雌激素有促进子宫内膜生长的作用，由于子宫粘连综合征子宫粘连内膜功能层受损，所剩余的基底层雌激素受体少，故所用的雌激素必须量大时间长，如炔雌醇0.1mg，每日1次，共40d，后10d加用甲羟孕酮10mg，每日1次，停药后等待撤药出血，随后再重复上述周期治疗，共2～3个周期，以促进子宫内膜增生，覆盖创面。宫腔分离粘连后放置一个节育器，可以防止再粘连，药物治疗3个周期后取出。

7. 子宫内膜异位症引起不孕　据估计，有15%～20%的20－35岁妇女；30%的不孕妇女患有子宫内膜异位症。子宫内膜异位的治疗包括药物和手术两大类。

（1）药物治疗：子宫内膜异位症属性激素依赖性疾病。子宫内膜异位症所用的治疗药物与性激素有关，轻、中度病例由于病灶中所含孕激素受体较重度者为多，故采用孕激素治疗时效果较好，但因所含的受体有个体差异，治疗效果也不尽相同。

①假绝经治疗：用药物模拟绝经后的体内变化的治疗。

达那唑:是一种人工合成的17α-炔孕酮的衍生物。通过抑制下丘脑GnRH的脉冲释放,从而抑制垂体促性腺激素的分泌,发挥抑制卵巢功能的作用;此外也可直接作用于子宫内膜和卵巢,竞争雌激素受体,使雌激素不能对子宫内膜发挥作用。用药后,血浆中雌二醇和雌酮量明显减少,与切除双侧卵巢后的绝经期相似,出现闭经,使异位的子宫内膜萎缩,病灶缩小或消失,症状减轻或消失。停药后4～6周,内分泌功能可迅速恢复并出现排卵。此药尚具有轻度睾酮作用。用法为从月经第1天起服,结合达那唑的药物半衰期考虑,可以每8小时给药1次,每次200mg,至少用3～6个月,多则9～12个月。停药后2～3个月月经又能恢复。症状和体征的改善与用药剂量呈正相关,经治疗数周后80%～95%的患者症状消失。6个月以后,60%～80%的患者病灶缩小或消失。但要注意服药期间肝损害,一般停药1～2个月后肝功能恢复正常。其他尚有男性化症状。此外有低雌激素性症状,如潮热、阴部干燥、抑郁、情绪波动等;有时由于卵巢功能抑制不足或子宫内膜萎缩而有点滴样出血。因上述不良反应目前很少应用。

内美通(孕三烯酮):是一种和达那唑有相似作用的三烯19-去甲甾类化合物,主要作用于下丘脑-垂体轴,减少促性腺激素的释放,也能直接作用于子宫内膜,使之萎缩。内美通每次2.5mg,每周2次,自月经周期的第1天起服,持续6个月。不良反应有点滴出血、体重增加、痤疮、脂溢性皮炎。

GnRH类似物:利用GnRH-a的降调节作用,占有垂体分泌促性腺激素细胞的细胞膜上的GnRH受体,使之不能对GnRH发生反应,使垂体不能分泌FSH和LH,随后卵巢卵泡活动受抑制,最终引起体内促性腺激素和性激素低下状态。GnRH-a从月经周期的第1～4天起用药,长效的GnRH-a只需每月给药1次,用药较为方便,连续6个月。不良反应是体内雌激素减少引起的不适、骨密度减低,可用反向添加治疗预防。

②假孕治疗:大剂量孕激素使异位的子宫内膜发生与妊娠晚期相似的蜕膜样变,继而坏死吸收,这种模拟妊娠期体内激素变化的治疗方法,称假孕治疗。包括大剂量口服避孕药和大剂量黄体酮治疗,因不良反应多逐渐被其他疗法取代。

(2)手术治疗:手术治疗的目的为清除异位的子宫内膜病灶,分离输卵管周围的粘连,输卵管阻塞者可同时做整形手术。手术治疗包括剖腹手术和腹腔镜手术。必须做输卵管整形手术者以剖腹手术为好。有报道术前以药物治疗 2~3 个月,可使病灶软化,手术时容易被清除,术后继续药物治疗,可提高总体治疗效果。

(三)其他

1. 黄体功能不足(LPD) 亦称黄体功能不全,可表现为黄体过早衰退或孕激素分泌不足,通常黄体期短于 10d 或黄体高峰期黄体酮水平低于 10ng/ml 时,应考虑黄体功能不全。由于 LPD 不易受孕,受孕后也容易发生流产,故宜用以下方法。①促排卵治疗(方法见前)。②补充黄体酮,自然排卵后于基础体温上升后的第 3 天起用黄体酮每日 10mg,肌内注射,共 10d。亦可用 hCG 1000~4000U,每 3 天 1 次,肌内注射,共 3 次。③催乳素升高者由于常为中度升高,可用小剂量溴隐亭口服治疗,常用量 1.25mg,每日 2 次,于月经周期的第 3~4 天开始,连服 3 周,经连续 2 个周期治疗,催乳素值未见下降时,可增量为 2.5mg,每日 2 次。确定为妊娠后,可用黄体酮每日 40mg,肌内注射持续至妊娠 12 周为止,或给予 hCG 以刺激黄体的功能。黄体酮类药物如由雄激素合成的炔诺酮可使女性胎儿的外阴男性化,因此治疗黄体功能不全宜使用对胎儿无致畸影响的天然黄体酮制剂。治疗期间,应随时监测胎儿情况,以决定继续治疗与否。

2. 辅助生殖技术 上述各种治疗方法仍不能怀孕,可采用辅助生殖技术,本书另章专门介绍。

三、免疫性不孕的治疗

1. **避免抗原刺激**　采用避孕套局部隔绝法,或中断性交或体外排精法避孕 6 个月,避免因精子与女性生殖道接触,刺激女性体内持续产生 AsAb。复查抗体阴性后,于排卵期性交,妊娠率为 50%。如 AsAb 持续阳性,妊娠率仅约 10%。可与其他治疗方法联合应用。

2. **免疫抑制药应用**　包括局部疗法、低剂量持续疗法和大剂量间歇给药法。宫颈黏液中存在 AsAb 的患者采用局部疗法,氢化可的松栓剂置阴道内;血清 AsAb 阳性的患者及少精症患者可应用低剂量疗法,每日泼尼松 5mg,3～12 个月,对精子数目的提高有一定作用。大剂量间歇疗法不良反应较严重,适用于丈夫精子计数等其他指标正常且妻子确定有正常排卵者,应用甲泼尼松龙 32mg,每日 3 次,连用 7d(妻子月经周期第 21～28 天或第 1～7天应用),可连续 6 个月。各种治疗方法的妊娠率在 10%～30%,无显著性差异。

3. **人工授精**　通过非性交方式将精液放入女性生殖道内。有使用丈夫精液(AIH)和使用供者精液人工授精(AID)两种。人工授精应用于临床已有两百年历史,开始主要应用于解剖异常如严重尿道下裂、逆行射精,以及阳痿、早泄等,近几十年应用于精液量减少,精子计数少于 $20×10^9/ml$、精子活动力低(活动精子少于 50%),以及不液化。人工授精在女性不孕治疗时主要应用于精子在女性生殖道运行障碍,即宫颈因素和免疫性不孕女性,常用方法为宫腔内人工授精(IUI)。IUI 经过洗精处理,用 0.3～0.5ml 精液,通过导管插入宫腔,将精液注入宫腔内受精,同时给予诱发联合治疗可以提高成功率。

四、并发症

1. **心理异常**　不育症是影响男女双方身心健康的世界性问

题。每年约有 200 万对新的不育症夫妇,不同程度地出现心理家庭问题。

2. **辅助生殖技术带来的并发症** ①多胎妊娠:可能导致多胎,包括双胞胎、三胞胎或更多。通常,胎儿数量越多,早产和分娩的风险,以及怀孕期间的问题(如妊娠糖尿病)就越高。早产婴儿的健康和发育问题的风险增加。②卵巢过度刺激综合征(OHSS):是一种人体对促排卵药产生过度反应,也是辅助生殖技术应用过程中最常见且最严重的并发症。以卵巢囊性增大、毛细血管通透性增加、体液向第三间隙流失为主要特征,严重时可出现血液浓缩、电解质紊乱、肝肾功能损伤、血栓形成,甚至危及生命。③出血或感染:与任何侵入性手术一样,辅助生殖技术或生殖外科手术极少有出血或感染的风险。

第二节　中医治疗

中医治疗从整体观念出发,辨证论治,着重于治病求本,调整阴阳,恢复机体的正常功能。具体的治疗方法通常是"谨察阴阳所在调之",应该明确病因、病性、病位,分清标本缓急,因时、因地、因人制宜。

一、中医治法

不孕症既具有其他中医学科的一般特征,又有其临床特殊性,所以,在治疗上也就必须灵活运用。女性不孕症的治疗方法应当根据其生理特点,以调整肾的生理功能为主,辅以调整肝、脾二脏,冲任二脉和胞宫的生理功能,使之"阴平阳秘"。女性受孕的机制,主要在于肾气旺盛,精血充足,任通冲盛,月事以时下,两精相搏,合而受孕。正常的月经在受孕方面起着非常重要的作用,而要保持月经正常,就需要各脏腑、经络、胞宫、气血等的相互协调。

1. 谨守病机,治病求本法　女性不孕症的病因病机比较复杂,治疗时当辨证施治,治病求本。如张景岳《妇人规·子嗣类》云:"种子之方,本无定轨,因人而药,各有所宜。"皆宜"谨守病机,各司其属,有者求之,无者求之,盛者责之,虚者责之。"(《素问·至真要大论》)。因此,按照治病求本的原则,"虚者补之""实者泻之",治疗肾阴虚、肾阳虚型不孕分别使用补益肾中阴阳法,血瘀不孕当使用活血化瘀法,胞宫虚寒不孕当使用温肾暖宫法,痰湿不孕当使用化痰利水渗湿法等辨证施治。

2. 益肾奠基,调补冲任法　肾藏精,主生殖,为先天之本。"肾者主蛰,封藏之本,精之处也"。(《素问·六节脏象论》)。肾精充足对于受孕非常重要,肾中精气不充或早泄,均可导致不孕。因此,调经种子,重在补肾,调补冲任。常采用以下方法。①补肾填精法:适用于肾精亏虚、冲任失充之不孕。临床证见婚后数载不孕,月经后期量少或闭经,头晕,舌淡苔薄,脉沉细等。方用毓麟珠加减。②滋肾养肝法:适用于肝肾阴虚兼肝气不舒之不孕。临床证见婚后不孕,月经延期或闭经,伴见头晕耳鸣,腰膝酸软,经前乳胀,舌红少苔,脉弦细等症。方用滋肾生肝饮加减。③滋肾清心法:适用于心肾不交之不孕。临床证见婚后不孕,月经先期,量多或见崩漏,或见经行吐衄;伴见头晕耳鸣,腰酸不适,心悸失眠舌红苔薄,脉细数等。方用滋肾清心汤加减。④补肾培土法:适用于脾肾两虚之不孕。证见婚后多年不孕,月经色淡,白带量多清稀,伴见腰腹坠胀,体倦乏力,纳差便溏,舌质淡,脉濡细等。方用参苓白术散加减。⑤温肾暖宫法:适用于肾虚宫寒之不孕。证见婚后久不受孕,月经量少,少腹冷痛,伴见面色㿠白,形寒肢冷,舌暗淡,苔白滑,脉沉细等症。方用右归丸加减。现代研究显示,肾对生殖功能的调整是通过脑、肾、冲任、胞宫这条轴线进行的,相当于现代医学中枢神经系统的下丘脑-垂体-卵巢间的生殖功能调节。现代药理学研究发现,补肾药一方面可以直接作用于下丘脑、垂体,间接对卵巢发挥作用;另一方面可以直接作用于卵巢,通过这两种途径作用于卵巢,发挥其助孕生子的作用。

3. 疏肝解郁,理血调经法　"女子以肝为先天",妇人以血为本,肝为藏血之脏,司血海,主疏泄,具有贮藏血液和调节血流的作用。全身各部化生的血,除营养周身外,其余则下注血海而为月经。不孕症多伴月经不调,欲使摄精成孕,必先调其经水,如清·吴谦《医宗金鉴·产科心法》中指出:"妇人以调经为主,其外肝经之病最多。……另有女科方法,和肝养血为先。"强调了肝在女子生理中的重要作用。《傅青主女科》云:"妇人有怀抱素恶不能生子者……谁知是肝气郁结乎!""其郁而不能成胎者,以肝木不舒,必下克脾土而致塞,脾土之气塞,则腰脐之气必不利……治法必解四经之郁,以开胞胎之门,则几矣。方用开郁种玉汤。"故郁解气调,则受孕可期。临床证见月经先后不定期,经行不畅或兼见腹痛,经色黯滞,或有小血块,经前乳房胀痛,心烦易怒,或抑郁寡言,喜叹息,或见心神不宁,舌质黯红,苔白,脉弦细。治宜疏肝解郁,理血调经。方用开郁种玉汤加减。方中重用白芍配当归以养血柔肝,辅以香附行气解郁,白术健脾以利腰脐之气,茯苓宁心,牡丹皮泻郁火,佐以天花粉生津润燥,使肝气舒,脾气健,腰脐利,任带通而孕育可望。此方乃逍遥散之变方,是治疗肝气郁结不孕的代表方,凡经前乳房胀痛或有肿块,用上方加郁金、王不留行、炮山甲等效果颇佳。

4. 理气活血,气血宣行法　人体的气血,是脏腑经络等组织器官进行功能活动的物质基础。同时,气和血又是脏腑气化活动的产物,因此,脏腑发生病变,不但可以引起本脏腑之气血失常,而且也会影响全身的气血,从而引起全身气和血的病理变化。《医林改错》云:"无论外感内伤,要知初病伤人何物,……所伤者无非气血。"治病之要诀,在于明白气血"使周身之气通而不滞,血活而不瘀,气通血活,何患疾病不除"。"求嗣者,先须调其妇之经脉,经脉既调则气血和平,气血和平则百病不生而乐乎有子矣"(《仁斋直指方论》)。可见,气血平和是有子的必然条件。因此,在大多数不孕症的治疗过程中,使用了较多理气活血法。临床证见婚久不孕,月经先期,量少,色紫红有时淡红,质稀或黏稠,或月经后期,量多,色紫黑,血块偏多偏大,头昏腰酸,小腹作胀,胸闷烦躁,口干不欲饮,脉弦涩,舌质紫暗,边有瘀点。方用桃红四物汤、血府逐瘀汤等,通过理气活血化瘀,一则有利于"气血宣行",祛除病邪;二则使"气血和平",乐于成孕。

5. 启宫化痰,补脾宽带法 《素问·经脉别论》指出:"饮入于胃,游溢精气,上输于脾,脾气散精,上归于肺,通调水道,下输膀胱。"可见,脾在津液的输布过程中具有重要的作用,如果脾的运化水液功能失常,水液不能布散而停滞体内,就会产生痰湿。如《素问·至真要大论》指出:"诸湿肿满,皆属于脾。"是对脾病导致痰湿的最佳论述。脾气虚弱与痰湿不孕关系密切,《女科经纶·育门》云:"肥盛妇人,禀受其厚,恣于酒食,经水不调,不能成孕,以躯脂满溢,湿痰闭塞子宫故也。"《傅青主女科·种子篇》所云"妇人有身体肥胖,痰涎甚多,不能受孕者……乃脾土之内病也……不知湿盛者多肥胖,肥胖者多气虚,气虚者多痰涎,外似健壮而内实虚损也。内虚则气必衰,气衰则不能行水,而湿停于肠胃之间,不能化精而化涎矣。"临床证见形体肥胖,经行延后,甚或闭经,带下量多而黏稠,面色萎黄,头晕心悸,胸闷泛恶,舌苔白腻,脉象多滑或沉濡。此多数由脾虚或恣食厚味,痰湿内生,冲任受阻,胞脉闭塞不能摄精受孕。方用启宫丸或苍附导痰汤。此类患者多痰瘀相兼,单从痰治疗往往收效欠佳,如在方药中加入疏肝健脾、化瘀活血之属收效较捷。正如傅青主所说的"泄水化痰非正治,急补脾胃莫蹉跎"。

6. 滋补肝肾,清热调血法 《女科经纶》引何松庵语说:"有瘦弱妇人,不能成胎者,或内热多火,子宫血枯,不能凝精。"指出了阴血亏损,虚火灼精,胞宫失养,可致不孕。丹溪指出"气有余便是火",叶天士亦认为"郁则少火变壮火""情志内郁,气热烦蒸",说明气郁日久可以化火生热。而郁火必然伤阴耗液,医案中常见"情怀内起之热,燔燎身中脂液""木火劫烁精华""郁伤液涸"之类案语。血本属阴,阴血不足,易生内热。《景岳全书》中亦明确指出"真阴不足,则阳胜而内热",阴虚则阳亢,水不制火则生内热。内热易消灼煎熬阴血,加重阴血亏虚的病理状态。"热者寒之""疗热以寒药",清热药苦寒,可清泄内热,因此治疗气郁血虚不孕和肾阴虚不孕时,适当配合清热法,通过清解内热以免内热炽盛继续加重阴血亏虚。但清热法的使用应基于大量补血滋阴之品的使用,即以滋阴养血为主,以清热为辅。此外,多囊卵巢综合征、子宫内膜异位症、免疫不孕等多认为与长期慢性炎症有关。现代药理研究证明,清热药一般具有抗病原微生物的作用。因此,滋阴清热法在一定程度上具有治疗长期慢性炎症导致的不孕的作用。临床凡见不孕症发生于大病久病之后,或素体阴虚,形体消瘦,月经或前或后,经行量少,两天即净,头昏,失寐,腰酸。舌质红,脉细数者。则用该法治之,收效较佳。故凡肝肾阴虚,虚热内生,冲任失养,而致之不孕症者,则用滋补肝肾,清热调血法治之,可方用滋水清肝饮或化阴煎加减。

7. 益肾填精,滋阴养血法 朱丹溪在《格致余论》中指出"阳精之施也,阴血能摄之,精成其子,血成其胞,胎孕乃成。今妇人无子者,率由血少不足以摄精也。"故临床在治疗肾阴虚不孕时,常配伍补血养血法,其原因如下。①补血药多为甘温有情之品,阴虚证出现精血津液的亏损的状态。因此,用补血药来填补真阴,滋养精血。②"真阴不足,则阳胜而内热,内热则荣血枯,故不孕。"《景岳全书》指出"荣血枯"是肾阴亏虚导致不孕的主要环节。因此,使用补血法通过补血实现滋阴,不仅说明了阴、血密切相关,而且亦反证了精血互化的理论。③长期以来,人们习惯将血与阴液笼统地称为阴血,故导致养阴与补血相混不分。如张景岳在《景岳全书》中说:"血有虚而微热者,宜凉补之,以生地、麦冬、芍药、沙参、牛膝、鸡子清、阿胶之属。"从药物组成可以看出,该方是滋阴清热之剂,是为阴虚内热而设的,非治"血有虚而微热者"

的血虚发热证。④"女子以血为本",历代医家都非常强调血在女性中的重要生理地位,因此,临床用药时不忘"女子以血为本"的生理特点。⑤熟地黄为补血药的代表药之一,其除具有补血作用外,还有较好的养阴作用。此种不孕临床常见妇人消瘦久不成孕,肌肤不润,面黄,倦怠腰酸,头晕乏力,经水退后,量少色淡,或点滴即无,其精血不足可见,非当滋养精血不能复转。方用《傅青主女科》养精种玉汤加减。方中重用熟地黄配山茱萸滋肾水而填精,冲任得调,"精满则子宫容易摄精,血足则子宫易于容物",便可身健受孕。临床上反遇肾阴虚而不孕者,常以本方加何首乌、阿胶、枸杞子等,则滋阴养血力量更强。

8. 益气补血,气血双补法 气血关系密切,两者都源于脾胃化生的水谷精微和肾中精气,互根互用。《灵枢·决气》中说:"中焦受气取汁,变化而赤,是谓血。"指出气是化生血液的原料,"气能生血""有形之血不能自生,生于无形之气"。所以,在治疗血虚不孕时,使用较多的补气药,以期气旺则血充,"血足则子宫易于容物而摄精有子"。气的推动作用是血液循行的动力,在生理情况下,"气能行血",在病理条件下,"元气既虚,必不能达于血管,血管无气,必停留而瘀"(《医林改错》),气虚与血瘀关系密切。因此,在治疗血瘀不孕的过程中,使用较多的补气药,通过补气,使气旺血行,而易于受孕。临床证见月经错后,量少色淡,面色萎黄,心悸气短,动则尤甚,纳差神疲,头晕乏力,舌淡苔薄,脉细。盖妇女以血为本、以气为用。气血充盈则冲任得养,自能摄精受孕,若气血不足,血海空虚,冲任失养则不孕。常用方剂毓麟珠合归脾汤化裁。应用此法宜少佐调气活血之属,以防补而壅滞,欲速而不达。

9. 活血化瘀,温经散寒法 唐《千金要方》亦指出,"瘀血内停……恶血内漏"是无子原因之一。明清医家更重视血瘀导致不孕之理。如《张氏医通》指出瘀血阻滞胞宫,或经闭崩中,可造成不孕。"因瘀积胞门,子宫不净,或经闭不通,成崩中不止,寒热体虚而不孕者"。经期产后,余血未净,房事不节或湿热邪气乘虚入侵可致瘀,瘀积日久成癥。正如《诸病源候论》引养生方说:"月水未绝,以合阴阳,精气入内,令月水不节,内生积聚,令绝子。"临床常见婚后久不受孕,经行不畅,痛经或经常下腹部冷痛,经色紫黯,血块较多,腰膝酸软,四肢不温,面色晦黯或舌边尖有瘀点,脉象沉弦。方用少腹逐瘀汤加减。少腹逐瘀汤出自清代王清任《医林改错》,原方施治之证正如方名,即少腹血瘀、腹内结块、癥瘕积聚等。原著方后称"更出奇者,此方种子如神,每经初见之日吃起,一连吃5剂,不过5个月必成胎"。方中官桂、小茴香、干姜温经散寒除湿;当归、川芎、赤芍养血、活血、化瘀;玄胡、五灵脂、蒲黄、没药化瘀止痛,诸药合用,共奏温经散寒、活血祛瘀止痛之功。加味穿山甲、路路通以增强活血祛瘀功效。现代药理研究表明,慢性盆腔炎经本方治疗后,全血黏稠度、血浆黏稠度、血浆纤维蛋白测定值均较治疗前有明显下降,并可抑制红细胞和血小板凝集,有明显改善血液流变学的作用;同时又具有调节免疫功能、促进炎症吸收、软化粘连组织的作用。此外,在使用本法时,需坚持用药,方能收功,如半途而废,会前功尽弃。另外,长期运用活血动血之品,应注意正气的培补。

10. 活血化瘀,攻补兼施法　临床在治疗血瘀不孕时,常补益法和攻下法相配伍。血液运行于脉中,血海空虚,则脉道涩滞,可见血虚是导致血瘀的原因之一,血液充足有利于血液的运行。因此,在治疗血瘀不孕的过程中,常使用较多的补血药,可用四物汤化裁。"妇人漏下绝子"(《本经》),"破恶血,养新血及主癥癖"(《日华子本草》),这也是治疗血瘀不孕使用补血药较多的原因之一。瘀血留滞胞宫,病位在下,"其在下者,引而竭之"(《素问·阴阳应象大论》),因势利导,利用攻下药的下行之性荡涤胞宫中之留瘀败血,引瘀血下行。大黄能"下瘀血……破癥瘕积聚"《本经》中"大黄气味重浊,直降下行,走而不守,有斩关夺门之力,故号将军。专攻……便结瘀血,女子经闭。"朴硝"除寒热邪气,逐六腑积聚、结固、留癖"(《本经》),"其用有三:……破坚积热块"(《珍珠囊》),因此,在治疗血瘀不孕时,使用一定比例的大黄、朴硝,使瘀血得下,胞宫得清,有利于受孕。此外,补血药与活血化瘀药同用,亦有攻补兼施之义,是活血而不耗血的妙用。

二、中医辨证分型治疗

1. 肾气虚 婚久不孕,月经不调,经量或多或少,头晕耳鸣,腰酸腿软,精神疲倦,小便清长;舌淡,苔薄,脉沉细,两尺尤甚。治宜补肾益气,温养冲任。方用毓麟珠:党参、白术、茯苓、白芍各60g,川芎、炙甘草各30g,当归、熟地黄、菟丝子各120g,杜仲、鹿角霜、川椒各60g。共为末,炼蜜为丸,弹子大。每服1～2丸,空腹时用酒或白汤送下。若大便稀溏加黄芪120g;若面色苍白加阿胶(烊化)60g。

2. 肾阳虚 婚久不孕,月经后期,量少色淡,甚则闭经,平时白带量多,腰痛如折,腹冷肢寒,性欲淡漠,小便频数或失禁,面色晦黯;舌淡,苔白滑,脉沉细而迟或沉迟无力。治宜温肾助阳,调补冲任。方用温胞饮:巴戟天、补骨脂、菟丝子、肉桂、附子、杜仲、白术、山药、芡实、党参各10g。水煎服,每日1剂,分2～3次服。若寒客胞中致宫寒不孕者,治宜温经散寒,方用艾附暖宫丸。

3. 肾阴虚 婚久不孕,月经错后,量少色淡,头晕耳鸣,腰酸腿软,眼花心悸,皮肤不润,面色萎黄;舌淡,苔少,脉沉细。治宜滋肾养血,调补冲任。方用养精种玉汤:熟地黄、当归、白芍、山茱萸肉各15g。水煎服,每日1剂,分2～3次服。若血虚甚者加鹿角胶(烊化)、紫河车各10g;若兼有潮热者加知母、青蒿、龟板(先煎)、炙鳖甲(先煎)各15g。

4. 肝气郁结 多年不孕,月经愆期,量多少不定,经前乳房胀痛,胸胁不舒,小腹胀痛,精神抑郁,或烦躁易怒;舌红,苔薄,脉弦。治宜疏肝解郁,理血调经。方用开郁种玉汤:当归、白芍、白术、茯苓、天花粉、牡丹皮、香附各12g。水煎服,每日1剂,分2～3

次服。若乳胀明显者加橘核、青皮、王不留行各 6g;若兼下腹疼痛,经行加重者加失笑散(布包)15g。

5. 痰湿内阻　婚久不孕,形体肥胖,经行延后,甚或闭经,带下量多,色白质黏无臭,头晕心悸,胸闷泛恶,面色㿠白;苔白腻,脉滑。治宜燥湿化痰,行滞调经。方用苍附导痰丸:茯苓、法半夏、苍术、香附、胆南星、枳壳、神曲各 12g,生姜 5g,炙甘草 3g。水煎服,每日 1剂,分 2～3 次服。上方重在燥湿化痰以治标。常加仙灵脾、巴戟天、黄芪、党参各 12g 补肾健脾以治本,标本兼顾,痰湿得化。若痰湿内盛,胸闷气短者加瓜蒌、石菖蒲各 10g;心悸者加远志 10g;若带下量多臭秽,小便热赤者加红藤、椿根皮、茵陈各 12g。

6. 瘀滞胞宫　多年不孕,月经后期,量少或多,色紫黑,有血块,经行不畅,甚或漏下不止,少腹疼痛拒按,经前痛剧;舌紫黯,或舌边有瘀点,脉弦涩。治宜活血化瘀,调经助孕。方用少腹逐瘀汤:小茴香、干姜、延胡索、没药、当归、赤芍、蒲黄(布包)、五灵脂各 12g,川芎、肉桂各 6g。水煎服,每日 1 剂,分 2～3 次服。若血瘀日久化热者,治宜清热解毒,活血化瘀,方用血府逐瘀汤加红藤、败酱草、薏苡仁、金银花等。若兼血虚者,伴头晕眼花,心悸少寐,治宜养血活血,方用调经种玉汤。

三、其他治疗

1. 体针
(1)取穴:主穴取子宫、中极。肾虚加肾俞、命门、关元、气海、然谷、三阴交、血海、照海;肝郁加三阴交、照海、血海、太冲;痰湿血瘀加脾俞、胞宫、曲骨、商丘、丰隆、关元、足三里、中脘。

(2)治法:虚证用补法,可加灸。实证用泻法。每次取 3～5穴,留针 30min,每日 1 次,7 次为 1 个疗程。疗程间隔 3d。

2. 艾灸
方法 1
(1)取穴:肾俞、气海、关元、命门、阴交、曲骨、太溪、照海。

(2)治法:①艾条雀啄灸,艾条火头像麻雀啄食一样,在穴位皮肤上上下移动,使局部产生温热感觉,直至皮肤出现红晕为止。②艾炷无瘢痕直接灸,选择合适的体位,将施灸穴位涂敷少许凡士林油以粘住艾炷,用中小艾炷,放小艾炷点燃,皮肤感到灼痛时即去除艾炷,更换新艾炷续灸,连灸3～7壮,穴下皮肤充血红晕为度。③艾炷隔姜灸,穴位上放2mm厚的生姜片,中穿数孔,生姜片上放艾炷,每次选3～5穴,每穴灸3～10壮,隔日1次,7～10d为1个疗程。

方法2

(1)取穴:关元、气户、子宫、太冲、肝俞、中极、足三里、三阴交。血虚身热加血海;头晕心悸加百会、神门。

(2)治法:①艾条雀啄灸,艾条火头像麻雀啄食一样,在穴位皮肤上上下移动,使局部产生温热感觉,直至皮肤出现红晕为止。②艾炷无瘢痕直接灸:选择合适的体位,将施灸穴位涂敷少许凡士林油以粘住艾炷,用中小艾炷,放小艾炷点燃,皮肤感到灼痛时即去除艾炷,更换新艾炷续灸,连灸3～7壮,穴下皮肤充血红晕为度。③艾炷隔姜灸:穴位上放2mm厚的生姜片,中穿数孔,生姜片上放艾炷,每次选3～5穴,每穴灸3～10壮,隔日1次,7～10d为1个疗程。

方法3

(1)取穴:中极、丰隆、气海、血海。

(2)治法:①艾条温灸,用艾条火头在穴位上方直接熏烤,皮肤产生灼痛感时即换其他穴位施灸,可每日灸治1～2次,约10d为1个疗程。②艾炷隔姜灸,穴位上放2mm厚的生姜片,中穿数孔,生姜片上放艾炷,每次选3～5穴,每穴灸3～10壮,隔日1次,7～10d为1个疗程。

方法4

(1)取穴:神阙、关元、中极、子宫、气户、阴交、命门、足三里、三阴交。

(2)治法:用艾条温和灸。各灸 10～20min,其中神阙穴用艾炷隔盐灸 3～5 壮。每日灸 1 次,10d 为 1 个疗程。

方法 5

(1)取穴:神阙。

(2)治法:取五灵脂 6g,白芷 6g,麝香 0.3g,食盐 6g。以上 4 味共研细末,将药末填敷脐孔,再用黄豆大小的艾炷 21 壮连续灸至腹部温暖为度,5d 后再灸 1 次。

方法 6

(1)取穴:神阙。

(2)治法:取熟附片 15g,川椒 15g,食盐 30g,生姜片 5 片。以上前 3 味分别研细末,将食盐细末填敷于脐部,取黄豆大小的艾炷置于食盐上灸之,连续灸 7 壮;然后去除食盐填敷川椒和附子末,并将生姜片覆盖其上,再用艾炷连续灸 14 壮。每日 1 次,连续 7d 为 1 个疗程。

方法 7

(1)取穴:神阙。

(2)治法:取艾绒、细盐各适量。将艾绒制成枣核大小的艾炷,取细盐适量,填满脐孔,上置艾炷灸之,每次 5～20 壮,隔日灸 1 次,10 次为 1 个疗程。

3. 梅花针

方法 1

(1)取穴:脊柱两侧,下腹部,腹股沟区,小腿内、外侧区,腘窝区。第 11、12 胸椎与腰、骶椎及其两侧。

(2)治法:采用轻刺法、正刺法。对所选部位施以轻到中度手法叩刺。先在脊柱两侧(从大椎至长强穴)轻叩 3 行,至局部潮红为止。并重点叩刺第 11、12 胸椎与腰、骶椎及其两侧 5 行 7 遍,再叩刺其他部位。每日叩打 1 次,10 次为 1 个疗程。

方法 2

(1)取穴:主穴取子宫、关元、三阴交。肾精亏虚加肾俞、肝俞、复溜、阴谷;命门火衰加命门、关元俞、次髎、足三里;肝郁气滞加肝俞、期门、太冲、阳陵泉;痰湿内盛加阴陵泉、中脘、列缺。

(2)治法:采用轻刺法。每次选取 3～5 穴,对所选穴位施以轻度叩刺。2～3d 叩打 1 次,10 次为 1 个疗程。

4. 耳针

(1)取穴:主穴取卵巢、肾、子宫。配穴取内分泌、皮质下。

(2)治法:每次选 2～3 穴。若用耳针疗法,留针 30min,每日 1 次,7 次为 1 个疗程。若用埋针疗法,每周 1 次,双耳交替使用。若采用耳穴贴压疗法,嘱患者每日自行按压 5～6 次,一次每穴按压约 30s,以有热感为度,每隔 3 天左右耳交替。8 次为 1 个疗程。

5. 拔罐

(1)取穴:关元、子宫、地机、肾俞、次髎、三阴交。

(2)治法:先在肾俞、次髎闪罐,再留罐于诸 15～20min,隔日 1 次,10 次为 1 个疗程。

6. 刮痧

(1)取穴:关元、地机、肾俞、次髎、三阴交。

(2)治法:应用面刮法刮拭肾俞、次髎、关元、地机至三阴交区皮肤,在三阴交使用点按法,每日 1 次,10 次为 1 个疗程。

7. 穴位注射

方法 1

(1)取穴:肾俞、子宫、三阴交、关元、膈俞、次髎。

(2)治法:每次选穴 2～4 个,每穴注射丹参注射液(或川芎注射液,或当归注射液,或红花注射液)0.5～1ml。隔日 1 次,10 次为 1 个疗程。适用于气滞血瘀之不孕症。

方法 2

(1)取穴:肾俞、子宫、三阴交、关元、丰隆、阴陵泉。

(2)治法:每次选穴 2～4 个,每穴注射丹参注射液(或川芎注射液,或当归注射液,或红花注射液)0.5～1ml。隔日 1 次,10 次为1个疗程。适用于痰湿阻滞之不孕症。

方法3

(1)取穴:肾俞、子宫、三阴交、关元、命门。

(2)治法:每次选穴2～4个,每穴注射丹参注射液(或川芎注射液,或当归注射液,或红花注射液)0.5～1ml。隔日1次,10次为1个疗程。适用于肾虚胞寒之不孕症。

方法4

(1)取穴:肾俞、子宫、三阴交、关元、血海、气海、足三里。

(2)治法:每次选穴2～4个,每穴注射丹参注射液(或川芎注射液,或当归注射液,或红花注射液)0.5～1ml。隔日1次,10次为1个疗程。适用于肾虚胞寒之不孕症。

8. 穴位埋线

(1)取穴:主穴取三阴交、地机、足三里、血海、次髎、带脉、中极、子宫。痰湿阻滞加曲池、中脘、丰隆;脾肾气虚加脾俞、肾俞、太白、太溪;肝郁气滞加内关、期门、蠡沟。

(2)治法:做好术前准备,选准穴位,常规消毒,采用7♯一次性无菌注射针,0-0♯羊肠线,线的长度为1.0～1.5cm,进行穴位埋线。15d治疗1次,4次为1个疗程,连续治疗3个疗程。

9. 中药离子导入

(1)原理:利用直流电将药垫中的药离子通过穴位、皮肤、黏膜导入人体,而起到治疗作用。

(2)处方:白花蛇舌草、当归各50g,乳香、没药、桂枝、红花、香附、赤芍、皂刺各10g,血竭5g,川椒8g,败酱草、公英各30g。

(3)制备:将上述中药混合洗净后,备95%乙醇400ml,冷却的开水400ml,混合后泡药,浸泡1周后弃去药渣,留液备用。

(4)治法:患者月经干净后第3天开始治疗,于一侧少腹部及对应的臀部各置一药垫,分别浸入约20ml药液,电流强度25～50mA,定时30min,对侧同。双侧共1h,每月连续治疗10d,每日1次,2个月为1个疗程,月经期停止治疗。

10. 中药外敷

方法 1　取葱白 5 根,洗净、切碎、捣烂,糊敷于脐部,再用热水袋熨脐部 20min,每日 1 次。适用于宫寒不孕,症见婚久不孕、月经后期、量少色淡、小便清长、白带清稀量多、四肢不温、小腹怕冷等。

方法 2　取五灵脂、白芷各 250g,川椒、熟附子各 100g,食盐50g,冰片 10g。上药除冰片外,余药共研细末。再入冰片同研和匀,贮瓶备用,或冰片另研备用。用时先取面粉适量,水调成条,圈于脐周,或先放少许冰片于脐内,再放入余药粉,以填满为度,上隔生姜薄片 1 块,以大艾炷灸之。随年龄每岁 1 壮。每日 1 次。

方法 3　取大附子、八角茴香、小茴香、公丁香、母丁香、木香、升麻、五味子、甘遂各 3g,沉香、麝香各 0.5g,艾叶 5g。上药共研细末,揉艾铺帛,缝成兜肚,将药兜肚缚于患者脐腹部。每 7 天更换 1 次。

方法 4　取黄丹 6g,白胡椒 50g,小茴香 100g。上药共研细末,装入纱布袋,扎紧袋口,将药袋贴于肚脐上,用腰带固定。每10 天换药 1 次。怀孕后停药。

方法 5　取炮附子、巴戟天、肉苁蓉、当归、穿山甲、山茱萸、葫芦巴、川芎、干姜、细辛、黄芪、肉桂、红花、延胡索、石莲子、白术、党参、熟地黄、牡丹皮、补骨脂、木鳖子、菟丝子、血竭、龙骨、鳖甲各 6g,麝香 0.6g,铅丹适量,香油 250ml。上药按传统方法共制成膏药。于经期过后 2～3d 用 3 贴分别贴于神阙(肚脐)和双肾俞穴,以宽布带束之,直至下次月经来潮前 1～2d 揭下,待经期过后再敷。

方法 6　取柴胡、当归、小茴香、川芎、牛膝、茯苓、炒白芍、香附、菟丝子、附子、郁金、青皮、益母草、熟地黄各等量。上药共研细末。用白酒或米醋调和成糊膏状。用时取药膏适量,敷于肚脐,上盖纱布,胶布固定。每日换药 1 次。

方法 7　取仙灵脾、菟丝子各 20g,桑寄生、川续断、白芍、覆盆子、芜蔚子、山药、枸杞子各 15g。上药共研细末,和匀,贮瓶备用。用时取药 30g,以米醋适量调和成软膏状,外敷于双手心劳宫穴和肚脐上,或加敷肾俞穴(双),包扎固定,每日换药 1 次,以 3 个月经周期为 1 个疗程。

四、饮食治疗

1. 取鲜生姜 500g,红糖 500g。姜捣为泥,加入红糖,拌匀,蒸 1h,晒 3d,共九蒸九晒。最好在夏季三伏,每伏各蒸晒 3 次。在经期开始时服用,每次 1 匙,每日 3 次,连服 1 个月。服药期间忌房事。

2. 取制半夏、茯苓、陈皮、苍术各 10g,香附、神曲各 20g,川芎 6g,大米 100g。将上述 7 味药加水共煎,留汁去渣,加入洗净的大米,共煮成粥。每日 2 次,空腹温食。

3. 取鹌鹑 2 只,艾叶 30g,菟丝子 15g,川芎 10g。鹌鹑宰杀,去毛和内脏,备用;将 3 味药用清水 3 碗煎至 1 碗,用纱布过滤取汁,然后将药汁和鹌鹑用碗装好,隔水炖熟即可。喝汤食肉。

4. 取韭菜 100g,羊肝 150g,葱、姜、盐各适量。韭菜洗净,切段;羊肝切片,共放铁锅内用旺火炒,将熟时,加入葱、姜、盐调味,熟即可。佐餐食用,每日 1 次,月经前连服数天。

五、其他治疗

1. 温热敷

方法 1　取五灵脂、白芷、青盐各 6g,麝香 0.3g。上药共研细末,和匀,贮瓶备用。用时取药末填满肚脐,再用艾炷灸之,灸至脐部温暖为度。5d 后再如法灸 1 次,或每隔 3 天 1 次。

方法 2　取透骨草 200g,路路通、赤芍、红藤各 20g,水蛭 10g,莪术、三棱各 30g,牡丹皮、昆布、海藻、乳香各 20g。纳入自制布袋,嘱患者平卧,暴露下腹,垫上干毛巾,将药包蒸透后热敷下腹部,盖上不透气垫巾纸,温度减弱后,去掉毛巾,再续敷 1~2h。

方法 3　取黄芥子 35g,艾叶 30g。将黄芥子研末,装包备用;艾叶加水 2000ml,先煎 15min,再将黄芥子末放入包煎 5min,去渣取汁,趁热盛于干净痰盂内坐浴熏洗 20min 或等凉后再加热,坐浴 20min,每日 1 次。于月经结束后第 5 天开始,20d 为 1 个疗程。用药最少 4 个疗程,最多 6 个疗程。适用于外阴病变,如瘙痒、湿疹、肿胀、溃疡等。

方法 4　先取虎杖、菖蒲、王不留行各 60g,当归、山慈姑、穿山甲(代)、肉苁蓉各 30g,生半夏、细辛、生附子各 15g。再取乳香、没药、琥珀各 30g。肉桂 15g,蟾酥 15g。先将第 1 组药物加水煎煮 3 次,滤汁去渣,合并滤液,加热浓缩;再将第 2 组药共研为细末,与浓缩液和匀,烘干,共研细末,贮瓶备用。用时取药末 5～10g。加白酒、蜂蜜各适量,麝香少许,再加风油精 3～4 滴调匀成膏。脐眼先用肥皂水洗净,乙醇消毒后,将药膏纳入脐眼内,外覆盖纱布,胶布固定,最后用红外线灯(250 安培)照射 20min(灯距30～40cm)。每日用热水袋热敷脐眼 1～2h。无红外线灯可用100 瓦灯泡代替,适当调整灯距及照射时间。每日换药 1 次。

2. 直肠灌药

(1)处方:红藤、败酱草、鱼腥草各 30g,皂角刺、路路通、莪术、三棱、红花各 10g,丹参 200g。水煎去渣备用。

(2)治法:月经干净后,取药液 100ml,加热至 38～40℃,用一次性吸痰管经肛门插入直肠 10～15cm,5min 内缓慢灌入。灌后垫高臀部,保留 30min。

3. 磁疗　取盆腔炎电极贴片(80mm×80mm),贴于关元、子宫穴,背面连接复合脉冲磁性治疗仪正负极,接通电源开关,每日1 次,一次 20min,经期暂停。

六、预防与调护

1. 饮食调理

(1)饮食规律、营养均衡。多吃新鲜蔬菜水果;多吃些富含蛋白质、维生素和矿物质元素的食物。

(2)限制脂肪、糖类大量摄入。不要暴饮暴食,避免体重超标。避免过度节食,如果女性过度节食,机体营养不足,会使卵子的活力下降,或月经不正常,导致难以受孕。戒烟,限制喝酒、咖啡、浓茶。避免接触使用大量食品添加剂、染色剂的食品。避免经常食入辛辣、刺激、寒凉食品。避免自行使用大量保健品、补品和含激素的产品。

2. 日常护理

(1)患者应积极调整心态,配合医师定期进行相应的诊疗,日常也要进行科学的生活管理。

(2)检查和治疗的不确定性很大,有可能出现失败的结果。过程可能会很漫长,可能需要多次反复检查和治疗,价格会很昂贵,夫妻双方应仔细考虑好能接受的上限。如果各种治疗无效,生育需求又很强烈,是否能接受其他方案,如用别人的精子或卵子,或领养没有血缘关系的孩子等,夫妻双方须反复慎重考虑这些现实问题。即使成功怀孕,还可能要面对流产、多胎妊娠等结果。

(3)学会释放情绪,加强与亲人好友的沟通,表达真实的自己,获得他们的支持,让自己保持相对平和的心态。减轻生活压力和精神压力。有研究表明,患有心理压力的夫妇在不育治疗方面的效果较差。保持适度的运动习惯和健康的饮食习惯,可以使患者专注于自己的生活。正确认识和面对可能的结果。如果生育治疗结果对患者或伴侣造成的情绪影响太大,可寻求专业帮助。

(4)经常进行体育锻炼,但运动强度要适度,可以尝试慢跑、游泳、瑜伽等。规律性生活,学会监测排卵日,计算排卵期,增大怀孕概率。如果在性交时使用阴道润滑剂,应选用对精子没有杀伤作用的润滑剂。

3. 特殊护理　可通过以下方法监测排卵期,选择最合适的日期同房,提高怀孕概率。

(1)推算排卵日:周期正常的女性从月经的第 1 天往前推 14d 即为排卵日,排卵日前 5d,后 4d,加上排卵当日,共 10d,为排卵期,排卵期和月经期以外的日子被称为安全期。比如,以月经周期 30d 为例,这次月经来潮的第 1 天在 4 月 15 日,那么下次月经来潮是在 5 月 15 日(4 月 15 日加 30d),再从 5 月 15 日减去 14d,则 5 月 1 日是排卵日。排卵日及其前 5d 和后 4d,也就是 4 月 26日～5 月 5 日这 10d 为排卵期。有些女性月经周期不稳定,会影响推算的准确性。

(2)测量基础体温:每日清早醒来,在没有任何活动时,立即测体温,把每日测得的体温标在方格纸上,排卵期规律的女性可以发现,在排卵期前两周左右基础体温往往低于 36.5℃,而排卵期后两周左右基础体温往往高于 36.5℃,正常情况下排卵后的体温上升 0.3～0.5℃。不过,这种方法只能提示排卵已经发生,不能预告排卵将何时发生,而且基础体温需要坚持反复测量找到规律,比较麻烦,监测结果还会受多种因素影响,如夜班、出差、失眠、情绪变化、疾病等。

(3)排卵试纸监测:排卵试纸主要是测女性体内的黄体生成素(LH)这种激素,检测出黄体生成激素的峰值水平,使女性能预知最佳的受孕或避孕时间。是对女性排卵期的体外检测及辅助诊断。

(4)观察宫颈黏液:接近排卵期宫颈黏液变得清亮、滑润而富有弹性,如同鸡蛋清状,拉丝度高,不易拉断,出现这种黏液的最后一天±48h 便是排卵日。

(5)B 超监测:是目前最为准确的一种方法。通常是需要在月经干净后第 3 天到第 5 天可以去医院做第 1 次的超声检查,检查卵巢内是否有卵泡,根据第 1 次的检查结果,然后来判断第二次复查的时间,通常需要复查数次,根据复查卵巢内卵泡发育的大小就可以确定排卵期。

4. 预防措施　有些类型的不孕不育是无法预防的。但是控制危险因素,可降低发生不孕不育的风险。

(1)性生活注意事项:①学会监测排卵日,排卵前后应定期进行几次性交,以获得最高妊娠率。至少在排卵前 5d 开始进行性交,直到排卵后第 2 天。②性生活次数每周 1～2 次为宜。③注意性生活卫生。④无怀孕计划时注意性生活避孕,避免反复人工流产。

(2)其他注意事项:①避免使用毒品和烟草,以及过多地饮酒。②适度运动。控制体重,避免超重。③避免过度节食、营养不良。④避免接触工业或环境毒素。⑤限制可能影响生育力的药物。但有些处方药可能是需要长期服用来控制其他疾病的,应与医师沟通,除非医师允许,否则不要停止服用一些处方药。⑥男性避免经常热水浴、蒸桑拿,或长期处于高温环境。有研究发现,高温会影响精子的产生和运动。⑦积极治疗生殖系统疾病和其他基础疾病。

七、中医治疗难点分析

不孕症是一种心身疾病,病因除病理因素外,还受到心理、社会因素的影响,其病因病机复杂多样,是一个较难治的疾病。因不孕症的发病机制复杂,因而不孕症的治疗方法也变化多样,灵活变通,随证施治。

1. 促排卵疗效的不确定性　在排卵功能障碍性不孕治疗中,因其病因病机复杂,中医药治疗往往时间较长,难度较大,促排卵的疗效有一定的不确定性。中医药治疗虽有较好疗效,与西药相比,不良反应低,但疗程较长,往往需要 3～6 个月或以上时间。常用方法如下。

(1)辨病和辨证相结合:不孕症的治疗,除应从整体出发,在辨证的基础上遵循"治病必求其本""虚者补之""实者泻之""寒者热之""热者寒之"等原则外,需采用辨病和辨证相结合的治疗方法。辨病和辨证是中、西医认识疾病的两种不同的方法,也是各自治疗疾病的依据。在系统整体观念的指导下,辨病与辨证相参,既吸取前人辨证论治精华,又引进现代医学理论,是目前攻克不孕症的有效措施之一。

(2)周期疗法:月经周期是肾阴阳转化的一种生理表现。月经失调往往是由于肾阴阳失调或其他因素影响肾阴与肾阳的平衡,导致无排卵或黄体功能不全。根据肾阴阳之转化规律,调其阴阳,是调经种子的有效途径。中医的周期疗法是治疗不孕症有效的特色疗法。以周期疗法促进卵泡的发育与成熟,治疗排卵障碍性不孕症。中医周期疗法是把月经周期分为四期(经后期、排卵期、经前期、月经期),根据四期内阴阳气血的变化特点,采用不同的治疗方法。经后至排卵期前为肾中阴长之重,在肾阴充实的基础上发挥肾阳功能,治宜采用滋肾养阴,稍佐温肾补气之品,选用左归丸为主方,促使卵泡发育至成熟,在排卵期阶段可在这一基础上加入行气活血之品,如丹参、五灵脂、乌药等,以促卵泡破裂排卵,排卵期后至经前期,阴消阳长,阳长之重,此期当补肾助阳,选用毓麟珠加减。使肾阳充盛,黄体功能健全,以利于受精卵着床孕育。如到一定期限无孕卵着床,或基础体温下降,则血海满盈而泄,治宜活血调经。

(3)中西医结合治疗:传统的中医学为中华民族的繁衍昌盛做出了巨大贡献,但中医理论要永葆璀璨之光,求得发展、进步,必须吸取现代高新技术的精华,特别是借鉴现代医学的最新成果。随着现代生殖医学的发展,特别是腹腔镜、宫腔镜技术在妇科领域的广泛应用,人工授精、体外受精-胚胎移植等技术的发展,既往在生殖医学领域内部分属于不治之不孕目前可以得到治疗。但是,也应该看到,现代医学技术尚存在着不良反应多、受孕率低、费用偏高,以及伦理、道德等一系列的问题,一定程度上限制了其发展。中医妇科学如果能借鉴其长处,同时发挥中医药的独特优势,则能最大限度地解除不孕患者的痛苦。对顽固性排卵功能障碍性不孕,中医药治疗一段时间后仍无排卵,患者又急于怀孕的,在卵巢储备功能尚好的情况下,可以中药联合应用氯米芬,可以缩短疗程,并可解决氯米芬排卵率高,而妊娠率低的问题。在超促排卵过程中配合中药治疗,可一定程度上减轻卵巢过度刺激综合征,使患者能够顺利完成促排卵及取卵。

(4)多囊卵巢综合征不孕的治疗:多囊卵巢综合征(PCOS)是一种多起因,临床表现为多态性的综合征,其病理涉及范围广。主要是由于丘脑下部、垂体、卵巢之间激素分泌量的关系异常,表现为月经稀发,或闭经,或不规则阴道流血,或多毛、肥胖、不孕,双侧卵巢增大的一系列证候。有效地促进患者排卵、改善 PCOS 患者代谢异常是中药治疗的难点。西药常用氯米芬、卵泡雌激素、尿促性素、绒毛膜促性腺激素等促进卵泡发育和排卵治疗。这种方法不可反复应用,必须监测卵泡发育,预防卵巢过度刺激综合征。对于 PCOS 内分泌失调的治疗,西医治疗应用激素(雌激素、孕激素等)和二甲双胍等抑制内分泌失调。但每种药物都有较大的不良反应,不利于多囊卵巢患者的长期用药治疗。中医药在 PCOS 的治疗上有独特的优势,采用中医药辨证治疗排卵障碍,有利于促进卵巢功能,健全女性生殖轴。

中医学认为,本病的病因、病机较为复杂,对策上首先应运用辨证论治的方法。虽然临床上存在多种证型,但主要以肾精不足型、脾肾阳虚型、肝郁气滞型和痰瘀互结型为主。治疗上:其一,要攻补兼施,标本兼治。标实者先攻为主,温通化瘀除湿;虚证明显者以补脾肾为主,温运脾肾之阳以化痰行滞。提出补肾填精、补肾健脾、疏肝理气、温肾健脾、化痰祛湿治法以达到调经助孕目的。用药上主要以左归丸、毓麟珠、逍遥散和温胆汤加减。其二,中药的周期疗法是治疗不孕症有效的特色疗法,同样可采用周期疗法治疗 PCOS 排卵障碍性不孕。周期疗法是将月经周期分成行经期、经后期、经间期和经前期四期。每一期的治疗用药各有侧重,行经期(月经期)以活血调经药为主,如当归、白芍、川芎、熟地黄、香附和益母草等;经后期(卵泡期)以滋肾填精,养血调冲药为主,以促进卵泡发育,如熟地黄、山茱萸、山药、菟丝子、枸杞子、女贞子、首乌、川断和鹿角霜等;经间期(排卵期):主要以助阳行气活血药为主,如当归、丹参、柴胡、续断、淫羊藿、卷柏和泽兰等;经前期(黄体期)以温补肾阳药为主如菟丝子、山药、肉苁蓉、茯苓、川断、鹿角片和巴戟天等。其三,复方治疗,采用补肾化痰方治疗,以补肾、健脾、化痰、祛瘀的药物,如仙灵脾、黄芪、茯苓、苍术、丹参、黄连等来改善 PCOS 患者的代谢异常。以补肾化痰降低血脂、血糖和 C 肽值,疗效与西药相当,但不良反应明显降低。其四,在生活上注意运动起居、调摄饮食,避免滋腻,寒冷之品,并控制体重。

(5)闭经溢乳不孕的治疗:非产褥期妇女或产妇在停止哺乳1~2年后,出现持续性溢乳,且伴有闭经溢乳综合征。大多数患者合并高催乳素血症。溢乳闭经不孕主要由于垂体功能紊乱,药物因素(如抗抑郁药,口服避孕药等),甲状腺功能减退等表现为闭经,溢乳不孕,更年期症状,合并垂体肿瘤者,肿瘤压迫视神经表现头痛、复视、视力下降等。本症的首选药物是溴隐亭,服药后催乳素可降低,溢乳消失,月经周期逐渐正常。然而溴隐亭的不良反应较大,有些患者难以接受。中药与其应用可减轻溴隐亭的用药量,从而减轻不良反应。本症属中医的"闭经"范畴。主要常见证型为肝郁气滞、肝胃不和,治以舒肝解郁抑乳,方选柴胡疏肝散合越鞠丸加减。

(6)未破裂卵泡黄素化综合征的治疗:未破裂卵泡黄素化综合征是指月经周期有规律,而实际月经中期卵泡未破裂、无排卵的一组证候群。它是引起不明原因不孕的重要原因之一。中医学认为,其病机是肾虚冲任虚损,精亏血少,加之瘀血阻滞胞宫脉络,卵子不能排出与精子结合,故婚久不孕。临床用补肾祛瘀法,补肾活血,以期调整下丘脑-垂体-卵巢轴的正常分泌功能,应用归芍地黄丸加破瘀通络散结药物(穿山甲、干地龙、皂角刺、石见穿等)以期促使卵泡壁破裂卵子排出。

2. 输卵管病变引起的不孕的治疗 在输卵管阻塞性不孕的治疗中,作者对输卵管通而不畅、局部阻塞引起的不孕中医治疗效果较好,而对输卵管完全性梗阻、伞端盲端、严重的输卵管积水等输卵管病变引起的不孕中医治疗难度较大,是目前中医治疗的难点之一。

输卵管疾病主要是由于急慢性盆腔炎、输卵管炎或子宫内膜异位症、盆腔手术后盆腔粘连等所引起,这些疾病造成输卵管充血、水肿、炎性浸润、积水,以及增生等病理改变,最终造成输卵管不通或通而不畅,影响卵子与精子的结合而不能受孕。中医学认为,其根本病机是瘀阻脉络,或兼气滞,或兼寒湿,或兼湿热,治以活血化瘀、行气通络为原则。一方面,可以内服中药治疗,在临床上,作者的经验是按月经周期拟调周法,即经净至月经始辨证使用消积冲剂加减(生黄芪、赤芍、丹参、鳖甲、三棱、莪术、生薏苡仁、枳壳等)以活血化瘀,散结通络,既可改善输卵管局部的血运和血液流变学,又能促进输卵管粘连的松解和吸收,使阻塞的管腔重新再通。另一方面,除内服药外,可采用多途径综合治疗,如药物保留灌肠、下腹部外敷药、下腹部及腰骶部通过电离子导入药液、子宫腔及输卵管入药、输卵管炎性阻塞的介入治疗,以及中药制剂静脉滴注或肌内注射、穴位注射等疗法。对输卵管完全性梗阻、伞端盲端等较重的输卵管病变,可以结合宫腹腔镜的微创治疗,如宫腹腔镜下输卵管造口,输卵管再通、疏通等手术。术后再配合中药内服及多途径用药,可防止术后粘连,同时有助于恢复手术后输卵管的功能。

3. 缺乏客观统一的疗效评价量化指标 中医药综合治疗不孕症虽具有明显的疗效和优势,但对部分疾病的治疗缺乏客观统一的疗效评价量化指标。

如盆腔炎性疾病后遗症是引发不孕症发生的重要原因之一,目前中医药治疗后的疗效观察多是以患者临床症状和妇科检查体征的改变为主要观测指标,有一定的主观性和不准确性,缺乏公认的定量观测指标。也有人以血液流变、盆腔静脉造影、盆腔B超为定量观测指标,进行疗效的观察分析,但都有一定的局限性而未广泛推广运用。子宫内膜异位症患者往往合并不孕症,对其治疗效果的疗效评价观测指标与盆腔炎性疾病后遗症的观测指标基本相同,定量指标可以观测血 CA125 的值,但 CA125 的影响因素较多,不是子宫内膜异位症观察的特定定量指标;腹腔镜的观察比较直观,可以镜下进行子宫内膜异位程度的分级评估,但腹腔镜毕竟有一定的创伤,且价格高昂,患者多难以接受。因此,找到一种公认的、客观的、无创易行的定量观察指标需要进一步探索。

4. 不孕患者的心理治疗 在诸多不孕因素中心理障碍是不孕症的原因之一。不孕不仅是一个医学问题,亦是精神心理健康问题,是全世界面临的主要医学问题和社会问题之一。对不孕患者的心理治疗也是如今治疗上的难点。不孕症已被公认为典型的心身性疾病,尽管结局仅仅是不能生育,但其病因是相当复杂的,既有器质性病变,也有功能性障碍,往往伴有突出的心理方面的原因。能从这两方面开展对不孕的治疗,提高女性不孕症患者的心身疾病治愈率,为稳定家庭和社会关系,提升患者生活质量,揭示不孕女性心理障碍并从临床心理干预角度进行矫正,对不孕症的治疗有积极的临床意义。

长期存在不良的心理因素,如工作或家庭压力、恐惧生育、夫妻不和、性生活障碍等可作用于神经系统,通过性腺轴释放出激素,破坏生殖内分泌的平衡,使人体代谢发生一系列变化,从而引发相应的躯体疾病和不孕状态。所以,心理—社会紧张刺激因素在不孕症的致病因素中占有相当重要的地位。研究表明,长期处于紧张焦虑状态下的妇女,通过下丘脑影响垂体前叶及中枢神经递质的改变,进而影响外周靶性腺功能,抑制排卵,产生闭经或引起阴道、子宫及输卵管痉挛性收缩,宫颈黏液异常,盆腔瘀血等,进而造成不孕。不孕是一种特殊的身心疾病,是一种生殖无能的状态。当正常的生殖生理过程功能障碍时,个体会产生异常的、极端的疑病心理。当患者初诊为不孕症时,与日俱增的心理压力和持续时间超过一定的范围时,患者会出现一定的心理及社会适应障碍,表现为焦虑、抑郁、心理负罪感、恐惧、否认、意外感和疑病等症状。不孕不育和心理因素相互作用,恶性循环等所致的机制为:负性情绪对下丘脑-垂体-肾上腺轴-交感神经产生影响,致内分泌紊乱-黄体功能下降、排卵障碍,暂时性输卵管闭塞等。

不孕及相关的治疗过程是导致心理情感波动幅度最大的焦点,因为该过程涉及患者最隐私的部位和行为,渗透着患者最衷心的希望和最深刻的失望。Place 等的研究结果证明,近半数的患者认为,不孕治疗过程会产生心理不适,需要接受有效地心理治疗。患者会不自觉地采取多种措施,以缓解压力。国外医学心理干预是有别于生物治疗、化学治疗和物理治疗的一整套治疗方法。是在一定的心理学理论体系指导下,改变患者的感受、认知、情绪和行为等,从而达到改善其心理状态、行为方式,以及由此引起的各种躯体症状,称为心理治疗。

首先是婚姻治疗。对夫妇同时进行治疗是最适宜的策略。婚姻治疗常用于治疗家庭中明显的关系障碍,如缺乏交流、婚姻危机、婚外恋、性生活障碍、经常争吵、夫妇间缺乏亲密情感,以及对待亲友的态度不一致。婚姻治疗能帮助夫妻消除病态的关系,建立健康的婚姻生活。一般采用咨询心理学的方法,用得最普遍,包括接纳、安排会谈、分析评估、引导、干预等程序。进而启发双方纠正各自不良态度及行为,建立一种平衡和睦的夫妻关系。

其次是心理干预方法。陈萍、李金彪等进行不孕症患者焦虑与抑郁的调查及心理干预,采用焦虑自评量表(SAS)及抑郁自评量表(SDS)对 100 例不孕症患者进行问卷调查并对患者实施 4 周针对性心理干预后再次测评 SAS 及 SDS 1 次,并进行心理干预前后的比较。心理干预采用定期授课和个别心理指导相结合的方法,时间为 4 周。心理干预包括如下内容。①提供心理支持,多与患者交流,给予精神安慰,使患者能正确对待生活,解除紧张情绪。②集体健康教育,讲解不孕症基本病因、药物治疗、社会康复等方面的知识,强化处理应激的能力,减少愤怒和自责,保持恰当的期望值。③根据患者的测评结果及产生焦虑和抑郁的原因进行针对性心理干预,重点针对患者的负罪感、耻辱感、失落感、自卑感等负性情感所产生的焦虑、抑郁情绪,采用劝解、启发、疏导等方式进行个别心理干预,以提供心理支持。④通过义务心理咨询、座谈会、黑板报、宣传栏等形式,宣传不孕症的基本知识及精神健康保健知识等。⑤通过心理疏导,帮助患者从客观上消除致病的心理社会因素,调动患者的主观能动性,提高患者对应激的认识水平,增强患者的应对能力。经过为期 4 周的心理干预后,其 SAS 及 SDS 评分较心理干预前明显下降,说明恰当的心理干预,有计划地开展家庭教育,使患者对生育与不育有正确的理解,减轻患者由于不正确认知而产生的烦恼、痛苦和社会羞耻感,可以有效改善患者的不良情绪,增强患者的自信心和自尊心,缓解其焦虑抑郁情绪,有利于疾病的治疗。

　　孟玲玲对女性不孕症患者的心理因素采取以下对策。①建立密切的医患关系:不孕患者特别敏感脆弱,医务人员需要特别有爱心,并耐心细致地讲解病情,消除患者对助孕技术过程中并发症的顾虑。②要求夫妻同治:相互鼓励,尤其注意与患者配偶增加沟通。③医护人员应结合不孕症心理因素来制定检查和治疗计划。④帮助患者分析助孕技术失败原因,增强其信心。⑤培养个人兴趣和爱好,增加占有时间和空间,转移注意力,避免到易引起患者伤感的场合。⑥不可过度压抑自己的情绪,选择文体活动,尽情发泄负面情绪。⑦与丈夫、关心自己的亲友分享自己的感受,尤其是成功应对不孕的女性,多与其倾诉自己的挫折、恐惧、害怕,以及沮丧、无助,寻找心理支持。⑧保持身体健康,以适应不孕症长期诊治的要求。⑨加强健康指导,增强性科学常识。⑩在生殖中心设置心理治疗机构,给予心理咨询和心理治疗。全国妇科专家夏桂成在谈到妇女不孕时认为,不孕症妇女除及时治疗外,更应增强自我保健意识。他说,功能性不孕患者,首先心理因素即情绪要稳定。现代医学从血和内分泌激素中发现,紧张、焦虑、忧郁等都会阻碍性腺激素的释放,从而导致不孕。因此,保持心情愉快和信心,在不孕症的治疗中是非常重要的。

　　总之,不孕症的原因复杂,既有功能失调,也有器质性病变,给治疗上带来一定困难,如果不找出病因而盲目治疗,往往疗效欠佳。因此,应用中医药治疗不孕症,应以中医辨证施治为主,辨证与辨病相结合,以现代医学有关理论和检查为辅,并注意心理调整,才能更好地发挥中医治疗的特长,以提高疗效。

第5章 不孕症患者的常见病诊治

第一节 多囊卵巢综合征

多囊卵巢综合征（PCOS）是育龄期女性最常见的内分泌疾病，临床表现高度异质，是以生殖障碍、内分泌异常、代谢紊乱和精神问题为特征的一组临床综合征。PCOS 不仅影响患者的生育力，还对其孕期、远期及子代的健康造成影响。1935 年 Stein 和 Leventhal 归纳为闭经、多毛、肥胖及不孕四大病症，称之为 Stein-Leventhal 综合征（S-L 综合征）。PCOS 患者的卵巢增大、白膜增厚、多个不同发育阶段的卵泡，并伴有颗粒细胞黄素化。PCOS 是 2 型糖尿病、心血管疾病、妊娠期糖尿病、妊娠高血压综合征，以及子宫内膜癌的重要危险因素。PCOS 的临床表型多样，目前病因不清，PCOS 常表现家族群聚现象，提示有遗传因素的作用。患者常有同样月经不规律的母亲或者早秃的父亲；早秃是 PCOS 的男性表型，女性 PCOS 和男性早秃可能是由同一等位基因决定的；高雄激素血症和（或）高胰岛素血症可能是多囊卵巢综合征患者家系成员同样患病的遗传特征；在不同诊断标准下做的家系分析研究经常提示 PCOS 遗传方式为常染色体显性遗传；而应用"单基因-变异表达模型"的研究，却显示 PCOS 是由主基因变异并 50％可遗传给后代。

一、临床表现

1. 月经紊乱　PCOS 导致患者无排卵或稀发排卵，约 70％伴有月经紊乱,主要的临床表现形式为闭经、月经稀发和功能性出血,占月经异常妇女 70%～80%,占继发性闭经的 30%,占无排卵型功血的 85%。由于 PCOS 患者排卵功能障碍,缺乏周期性孕激素分泌,子宫内膜长期处于单纯高雌激素刺激下,内膜持续增生易发生子宫内膜单纯性增生、异常性增生,甚至子宫内膜非典型增生和子宫内膜癌。

2. **高雄激素相关表现**

(1)多毛:毛发的多少和分布因性别和种族的不同而有差异,多毛是雄激素增高的重要表现之一,临床上评定多毛的方法很多,其中 WHO 推荐的评定方法是 Ferriman-Gallway 毛发评分标准。我国 PCOS 患者多毛现象多不严重,大规模社区人群流调结果显示 mFG 评分>5 分可以诊断多毛,过多的性毛主要分布在上唇、下腹和大腿内侧。

(2)痤疮:PCOS 患者多为成年女性痤疮,伴有皮肤粗糙、毛孔粗大。与青春期痤疮不同,具有症状重、持续时间长、顽固难愈、治疗反应差的特点。

(3)女性型脱发(FPA):PCOS 患者 20 岁左右即开始脱发。主要发生在头顶部,向前可延伸到前头部(但不侵犯发际),向后可延伸到后头部(但不侵犯后枕部),只是头顶部毛发弥散性稀少、脱落,它既不侵犯发际线,也不会发生光头。

(4)皮脂溢出:PCOS 产生过量的雄激素,发生高雄激素血症,使皮脂分泌增加,导致患者头面部油脂过多,毛孔增大,鼻唇沟两侧皮肤稍发红、油腻,头皮鳞屑多、头皮痒、胸、背部油脂分泌也增多。

(5)男性化表现:主要表现为有男性型阴毛分布,一般不出现明显男性化表现,如阴蒂肥大、乳腺萎缩、声音低沉及其他外生殖器发育异常。在 PCOS 患者如有典型男性化表现,应注意鉴别先天性肾上腺皮质增生、肾上腺肿瘤及分泌雄激素的肿瘤等。

3. **卵巢多囊样改变(PCO)** 关于 PCO 的超声诊断标准虽然

进行了大量的研究,但仍众说纷纭,加上人种的差异,其诊断标准的统一更加困难。2003年鹿特丹的PCO超声标准是单侧或双侧卵巢内卵泡≥12个,直径在2~9mm,和(或)卵巢体积(长×宽×厚/2)>10ml。同时可表现为髓质回声增强。

4．其他

(1)肥胖:肥胖占PCOS患者的30%~60%,其发生率因种族和饮食习惯不同而不同。在美国,50%的PCOS妇女存在超重或肥胖,而其他国家的报道中肥胖型PCOS相对要少得多。PCOS的肥胖表现为向心性肥胖(也称腹型肥胖),甚至非肥胖的PCOS患者也表现为血管周围或网膜脂肪分布比例增加。

(2)不孕:由于排卵功能障碍使PCOS患者受孕率降低,且流产率增高,但PCOS患者的流产率是否增加或流产是否为超重的结果目前还不清楚。

(3)阻塞性睡眠窒息:这一问题在PCOS患者中常见,且不能单纯用肥胖解释,胰岛素抵抗较年龄、BMI或循环睾酮水平对睡眠中呼吸困难的预测作用更大。

(4)抑郁:PCOS患者抑郁发病率增加,且与高体质指数和胰岛素抵抗有关,患者生活质量和性满意度明显下降。

二、检查

(一)一般检查

1．代谢异常相关体征检查　腰围、臀围、血压、有无黑棘皮症,有助于评估是否存在向心性肥胖和胰岛素抵抗。

2．内分泌异常相关特征检查　①高雄激素相关检查:体毛状况、痤疮、阴毛分布及阴蒂大小;高雄激素血症主要体征为多毛,存在种族差异,应用改良Ferriman-Gallwey(mF-G)评分系统评价,通过对我国汉族人群的大规模流行病学调查显示,mF-G评分≥5分诊断多毛症,多毛分布常见于上唇、下腹部、大腿内侧等,乳晕、脐部周围可见粗毛也可诊断为多毛症;痤疮多系炎症性皮损,主要累及面颊下部、颈部、前胸和上背部。②其他内分泌紊乱检查:有无挤压溢乳,有助于评估高催乳素血症。

(二)辅助检查

1. **基础体温测定** 表现为单相型基础体温曲线,月经后半期体温无升高。

2. **B超检查** 双侧卵巢均匀性增大,包膜回声增强,轮廓清晰,表面较光滑,间质增生,内部回声增强,一侧或两侧卵巢各有10个以上直径2～9mm的无回声区围绕卵巢边缘,呈车轮状排列,称为"项链征"。连续检测未见主导卵泡发育和排卵迹象。

3. **内分泌测定** 血清睾酮、脱氢表雄酮、硫酸脱氢表雄酮升高,睾酮(T)水平通常不超过正常范围上限的2倍;血清FSH值偏低,LH值升高,LH/FSH>2～3;血清雌酮(E_1)升高;雌二醇(E_2)正常或稍高,二者恒定于卵泡早期水平,无周期性变化,$E_1/E_2>1$,高于正常周期,尿17-酮皮质类固醇正常或轻度升高,正常提示雄激素来源于卵巢,升高则提示肾上腺功能亢进;部分患者血清泌乳素(PRL)水平偏高。腹部肥胖型可测定空腹血糖、空腹胰岛素水平及葡萄糖负荷后血清胰岛素水平,或进行口服葡萄糖耐量试验(OGTT),肥胖型患者可有三酰甘油增高。

4. **诊断性刮宫** 于月经前数日或月经来潮6h内行诊断性刮宫,刮出的子宫内膜呈不同程度的增殖改变,无分泌期变化。年龄>35岁的患者应常规行诊断性刮宫,以早期发现子宫内膜不典型增生或子宫内膜癌。

5. **腹腔镜检查** 见卵巢增大,包膜增厚,表面光滑,呈灰白色,有新生血管。包膜下显露多个卵泡,无排卵征象,无排卵孔、无血体、无黄体。镜下取卵巢组织可确诊,同时可进行腹腔镜治疗。

三、鉴别诊断

1. **库欣综合征** 各种原因导致肾上腺皮质功能亢进。典型表现有满月脸,水牛背,向心性肥胖,皮肤紫纹,多毛,痤疮,高血压,以及骨质疏松,糖耐量异常,皮肤色素沉着,多伴有男性化表现。实验室检查显示血浆皮质醇正常的昼夜节律消失,尿游离皮质醇增高。过夜小剂量地塞米松抑制实验是筛选本病的简单方法,如用药后皮质醇下降 50%,可排除库欣综合征,如皮质醇>390nmol/L,又无引起假阳性的因素存在,则可能是库欣综合征。

2. 先天性肾上腺皮质增生(CAH) 属常染色体隐性遗传病。最多见的为先天性 21-羟化酶及 11β-羟化酶缺乏症。此类患者不能合成糖皮质激素,垂体 ACTH 失去抑制,肾上腺皮质增生,造成酶前代谢产物——17α-羟孕酮、17α-羟烯醇酮及其代谢产物孕三醇堆积,雄激素分泌增多。患者染色体 46,XX,性腺为卵巢,内生殖器有子宫及输卵管,但在过多雄激素的作用下外生殖器和第二性征有不同程度的男性化表现,因胎儿期已受过多雄激素影响,故出生时已出现生殖器发育的异常。少数患者为迟发性肾上腺皮质增生,临床表现多延迟到青春期后出现,可表现为缓慢性进行性多毛、月经稀发、无明显生殖器畸形。实验室检查显示血清 T 和 A 水平升高(T>2.8nmol/L,A>9.5nmol/L),血清皮质醇水平多正常,17α-羟孕酮升高(>9.1nmol/L),但迟发性患者 17α-羟孕酮的基础水平可在正常范围内,但 ACTH 兴奋试验后其水平显著高于正常,此最具诊断价值。

3. 卵巢男性化肿瘤 此类肿瘤包括睾丸母细胞瘤、门细胞瘤、类脂质细胞瘤、颗粒细胞瘤及卵泡膜细胞瘤。多发生于 30—50 岁。患者发病前月经及生育能力正常,发病后出现明显的男性化表现、闭经和不孕。实验室检查雄激素水平升高,主要是 T 和 A 升高(T>7nmol/L,A>21nmol/L),且大多数肿瘤分泌雄激素既不受 ACTH 的调节,也不受促性腺激素的调节。B 超是检查此病的较好方法,CT 或 MRI 也可协助诊断。

4. 肾上腺肿瘤 肾上腺皮质的良性和恶性肿瘤均可导致雄激素增多。肿瘤的生长和分泌功能为自主性,不受垂体 ACTH

的控制,也不受外源性糖皮质激素的抑制。对于外源性 ACTH 的刺激,肾上腺癌一般不反应,腺瘤有时可反应。患者多毛及其男性化表现发展迅速,并伴有糖皮质激素或盐皮质激素分泌过多所致的全身代谢异常。CT 或 MRI 对肾上腺肿瘤很敏感,可定位并显示对侧肾上腺萎缩。

5. 卵泡膜细胞增生症　这种病变类似于 PCOS,但有所区别。在卵巢间质中,有弥散性的黄素化卵泡膜细胞小岛,分泌过多的雄激素。卵巢卵泡少,原始卵泡由于脂肪性变而退化,故数目较 PCOS 少。间质增生显著,卵巢更为实性。

6. 高泌乳素血症　有研究发现,肾上腺细胞膜上有泌乳素受体,泌乳素可刺激肾上腺雄激素的分泌,泌乳素水平升高通常伴有血清 DHEA 及 DHEA-S 升高,此症患者肥胖通常是弥漫性肥胖,下半身肥胖多明显。另外,约 20% 的垂体泌乳素腺瘤妇女有多毛症和痤疮。

7. 药物因素　主要是雄激素,其次是糖皮质激素或孕激素的长期或大量应用。可出现多毛,表现为女性出现胡须、体毛增多,甚至其他男性化表现。非激素类药物,如苯妥英钠、二氮唑、合成甾体类、达那唑等也可诱发,特点是停药后症状逐渐消失,用药史是诊断的主要依据。

8. 中枢神经性因素　某些脑炎、颅外伤、多发性脑脊髓硬化症或松果体肿瘤等疾病,可促使雄激素分泌增多,而出现多毛,通常无其他男性化表现。

9. 应激因素　应激时,下丘脑的促肾上腺激素释放激素(CRH)增加,使垂体分泌 ACTH 增加,对肾上腺皮质产生过度刺激,可出现雄激素增加。

10. 妊娠期高雄激素　妊娠期大量的绒毛膜促性腺激素可使卵巢有极度的黄素化或刺激门细胞,产生雄激素增加,引起多毛。

11. 异位 ACTH 肿瘤　临床上较少见,是由于肾上腺以外的肿瘤产生有生物活性的 ACTH,刺激肾上腺皮质增生。最常见的是肺燕麦细胞癌(约占50%),其次为胸腺瘤和胰腺瘤(各约占10%),其他还有起源于神经嵴组织肿瘤、甲状腺髓样癌等。

四、治疗

(一)西医治疗

1. 非手术治疗   目前PCOS的药物治疗已取代手术治疗作为一线治疗方法,治疗的目的主要与患者的生育要求相关。

(1)降低高雄激素血症的药物治疗

①口服避孕药(OCP):已作为PCOS妇女的一种传统的可长期应用的治疗方法,主要用于保护子宫内膜、调整月经周期,通过降低卵巢产生的雄激素改善多毛和(或)痤疮。OCP可以降低PCOS患者的高雄激素血症。其中应用最多的降低高雄激素血症的OCP是醋酸环丙孕酮,其具有孕激素活性并可与炔雌醇结合发挥抗雄激素作用,它还可与毛囊细胞质中的双氢睾酮受体结合,阻断雄激素效应向细胞核的传导,通过抑制此受体活性抑制5α还原酶活性,使DHT生成减少、促性腺激素合成减少,促性腺激素水平降低使类固醇合成减少,增加SHBG水平并降低促性腺激素水平。故醋酸环丙孕酮在过去20年中一直被作为PCOS多毛治疗的首选方法,连续6个周期以上的治疗对60%~80%的多毛患者有效。OCP对于无生育要求的PCOS患者是一种简单、经济的治疗方法,但最近的研究显示,其可能降低PCOS妇女胰岛素敏感性和糖耐量,另外常见的不良反应包括头痛、体重增加、情绪改变、性欲下降、胃肠道反应和乳腺疼痛,应给予注意。

②糖皮质激素:用于治疗肾上腺合成雄激素过多的高雄激素血症,以地塞米松和泼尼松的疗效较好,因为它们与受体的亲和力较大,可抑制垂体ACTH分泌,使依赖ACTH的肾上腺雄激素分泌减少。长期应用注意下丘脑-垂体-肾上腺轴抑制的可能性。

③螺内酯:是一种醛固酮类似物,其对酶抑制作用的有效性

与醋酸环丙孕酮相似,故两种治疗效果亦相似。同时,其具有对抗雄激素作用,治疗高雄激素血症的作用机制为竞争性与雄激素受体结合,在末梢组织与双氢睾酮(DHT)竞争性结合受体,抑制17α-羟化酶,使 T、A 减少。

④氟化酰胺:是一种类固醇复合物,有强效高特异性非类固醇类抗雄激素,没有内在激素或抗促性腺激素作用,不能减少类固醇的合成,但通过受体结合抑制雄激素效应。与醋酸环丙孕酮相比,其治疗后血清雄激素(包括总睾酮和游离睾酮)水平升高,但由于雄激素靶器官效应被拮抗,尽管血清雄激素水平升高,临床表现没有加重。长期大量服用有肝损害可能,另外是否造成胎儿畸形尚无定论,故服药期间应避孕。

(2)促排卵药物治疗:有生育要求的 PCOS 患者多需要应用促排卵治疗才能妊娠,PCOS 的药物促排卵治疗在近 50 年中有了很大进展,但部分患者应用常规方法疗效较差,故选择合适的方案是促排卵治疗的关键。

①氯米芬(CC):1961 年 Greenblatt 报道了应用 CC 促排卵治疗。CC 已经成为 PCOS 促排卵治疗的首选药物,CC 可与下丘脑雌激素受体结合,使中枢神经系统对循环中的雌激素水平的感应被阻滞,脉冲式 GnRH 和促性腺激素分泌增加,进一步引起卵泡生长和发育。另外,CC 也可直接影响垂体和卵巢,分别使促性腺激素分泌增加,协同增强 FSH 诱导的芳香化酶活性。CC 也可在女性生殖道的其他部位表现出抗雌激素特征,特别是子宫内膜和宫颈(使宫颈黏液黏稠)。这些抗雌激素效应对妊娠有负面影响。治疗经常在自然周期月经来后或孕激素撤退出血后开始,即从周期的第 2～5 天开始,用药 5d,开始时间对排卵率、妊娠率和内膜并没有显著影响,在卵泡早期开始可以确保充分的卵泡募集。CC 的起始剂量通常是 50mg,而 100mg 则对肥胖妇女更合适。如果以上方法没有排卵反应,下一次剂量可增加 50mg 直到有排卵,尽管 FDA 推荐的日最高剂量达 250mg,但临床常用的最高剂量是

150mg。应尽量采用最小的剂量治疗,因为高剂量并不能改善妊娠结局,并且理论上对内膜厚度和着床有负面影响。如果用B超监测卵泡的成熟,主导卵泡达平均直径18～20mm时就认为是成熟卵泡,对于B超显示卵泡增大但不能排卵者,可用人绒毛膜促性腺激素(hCG)促排卵,指导同房时间。PCOS患者应用CC后排卵率可达80%以上,单独使用妊娠率达30%～60%。CC两个最明显的不良反应是轻度卵巢增大和多胎妊娠,其他不良反应包括潮热、腹胀和极少的视觉障碍。部分患者应用CC治疗无效,称为氯米芬抵抗,但目前对氯米芬抵抗的定义不同,最大剂量150～250mg不等,连续应用3个周期,均无排卵反应。

②促性腺激素(Gn):对于CC抵抗的患者,Gn是常用的促排卵药物,包括FSH及HMG,目前Gn的制剂多样,如hMG,尿FSH和重组FSH,但应用时都存在价格高、多胎妊娠和卵巢过度刺激综合征(OHSS)的风险。常规方法从月经第3～5天起始,每日hMG 1支或纯FSH 75U,排卵率较高,妊娠率较高,但卵巢过度刺激综合征(OHSS)发生率高,多胎率高。目前多采用小剂量缓增方案,该方法排卵率为70%～90%,单卵泡发育率50%～70%,周期妊娠率10%～20%,OHSS发生率较低(<5%),但治疗周期长,患者费用相对高。

③来曲唑:促排卵治疗是芳香化酶抑制药(AIs)的一种新的适应证,这类药物以往主要用于乳癌的治疗。它们可以单独应用,也可与FSH联合应用。主要不良反应包括胃肠道、疲劳、潮热、头和背痛等。目前临床常用的芳香化酶抑制药是来曲唑,主要用于氯米芬抵抗的患者,排卵率达80%,多在月经周期开始后或黄体酮撤退性出血后,月经第3～7天(共5d)应用,之后的监测过程同氯米芬。

2. 胰岛素增敏剂(ISD)治疗 PCOS的一个主要特征是胰岛素抵抗,导致代偿性高胰岛素血症,以便维持正常糖耐量(葡萄糖摄入后胰岛素的正常反应)。在年轻PCOS妇女中,高胰岛素血症是糖耐量异常和后期心脏疾病的主要危险因素。另外,高胰岛素血症还可引起卵巢雄激素合成增加,进而导致无排卵、闭经和不孕。许多 PCOS 妇女表现为肥胖,由于体重增加胰岛素抵抗更为明显;非肥胖的 PCOS 妇女(占 PCOS 的 20%～50%)多有腰围/臀围比增加,较正常组亦有更明显的胰岛素抵抗倾向。主要的胰岛素增敏药物有二甲双胍、曲格列酮、罗格列酮、洛贝格列酮和 D-手性肌醇,它们的主要适应证是有胰岛素抵抗、糖耐量受损或 2 型糖尿病的 PCOS 妇女。

3. **手术治疗** PCOS 患者的治疗一直是临床治疗中的难点问题。最早的有效治疗方法是 1935 年 Stein 和 Leventhal 报道的双侧卵巢楔形切除术(BOWR),这种方法开创了手术治疗不孕的时代。手术治疗可以减少卵巢中部分颗粒细胞,卵巢间质产生雄激素减少,从而使循环中的雄激素水平降低,进而 GnRH 降低,引起血清雄激素浓度进一步降低,这也说明卵巢间质亦受垂体-卵巢轴调控。由于雄激素水平降低,术后大部分患者可恢复自发排卵和月经,有部分可能自然怀孕,但大部分妊娠发生在术后 6 个月左右。手术治疗根据方法不同分为以下几种。

(1)双侧卵巢楔形切除术(BOWR) 是最早且有效的治疗无排卵性 PCOS 的方法,手术需要切除 1/3 的卵巢组织,Stein 等报道术后 95% 的患者能恢复正常月经,妊娠率能达到 85%,之后的报道肯定了这一方法的有效性,但成功率差异较大,但此法有多种不良反应,包括手术后粘连形成导致输卵管性不孕,另外还有报道术后卵巢早衰的发生。正因为此种方法损伤较大,现在已很少应用。

(2)腹腔镜下卵巢电灼或激光打孔治疗(LOD) 目前首选的外科手术治疗方法是应用热穿透或激光进行腹腔镜卵巢打孔术,术后促排卵治疗反应改善,由于医疗干预致多胎妊娠率降低,与卵巢楔形切除术相比术后粘连发生率明显降低。主要适用于氯米芬抵抗患者的二线治疗方法,它具有单卵泡率高,避免了多胎及 OHSS 问题,特别是对于 BMI<29 及游离雄激素指数<4 者治疗效果良好,排卵率 80%～90%,妊娠率 60%～70%。

(3)经阴道水腹腔镜(THL):主要用于无明显盆腔原因的不孕症患者输卵管及卵巢结构的检查。通过 THL 对氯米芬抵抗的 PCOS 患者进行卵巢打孔治疗,术后 6 个月累积妊娠率达 71%。

4. **辅助生育技术** 对于应用 6 个月以上标准的促排卵周期治疗后有排卵但仍未妊娠的 PCOS 患者,或多种药物促排卵治疗及辅助治疗无排卵并急待妊娠的患者,可以选择胚胎移植的辅助生育技术。

(1)体外受精技术:对于难治性 PCOS 患者,IVF-ET 是一种有效的治疗方法。

(2)卵母细胞体外成熟技术(IVM):是模拟体内卵母细胞的成熟环境,使从卵巢采集的未成熟卵母细胞在体外达到最后成熟的技术。PCOS 患者的高雄激素水平造成其在促排卵过程中易发生卵泡募集过多但成熟障碍的情况,所以,IVM 技术为 PCOS 患者的不孕治疗提供了新的途径。

(二)中医治疗

中医学无多囊卵巢综合征这一病名,根据其临床表现,应属于"月经后期""闭经""不孕"等病证范畴。中医对多囊卵巢综合征较为系统的研究报道始于 20 世纪 80 年代初,中医的整体观念及中药的多系统调理、多靶点作用使其在治疗该疾病方面存在一定优势。近年来,许多学者从实验研究及临床治疗方面对多囊卵巢综合征的中医病因病机做了很多探索,各家意见不尽相同,其涉及的脏腑有肾、脾、肝、肺等,病理因素涉及瘀血、痰湿、脂膜等。

1. **中医辨证分型治疗**

(1)肾气虚弱:中医学认为,种子必先调经,而月经之本在肾,经水全赖肾水的施化,只有肾气盛,才能天癸至,任脉通,太冲脉盛,月事以时下,两精相搏,合而成形。《医学正传》中说:"月水全借肾水施化,肾水既乏,则经血日以干涸。"阐明肾虚是产生闭经的根本原因。肾主藏精,主生殖,为先天之本。若先天肾气不足,天癸不至,或后天失养,以致脾肾两亏,精血匮乏,冲任空虚,血海不充,致月经稀少、闭经、不孕。月经的产生及正常与否,与肾的关系最为密切。临床上多数排卵功能障碍患者多见有不同程度的肾虚症状。证见月经后期,量少,色淡,质稀,甚或闭经,不孕,伴有头晕耳鸣,腰膝酸软,形寒肢冷,小便清长,大便不实,性欲淡漠,形体肥胖,多毛;舌淡,苔白,脉细无力。治宜补肾壮阳,佐以化湿除痰。方用右归丸加减:半夏、浙贝、穿山甲、皂角刺、熟地黄、山药、山茱萸、枸杞子、鹿角霜、菟丝子、杜仲、当归、肉桂、制附子。

(2)瘀血内阻:女子以血为本,气血以调畅为顺。任通冲盛,气血畅达,方能顺利排卵。本病为因虚致瘀,瘀血内阻,新血不生,虚实夹杂所致,故临证可见月经延期、量少,经色黯有血块,小腹胀痛,舌黯脉涩,少腹有症块(增大的卵巢)等征象。增厚而坚韧的卵巢包膜成为机械性因素导致排卵障碍,这可作为血瘀证的诊断依据;此外,代谢失调、免疫功能障碍、体液调节功能和内分泌紊乱部分变化及表现也属于血瘀证范畴。证见月经延后,或量少不畅,经行腹痛拒按,伴有血块,块出痛减,甚者经闭不行,偶或崩漏,或月经量多,婚后不孕,精神抑郁,胸胁胀满;舌质紫黯,或边尖瘀点,脉沉弦或沉涩。治宜理气活血,化瘀调经。方用膈下逐瘀汤:当归、川芎、赤芍、桃仁、红花、枳壳、延胡索、五灵脂、牡丹皮、乌药、香附、甘草。

(3)痰湿阻滞:肥胖为多囊卵巢综合征主症之一,中医学认为,肥胖为痰湿内盛。元·朱丹溪首倡痰湿不孕,《丹溪心法》中说:"肥盛妇人,禀受甚厚,恣于饮食,经水不调,不能成胎,谓之躯脂满溢,闭塞子宫,宜行湿燥痰。"还提出了"痰挟瘀血,逆成窠囊"之论,为后世探讨痰瘀同病的理论开拓了先河。明代《万氏妇人科》亦有与本病相似病症的描述:"惟彼肥硕者,膏脂充满,元室之户不开;挟痰者,痰涎壅滞,血海之波不流,故有过期而经始行,或数月经一行,及为浊,为带,为经闭,为无子之病。"清《傅青主女科》也有类似记载:"肥胖之妇,内肉必满,遮隔子宫,不能受精,此必然之势也。"现代医学对 PCOS 患者进行腹腔镜检查和卵巢组织病理学观测发现,卵巢体积增大 2~3 倍,表面无排卵,卵巢内窦卵泡数量增加 5~10 倍,但发育停滞,间质增生肥大。卵巢形态学特征符合局部脏器"痰浊壅塞"的描述。多囊卵巢综合征患者肾虚与痰湿相互夹杂,肾虚引发痰火,痰湿损伤肾阳。痰湿壅阻,精髓不利或脂膏挟湿阻滞冲任及胞宫胞脉,影响"两神相搏"而致不孕。肾不能化气行水,反聚为湿,阻遏气机,气滞血瘀,凝血瘀滞胞脉,产生月经失调,经水稀发或闭经等症。证见月经量少,经行延后甚或闭经,婚久不孕,或带下量多,头晕头重,胸闷泛恶,四肢倦怠,或喉间多痰,纳差便溏,形体肥胖,多毛;舌苔白腻或薄腻,脉弦滑。治宜健脾燥湿化痰。方用苍附导痰汤加减:党参、白术、苍术、香附、陈皮、法半夏、茯苓、胆南星、枳壳、神曲、生姜、甘草。

(4)肝气郁结:女子以肝为先天,肝主疏泄,体阴而用阳,血为阴,气为阳。肝主疏泄,亦能助脾胃升降运化,肝脾气血之间的协调,对内分泌的调节特别是脂浊的运化有重要意义。若肝气郁结,失于疏泄,气机逆乱,破坏了阴阳的动态平衡,使阴精失于润泽,阳气不能施化,进而发生排卵功能障碍。多囊卵巢综合征患者多为青壮年妇女,易因七情不遂致肝气郁结,也可由于其他诸多病因而"因病致郁",进而引起他脏的病变,故肝气郁结是最基本的病理变化。本病肝失条达,疏泄失常,郁而化火,冲任不能相资,胞宫血海不宁,月事不调,难以受孕。多囊卵巢综合征患者最主要的病因为肝郁,肝郁可导致其他脏腑如脾、肾、心等病变,肝木乘脾伐肾,水湿内聚;肝郁化火,肝肾阴虚或心肝火旺为又一变证,前者较为多见。证见月经稀发,量少或闭经,或月经先后无定期,或月经频发,经量增多,或经行无期,婚久不孕,形体壮实,毛发浓密,面部痤疮,经前乳房胸胁胀痛,或有溢乳,性情急躁,口干喜冷饮,大便秘结;舌红或边尖红,苔薄白,脉弦数。治宜疏肝解郁,清热泻火。方用丹栀逍遥散加减:川牛膝、牡丹皮、栀子、当归、白芍、柴胡、白术、茯苓、炙甘草、煨姜、薄黄。

本病与肾、肝、脾三脏功能失调及痰湿、血瘀等因素密切相关。卵巢功能障碍是"痰浊"壅塞胞宫的结果,卵巢局部发生胰岛素抵抗的表现,是卵巢局部"痰浊"。体内津液代谢失常,湿浊内停,阳气凝滞不达,阻遏脾气,令湿浊凝聚,生痰化瘀,阻滞血脉,壅塞胞宫。本病关键为肾虚,治疗上以补肾为主,主要抓住周期重建的主导方向,注重补肾调周各期的特点,兼以疏肝、化痰、活血等方法。针对 PCOS 病理环节各个突破,促其排卵以助受孕。

补肾调周法是依据中医妇科学的基础理论,采用以补肾为主,结合月经周期不同阶段肾的阴阳转化、消长节律和气血盈亏变化规律,给予周期性用药,调整脏腑气血阴阳动态平衡的一种疗法。该疗法又以中医的阴阳、脏腑、气血、经络学说等理论,以及现代医学月经周期中卵巢功能的周期性变化规律作为遣方用药的依据。具体方法如下。

①行经期或黄体酮撤退出血后:应活血调经,促使月经正常来潮。方用五味调经散:丹参、赤芍、五灵脂、艾叶、益母草、当归。行经期意味着旧周期结束,新周期开始,是气血活动最显著的时期,也是治疗痰湿标证的重要时期,必须保证经水的排畅与排尽,故治疗时宜利水化痰与调经并重,可用茯苓、薏苡仁、泽兰叶,甚则加车前草、马鞭草、晚蚕沙、瞿麦、滑石等。此乃因势利导,顺水推舟之法。痰湿之清利又赖乎气化之顺利。就行经期而言,气化之顺降又在乎心肝。胞脉胞络属于心,心气不得下降,月事衰少不来,应在一般调经利湿药中可加入柏子仁、合欢皮、琥珀、广郁金、炒枳壳等,尽可能使应泻之瘀浊排出排尽,以利于新生及新周期的形成。

②经后期:以养血滋阴,补养肾阴为主。方用归芍地黄汤:炒当归、白芍、山药、山茱萸、熟地黄、牡丹皮、茯苓、泽泻、炙鳖甲、川

断、桑寄生、怀牛膝等。气血不足者给予八珍汤益气养血;阴虚火旺者给予知柏地黄汤以滋阴降火;脾胃虚弱者予香砂六君子汤健脾和胃兼夹证;兼夹痰湿者给予二陈平胃散、越鞠丸;兼夹湿热者给予四妙丸、红藤败酱散;兼夹血瘀者给予膈下、少腹逐瘀汤加减。经后期是阴长运动时期,其目的以重阴为重,促阴精(卵子)发育,血海充盈(子宫内膜增长),津液旺盛(雌激素的增加)。本病长期处于经后期阶段,故此阶段的治疗尤为重要;经后初期,静是相对的,动是绝对的,因此作者在使用归芍地黄汤时常根据肾阴癸水的亏虚程度,适当加入当归、赤芍、炙鳖甲、怀牛膝等,以在静的基础上推动周期的演变。经后中期,阴长运动已进入静中有动的时期。此时治疗应滋阴结合促动。所谓促动,含义有三:一是助阳。阳主动,故加入川断、菟丝子、肉苁蓉等,不仅助阳促动,而且阳生阴长,有助于提高阴长之运动水平。二是疏肝。疏肝解郁,推动气机运动,常用柴胡、广郁金、荆芥等,不仅为痰气瘀阻而用,亦为阴长运动而设。三是活血。小剂量的活血药不仅有助于阴血的生长,更重要的是可推动阴长运动,如赤芍、山楂、红花等,但其用量宜小,如阴虚明显者,则应避免使用。PCOS患者绝大多数伴有不同程度的痰湿病变,因而需要结合化痰燥湿的药物。经后初期,在静能生水的治疗要求下,可以不用或少用化痰湿药物。进入经后中期,阴静而动,就需要结合化痰湿药物。常选用滋肾生肝饮加减,药用当归、赤白芍、山茱萸、茯苓、熟地黄、柴胡、川断、菟丝子、炒白术等。进入经后末期,阴长运动已达到较高水平,很快就进入排卵期,否则将返回经后中期或初期。此时治疗亦很重要,常选用补天五子种玉汤加减,药用丹参、赤白芍、山药、山茱萸、熟地黄、茯苓、川断、菟丝子、杜仲、紫河车、五灵脂、山楂等,方中补阳药几乎与补阴药并重,不仅在于维持近高水平之阴的需要,更在于控制或杜绝因阴虚及阳、阳亦不足而致痰湿脂肪滋长的需要。

③经间期:即排卵期,以活血化瘀、诱发排卵为要。常用四物

汤加减;药用炒当归、赤芍、白芍、熟地黄、川芎、制香附、川断、菟丝子、红花、五灵脂、仙灵脾等。当归、白芍、熟地黄以养血为主,血中养阴,赤芍、川芎、红花、五灵脂以活血化瘀,以促排卵;制香附理气助阳,川断、菟丝子、仙灵脾为温补肾阳。经间排卵期是重阴转阳的时期,是以肾阴充实、癸水高涨,才有可能排卵,故肾阴癸水是排卵的基础,在肾阴癸水充实的基础上酌加温补肾阳之品,其意义有二,一是阳中扶阴,此乃阴阳互根之意,特别当阴长至重的时候必须要有阳的扶持,二是为阳长服务,因为当重阴转阳时,还应考虑到转阳后的阳长着想。此期治疗多选用理气活血通络之品,一方面理气增强卵泡对卵巢膜的突破的动力,另一方面活血降低卵巢膜厚度与韧性,推动卵巢活动,卵子从而顺利排出。临床运用中还应注重辨证论治,痰湿壅滞者兼用温通化痰促排卵药物,如浙贝母、半夏、白芥子等;胸闷不舒,肝气郁结者兼用疏肝理气之品,如广郁金、橘叶、荆芥等。

④经前期:是阳长运动时期,以补肾阳为主,其目的以健全黄体功能、受孕为主,治宜阴中求阳,促进阳长。方用毓麟珠加减:炒当归、赤芍、白芍、山药、熟地黄、茯苓、白术、川断、菟丝子、杜仲、鹿角片(霜)、山楂等。方中四物汤养血调经;鹿角片、菟丝子、杜仲温养肾气,调补冲任;山药、茯苓、白术健脾,合四物以调养气血。经前前半期主要为阳长,即排卵后 PPT 迅速上升呈高温相,阳长的目的在于温煦子宫,溶解子宫内膜,为受孕后排泄月经做准备,同时分利因重阴所带来的水湿津液,清除生殖器官(子宫、卵巢、输卵管)处的瘀浊水液,为阴阳运动的发展扫除障碍。另外阳长必须阴消,此时宜阴中求阳,临床上对肾阳不足者常给予右归丸以温肾助阳,脾胃虚弱者给予参苓白术散健脾和胃,对肝郁气滞者给予逍遥散疏肝解郁治疗。经前后半期重阳延续,升降运动趋缓,以冲任气血偏盛,心肝气火偏旺为特点,此期既要注意补肾助阳,以维持重阳的延续,又要考虑到"经前理气为先"的治疗大法,即一是理气调经,为经行期顺利排经做准备;二是调理经前

期心肝气火偏旺;三是调节冲任气血过盛。故在经前后半期以助阳为主,兼以理气,常用方为越鞠丸,方中制香附、川芎理气活血;苍术、六神曲燥湿化痰;炒山栀清肝理气。郁甚者加炒柴胡、广郁金、合欢皮、荆芥;火甚者加钩藤、莲子心、夏枯草、黄连等;兼夹痰湿者可给予启宫丸、苍附导痰汤;兼夹湿热者给予大黄牡丹皮汤;兼夹血瘀者给予少腹逐瘀汤、活络效灵丹等。

2. **手法治疗** 一指禅推法分别施治于膻中、中脘、气海、关元、中极穴,每穴 2～3min,接着用顺时针揉摩法施于胃脘部及下腹部,分别为 5min。用一指禅推法或拇指按揉法施于厥阴俞、膈俞、肝俞、脾俞、肾俞、命门穴,缚穴 2min。然后用小鱼际擦法擦背部督脉经和背部膀胱经第一侧线及肾俞、命门穴,以透热为度。

3. **其他治疗**

(1)体针

①取穴:分为三组。一组为三阴交、地机、太溪、公孙、足三里、太冲;二组为风池、百会;三组为内关或外关、三间或后溪。根据俯卧位、仰卧位操作的方便程度,俯卧位时取风池、外关、三间,太溪、地机;仰卧位时取百会、内关、后溪、三阴交、足三里、太冲、公孙。

②治法:常规消毒后,选用 28～30 号毫针,直刺外关、三间、地机、太溪、公孙 1.0～1.4 寸,直刺足三里 1.5～2.5 寸、三阴交 1.2～1.6 寸,直刺内关、后溪、太冲 1.0～1.4 寸。向鼻尖方向斜刺风池 0.8～1.2 寸,平刺百会 1.0～1.4 寸。每日 1～2 次,每次留针 20min,留针期间行针 2～3 次,用中等强度捻转手法为主,捻转的幅度为 2～3 圈,捻转的频率为每秒 2～4 个往复,每次每穴行针 5～10s。月经稀少或闭经者,连续治疗 2 周,休息 2 周为 1 个疗程,可以连续治疗几个疗程。月经频发,经量过多,来月经时即刻开始治疗,直至停止流血后 1 周。下一个月经周期开始前 3～5d 再继续同样的治疗,也是直至停止流血后 1 周。可以连续治疗几个月经周期。

（2）电针

①取穴：主穴取关元、大赫、中极、阴陵泉、三阴交。配穴随症加减。

②治法：实证者用泻法，虚证者用补法，得气后，使用连续波或疏密波治疗，强度则以患者能忍受为宜。每日1次，15d为1个疗程，共5个疗程。

（3）艾灸

①取穴：主穴取关元、子宫、卵巢、肾俞。脾虚者加脾俞；痰湿重者加脾俞、膀胱俞；阳虚者加命门、腰阳关。

②治法：采用温针灸，待针刺入穴位得气后，于针柄尾端置入长度3cm、直径2cm的艾条，需与皮肤保持一定距离自下而上点燃施灸，待患者自觉皮肤发烫后，在艾灸与皮肤之间垫隔板，防止温热感过强出现烫伤现象，每次选择2个主穴、1个配穴，每穴1炷，每周灸2～3次即可。隔药饼灸选用淫羊藿、补骨脂、肉桂、附子、鹿角胶、菟丝子、杜仲、香附等补肾壮阳药物，制成粉末后与糯米粉、黄酒调成药饼，置于穴位上，艾绒制成艾炷后置于药饼上，每穴灸3壮。

（4）耳针

①取穴：主穴取脾、内分泌、子宫、肾。肥胖者加胃、皮质下、口、大肠、缘中。

②治法：每次选2～3个主穴，1～2个配穴，毫针刺入后接电针，低频刺激，强度以患者耐受度为主，30min，隔日1次，双侧耳穴交替使用，经期停止治疗。也可选用耳压治疗，选穴同上。嘱咐患者三餐前30min揉按，每穴按揉1min，以耳朵微微发热为佳。每4天换耳穴1次。夏季则以每2天更换1次为宜。

（5）穴位埋线

①取穴：中脘、天枢、关元、梁门、外陵、水道、丰隆；肾俞、大肠俞、脾俞、膀胱俞、阴陵泉。

②治法：埋线部位皮肤常规消毒，医师双手戴一次性无菌手

套,根据患者埋线部位距离,选取合适的埋线针型号。医师左手捏起进针部位,右手持一次性免穿蛋白线埋线针快速刺进穴位处皮肤,进入脂肪层稍有阻力后,缓慢将埋线针退出,皮肤再次消毒出针部位即可。以上两组穴位交替使用,埋线治疗每 10～15 天 1 次,6 次为 1 个疗程。

(6)穴位注射

①取穴:中极、合谷、地机、丰隆、太冲。

②治法:用当归注射液每穴注入 0.5～1.0ml,经期停用,每 15 天操作 1 次,3 次为 1 个疗程,治疗 2～3 个疗程。对于病情顽固、需促排卵、需减肥的患者有较好的疗程疗效。

(7)针刀

①取穴:水道、卵巢、三焦俞、肾俞、腹部反应点、腰骶部反应点。

②治法:腹部及腰骶部反应点需通过触诊确定,一般腹部反应点多位于归来穴、卵巢穴附近,腰骶部多位于髂后上棘下缘、骶髂关节附近,反应点多伴有明显压痛、硬结等。操作时暴露挑针治疗的部位,皮肤常规消毒后,采用 0.4mm×40mm 规格的小号针刀迅速刺入皮肤。达皮下硬结处后做节律的牵拉松解运针,刺激频率每分钟 60～80 次,松解 2～3min 即可。挑治疗法应避开经期,每周治疗 1～2 次。

4. 其他治疗

(1)温热敷

①处方:桃仁 20g,红花 10g,熟地黄 20g,当归 15g,白芍 15g,川芎 18g。每日 1 剂,水煎成 200ml。

②治法:用时将药液稀释至 900ml,加入熏蒸机,熏蒸局部,每次 30min。熏蒸时,患者取仰卧位,充分暴露下腹部,并嘱患者全身放松,使其感觉舒适,每日 1 次。并于月经周期的第 5 天开始每日口服氯米芬 50mg,共 5d,在月经周期的第 8 天加中药熏蒸治疗及注射绒毛膜促性腺激素(hCG)。1 个月经周期为 1 个疗程。

治疗 3 个月经周期。

（2）阴道塞药

①处方：土大黄、茜草适量，两药一同捣烂，混匀，用干净纱布缝制成小包系线头在外。

②治法：临睡前塞入阴道，清晨扯线取出，连续 5d。治疗多囊卵巢综合征引起的闭经。

第二节　高催乳素血症

高催乳素血症为各种原因导致血清催乳素（PRL）异常升高，是临床上常见的、可累及生殖、内分泌和神经系统的一类疾病的统称。目前，一般以血清泌乳素水平高于 $1.14nmol/L(25\mu g/L)$ 为标准。临床上患者常可表现为闭经、泌乳、月经失调、不孕、性功能减退、头痛、肥胖等症状。常见于生育年龄女性，约占育龄妇女的 0.4%，月经异常妇女的 5%，生殖功能异常妇女的 17%。

一、临床表现

1. 泌乳　为高泌乳素血症主要临床表现，约 2/3 患者会在非妊娠、非哺乳期出现泌乳，男性患者也可出现乳房发育和泌乳。分泌的乳汁似初乳样或水样、浆液样，黄色或白色，多数情况下分泌量不多，通常只有在挤压下才有乳汁流出，重者可自行流出。虽然泌乳与血液泌乳素水平增高有密切的关系，但是泌乳的量与泌乳素水平增高的程度无关。泌乳多见于垂体微腺瘤患者，约占 70%；非肿瘤型高泌乳素血症只有 30% 会出现泌乳。

2. 月经失调与闭经　患者可表现为月经紊乱、继发闭经、性欲降低，严重者可出现生殖器萎缩、骨质疏松。当患者泌乳、月经量减少甚至闭经时，称为闭经-溢乳综合征。多囊卵巢综合征患者常伴有高泌乳素血症，除泌乳升高外，血液雄激素水平也升高，同时也有肥胖、多毛、痤疮和月经稀发等。

3. 不孕与不育　多数高泌乳素血症由垂体微腺瘤引起,约90%患者表现月经过少或闭经,也可以表现不孕,约占 70%。男性可表现为性欲减低、精子质量下降和不育。

4. 其他　垂体或颅内肿瘤性高泌乳素血症者还可有头痛、视物模糊或视野缺失、失明、复视、垂体功能低下;生长激素腺瘤所致者还可出现巨人症、肢端肥大症;促肾上腺皮质激素腺瘤所致者还可出现 Cushing 病;促甲状腺素瘤所致者还可出现甲状腺功能亢进以及无功能性瘤等。

二、检查

(一)一般检查

挤压乳房了解泌乳情况;全身检查要注意视力、视野改变,有无多毛、肥胖、高血压、胸壁病变等。

(二)辅助检查

1. 静息状态下血清泌乳素测定　①泌乳素正常范围及高泌乳素血症的诊断标准正常泌乳素水平≤1.14nmol/L,如超过 1.14nmol/L 为高泌乳素血症。②测定血清泌乳素时需考虑其脉冲式释放和食物(特别是高蛋白质饮食)增加其分泌的特性。每次检查当日应空腹,当日晨禁性交;到医院后休息 1h 再采血;可连续 3d 采血或同 1d 连续 3 次采血,以除外脉冲峰值,有利于高泌乳素分泌的判断。有药物应用病史的患者,在不影响疾病治疗的前提下,可以停用药物 48~72h 采血。如单纯药物引起的高泌乳素血症停药后泌乳素值会下降。③泌乳素升高但不超过 4.55nmol/L,可能是药物引起、雌激素作用或特发性高泌乳素;超过 6.83nmol/L(高于正常值 5 倍)时可能有泌乳素腺瘤;典型泌乳素大腺瘤泌乳素超过 11.38nmol/L,但泌乳素腺瘤可以发生在各种泌乳素水平;非泌乳素型垂体大腺瘤仅引起泌乳素水平轻度升高。

2. 泌乳素动态试验　包括垂体兴奋试验和抑制试验。泌乳素高于 2.28nmol/L 需检查甲状腺功能。兴奋泌乳素分泌的药物（如促甲状腺素释放激素、甲氧氯普胺、西咪替丁）或抑制泌乳素分泌的左旋多巴可选择性地用于观察泌乳素动态变化。除溴隐亭抑制试验外，垂体泌乳素腺瘤一般对兴奋剂与抑制药实验泌乳素分泌无明显变化，有助于鉴别特发性高泌乳素血症与垂体腺瘤。

（1）兴奋试验常用促甲状腺素释放激素垂体兴奋试验和氯丙嗪试验两种。①促甲状腺素释放激素垂体兴奋试验：应用促甲状腺素释放激素前，采血测定泌乳素的基础值。静脉注射促甲状腺素释放激素 500μg，用药 30min 和 60min 后再测血促甲状腺激素和泌乳素。正常妇女应用促甲状腺素释放激素后，促甲状腺激素增高 2～4 倍，泌乳素增高 4 倍。如果为泌乳素瘤，促甲状腺素释放激素的泌乳素的释放效应低于正常。本实验适用于泌乳素轻度增高（2.28nmol/L 以内）的患者。②氯丙嗪试验：氯丙嗪 25～50mg 肌内注射，60～90min 升高 1 倍，持续 3h。由于抑制多巴胺受体的功能，促进泌乳素分泌，使得泌乳素增高。如为垂体瘤泌乳素不升高。

（2）抑制试验常用左旋多巴试验和溴隐亭试验。①左旋多巴试验：左旋多巴 500mg 口服，2～3h 泌乳素明显 <0.18nmol/L。左旋多巴系多巴胺的前体物质，通过多巴胺作用使泌乳素明显下降，垂体瘤时泌乳素无波动。②溴隐亭试验：溴隐亭 2.5～5mg 口服，2～4h 后，泌乳素降低 50% 以上，持续 20～30h，患高泌乳素血症和垂体微腺瘤时，服药后泌乳素明显降低。

3. 大分子泌乳素筛查　可用泌乳素层析、聚乙二醇免疫沉淀、凝胶过滤色谱法等方法，有助于排除大分子泌乳素异构体导致的高泌乳素血症。

4. 生殖内分泌激素测定　于月经第 3 天，在检查泌乳素同时查血清中生殖激素卵泡生成激素（FSH），黄体生成激素（LH），雌二醇（E_2），睾酮（T），孕酮（P），以了解卵巢功能。正常血清 FSH

值为 3~10U/L,如果 FSH 值>11U/L 时,提示卵巢储备能力低下。FSH 值>25U/L 时,提示卵巢早衰,雌激素水平正常或偏低;有时伴有 LH 和 FSH 低下或 E_2 低下可能和闭经-溢乳综合征有关。如果 T 水平升高或 LH/FSH 的比值异常,则有助于多囊卵巢综合征诊断。如果 T 水平升高,注意结合超声波检查,排除卵巢男性化肿瘤、睾丸女性化肿瘤。

5. 垂体、甲状腺、肾上腺等相关内分泌功能检查　促甲状腺素释放激素、促甲状腺激素和泌乳素升高,提示原发性甲状腺功能低下;肾上腺功能低下时泌乳素也可升高;血生长激素、促肾上腺皮质激素测定可提示生长激素腺瘤和促肾上腺皮质激素腺瘤等。

6. 影像学检查　有助于明确垂体及鞍区占位性病变,主要方法为头颅/蝶鞍的影像学检查(MRI 或 CT)。一般建议对于泌乳素>4.55nmol/L 且无明确病因者应完善上述检查;如血清泌乳素水平持续升高>9.1nmol/L 则垂体泌乳素瘤可能性大。动态增强的垂体及鞍区 MRI 具有分辨率高、多方位成像、无放射线损伤、可多次重复进行的优点,能确诊 3mm 以上甚至更小的微小腺瘤;对于较大病灶、病变区域钙化和骨质结构的改变较 MRI 更敏感,有助于与颅咽管瘤相鉴别及手术入路的选择。

7. 神经眼科学检查　对疑为鞍区肿瘤(如垂体瘤、颅咽管瘤等引起者)特别是较大病变者,应重点检查视力、视野和眼底情况,评估肿瘤的大小和扩展方向,了解视神经、视交叉受影响程度。而对于 1cm 以内的垂体微腺瘤一般无须进行视野检查。

8. 其他　可选择妊娠试验除外怀孕等。

三、鉴别诊断

1. 一过性高 PRL 血症　多见于月经失调,排卵功能障碍或黄体功能不全患者,血清 PRL 水平增高,可达 5ng/ml,但再次复查时即正常,无溢乳现象。

2. 高促性激素性闭经　闭经、不孕、雌二醇值低下、促性腺激素水平提高、PRL 水平正常或偏低,患者无泌乳。

3. 多囊卵巢综合征　有闭经、月经稀发、不孕病史,血清 PRL 水平高于正常值,很少高于 30ng/ml,血雌酮值增高,LH/FSH 比值>2.5,患者可能有多毛、肥胖等体征。

四、治疗

(一)西医治疗

1. 非手术治疗

(1)治疗原则:除生理性和药理性高泌乳素血症的因素外,应根据病理性高泌乳素血症血清泌乳素水平、临床症状,以及有无生育要求等进行选择。对异位妊娠、恶性肿瘤、甲状腺功能减退、肾功能衰竭等引起的异位泌乳素分泌需要针对原发病治疗;若泌乳素轻度升高,月经规律又不欲生育者可暂行观察;凡有闭经、低雌激素状态、不育及垂体微腺瘤,或伴头痛等,则应首选药物治疗。对垂体大腺瘤引起压迫症状出现视野缺损、头痛呕吐或药物治疗效果不佳或不能耐受药物治疗者,可考虑采用手术治疗;不适于手术者采用放疗。

(2)治疗目标:抑制泌乳素分泌,恢复正常月经及排卵或受孕,减少乳汁分泌及改善视觉障碍等。

(3)药物治疗:高泌乳素血症的药物治疗主要包括麦角碱衍生物,最常用者是多巴胺受体激动药,以及辅助的促排卵药物(欲生育患者)和激素替代治疗。原则是从小剂量开始,逐渐递增,以口服为主,不能耐受口服者可阴道给药。药物治疗者应密切监测与随访。

①溴隐亭:是第一种选择性多巴胺受体激动药,是目前临床上治疗高泌乳素血症最有效的药物,也可用于肢端肥大症及帕金森病的辅助治疗。该药常见不良反应以恶心、幻觉、头晕、头痛、鼻塞、便秘等为主,严重不良反应为体位性低血压。因其经胆汁

排泄,故用药前应注意检查肝胆功能。目前已有长效型肌内注射制剂及口服缓释剂。注射剂可每月 1 次,起效快,用于治疗大腺瘤。疗程一般用药 4 周血泌乳素下降明显,治疗 7～8 周(平均5～7 周)70％～90％的患者可恢复排卵性月经和泌乳停止。通常用药 3 个月为 1 个疗程。对于垂体瘤的治疗,垂体大腺瘤一般每日较大剂量溴隐亭可使肿瘤迅速缩小,但个别患者需要长期大剂量,若剂量增至每日 10mg 不能使肿瘤缩小(治疗 3 个月后),尤其影响视力者,宜考虑手术治疗。治疗初 3 个月大腺瘤缩小,而血清泌乳素升高≥45.5nmol/L 以上,应想到肿瘤的局部浸润,即使手术治疗也仍需溴隐亭的长期应用。为备妊娠者的首选用药。对于希望妊娠的患者,使用溴隐亭小剂量直至妊娠停止,或仅在卵泡期用药,待排卵后(B 超监测)停药,以防妊娠早期用药过量。停药时机注意避免戒断现象致病情反复,一般应将药物以最低剂量维持,如果血清泌乳素水平正常且患者无症状 2 年以上,可尝试停药或间断用多巴胺激动药治疗,停药后 3、6、12 个月或者每 6个月检测血泌乳素值,患者应注意症状再发时及时就诊。

②卡麦角林:是近年新合成的一种特异性多巴胺 D_2 受体激动药,口服给药,半衰期长,每周服 1～2 次即可;疗效更强、胃肠反应轻、耐受性更好。每周服 1～2mg 与溴隐亭每天 5～10mg 的疗效相当,且前者停药后泌乳素能较长时间地稳定在正常范围,可作为不准备妊娠者或生理性溢乳及男性的一线药物。

③喹高利特(诺果宁):是一种非麦角碱多巴胺受体激动药,每日 1 次,睡前服用,主要用于对麦角碱类药物过敏及对溴隐亭耐药者。

④特殊情况的用药:女性高泌乳素血症所致的不孕,溴隐亭对高泌乳素血症性不排卵是首选治疗药物,治疗 6 个月约 80％的患者排卵。黄体功能不全者 40％～47％泌乳素轻度升高,且部分泌乳素水平正常的黄体功能不全者可有"短暂性高泌乳素血症",溴隐亭治疗也有效。部分复发性流产是因高泌乳素血症或"隐性

高泌乳素血症"引起,亦可使用溴隐亭治疗。男性高泌乳素血症所致的不育男性高泌乳素血症表现有性欲减退、射精异常、阳痿和生精障碍等,性欲减退较为多见,血清泌乳素水平纠正后部分患者能恢复正常性欲。不育患者可根据精液及配偶情况,采取适当的辅助生殖技术解决生育问题。拟怀孕和妊娠期间用药,除非大腺瘤,药物治疗后诱导的妊娠对母婴的危险都不大,其流产率、胎儿畸形率及双胎率无明显升高。合并妊娠时泌乳素水平较高者,仍应继续服溴隐亭治疗,直至妊娠后胎盘建立替代妊娠黄体的作用(约 12 周以上)。无论有无泌乳素瘤,一般分娩后 10～12 周复查。如孕期突然发生垂体意外,多数患者能用溴隐亭控制症状,但有时仍需手术。此外,妊娠也可能会促进高泌乳素血症患者恢复正常。

(4)鞍区病变所致的高泌乳素血症的治疗

①治疗目的:控制或清除肿瘤、病变,消除或减轻压迫,促进功能恢复;降低高分泌激素,纠正代谢紊乱;恢复和保护垂体及周围敏感结构功能;妥善处理并发症。

②治疗方法:选择药物、手术、放射外科、化疗等治疗策略。

2. **手术治疗**　鞍区病变所致的各类病变的手术治疗。

(1)泌乳素腺瘤:目前多主张以药物治疗为首选;手术主要适用于有神经压迫症状的大腺瘤、内分泌症状明显的微小腺瘤、对多巴胺激动药无反应或无法耐受的泌乳素腺瘤,也适于伴精神病等系疾病,需长期服用可导致高泌乳素血症药物的患者。此外,X 线刀、γ 刀、质子刀也已成为泌乳素腺瘤的有效治疗手段。

(2)促肾上腺皮质激素腺瘤:可出现较为严重的系统性损害,且具有较高的放射治疗抵抗,主张手术治疗为主。

(3)非功能性腺瘤:多为压迫症状诊断,肿瘤体积相对较大,手术治疗者较多;对无视路压迫的患者也可进行放射外科治疗。

(4)颅咽管瘤:以手术治疗为主,可根据病变具体部位、生长方向、体积、成分等选择经额下、翼点、终板、经蝶、胼胝体及皮层入路,术中采用显微手术、内镜、神经导航引导,可以更好地保护下丘脑、周围神经血管,更彻底地分离切除肿瘤。对于远离神经结构的复发实质性肿瘤,可采用放射外科治疗;靠近敏感结构者可选择立体定向放射治疗。间质内放疗适于无明显视神经受压或视力丧失多年的单个囊性肿瘤,但不适于实质性、囊实性、囊壁菲薄与多囊性肿瘤。对囊性肿瘤进行囊内化疗可有较好疗效。

(5)鞍区生殖细胞瘤手术:全切能降低放、化疗剂量,减少不良反应,延缓肿瘤复发时间。因其对放疗非常敏感,大多在全部肿瘤野和较宽的围肿瘤内进行总剂量 50Gy、5～6 周的分割放疗分次照射;对多发病灶、脑脊液肿瘤细胞阳性、脊髓、脑室转移者需要全中枢神经系统放射治疗。低龄儿童的大野放射治疗有明显的并发症,需慎重选择,常结合化疗或通过化疗推迟放疗。

(6)其他鞍区病变:如脑膜瘤、肉瘤样病、视交叉部胶质瘤、错构瘤、转移瘤、结节病、肉芽肿病变、脑血管疾病、空蝶鞍及炎症性病变等,高泌乳素血症仅为下丘脑或垂体柄损害的表现,应通过手术治疗积极处理原发病;肿瘤残留或恶性肿瘤者需结合放射治疗,低龄儿童必要时结合化疗或通过化疗推迟放疗;未构成视路压迫的小肿瘤、动静脉畸形可采用放射外科治疗。

(二)中医治疗

1. 中医辨证分型治疗　　中医学认为,乳房属足阳明胃经,乳头属足厥阴肝经。乳汁满溢、疏泄有赖于脾胃健运,肝气调达,肾精充足。故本病常因肝郁、脾虚、肾虚相互影响,导致气滞、痰浊、肝火及瘀血而患病。

(1)肝郁化热:月经停闭、乳汁自溢、精神抑郁、头痛目赤、口苦咽干、大便秘结;舌红苔黄,脉弦有力。治宜疏肝清热,抑乳调经。方用逍遥散加减:柴胡 10g,当归 15g,赤芍 15g,茯苓 10g,牡丹皮 10g,栀子 10g,卷柏 15g,泽兰 20g,牛膝 20g,麦芽 45g。水煎服,每日 1 剂,分 2 次服。大便燥结者加芦荟、制大黄各 10g;乳房胀痛者加瓜蒌皮 10g,橘叶 5g。

（2）脾虚痰阻：经期错后，量少色淡，渐至闭经溢乳，体胖面垢，纳差口淡；舌淡胖，苔白腻，脉弦滑。治宜健脾燥湿，通经抑乳。方用苍附导痰丸加减：苍术 15g，香附 10g，姜半夏 10g，陈皮 15g，茯苓 15g，枳实 10g，神曲 10g，天南星 10g，石菖蒲 10g，川芎 10g，海藻 15g，昆布 15g。水煎服，每日 1 剂，分 2 次服。

（3）肾虚火旺：闭经时间较长，乳汁自溢或挤之有乳，色黄质稀，腰膝酸软，头晕目眩，面色晦暗，五心烦热，午后低热；舌红苔少，脉象细数。治宜滋肾降火，养血平冲。方用二甲地黄汤加减：炙龟甲（先煎）20g，炙鳖甲（先煎）15g，枸杞子 10g，钩藤 10g，淮山药 15g，干地黄 10g，山茱萸 15g，牡丹皮 10g，茯苓 15g，泽泻 15g，怀牛膝 10g，赤芍 20g，白芍 20g，续断 15g，川楝子 10g。午后低热者加青蒿 15g，银柴胡 15g。水煎服，每日 1 剂，分 2 次服。

（4）气血两虚：多见于中孕引产或流产后，闭经溢乳，质清稀，头晕目眩，心悸失眠，面色无华；舌质胖淡，苔薄，脉细。治宜补气养血，温养冲任。方用十全大补汤加减：党参 15g，黄芪 15g，白术 10g，茯苓 10g，熟地黄 15g，白芍 10g，丹参 10g，当归 10g，何首乌 15g，川芎 15g，龙眼肉 10g。水煎服，每日 1 剂，分 2 次服。

2. 其他治疗

（1）体针

①取穴：肝俞、三阴交、百会、气海、天枢、足三里、大赫。肝郁气滞配太冲、肝俞；肝肾亏虚配肝俞、太溪；脾虚痰湿配脾俞、丰隆、公孙；不孕加子宫；闭经加血海；溢乳加膻中。

②治法：平补平泻，留针 20min。

（2）艾灸

①取穴：膻中、气海、膈俞、肝俞、足临泣。

②治法：采用艾条温和灸，每穴灸 5～15min，每日或隔日 1 次，10 次为 1 个疗程。艾炷非化脓灸，每穴灸 3～6 壮，隔日 1 次，5 次为 1 个疗程。

第三节　子宫内膜异位症

　　子宫内膜异位症(EMT),简称内异症,是指具有生长功能的子宫内膜组织(腺体和间质)出现在子宫腔及宫体肌层以外的部位,异位内膜可侵犯全身任何部位,但绝大多数位于盆腔脏器和壁腹膜,以卵巢、宫骶韧带最常见。主要表现为逐渐加重的继发性痛经。子宫内膜异位症虽然属于良性病变,但具有恶性肿瘤的转移和种植能力,且易复发,严重影响女性的生殖健康和生活质量。

一、临床分型及表现

(一)临床分型

　　子宫内膜异位症根据发生的部位不同,可分为卵巢型内异症、腹膜型内异症、深部浸润型内异症和其他部位的内异症。

　　1.卵巢型内异症　卵巢是最易被侵犯的部位,约80%患者病变累及一侧卵巢,50%患者双侧卵巢受累。根据病灶特点可分为微小病变型和典型病变型。①微小病变型:为位于卵巢浅表层的红色、蓝色或棕色等斑点或小囊,病灶只有数毫米大小,常导致卵巢与周围组织粘连。②典型病变型:又称囊肿型。异位内膜在卵巢皮质内生长、周期性出血,形成单个或多个囊肿,称为卵巢子宫内膜异位囊肿。典型情况下,囊内陈旧性血液形成咖啡色黏稠液体,似巧克力样,故俗称卵巢“巧克力囊肿”,若出血新鲜,囊内液也可为暗红色,稀薄状。卵巢子宫内膜异位症囊肿大小不一,一般直径多<6cm。囊肿表面呈灰蓝色。囊肿张力大、囊壁厚薄不均,易反复形成小的破裂,破裂后囊内容物刺激局部腹膜及卵巢呈炎性反应,导致卵巢破裂处与周围组织粘连。

　　2.腹膜型内异症　占内异症的10%~15%。异位内膜分布于盆腔腹膜和各脏器表面,但多见于子宫骶骨韧带、直肠子宫陷凹和子宫后壁下段浆膜。腹膜型内异症的外观形态各异,可分为色素沉着型及无色素沉着型两种。①色素沉着型:即典型的黑色、紫蓝色腹膜异位结节,由于病灶内出血、炎症、纤维化色素沉着而使外形突出,为最容易辨认的病灶。②无色素沉着型:是异位内膜的早期病变,比色素沉着型更多见,也更具生长活性。根据其外观又可分为红色病变和白色病变,多认为前者是疾病的最开始阶段,病灶富于血管,病变活跃;而后者多为出血被吸收后形成的瘢痕组织。

3. 深部浸润型内异症 指病灶浸润深度≥5mm 的内异症,常见于宫骶韧带、直肠子宫陷凹、阴道穹、直肠阴道隔等。该类型占内异症的 10%～15%,但病情最严重、处理最棘手、预后最差。

4. 其他部位的内异症 包括瘢痕内异症(如腹壁切口、会阴切口等)及其他少见的远处内异症,如肺、胸膜等部位的内异症。

(二)临床表现

有继发性、渐进性痛经史,性交痛,月经紊乱,不孕,或剖宫产、人工流产等宫腔手术史,或阴道横隔、宫颈闭锁等病史。主要表现如下。

1. 痛经 痛经是子宫内膜异位症最典型的症状,呈继发性伴进行性加重,常于月经来潮前 1～2d 开始,经期第 1 天最剧,以后逐渐减轻,至月经干净时消失。严重阶段疼痛难忍,甚至镇痛药加量亦无效。疼痛由于子宫内膜异位症病灶内部出血刺激局部组织炎性反应引起。同时,子宫内膜异位症病灶分泌前列腺素增加,导致子宫肌肉挛缩,痛经势必更为显著。

2. 月经异常 可以表现为月经过多或者周期紊乱。造成月经异常多数与子宫内膜异位症影响卵巢功能有关。子宫内膜异位症患者可以发生卵巢功能失调,如排卵异常等。

3. 不孕 子宫内膜异位症患者常伴有不孕,子宫内膜异位症患者中,不孕率 40%～50%。主要是因为子宫内膜异位症常可引起输卵管周围粘连影响卵母细胞捡拾;或因卵巢病变影响排卵。

4. **性交疼痛**　子宫直肠陷凹、阴道直肠隔的子宫内膜异位症可以引起性交痛（深部触痛），经期排便次数增加、疼痛（里急后重）。

5. **其他**　子宫内膜异位至膀胱者，出现有周期性尿频、尿痛、血尿。腹壁瘢痕及脐部的子宫内膜异位症，则出现周期性局部肿块及疼痛。肠道子宫内膜异位症患者可出现腹痛、腹泻或便秘，甚至有周期性少量便血。异位内膜侵犯和压迫输尿管时，可出现一侧腰痛和血尿，但极罕见。

二、体征

1. **不孕**　约有 50% 内异症患者伴有不孕，在不明原因不孕患者中，30%～40% 患内异症。内异症不孕，常因病变造成盆腔肿块、粘连、输卵管堵塞卵泡发育不好或排卵障碍等因素引起；而一旦怀孕则异位内膜受到抑制而萎缩，对内异症起到很好的治疗，习惯性流产病例中有部分为子宫内膜异位症所致。

2. **痛经**　内异症的临床特征为渐进性痛经，是常见而突出的特征，多为继发性，即自发生内膜异位开始，患者诉说以往月经来潮时并无疼痛，而从某一个时期开始出现痛经，可发生在月经前、月经时及月经后。有的痛经较重难忍，需要卧床休息或用药止痛，甚至痛得"滚炕"或撞头，疼痛常随着月经周期而加重，月经结束而消失，但国内报道有约 21% 无痛经。

3. **周期性直肠刺激症状**　进行性加剧的周期性直肠刺激症状罕见于其他妇科疾病，是诊断本症最有价值的症候。直肠、肛门、外阴部坠胀、坠痛、里急后重感和大便次数增多。当病变逐渐加重时，症状日趋明显，而经后症状消失。

4. **月经不调**　内异症患者常有月经周期缩短、经量增多或经期延长等现象，说明患者有卵巢功能障碍表现。月经不调可作诊断参考，但在鉴别诊断中并无价值。

5. **性交痛**　当存在于阴道穹部异位子宫内膜结节、直肠凹陷结节或粘连,或卵巢粘连在盆底时,均可产生性交痛。阔韧带后叶病灶纤维化增生及收缩明显时,可以外源性压迫输尿管,使其狭窄阻塞,亦可能出现泌尿系统症状,严重的可发生输尿管积水或肾盂积水。

6. 周期性膀胱刺激症状 当内异症病变累及膀胱腹膜反褶或侵犯膀胱肌层时,会同时出现经期尿急、尿频等症状。若病变侵犯膀胱黏膜(膀胱子宫内膜异位症)则有周期性血尿和疼痛。

7. 经期或行经前后的急腹症 一般为卵巢子宫内膜囊肿,有穿破的特点,多数患者因卵巢囊肿扭转或宫外孕而急诊手术。若不手术而好转时,盆腔粘连加重,今后还会反复破裂发生急腹症。

8. 周期性下腹不适 本症状的出现率高于痛经,无痛经的内异症患者常存在本症状。出现于轻症患者,或某些病变虽较重但由于痛阈的个性差异或其他原因,不产生痛经症状而仅有经期腰酸、下腹坠胀不适感。

9. 腹壁瘢痕及脐部的子宫内膜异位症 则出现周期性局部肿块及疼痛。

10. 内在型子宫内膜异位症患者 往往子宫增大,但很少超过3个月妊娠。如为后位子宫,往往粘连固定。

11. 子宫直肠窝、子宫骶韧带或宫颈后壁异常 常可触及1～2个或更多硬性小结节,如绿豆或黄豆大小,多有明显的触痛,肛诊更为明显,这点很重要。卵巢囊肿可长至拳大,由于常有囊肿内容物外溢和异位内膜出血,盆腔脏器粘连加重成冰冻盆腔状,即所谓广泛内异症。病变程度轻重不同时体征差别很大。

三、辅助检查

1. CA125(癌抗原125)值测定 作为一种肿瘤相关抗原,对卵巢上皮性癌有一定的诊断价值。子宫内膜异位症患者,CA125值可升高,且随内膜异位症期别的增加,阳性率也上升,其敏感性和特异度都很高。因此,对于子宫内膜异位症的诊断有一定的帮助,同时可以监测子宫内膜异位症的疗效。

2.抗子宫内膜抗体(EMAb)　抗子宫内膜抗体是一种以子宫内膜为靶抗原,并引起一系列免疫病理反应的自身抗体,是子宫内膜异位症的标志抗体。血清 EMAb 的检测是子宫内膜异位症患者的诊断及疗效观察的有效检查方法。

3.B型超声检查　B型超声检查为妇产科常用的检查方法之一,且对妇产科疾病的诊断具有重要的作用。可确定囊肿的位置、大小、形状及发现妇科检查时未触及的包块。

4.腹腔镜检查　借助腹腔镜直接窥视盆腔,见到异位病灶或对可见之病灶进行活检确定诊断,并可根据镜检的情况决定盆腔子宫内膜异位症的临床分期及确定治疗方案。腹腔镜下,应注意观察子宫、输卵管、卵巢、子宫骶骨韧带、盆腔腹膜等部位有否子宫内膜异位病灶。根据腹腔镜检查或手术所见情况,对子宫内膜异位症进行分期及评分。

5.X线检查　可行单独盆腔充气造影、子宫输卵管碘油造影协助诊断盆腔子宫内膜异位症。

6.MRI检查　MRI可多平面直接成像,直观了解病变的范围、起源和侵犯的结构,可对病变进行正确的定位,对软组织的显示能力增强。因此,MRI检查对诊断子宫内膜异位症及了解盆腔病变与粘连情况有很大价值。

四、鉴别诊断

1.子宫肌瘤　子宫肌瘤常表现类似症状。一般子宫内膜异位症痛经较重,为继发、渐进性。子宫一致性增大,但不甚大。如伴发其他部位异位内膜时,则有助于鉴别。确实困难者可试用药物治疗,如症状迅速(用药 1～2 个月)改善,诊断倾向于子宫内膜异位症。应当指出,子宫腺肌病可与子宫肌瘤同时存在(约10%)。一般术前较难鉴别,需等待手术切除子宫的病理检查结果。

2. 附件炎　卵巢的子宫内膜异位症往往误诊为附件炎症。二者都能在盆腔形成有压痛的固着包块。但子宫内膜异位症患者无急性感染病史,患者多经各种抗感染治疗而毫无效果。并应详细询问痛经开始时期及疼痛程度。这种病例往往有子宫直肠窝处有异位内膜结节,如仔细检查当可查出,有助诊断。必要时可用药物试探治疗,观察有无疗效进行鉴别。一般在卵巢的子宫内膜异位症,输卵管往往通畅。因此,可试用输卵管通水试验,如通畅,则可排除输卵管炎症。

3. 卵巢恶性肿瘤　卵巢癌误诊为卵巢的子宫内膜异位症,则延误治疗,故必须慎重。卵巢癌不一定有腹痛症状,如有,往往也为持续性,不像子宫内膜异位症的周期性腹痛。检查时卵巢癌为实质感,表面凹凸不平,体积亦较大。卵巢的子宫内膜异位症还可能伴发其他部位的子宫内膜异位症,而兼有各该部位病变的体征。对于不能鉴别的患者,年龄大的应行剖腹探查,年纪轻的可短时按子宫内膜异位症治疗,以观察疗效。

4. 直肠癌　当子宫内膜异位症侵犯直肠、乙状结肠而范围较广时,往往在该处形成硬块,造成部分梗阻,个别情况异位子宫内膜侵及肠黏膜引起出血,则更似直肠癌。但直肠癌的发生率远较肠子宫内膜异位症的发生率高。一般直肠癌患者体重减轻明显,肠出血较频,与月经无关,无痛经。肛诊时肿瘤固定于肠壁,肠壁四周皆狭窄。钡剂灌肠可见肠黏膜不平,钡充盈不良范围小。乙状结肠镜检查看到溃疡,出血,活检可确诊。肠子宫内膜异位症体重不减轻,肠很少出血,个别出血也在月经期发生,痛经较重。肛诊时黏膜与其底部肿块不相粘连,仅前壁发硬。钡剂灌肠显示肠黏膜光滑,钡充盈不良范围广。

五、治疗

(一)西医治疗

子宫内膜异位症的治疗方案,应根据病情的轻重,患者的年龄和生育情况而有所不同。如病情较重,或表现为痛经重,或盆腔检查发现有肯定的内膜异位结节,则必须采取药物或手术治疗。

1. **非手术治疗** 治疗前尽可能明确诊断,并考虑患者年龄,对生育要求、病情严重程度、症状及病灶范围,加以全面考虑。

(1)促性腺激素释放激素激动药(GnRH-a):1982 年,Meldtum 及 Lemay 报道,应用 LHRHa 治疗内异症获得良好效果。LHRH 对垂体有双相作用。LHRH 大量持续应用,使垂体细胞呈降调反应,即垂体细胞受体被激素占满无法合成释放 FSH、LH、而起反调节作用。不良反应为潮热、阴道干燥、头痛、阴道少量流血等。

(2)内美通:为 19 去甲睾酮衍生物,具有较高抗孕激素活性及中度抗雌激素作用,抑制 FSH 及 LH 分泌,使体内雌激素水平下降,异位内膜萎缩、吸收。

(3)达那唑:是一种合成甾体 17α-乙炔睾酮的衍生物。其主要作用是抑制下丘脑 GnRH 产生,从而使 FSH、LH 合成及释放减少,导致卵巢功能受抑制。亦可直接抑制卵巢甾体激素的合成或竞争性与雌孕激素受体结合,从而导致异位内膜萎缩,不排卵及闭经。达那唑还有轻度雄激素作用,产生毛发增多,声音变低沉,乳房变小及痤疮出现等男性化表现。达那唑另一常见不良反应是水分潴留及体重增加。患有高血压、心脏病或肾功能不全者不宜应用。达那唑主要通过肝代谢,并可能对肝细胞产生一定损害,故患有肝病的妇女禁用。常用剂量为每日 400mg,为 2～4 次口服,从月经开始服用,一般在 1 个月左右症状即有所减轻。如无效,可加至每日 600～800mg,取得效果后再逐渐减至每日 400mg。疗程一般为 6 个月,90%～100%均取得闭经的效果。达那唑对盆腔腹膜的内异症疗效较好,对直径>1cm 卵巢异位肿块疗效较差。

(4)三苯氧胺(TMX):为双苯乙烯衍生物。剂量为一次

10mg,每日 2 次,月经第 5 天开始,20d 为 1 个疗程。

(5)合成孕激素:可用炔异诺酮、炔诺酮或甲羟孕酮(安宫黄体酮)等作周期性治疗,使异位内膜退化。从月经周期第 6 天开始至第 25 天,每日口服上述一种药物 5~10mg。疗程视治疗效果而定,此法可抑制排卵。因此,对希望生育者,可从月经周期第16 天开始到第 25 天,每日应用炔异诺酮或炔诺酮 10mg。这样既可控制子宫内膜异位症,又不至于影响排卵。部分病例在治疗期有较重的不良反应,如恶心、呕吐、头痛头胀、子宫绞痛、乳房疼痛,以及由于水分潴留及食欲改善而体重过度增加等,给予镇静药、止吐药、利尿药及低盐饮食可以减轻。睾丸素对本症也有一定疗效。应用剂量应随患者之耐受量而定。最好开始剂量为10mg,每日 2 次,于月经周期后 2 周开始口服。这种剂量很少影响月经周期及发生男性化不良反应,但要达到镇痛目的常需持续服用几个周期。此后可减低剂量再维持治疗一个时期,停药观察。如能妊娠,则本病即能治愈。

(6)放射治疗:虽然放疗用于子宫内膜异位症已有多年历史,但应用多种药物及手术达到很高疗效,一般不破坏卵巢功能,而放射治疗子宫内膜异位症的作用,在于破坏卵巢组织,从而消除卵巢激素的影响,使异位的内膜萎缩,达到治疗的目的。放射线对异位的内膜破坏作用并不明显,但对既不能耐受激素治疗又因病灶位于肠道、泌尿道及广泛盆腔粘连,尤其是合并心、肺或肾等严重疾病,本人又十分惧怕手术的患者,也可采用体外放疗,破坏卵巢功能,达到治疗目的。即便个别接受放疗者,必须先明确诊断,特别是不能将恶性卵巢肿瘤误诊为子宫内膜囊肿,以免延误治疗。

2. **手术治疗**　为子宫内膜异位症的主要方法,因为在直视下可以基本上明确病灶范围和性质,对解除疼痛,促进生育功能效果较好,疗程短尤其对重症者,纤维化多,粘连紧密,药物不易奏效。较大卵巢内膜样囊肿,药物治疗无效,手术尚有可能保留有效卵巢组织。手术可分为保守性手术、半根治性手术和根治性手术 3 种。

(1)保守性手术:主要用于年轻、有生育要求者。保留子宫及附件(尽量保留双侧),只是切除病灶,分离粘连,重建卵巢,修复组织。近年来应用显微外科手术,切除异位病灶,仔细缝合创面,重建盆腔腹膜,仔细止血,彻底冲洗,使手术效果臻于完善,提高手术后妊娠成功率,降低复发率。

①腹腔镜手术:通过腹腔镜检查,可明确诊断,可用特种设计的刀、剪、钳等进行病灶切除,分离粘连。在腹腔镜下可用 CO_2 激光器或氦-氖激光器烧灼病灶,即在耻骨联合上 2cm 处做第二切口,激光刀通过这切口的套管进入盆腔,在腹腔镜直视下烧灼病灶。也可经腹腔镜穿刺吸出囊液,再用生理盐水冲洗,然后注入无水乙醇 5～10ml,固定 5～10min 后吸出,最后用生理盐水冲洗后吸出。在腹腔镜下还可行输卵管通液检查。

②B超下行卵巢内膜样囊肿穿刺术:对手术剥离术后或腹腔镜下穿刺后复发病例,可考虑超声下穿刺术及药物治疗。

③剖腹保守性手术:用于较严重病灶粘连患者,尤其是无腹腔镜设备医疗机构或腹腔镜掌握不熟练者,皆可实行剖腹手术分离粘连,挖除卵巢子宫内膜样囊肿,尽可能保留正常的卵巢组织,如病灶仅限于一侧且较重,另一侧正常,有人主张将病侧附件切除。这样做妊娠率较保留病侧卵巢后的妊娠率高。还可做简单子宫悬吊术。是否做骶前神经切除值得商榷。保守手术的重要目的之一,为希望妊娠足月分娩,故术前应对夫妇双方进行彻底的不孕检查。术后复发者仍可再次采用保守手术,仍可获得疗效。

(2)半根治手术:无生育要求,病灶严重,而年龄较轻者(<45岁),可行子宫和病灶全切,但尽可能保留一侧正常的卵巢组织,以避免绝经期症状过早出现。一般认为,半根治术后复发率低,后遗症少。切除子宫可去除具有活力的子宫内膜细胞种植的来源,从而可减少复发机会,但因保留了卵巢仍有可能复发。

(3)根治性手术:年龄接近绝经期,尤其病情重,有过复发者,应实行全子宫及双侧附件切除。手术时尽可能避免卵巢内膜囊肿破裂。囊液流出时应尽快吸尽,冲洗。术后出现更年期综合征者,可用镇静药及尼尔雌醇。腹壁、会阴切口处发生子宫内膜异位症者,应彻底切除,否则会复发。子宫内膜异位症患者常合并排卵功能障碍,故不论采用激素治疗或保守性手术治疗,皆可用hMG 或(及)氯米芬促卵泡成熟排卵。如为不育而实行保守手术治疗者,可应用激素治疗3~6 个月以巩固疗效。但有人认为,术后 1 年是妊娠最易发生的时间,用达那唑或假孕治疗,反而减少受孕机会而不主张用。

(二)中医治疗

1. 中医辨证分型治疗 血瘀为本病的关键,故治疗原则以活血化瘀为主,但因本病发生有周期性规律,故治疗尚需结合月经周期不同时期及不同体质分别论治,一般经前宜行气活血,经期活血化瘀、行气止痛,经后益气补肾、活血化瘀。

(1)气滞血瘀:经前或经期少腹胀痛,疼痛拒按,乳房或两胁胀痛,月经量少,经色紫暗,夹有血块,块下痛减,或腹中积块,固定不移;舌质紫暗,或有瘀斑,舌苔薄白,脉弦涩。治宜行气活血,祛瘀止痛。方用血府逐瘀汤加减:生牡蛎(先煎)、益母草各 30g,茯苓 25g,桃仁 20g,红花、当归尾、川牛膝、浙贝母、赤芍、白芍、生地黄、熟地黄各 15g,枳壳、柴胡、桔梗、川芎、香附各 12g,桂枝10g。每日 1 剂,水煎分 2 次服。腰酸痛甚者,去桔梗,加延胡索、淫羊藿、杜仲各 12g;腹痛甚者加延胡索 12g,乌药 10g;月经量多,淋漓延期者加续断、仙鹤草各 12g;白带多者加败酱草、生薏苡仁各 12g。

(2)寒凝血瘀:经前或经期少腹冷痛,喜温畏寒,月经量少或经行不畅,经血紫暗夹块。块下痛减,伴形寒肢冷,面色苍白,痛甚呕恶,大便稀溏;舌质暗滞,舌苔白,脉弦紧。治宜温经散寒,祛瘀止痛。方用温经汤加减:白芍 15g,牡丹皮、法半夏、麦冬、党参、当归各 12g,桂枝、吴茱萸、生姜、川芎各 10g,甘草 5g。每日 1 剂,水煎分 2 次服。腹痛胀甚者加制乳香 10g;痛甚呕吐者吴茱萸加至 20g;口干者加天花粉 12g;大便秘结者加生大黄 10g;大便溏薄者加炮姜炭 10g。

(3)气虚血瘀:经期或经后腹痛,喜温喜按,月经量或多或少,经色淡,经质稀,神疲乏力,面色不华,肛门重坠,便意频数,大便不实;舌质淡紫,边有齿痕,舌苔薄白,脉细无力。治宜益气活血,祛瘀止痛。方用化瘀消异汤:黄芪 30g,党参 20g,桃仁、焦山楂各 15g,三棱、莪术、蒲黄(包煎)、五灵脂(包煎)、川芎、延胡索、淫羊藿、续断各 10g,炮姜、大黄各 5g。每日 1 剂,水煎分 2 次服。肝郁血虚者加郁金 10g,熟地黄、白芍各 15g;偏寒者加肉桂 5g;肾虚腰痛者加杜仲 15g,桑寄生 20g;腹痛剧烈者加全蝎 10g,蜈蚣(研末装胶囊吞服)3~5g;直肠刺激征明显者加枳壳 12g;呕吐不能食者加法半夏 10g;气滞者加柴胡 12g,川楝子 10g;腹冷痛加吴茱萸 5g,乌药、小茴香各 12g;月经量多者加生地黄、牡丹皮各 15g,栀子 10g;包块坚硬者加鳖甲(先煎)15g,炮穿山甲(先煎)12g。

(4)肾虚血瘀:经行或经后腹痛,痛引腰骶,腰膝酸软,头晕耳鸣,月经先后不定期,经行量少,经色暗淡,经质清稀或夹血块,婚久不孕,即使孕而亦易流产;舌质紫暗,或有瘀斑点,舌苔薄白,脉沉细而涩。治宜补肾养血,活血化瘀。方用补肾化瘀汤:菟丝子、莪术、三棱、薏苡仁各 15g,巴戟天、续断、桑寄生、当归、熟地黄、丹参、皂角刺各 12g,香附 10g。每日 1 剂,水煎分 2 次服。肛门坠胀者加黄芪 15g,升麻 10g;腹胀痛者加延胡索 12g;腰背痛甚者加狗脊 12g;输卵管不通者加路路通、王不留行各 12g。

(5)湿热瘀结:平时小腹隐痛,经期加重,灼痛难忍,拒按,得热痛增,月经量多,色红或深红,经质黏稠,带下量多,色黄质稠臭秽,或低热缠绵,或经行发热;舌质紫暗,或有瘀斑点,舌苔黄腻,脉滑数或濡数。治宜清热化湿,散结化瘀。方用桃红内异汤:大血藤、败酱草各 30g,白术 20g,生地黄、鸡血藤、茯苓、生蒲黄(包煎)各 15g,当归、川芎各 12g,赤芍、川牛膝、桃仁、红花、车前子(包煎)、泽泻、香附各 10g,炙甘草 5g。每日 1 剂,水煎分 2 次服。

(6)痰瘀互结:经前或经期小腹掣痛,疼痛剧烈拒按,形体肥胖,头晕头重,胸闷纳差,呕恶痰多,带下量多,色白质黏;舌质紫暗,或有瘀斑,舌苔白滑或白腻,脉滑或涩。治宜活血化瘀,消痰散结止痛。方用散结镇痛汤:薏苡仁 30g,赤芍、丹参各 15g,三棱、莪术、昆布、海藻、血竭、三七(研末冲服)、浙贝母各 10g。每日 1 剂,水煎分 2 次服。气滞者加川楝子、枳壳各 10g;寒凝者加桂枝 10g,补骨脂 12g;湿热者加金银花 10g,牡丹皮 12g;肝肾亏虚者加山茱萸、杜仲各 12g。

2. 中成药治疗

(1)桂枝茯苓胶囊:每次 3 粒,一日 3 次,开水送服,3 个月为 1 个疗程。

(2)血府逐瘀口服液:每次 1 瓶,一日 2～3 次,开水送服,3 个月为 1 个疗程。适用于瘀热互结证。

(3)散结镇痛胶囊:每次 3 粒,一日 3 次,开水送服,3 个月为 1 个疗程。

(4)田七痛经胶囊:每次 3～6 粒,一日 3 次,开水送服。适用于寒凝血瘀证。

3. 手法治疗 采用摩法,按顺时针方向在小腹部治疗,时间约 5min;然后用一指禅推法或按揉法在气海、关元、中极治疗,每穴约 2min。用擦法在腰部脊柱两旁及骶部治疗,时间约 5min,然后用一指禅推法或按法在膈俞、肾俞、八髎治疗,以酸胀为度,再在八髎用擦法治疗,以透热为度。

4. 其他治疗

(1)体针

①取穴:主穴分两组。一组为中极、关元、子宫、血海;二组八髎、三阴交。配穴分两组,分别为卵巢、交感、内分泌(耳穴);隐白、阳陵泉、地机。

②治法：主穴每次选一组，两组交替。关元、中极、子宫均直刺 1.5～2.5 寸，施捻转加提插泻法或平补平泻法，均使酸胀感向四周扩散。留针 15～20min，每隔 5 分钟运针 1min，出针后用大号温灸盒罩在关元、中极、子宫穴上，内置纯艾条施温和灸 20～30min，热力以患者能耐受为度。血海向上斜刺 1.5～2 寸，行提插捻转泻法，得气后摇针弯柄使针孔扩大，疾出针，不按针孔。八髎穴用温灸盒罩在穴上施灸 20～30min，然后用皮肤针中等力度点叩穴区，使局部皮肤针孔有少量出血；三阴交直刺 1.5～2 寸，行平补平泻针法，留针 15～20min，每隔 5 分钟运针 1min。随月经周期施治。用针刺法，进针得气后，留针 20min。出针后，取配穴第一组，以王不留行籽贴压，并嘱患者每日自行按压十余次，一次按压 2～3 遍。腹部冷痛者，可选配穴第二组之 1～2 穴，用艾条灸 10～15min。上法每日 1 次。连续针灸 10d，间歇 5d 再行针灸，至月经来潮为止，经期停止治疗。

（2）艾灸

①取穴：气海、关元、中极、子宫穴、血海、三阴交、行间、太冲。

②治法：患者仰卧，穴位局部皮肤常规消毒，选用 0.30mm×40mm 一次性针灸针快速进针，针刺腹部穴位时，针体与皮肤成 45°，气海、关元、中极穴针尖向下进入脂肪层，子宫穴针向子宫方向斜刺入脂肪层，使酸、麻、重、胀感扩散至整个盆腔为最佳。提插捻转得气后，在气海、关元、中极、子宫穴的针柄上插 2.0cm 长的药用艾条段，点燃施灸，待艾条燃尽后去灰，重复施灸 3 次后起针，每次治疗时间 30min。隔日 1 次，月经期间停止治疗，共治疗 6 个月。

（3）火针

①取穴：中极、关元、双侧子宫、八髎、水道、归来、肾俞、痞根、三阴交，每次选 4～6 个穴位，交替选用。

②治法：患者根据施针要求选择相应的体位，暴露施针部位，局部用 0.5% 碘伏常规消毒后，采用明火将常规的火针烧至针体

通红,再针刺相应的穴位(要求快且准),随即出针,火针提离皮肤后,用干棉球迅速按揉针孔,以减轻疼痛。月经前1周开始治疗,直至月经结束,每周2次,共治疗3个月。

(4)耳针

①取穴:取耳穴子宫与皮质下或者神门与内分泌(均为双侧)作为主穴,随证选取肝、肾、交感穴中1～2穴作为配穴。

②治法:消毒穴区皮肤,选取规格为0.22mm×25mm的一次性毫针垂直刺入穴区敏感点2～5mm,使针身能稳定而不摇摆,进行捻转补泻。实证者施以泻法,虚实夹杂者用平补平泻,每穴行针30s。再将穴位神经刺激仪输出导线连接毫针针柄,同侧子宫与皮质下或者神门与内分泌为一组电极,给予频率50Hz的连续波刺激,刺激强度为0.5～0.8mA,每次留针30min,起针后以消毒干棉签按压针孔30s。隔日1次,10次为1个疗程,每个疗程自月经干净后次日开始,共治疗3个疗程(即3个月经周期)。

(5)穴位注射

①取穴:一组为足三里、血海;二组为次髎、三阴交。

②治法:常规皮肤消毒。两组穴位,隔日交替使用,每穴注射丹参注射液2ml。药饼制备:取附子、鹿角霜、肉桂、乳香、五灵脂按5:2:1:1:1的比例配伍,研末,用时以黄酒调和,做成厚0.4cm,直径2cm药饼,垫纱布,置艾绒于药饼上,取关元、次髎两穴,隔日交替灸,每次灸3壮。以上2种方法治疗2个月为1个疗程,一般治疗需3～5个疗程。

(6)穴位埋线

①取穴:月经前1周内取三阴交、肾俞、次髎。月经期后取血海、子宫、关元。

②治法:患者取适当体位,使用安尔碘液于穴位处常规消毒,术者将约1cm长的羊肠线从8号注射针头的针尖处装入针体,线头与针尖内缘齐平。穴位皮肤消毒,术者左手绷紧皮肤,右手将针头快速刺入穴内。然后将针芯内的毫针向内轻推,同时缓慢

将 8 号针头退出,使羊肠线留于穴内,查无线头外露,胶布敷贴针孔 24h。于经前 1 周内开始埋线,月经前 1 周内选用第 1 组穴位,月经期后选用第 2 组穴位,每个月经周期共进行 2 次穴位埋线。3 个月经周期后停止治疗。

(7)穴位激光照射

①取穴:子宫、中极、气海、血海、三阴交、足三里。

②治法:每次选 2～4 穴,每穴用氦-氖激光治疗仪照射 10～15min,隔日治疗。

(8)中药外敷:取七厘散 1g 用少量黄酒调和,敷贴于患者神阙穴,用艾条灸 20min,用麝香止痛膏外贴(皮肤敏感者用肤疾宁外贴),48h 更换 1 次,3 次治疗后让患者自己操作治疗。每次月经干净后第 10 天开始治疗,到第 2 次月经干净时结束,2 个月为 1 个疗程,一般治疗需 2～4 个疗程。

(9)中药灌肠

①处方:桂枝、乳香、没药、皂角刺、虎杖各 15g,白花蛇舌草、赤芍各 10g。加水 500ml,浓煎至 100ml。滤渣取汁。

②治法:操作前嘱患者排尽大小便,取仰卧位,臀部垫高 10cm,用灌肠器抽取约 35℃ 药液,接大号导尿管,排尽空气,轻轻插入肛门约 15cm,慢慢注入,保留 30min 以上(根据患者耐受程度延长时间,时间越长,疗效越好)。若操作时患者有便意,可轻轻按揉肛门部位。每日 1 次,20d 为 1 个疗程。

(10)阴道塞药:以七厘散或血竭粉敷于阴道后穹,每日 2 次,能起到破瘀消瘤的作用。

第四节　子宫腺肌病

子宫腺肌病,又称内在性子宫内膜异位症,为子宫内膜侵入子宫肌壁层,属于子宫内膜异位症的一种特殊型,可以和"外在"或主要是盆腔子宫内膜异位症同时存在。子宫内膜可以两种形式侵入子宫肌壁层,即弥漫型和局限型。前者为异位内膜侵入整个子宫的肌壁内,在不同部位其侵入范围和深浅可不同;后者异位内膜仅侵及某部分肌壁,形同子宫肌瘤,但其与周围正常组织并无分界(假包膜)。

一、临床表现

子宫腺肌病过去多发生于40岁以上的经产妇,但近些年呈逐渐年轻化趋势,这可能与剖宫产、人工流产等手术的增多相关。

1. 月经失调　主要表现为经期延长、月经量增多,部分患者还可能出现月经前后点滴出血。这是因为子宫体积增大,子宫腔内膜面积增加,以及子宫肌壁间病灶影响子宫肌纤维收缩引发。严重的患者可以导致贫血。

2. 痛经　特点是继发性进行性加重的痛经。常在月经来潮前1周开始出现,当经期结束痛经即缓解。这是因为月经时子宫肌层内的异位子宫内膜在卵巢激素的影响下充血、肿胀及出血,同时还增加了子宫肌层血管的血量,使坚厚的子宫肌层扩张,引起严重的痛经。

3. 无明显症状　约35%的患者无明显症状。

二、检查

(一)一般检查

妇科检查时,患者一般只需脱掉鞋和一个裤腿,躺在铺好一次性垫子或消毒垫子的诊床,双腿分开放在床两侧的架子上,最大程度显露会阴。这时医师将阴道镜放入阴道内进行视诊,然后取出阴道镜,用一指或两指进行触诊,即双合诊;有时需要医师一指放入阴道、一指放入肛门,配合另一只手在腹部进行检查,即三合诊。对于无性生活、阴道闭锁等原因不能从阴道进入检查者,医师可以采取一手通过肛门放入直肠,另一手在腹部配合检查的方法。检查时,一般可发现子宫呈均匀性增大或有局限性结节隆起,质地较硬,按压时有疼痛。值得注意的是,检查前需排尿,并且要避开经期。妇科检查可能会造成轻度不适,但一般不会有任何损伤。

(二)辅助检查

1. 血常规　　通过抽血检查了解血红蛋白和红细胞的情况,可判断患者是否存在贫血的情况。

2. 血清 CA125 检查　　部分子宫腺肌病患者血清 CA125 水平升高,这在监测疗效上有一定价值。

3. 激素检查　　可通过检查患者的性激素情况,了解患者是否存在雌激素增高,对辅助诊断有一定意义。

4. B超检查　　经阴道 B 超是诊断子宫腺肌病首选的影像学检查方法。医师可以了解子宫、子宫内膜和子宫肌壁的情况,帮助排除其他有类似症状的疾病。

5. MRI 检查　　可以区别子宫肌瘤和子宫腺肌病,并可诊断两者同时并存,对医师决定处理方法也有较大的帮助。

6. 病理检查　　必要时,可通过宫腔镜检查了解子宫内膜情况并取病变组织进行活检。子宫肌层内呈岛状分布的子宫内膜腺体与间质是本病的镜下特征。

三、鉴别诊断

1. 子宫内膜异位症　　子宫内膜异位症的痛经症状与子宫腺肌病相似,其疼痛多位于下腹、腰骶及盆腔中部,有时可向会阴部、肛门、大腿放射,痛经常在月经来潮时出现。月经异常除了有经量增多、经期延长外,有的患者还可表现为月经淋漓不尽或经前期点滴出血。有深部性交痛,月经来潮前性交痛最明显。妇科检查可扪及与子宫相连的囊性包块或盆腔内有触痛性结节。而子宫腺肌病痛经多位于下腹正中且更剧烈,子宫多呈均匀性增大,质硬,经期检查时,子宫触痛明显。B超、腹腔镜、病理学检查有助于鉴别。

2. 子宫肌瘤 子宫肌瘤可有经量增多、经期延长、子宫增大等症状,尤其是大的肌壁间肌瘤及黏膜下肌瘤,易与子宫腺肌病相混淆。但是子宫腺肌病继发性痛经明显,子宫多呈均匀增大,较少超过 3 个月妊娠子宫大小。B 超检查及外周血 CA125 检测有助于诊断。但有时两者可以并存。

四、治疗

(一)西医治疗

根据患者的症状、年龄和生育要求,选择药物、手术或其他治疗方法。对于没有症状而且又没有生育要求的患者可行期待观察治疗;而症状较轻者可用非甾体类抗炎药等对症治疗;症状严重或药物治疗无效者可采用手术治疗。

1. 非手术治疗

(1)对症治疗:对于那些症状较轻,仅要求缓解痛经症状,尤其是近绝经期的患者,可以选择在痛经时予以非甾体抗炎药对症处理,如吲哚美辛,以减轻疼痛。因为异位的子宫内膜在绝经后会逐渐萎缩,所以此类患者在绝经后病痛就会得到解除而不需手术治疗。

(2)促性腺激素释放激素激动药(GnRH-a):年轻、有生育要求和接近绝经期的患者可用 GnRH-a 治疗。GnRH-a 可减轻疼痛或使疼痛消失、子宫缩小,但停药后症状可恢复,子宫重新增大。在治疗过程中患者有骨质丢失的风险,可以遵医嘱补充钙剂。

(3)左炔诺孕酮宫内节育器(LNG-IUS):LNG-IUS 放置于宫腔后,可稳定释放左炔诺孕酮,改善月经量多、痛经的症状。但对于子宫增大或者疼痛症状明显的患者,医师可能会先给予 Gn-RH-a 治疗 3~6 个月,再使用 LNG-IUS。

(4)其他:还可使用如达那唑、孕三烯酮等药物,可通过抑制卵巢功能,使子宫内膜萎缩,造成人工绝经,从而缓解症状。但停药后,症状往往随着月经的恢复而又重新出现。

2. 手术治疗

(1)病灶切除或子宫楔形切除术:此术式适用于年轻或有生育要求的患者。

(2)子宫动脉阻断术:适用于年轻且希望保留生育功能的患者,可合并使用子宫动脉阻断术。

(3)子宫内膜去除术:适用于无生育要求、表现为月经量增多的患者,可通过造成子宫内壁形成瘢痕而减少月经量。

(4)全子宫切除术:适用于症状严重、无生育要求或药物治疗无效时可采用此手术方法。医师会根据患者卵巢有无病变和年龄决定是否保留卵巢。

(5)子宫动脉栓塞术(UAE):是一种阻断子宫血液供应的治疗方法。适应证如下。①患者主动接受 UAE 治疗,并理解相关可能的并发症。②无生育要求、有痛经及月经量多等症状者。③非手术治疗失败或拒绝手术或有多次手术史而再次手术治疗难度大。④有生育要求且有症状的患者,应慎用 UAE;如果强烈要求进行 UAE 治疗,必须明确了解 UAE 可能的不良反应,如导致卵巢坏死或子宫内膜坏死而继发不孕。

本手术的禁忌证如下。①合并有泌尿生殖系感染。②伴有妇科恶性肿瘤。③对造影剂过敏、穿刺点存在皮肤感染、肾功能不全或机体严重的免疫抑制。④经 CT 血管成像数字化三维重建提示病灶主要由双侧卵巢动脉供血的子宫腺肌病患者。术后限制下肢活动 6h,需观察双下肢皮肤颜色及皮温,异常者须及时向医师报告。

(6)超声引导经皮微波消融:可完整保留子宫、使病变范围缩小或消失,达到减轻或消除痛经、贫血、压迫等临床症状,提高患者生活质量。适用于通过 MRI 检查确诊的子宫腺肌病(子宫结合带宽度>13mm)伴有逐渐加重的痛经或月经过多、贫血或压迫症状,患者还没有生育或已经生育但要求保留子宫,无围绝经期迹象,有安全的经腹壁穿刺路径,并符合以下条件。①病灶厚度＞30mm;②患者血液检测血红蛋白≤10g/dl,痛经或贫血持续1年以上并继续加重;③不愿意做切除子宫或其他有创治疗,患者自愿选择经皮微波消融治疗。该治疗的禁忌证如下。①月经期、怀孕期或哺乳期;②子宫颈上皮内瘤变(CIN)3级以上(容易导致宫颈癌的发生);③伴子宫内膜不典型增生(可能发展为子宫内膜癌);④急性盆腔炎症没有被控制;⑤有严重的出凝血功能障碍。治疗前,患者需要配合医师完善治疗前的相关检查,包括盆腔超声,盆腔MRI,血、尿、便常规,生化全套,凝血功能,心电图,胸片等。治疗前6h不要吃饭、喝水,有严重便秘者应服用缓泻药。在治疗过程中有损伤肠道、膀胱等脏器的风险。治疗后1周内应密切观察自身状况,如果有严重并发症的迹象应及时到外科进行相应的处理。约80％的患者可在穿刺点或治疗部位出现疼痛,通常需要服用镇痛药物来缓解症状。病情严重的患者在经过消融治疗后,阴道可能排出淡粉色或洗肉水样液体,一般持续3～10d,少部分患者可能持续1个月以上。由于消融需要麻醉,个别患者在麻醉后可出现恶心,极个别患者可有呕吐。治疗过程和治疗后可能有盆腔感染、子宫破裂、子宫内膜大面积烧伤、皮肤灼伤等危险。

3. 介入治疗　近年来,随着介入治疗技术的不断进步。选择性子宫动脉栓塞术也可以作为治疗子宫腺肌病的方案之一。其作用机制如下。①异位子宫内膜坏死,分泌前列腺素减少,缓解痛经;②栓塞后子宫体变软,体积和宫腔内膜面积缩小,减少月经量;③子宫体积不断缩小和平滑肌收缩,阻断引起内膜异位的微小通道,降低复发率;④局部雌激素水平和受体数量下降;⑤在位内膜侧支循环的建立,可由基底层逐渐移行生长恢复功能。

(二)中医治疗

1. 中医辨证分型治疗　从中医学的角度而言,痛经、月经失调、癥瘕等都与瘀血内阻有关,而血瘕的形成又与寒凝、气滞、痰湿等致病因素有关。可以这样理解,子宫腺肌病多继发于产后、人工流产、诊刮术后,由于产后或术后正气损伤,抵抗力降低,就容易感受寒邪形成寒凝血瘀;就容易出现情绪波动,肝气郁滞,从而形成气滞血瘀;就容易出现体内津液运行失常,积聚成痰湿,阻滞血液的流行,而形成痰凝血瘀。因此,从子宫腺肌病的实质来看是血瘀为患,属于实证,但病程延久,失血耗气,又导致气血虚弱,而转成虚实夹杂证。在治疗方面,既要以活血化瘀为原则,又要针对瘀血形成的原因及虚弱的程度,予以兼顾。

(1)气滞血瘀:经期小腹胀痛或痉挛性疼痛,拒按,伴有心烦易怒,胸胁及乳房胀痛,月经量多或行经时间延长,子宫增大;舌有瘀点,脉弦涩。这类证候多因产后或术后,情志抑郁,肝气滞郁所致。治宜疏肝理气、化瘀消癥。方用香棱丸加味:木香、青皮、川楝子各10g,丁香6g,三棱、莪术、枳壳、郁金、水蛭、延胡索各15g。腹痛剧烈者可加乳香、没药各15g;月经量多者去水蛭,加炒蒲黄30g;兼气虚者加生黄芪20g,太子参、炒白术各30g。

(2)痰凝血瘀:小腹疼痛拒按,月经量多而稀,有血块,并见胃脘胀满、呕恶欲吐,子宫增大。平时可有带下量多,色白质稠;舌苔白腻,脉沉滑。这种证候的形成,与平素脾肾两虚,水湿不化,聚湿成痰,以致痰瘀互结有关。治宜涤痰除湿,化瘀消癥。方用开郁二陈汤合活络效灵丹加减:半夏、陈皮各10g,茯苓、白芥子、当归、丹参、三棱、莪术、郁金各15g,川芎20g。疼痛剧烈者加乳香、没药各15g;食欲缺乏、神疲乏力者加太子参30g,炒白术20g。

(3)寒凝血瘀:经期小腹绞痛或冷痛,疼痛剧烈拒按,热敷后可减轻,是这种证型的特点。月经量多但颜色紫黯,有块,同时伴有四肢凉和怕冷;舌质黯,脉沉紧。这种证候主要是因为产后或人流术后,感受寒邪所致。治宜温散寒邪,活血消癥。可选用少府逐瘀汤加减:炮姜、小茴香、川芎、桂枝各10g,延胡索、五灵脂、没药、当归、三棱、莪术、丹参、茯苓各15g。月经过多者去川芎、当归,加炒蒲黄30g,血余炭15g;兼有脾虚气弱者加生黄芪20g,太子参、炒白术各 30g。以上三种证型中,腹痛剧烈者都加用了乳香。此药气味难闻,个别患者服用后可能出现荨麻疹等过敏性症状,故在应用时需要单包,并嘱患者机动取舍,若有过敏,可不用。在给予口服汤药的同时,也可以配合针刺或外敷中药的方法,以增强疗效。

2. 手法治疗

(1)捏脊法:先在骶尾部向左右两侧推拿 0.5min,后提起脊柱下端正中两侧的皮肤及皮下组织,沿脊柱正中线向上移动,边提边捏,推进到膈俞处。

(2)腹部摩法:患者取仰卧位,沿任脉上下摩擦,从神阙穴开始,逐次摩气海、关元、中极,随之摩双侧的天枢、四满、归来、子宫、气冲等穴,经前 7d 开始,经后 3d 停止,每个月经周期为 1 个疗程。

3. 其他治疗

(1)体针

①取穴:主穴取中极、关元、血海、三阴交。配穴取足三里、地机、太冲、商丘、合谷。

②治法:隔日治疗 1 次,一次留针 20min,留针期间行针 2~3 次,一次行针 5~10s 或针刺后接双频针灸治疗仪,频率控制在每分钟 200 次,两日 1 次,一次 20~30min,经前治疗 3~4 次。

(2)电针

①取穴:主穴取中极、关元、血海,三阴交。配穴取足三里、地机、太冲、商丘、合谷。

②治法:每次取 5~6 个穴位,针刺得气后,选用连续波,中度刺激为宜;每日 1 次,一次通电 20~30min;于每次月经来潮前 3d 左右开始施治。至痛经缓解为止,10d 为 1 个疗程。

(3)艾灸

①取穴:气海、关元、子宫。

②治法:针刺得气后取 4 节 1 寸长的艾条,分别套在针柄上;

针孔处垫 4 块纸板,以防烫伤;从艾条下端点燃艾条;于月经前 1～2d 或行经疼痛时治疗。

(4)耳针

①取穴:主穴取交感、神门、子宫、皮质下。肾虚血瘀者配肝、肾;气滞血瘀者配神门、卵巢、三焦;气虚血瘀者配脾、胃、小肠;寒凝血瘀者配肾、内分泌。

②治法:常规消毒耳郭,待干后应用耳穴诊断仪探取所用穴位,然后贴压固定;用拇指、示指对压耳穴,手法由轻至重,使之产生酸、麻、胀、痛感;嘱患者每日自行按压 3～5 次,一次 1～3min,至耳郭有发热感为宜;经前 3～7d 进行治疗,左右耳交替贴压,每 2 天更换 1 次,重者贴压双侧,3 次为 1 个疗程。

(5)刮痧

①取穴:由气海向曲骨方向。

②治法:患者取仰卧位,于气海至曲骨涂抹刮痧油(取川乌、肉桂、丹参各 15 g,桃仁、细辛、干姜各 12 g,红花 10 g,菜籽油 500g;将上药浸泡在菜籽油中 3～4d,置于铜锅或搪瓷锅内用小火熬,熬至药物呈焦褐色,弃渣取油,经过滤去除杂质,储瓶备用),医者持刮痧板(水牛角材质或搪瓷汤匙亦可),与皮肤成 45°角,由气海向曲骨方向轻轻刮拭,由上而下,由轻至重,多次刮拭,刮至局部出现红色痧疹或紫红色瘀斑为止;每次刮痧 15～20min,每个月经周期治疗 1 次,一般治疗 1～2 次。

(6)穴位注射

①取穴:主穴取中极、三阴交。配穴取地机、次髎。

②治法:垂直刺入穴位 1～1.5 寸,有酸、麻、胀、痛感,回抽无回血后,缓慢注入当归注射液 2 ml。术后休息 30min,每日 1 次,7 次为 1 个疗程。

(7)中药离子导入

①处方:当归、延胡索,白芍、吴茱萸各 15g,丹参 30g,香附 10g,赤芍 12g,官桂 6g。将上药水煎 25min,取浓汁再煎,取

汁 250ml。

②治法:用时取医用纱布浸入药液中 5min 取出,放在子宫穴,双侧各 1 块将离子导入仪的正极板放在子宫穴,负极板放在腰部的太阳经即可,打开离子导入仪,调至患者能耐受为度;每次治疗 25min;从经前 3～5d 开始,每日 1 次,直至腹痛停止,3 个月经周期为 1 个疗程。

(8)中药外敷

①处方:白芷、川乌、草乌各 6g。

②治法:上药研成细末,再加入姜汁、蜂蜜调匀,取适量调敷痛处;于月经周期第 1～5 天,贴神阙穴,隔日更换 1 次;1 个月经周期为 1 个疗程。

(9)温热敷

①处方:千年健、追地风、羌活、乳香、没药、血竭、花椒各 60g,续断、五加皮、白芷、赤芍、当归尾各 120g,艾叶 500g,透骨草 250g。上药共研细末,加食醋调成膏糊状,涂在 30cm×20cm 纱布上备用。

②治法:用时将上膏放热水袋上暖热,趁热贴敷在患者下腹部,外用绷带固定,上加热水袋热敷 40min,每日 1 次。月经干净 3d 后使用,经期停用。

(10)中药灌肠

①处方:红藤、蒲公英、路路通各 15g,血竭、莪术、没药各 9g,川楝子 10g,浓煎至 200ml。

②治法:用时取药液灌肠。

第五节　闭　　经

闭经是多种疾病导致的女性体内病理生理变化的外在表现,是一种临床症状,而并非某一疾病。按生殖轴病变和功能失调的部位分为下丘脑性闭经、垂体性闭经、卵巢性闭经、子宫性闭经,以及下生殖道发育异常性闭经。WHO 将闭经归纳为 3 种类型。①Ⅰ型:无内源性雌激素产生,尿促卵泡素(FSH)水平正常或低下,催乳素(PRL)水平正常,无下丘脑、垂体器质性病变的证据;②Ⅱ型:有内源性雌激素产生、FSH 及 PRL 水平正常;③Ⅲ型:为 FSH 水平升高,提示卵巢功能衰竭。闭经还可分为原发性和继发性,生理性和病理性。原发性闭经指年龄>14 岁,第二性征未发育;或者年龄>16 岁,第二性征已发育,月经还未来潮。继发性闭经指正常月经周期建立后,月经停止 6 个月以上,或按自身原有月经周期停止 3 个周期以上。

一、临床表现

1. 病史　包括月经史、婚育史、服药史、子宫手术史、家族史,以及可能起因和伴随症状,如环境变化、精神心理创伤、情绪应激、运动性职业或过强运动、营养状况及有无头痛、溢乳;对原发性闭经者应了解青春期生长和发育进程。

2. 下丘脑性闭经　下丘脑性闭经是由下丘脑各种功能和器质性疾病引起的闭经。此类闭经的特点是下丘脑合成和分泌促性腺激素释放激素(GnRH)缺陷或不足导致垂体促性腺激素(Gn),即尿促卵泡素(FSH)和黄体生成素(LH)特别是 LH 的分泌功能低下,故属于低促性腺激素、低雌激素性闭经。临床上按病因可分为功能性、基因缺陷或器质性、药物性 3 大类。

(1)功能性闭经:此类闭经是因各种应激因素抑制下丘脑 GnRH 分泌引起的闭经,治疗及时可逆转。

①应激性闭经:精神打击、环境改变等可引起内源性阿片类物质、多巴胺和促肾上腺皮质激素(ACTH)释放激素水平应激性升高,从而抑制下丘脑 GnRH 的分泌。

②运动性闭经:运动员在持续剧烈运动后可出现闭经:与闭经者的心理、应激反应程度及体脂下降有关。若体重减轻 10%~15%,或体脂丢失 30%时将出现闭经。

③神经性厌食所致闭经:因过度节食,导致体质量急剧下降,最终导致下丘脑多种神经内分泌激素分泌水平的降低,引起垂体前叶多种促激素包括 LH、FSH、ACTH 等分泌水平下降。临床表现为厌食、极度消瘦、低 Gn 性闭经、皮肤干燥,低体温、低血压、各种血细胞计数及血浆蛋白水平低下,重症可危及生命。

④营养相关性闭经:慢性消耗性疾病、肠道疾病、营养不良等导致体质量过度降低及消瘦,均可引起闭经。

(2)基因缺陷或器质性闭经

①基因缺陷性闭经:因基因缺陷引起的先天性 GnRH 分泌缺陷。主要为伴有嗅觉障碍的 Kallmann 综合征与不伴有嗅觉障碍的特发性低 Gn 性闭经。Kallmann 综合征是由于染色体 Xp22.3 的 KAL-1 基因缺陷所致,特发性低 Gn 性闭经是由于 GnRH 受体 1 基因突变所致。

②器质性闭经:包括下丘脑肿瘤,最常见的为颅咽管瘤;尚有炎症、创伤、化疗等原因。

(3)药物性闭经:长期使用抑制中枢或下丘脑的药物,如抗精神病药物、抗抑郁药物、避孕药、甲氧氯普胺(灭吐灵),阿片等可抑制 GnRH 的分泌而致闭经,但一般停药后均可恢复月经。

(4)垂体性闭经:垂体性闭经是由于垂体病变致使 Gn 分泌降低而引起的闭经。

①垂体肿瘤:位于蝶鞍内的腺垂体中各种腺细胞均可发生肿瘤,最常见的是分泌 PRL 的腺瘤,闭经程度与 PRL 对下丘脑 GnRH 分泌的抑制程度有关。若发生在青春期前,则可引起原发性闭经。根据肿瘤的性质不同,临床上可有溢乳、巨人症、皮质醇增多症等肿瘤所特有的症状,还可出现头痛、视物障碍、视野缺损等神经受压的症状。

②空蝶鞍综合征:由于蝶鞍隔先天性发育不全,或肿瘤及手术破坏蝶鞍隔,使充满脑脊液的蛛网膜下隙向垂体窝(蝶鞍)延伸。压迫腺垂体,使下丘脑分泌的 GnRH 和多巴胺经垂体门脉循

环向垂体的转运受阻,从而导致闭经,可伴 PRL 水平升高和溢乳。

(5)先天性垂体病变:先天性垂体病变包括单一 Gn 分泌功能低下的疾病和垂体生长激素缺乏症;前者可能是 LH 或 FSH 的 α、β 亚单位分子结构异常或其受体异常所致;后者则是由于脑垂体前叶生长激素分泌不足所致。

(6)Sheehan 综合征:Sheehan(席汉)综合征是由于产后出血和休克导致的腺垂体急性梗死和坏死,可引起腺垂体功能低下,从而出现低血压、畏寒、嗜睡、食欲减退、贫血、消瘦、产后无泌乳、脱发及低 Gn 性闭经。

3. 卵巢性闭经 卵巢性闭经是由于卵巢本身原因引起的闭经。卵巢性闭经时 Gn 水平升高,分为先天性性腺发育不全、酶缺陷、卵巢抵抗综合征及后天各种原因引起的卵巢功能减退。

(1)先天性性腺发育不全:患者性腺呈条索状,分为染色体异常和染色体正常两种类型。

①染色体异常型 45,XO 综合征,染色体核型为 45,XO 及其嵌合体,如 45,XO/46,XX 或 45,XO/47,XXX,也有 45,XO/46,XY 的嵌合型。45,XO 女性除性征幼稚外,常伴面部多痣、身材矮小、蹼颈、盾胸、后发际低、腭高耳低、肘外翻等临床特征,称为 Turner(特纳)综合征。

②染色体正常型染色体核型为 46,XX 或 46,XY,称 XX 型或 XY 型单纯性腺发育不全,可能与基因缺陷有关,患者为女性表型,性征幼稚。

(2)酶缺陷:包括 17α-羟化酶或芳香酶缺乏。患者卵巢内有许多原始卵泡及窦前卵泡和极少数小窦腔卵泡,但由于上述酶缺陷,雌激素合成障碍,导致低雌激素血症及 FSH 反馈性升高;临床多表现为原发性闭经、性征幼稚。

(3)卵巢抵抗综合征:患者卵巢对 Gn 不敏感,又称卵巢不敏感综合征。Gn 受体突变可能是发病原因之一。卵巢内多数为原始卵泡及初级卵泡,无卵泡发育和排卵。内源性 Gn 特别是 FSH 水平升高,可有女性第二性征发育。

(4)卵巢早衰:卵巢早衰(POF)指女性 40 岁以前由于卵巢功能减退引发的闭经,伴有雌激素缺乏症状。激素特征为高 Gn 水平,特别是 FSH 水平升高,FSH>40U/L,伴雌激素水平下降。与遗传因素、病毒感染、自身免疫性疾病、医源性损伤或特发性原因有关。

4.子宫性及下生殖道发育异常性闭经

(1)子宫性闭经:子宫性闭经分为先天性和获得性两种。先天性子宫性闭经的病因包括苗勒管发育异常的 MRKH 综合征(Mayer-Rokitansky-Küster-Hauser syndrome)和雄激素不敏感综合征;获得性子宫性闭经的病因包括感染、创伤导致宫腔粘连引起的闭经。

①MRKH 综合征:该类患者卵巢发育、女性生殖激素水平及第二性征完全正常,但由于胎儿期双侧副中肾管形成的子宫段未融合而导致先天性无子宫。或双侧副中肾管融合后不久即停止发育。子宫极小,无子宫内膜,并常伴有泌尿道畸形。

②雄激素不敏感综合征:患者染色体核型为 46,XY,性腺是发育不良的睾丸。血中睾酮低于正常男性水平,但由于雄激素受体缺陷,使男性内外生殖器分化异常。雄激素不敏感综合征分为完全性和不完全性两种。完全性雄激素不敏感综合征临床表现为外生殖器女性型,且发育幼稚、无阴毛;不完全性雄激素不敏感综合征可存在腋毛、阴毛,但外生殖器性别不清。

③宫腔粘连:一般发生在反复人工流产术后或刮宫、宫腔感染或放疗后。子宫内膜结核时也可使宫腔粘连变形、缩小,最后形成瘢痕组织而引起闭经。宫腔粘连时可因子宫内膜无反应及子宫内膜破坏双重原因引起闭经。

(2)下生殖道发育异常性闭经:下生殖道发育异常性闭经包括宫颈闭锁、阴道横隔、阴道闭锁及处女膜闭锁等。宫颈闭锁可因先天性发育异常和后天宫颈损伤后粘连所致,常引起宫腔和输卵管积血。阴道横隔是由于两侧副中肾管融合后其尾端与泌尿生殖窦相接处未贯通或部分贯通所致,可分为完全性阴道横隔及不全性阴道横隔。阴道闭锁常位于阴道下段,其上 2/3 段为正常阴道,是由于泌尿生殖窦未形成阴道下段所致,经血积聚在阴道上段。处女膜闭锁系泌尿生殖窦上皮未能贯穿前庭部所致,由于经血无法排出而导致闭经。

5. 其他

(1)雄激素水平升高的疾病:包括多囊卵巢综合征(PCOS),先天性肾上腺皮质增生症(CAH),分泌雄激素的肿瘤及卵泡膜细胞增殖症等。

①PCOS:其基本特征是排卵障碍及高雄激素血症,常伴有卵巢多囊样改变和胰岛素抵抗,PCOS病因尚未完全明确。目前认为,这是一种遗传与环境因素相互作用的疾病。临床常表现为月经稀发、闭经及雄激素过多等症状。育龄期妇女常伴不孕。

②分泌雄激素的卵巢肿瘤:主要有卵巢性索间质肿瘤,包括卵巢支持-间质细胞瘤、卵巢卵泡膜细胞瘤等。临床表现为明显的高雄激素血症体征,并呈进行性加重。

③卵泡膜细胞增殖症:卵泡膜细胞增殖症是卵巢间质细胞-卵泡膜细胞增殖产生雄激素,可出现男性化体征。

④CAH:CAH 属常染色体隐性遗传病,常见的有 21-羟化酶和 11β-羟化酶缺陷,由于上述酶缺乏,皮质醇的合成减少,使 ACTH 反应性增加,刺激肾上腺皮质增生和肾上腺合成雄激素增加。故严重的先天性 CAH 患者可导致女性出生时外生殖器男性化畸形。轻者青春期发病,可表现为与 PCOS 患者相似的高雄激素血症体征及闭经。

(2)甲状腺疾病:常见的甲状腺疾病为桥本病及毒性弥散性甲状腺肿(Graves 病)。常因自身免疫抗体引起甲状腺功能减退或亢进,并抑制 GnRH 的分泌从而引起闭经;也可因抗体的交叉免疫破坏卵巢组织而引起闭经。

二、检查

(一)一般检查

体格检查包括智力、身高、体质量、第二性征发育情况、有无发育畸形,有无甲状腺肿大,有无乳房溢乳,皮肤色泽及毛发分布。对原发性闭经、性征幼稚者还应检查嗅觉有无缺失。

盆腔检查注意内外生殖器的发育,有无发育不良或畸形,如有无外阴发育不良或阴毛呈男性化分布,有无处女膜闭锁、阴道横隔、子宫畸形等。

(二)辅助检查

1. 孕激素试验　孕激素撤退后有出血者,说明体内有一定水平的内源性雌激素影响;停药后无撤退性出血者,则可能存在两种情况:①内源性雌激素水平低下;②子宫病变所致闭经。

2. 雌-孕激素试验　服用雌激素如戊酸雌二醇或 17β-雌二醇或结合雌激素,20~30d 后再加用孕激素;停药后如有撤退性出血者可排除子宫性闭经;停药后无撤退性出血者可确定子宫性闭经。但如病史及妇科检查已明确为子宫性闭经及下生殖道发育异常性闭经,此步骤可省略。

3. PRL 及 TSH 的测定　血 PRL>1.1nmol/L(25μg/L)诊断为高 PRL 血症;PRL、TSH 水平同时升高提示甲状腺功能减退引起的闭经。

4. FSH、LH 的测定　FSH>40U/L(相隔 1 个月,两次以上测定),提示卵巢功能衰竭;FSH>20U/L,提示卵巢功能减退;LH<5U/L 或者正常范围提示病变环节在下丘脑或者垂体。

5. 其他激素的测定　肥胖或临床上存在多毛、痤疮等高雄激素血症体征时,尚需测定胰岛素、雄激素(睾酮、硫酸脱氢表雄酮)、黄体酮和 17-羟孕酮,以确定是否存在胰岛素抵抗、高雄激素血症或先天性 21-羟化酶缺陷等疾病。

6. 染色体检查　高 Gn 性闭经及性分化异常者应进行染色体检查。

7. B 超检查　盆腔内有无占位性病变、子宫大小、子宫内膜厚度、卵巢大小、卵泡数目及有无卵巢肿瘤。

8. 基础体温测定　了解卵巢排卵功能。

9. 宫腔镜检查　排除宫腔粘连等。

10. MRI 或 CT 检查　头痛、溢乳或高 PRL 血症患者,应进行头颅和(或)蝶鞍的 MRI 或 CT 检查,以确定是否存在颅内肿瘤及空蝶鞍综合征等;有明显男性化体征者,还应进行卵巢和肾上腺 B 超或 MRI 检查,以排除肿瘤。

三、鉴别诊断

1. 原发性闭经

(1)先天性卵巢发育不全:临床表现为原发性闭经,患者身材矮小,女性第二性征发育不良,常有蹼颈、盾胸、后发际低,肘外翻,颧高耳低,鱼样嘴等临床特征,可伴有主动脉缩窄及肾、骨骼畸形。性染色体检查异常。

(2)46,XY 单纯性腺发育不全:主要表现为原发性闭经。无青春期性发育,女性第二性征发育不良。具有女性生殖系统、性腺呈条索状。染色体核型为 46,XY,由于存在 Y 染色体,患者在 10—20 岁时易发生性腺母细胞瘤或无性细胞瘤。

(3)处女膜闭锁:绝大多数患者临床上表现为青春期后出现逐渐加剧的周期性下腹痛,但无月经来潮。严重者伴有便秘、肛门坠胀、尿频或尿潴留等症状。

(4)雄激素不敏感综合征(又称睾丸女性化完全型):为男性假两性畸形,临床表现为女性,导致青春期乳房隆起丰满,但乳头发育不良,乳晕苍白,阴毛、腋毛稀少,阴道为盲端,较短浅,子宫及输卵管缺如;性腺为睾丸,但位于腹腔内或腹股沟。染色体核型为 46,XY,睾酮水平在男性范围。

(5)对抗性卵巢综合征(或称卵巢不敏感综合征):临床表现为原发性或继发性闭经,继发性闭经者可有轻度潮热等症状,第二性征发育接近正常。内外生殖器官无明显萎缩。

(6)嗅觉缺失综合征:本病是下丘脑 GnRH 先天性分泌缺乏同时伴有嗅觉丧失或减退。临床表现原发性闭经,女性第二性征缺如,嗅觉减退或丧失,但女性内生殖器分化正常。

2. 继发性闭经

(1)席汉综合征:临床表现为产后大出血史,闭经,毛发脱落,畏寒肢冷,性欲淡漠;舌淡,脉沉,检查基础体温单相;促性腺激素(FSH、LH)水平降低;B超检查可见生殖器萎缩。

(2)子宫内膜结核:结核使子宫内膜遭受破坏而致闭经。可以通过询问病史有月经稀少继而闭经,部分患者出现结核的一般症状如发热、盗汗、乏力、食欲缺乏、体重减轻等。

(3)卵巢早衰:临床表现为闭经,伴烘热汗出,烦躁抑郁,失眠多梦,阴道干涩,脉沉细或细弦,检查基础体温单相;尿促卵泡素异常升高;B超见卵巢无窦卵泡或减少;生殖器萎缩。

(4)多囊卵巢综合征:临床表现为闭经,痤疮多毛,带下量多,脘腹胀满,大便不爽,舌肥嫩暗苔白腻,检查基础体温单相;血清睾酮异常升高;B超检查一侧或双侧卵巢内小卵泡多12个。

(5)闭经泌乳综合征:临床表现为闭经,或溢乳,头痛,复视,脉弦,检查基础体温单相;催乳素异常升高;检查头颅 CT 或 MRI,除外垂体腺瘤等病变。

四、治疗

(一)西医治疗

1. 病因治疗　部分患者去除病因后可恢复月经。如神经、精神应激起因的患者,应进行有效的心理疏导;低体质量或因过度节食、消瘦所致闭经者,应调整饮食、加强营养;运动性闭经者应适当减少运动量及训练强度;对于下丘脑(颅咽管肿瘤),垂体肿瘤(不包括分泌 PRL 的肿瘤)及卵巢肿瘤引起的闭经,应手术去除肿瘤;含 Y 染色体的高 Gn 性闭经,其性腺具恶性潜能,应尽快行性腺切除术;因生殖道畸形经血引流障碍而引起的闭经,应手术矫正使经血流出畅通。

2. **雌激素和(或)孕激素治疗** 对青春期性幼稚及成人低雌激素血症所致的闭经,应采用雌激素治疗。用药原则如下。

(1)促进骨骼生长:对青春期性幼稚患者,在身高尚未达到预期高度时,治疗起始应从小剂量开始,如 17β-雌二醇或戊酸雌二醇,或结合雌激素;在身高达到预期高度后,可增加剂量。

(2)促进性征进一步发育:成人低雌激素血症闭经者则先采用 17β-雌二醇或戊酸雌二醇,或结合雌激素,以促进和维持全身健康和性征发育,待子宫发育后,需根据子宫内膜增殖程度定期加用孕激素或采用雌、孕激素序贯周期疗法。青春期女性的周期疗法建议选用天然或接近天然的孕激素,如地屈孕酮和微粒化黄体酮,有利于生殖轴功能的恢复;有雄激素过多体征的患者,可采用含抗雄激素作用的孕激素配方制剂;对有一定水平的内源性雌激素的闭经患者,则应定期采用孕激素治疗,使子宫内膜定期脱落。

3. **针对疾病病理、生理紊乱的内分泌治疗** 根据闭经的病因及其病理、生理机制,采用有针对性的内分泌药物治疗,以纠正体内紊乱的激素水平,从而达到治疗目的。如对 CAH 患者应采用糖皮质激素长期治疗;对有明显高雄激素血症体征的 PCOS 患者,可采用雌、孕激素联合的口服避孕药治疗;对合并胰岛素抵抗的 PCOS 患者,可选用胰岛素增敏剂治疗。上述治疗可使患者恢复月经,部分患者可恢复排卵。

4. **诱发排卵** 对于低 Gn 性闭经者,在采用雌激素治疗促进生殖器官发育,子宫内膜已获得对雌、孕激素的反应后,可采用尿促性素(hMG)联合人绒毛膜促性腺激素(hCG)治疗,促进卵泡发育及诱发排卵,由于可能导致卵巢过度刺激综合征(OHSS),故使用 Gn 诱发排卵时必须由有经验的医师在有 B 超和激素水平监测的条件下用药;对于 FSH 和 PRL 水平正常的闭经患者,由于患者体内有一定水平的内源性雌激素,可首选枸橼酸氯米芬作为促排卵药物;对于 FSH 水平升高的闭经患者,由于其卵巢功能衰竭,不建议采用促排卵药物治疗。

5. 辅助生育治疗　对于有生育要求,诱发排卵后未成功妊娠,或合并输卵管问题的闭经患者,或男方因素不孕者可采用辅助生殖技术治疗。

(二)中医治疗

1. 中医辨证分型治疗　在确诊闭经之后,尚须明确是经病还是他病所致,因他病致闭经者先治他病然后调经。辨证重在辨明虚实或虚实夹杂的不同情况。治疗时,虚证者治以补肾滋肾,或补脾益气,或补血益阴,以滋养经血之源;实证者治以行气活血,或温经通脉,或祛邪行滞,以疏通冲任经脉。本病虚证多实证少,切忌妄行攻破之法,犯虚虚实实之戒。

(1)肾气虚:月经初潮来迟,或月经后期量少,渐至闭经,头晕耳鸣,腰酸腿软,小便频数,性欲淡漠;舌淡红,苔薄白,脉沉细。法宜补肾益气,养血调经。方用大补元煎加丹参、牛膝。若闭经日久,畏寒肢冷甚者,酌加菟丝子、肉桂、紫河车;夜尿频数者,酌加金樱子、覆盆子。

(2)肾阴虚:月经初潮来迟,或月经后期量少,渐至闭经,头晕耳鸣,腰膝酸软,或足跟痛,手足心热,甚则潮热盗汗,心烦少寐,颧红唇赤;舌红,苔少或无苔,脉细数。治宜滋肾益阴,养血调经。方用左归丸。若潮热盗汗者,酌加青蒿、鳖甲、地骨皮;心烦不寐者,酌加柏子仁、丹参、珍珠母;阴虚肺燥,咳嗽咯血者,酌加白及、仙鹤草。

(3)肾阳虚:月经初潮来迟,或月经后期量少,渐至闭经,头晕耳鸣,腰痛如折,畏寒肢冷,小便清长,夜尿多,大便溏薄,面色晦黯,或目眶黯黑;舌淡,苔白,脉沉弱。治宜温肾助阳,养血调经。

方用十补丸：熟地黄、山药、山茱萸、泽泻、茯苓、丹皮、肉桂、五味子、炮附子、鹿茸。

(4)脾虚：月经停闭数月，肢倦神疲，食欲缺乏，脘腹胀闷，大便溏薄，面色淡黄；舌淡胖有齿痕，苔白腻，脉缓弱。治宜健脾益气，养血调经。方用参苓白术散加减：当归、牛膝、人参、白术、茯苓、白扁豆、甘草、山药、莲子肉、桔梗、薏苡仁、砂仁。

(5)血虚：月经停闭数月，头晕目花，心悸怔忡，少寐多梦，皮肤不润，面色萎黄，舌淡，苔少，脉细。治宜补血养血，活血调经。方用小营煎加减：鸡内金、鸡血藤、当归、熟地黄、白芍、山药、枸杞子、炙甘草。若血虚日久，渐至阴虚血枯经闭者，症见月经停闭，形体羸瘦，骨蒸潮热，或咳嗽唾血，两颧潮红；舌绛苔少，甚或无苔，脉细数。治宜滋肾养血，壮水制火，方用补肾地黄汤：熟地黄、麦冬、知母、黄柏、泽泻、山药、远志、茯神、牡丹皮、枣仁、玄参、桑螵蛸、竹叶、龟板、山茱萸。

(6)气滞血瘀：月经停闭数月，小腹胀痛拒按；精神抑郁，烦躁易怒，胸胁胀满，嗳气叹息；舌紫黯或有瘀点，脉沉弦或涩而有力。治宜行气活血，祛瘀通络。方用膈下逐瘀汤：当归、赤芍、桃仁、川芎、枳壳、红花、延胡索、五灵脂、牡丹皮、乌药、香附、甘草。若烦躁、胁痛者，酌加柴胡、郁金、栀子；挟热而口干，便结，脉数者，酌加黄柏、知母、大黄。

(7)寒凝血瘀：月经停闭数月，小腹冷痛拒按，得热则痛缓，形寒肢冷，面色青白；舌紫黯，苔白，脉沉紧。治宜温经散寒，活血调经。方用温经汤。若小腹冷痛较剧者，酌加艾叶、小茴香、姜黄；四肢不温者，酌加制附子、仙灵脾。

(8)痰湿阻滞：月经停闭数月，带下量多，色白质稠，形体肥胖，或面浮肢肿，神疲肢倦，头晕目眩，心悸气短，胸脘满闷；舌淡胖，苔白腻，脉滑。治宜豁痰除湿，活血通经。方用丹溪治湿痰方：苍术、白术、半夏、茯苓、滑石、香附、川芎、当归。若胸脘满闷者，酌加瓜蒌、枳壳；肢体水肿明显者，酌加益母草、泽泻、泽兰。

2. 中成药治疗

(1)六味地黄丸:口服,每次 8 粒,一日 3 次。用于肝肾不足证。

(2)当归地黄丸:口服,每次 10g,一日 2 次。用于肝肾不足证。

(3)左归丸:口服,每次 6g,一日 2 次。用于肝肾不足证。

(4)八珍益母丸:口服,每次 1 丸,每日 2 次。用于气血不足证。

(5)归脾丸:口服,每次 1 丸,每日 2 次。用于气血不足证。

(6)女金丹:口服,每次 1 粒,一日 1～2 次。用于气血不足证。

(7)血府逐瘀丸:口服,每次 1 丸,每日 2 次。用于气滞血淤证。

(8)益母草颗粒:口服,每次 1 包,每日 3 次。用于气滞血淤证。

(9)活血调经丸:口服,每次 9g,一日 3 次。用于气滞血淤证。

(10)香砂六君丸:口服,每次 10g,一日 3 次。用于痰湿阻滞证。

(11)艾附暖宫丸:口服,每次 9g,一日 2 次。用于痰湿阻滞证。

3. 手法治疗

(1)脊柱两足太阳膀胱经治疗:患者俯卧位。施术者立于一侧,两手掌指交替着力,沿脊柱两侧足太阳膀胱经行径,从上背至腰骶部,反复推按约 3min。

(2)胸、腰椎腧穴治疗:患者俯卧位。施术者立于一侧,用两手拇指端着力,分别按揉第 9 胸椎棘突下旁开 1.5 寸处的肝俞穴,第 11 胸椎棘突下旁开 1.5 寸处的脾俞穴,第 2 腰椎棘突下旁开 1.5 寸处的肾俞穴,各约 0.5min,以局部有酸胀感为宜。

(3)下肢穴位治疗:患者仰卧位。施术者立于一侧,两手拇指端着力,分别点按两下肢膝关节的髌骨内上方 2 寸处的血海穴,膝关节外膝眼下 3 寸、胫骨外侧约 1 横指处的足三里,踝关节内踝尖上 3 寸、胫骨后缘处的三阴交,每穴各约 0.5min,以局部有胀麻感为宜。

(4)腹部两侧治疗:患者仰卧位,髋、膝屈曲。施术者两手指着力,分别置于腹部两侧,自上而下,自外向内沿任脉行径,将腹部肌肉挤起,然后两手交叉扣拢拿提、放松,反复施术 1min。

4. 其他治疗

(1)体针

①取穴:关元、肾俞、肝俞、三阴交、太溪、太冲。

②治法:关元直刺 0.5～1 寸,提插捻转补法,小腹胀重感;肾俞直刺 1.5～2 寸,提插捻转运针,局部酸胀感;肝俞斜刺 1 寸,捻转补法,局部胀感;三阴交直刺 0.5～1 寸,提插或捻转补法,局部酸胀感或针感向足部放散;太溪直刺 0.5～1 寸,捻转补法,局部胀感;太冲直刺 0.5 寸,提插或捻转补法,局部麻胀感。留针 20min,隔日治疗 1 次。适用于肝肾不足证。

(2)电针

①取穴:天枢、血海、归来、三阴交、气冲、地机。

②治法:选腹部和下肢穴位组合成对,每次选用一对,接上电针仪,可选用密波,中等频率,通电 10～15min。

(3)耳针

①取穴:主穴取内生殖器、内分泌、皮质下。配穴取肝、肾、心。

②治法:主穴取主,酌加配穴。每次取 2～3 穴,双耳均选。以王不留行子贴压,敷贴好后宜用拇、示指反复按压至耳郭潮红充血。并嘱患者每日自行按压 3～4 次。每 3 天换贴 1 次。月经来潮后宜再贴压 1 个疗程,以巩固效果。一般 3～5 次为 1 个疗程。

(4)梅花针

①取穴:腰骶部膀胱经第一侧线,脐下冲任脉循行路线,归

来,血海,足三里。

②治法:循各经反复叩打3遍,然后重点叩刺肝俞、肾俞,其后再叩刺其他各穴。中等刺激,隔日1次,5次为1个疗程,疗程间休息3～5d。

（5）艾灸

①取穴:气海、关元、中极、血海、足三里、太冲。

②治法:采用温和灸,每穴每次15～20min。每日1次。

（6）拔罐

①取穴:大椎、身柱、肝俞、脾俞、血海、三阴交。

②治法:每次选用1～2穴,皮肤常规消毒后,对准穴位,用三棱针迅速刺入半分至1分,随即迅速退出,以出血为度。然后选用大小适宜的火罐点燃95％乙醇棉球,速投罐中,待火旺时将罐扣在穴位上,留罐10～15min。隔日1次。

（7）刮痧

①取穴:腹部、背部、足部。腹部刮气海至关元穴区域;背部刮肝俞至脾俞区域;足部刮血海、足三里穴。以上穴位合用,意在调冲任、理气血、疏肝郁、健脾胃。气血充,冲任和,则月事至。肝肾不足者加刮太溪穴;气滞血瘀者加刮期门穴。

②治法:患者先取仰卧位,术者以中等力度先刮腹部及足部,刮至局部潮红。继则患者转俯卧位,术者以较重力度刮背部,刮至痧痕显现为宜。每5～7天刮治1次,5次为1个疗程。不出痧者,可直接进入下一个疗程。气滞血瘀者可涂用具活血化瘀作用的刮痧介质。如因先天性生殖器官发育异常或后天器质性损伤而致无月经者,非本法所宜。此外,闭经须与早孕鉴别,切勿将早孕误作闭经治疗。

（8）中药外敷

①处方:香白芷、小茴香、红花、延胡索各4g,细辛、制附子、肉桂各3g,当归5g,益母草6g,乳香、没药、樟脑末各10g。将上述前9味药水煎2次,2次煎液混合浓缩成稠糊状。将乳香、没药浸于

95％乙醇溶液中。取药糊混合适量95％乙醇的乳香、没药浸液,焙干后研为细末,加入樟脑末调匀。

②治法:用时取药末9g,用黄酒数滴拌成糊状,贴敷神阙穴,外用伤湿膏固定。干后再换1次。一般连用3～6次即可治愈。

(9)温热敷

①处方:香附2g,桃仁1g,水蛭1条,前2药研末再同水蛭捣成膏状。

②治法:用时取药膏敷于脐部,外贴伤湿止痛膏,隔2日1换。

(10)运动疗法

①全身从上至下完全放松。

②按自然生理规律呼吸,吸气时,气满全腹,腹部隆起;呼气时,收腹凹肚。呼吸的同时,以意念贯气。

③意守丹田,默念吹声。痰湿阻滞型者,可意守三阴交,默念呼声。

④吸气时,舌舐上腭;呼气时,舌舐下腭,叩齿72次,待口中津液增多,分多次缓缓咽下。每咽1次都以意引津液下贯丹田,然后沿小腹正中线下行入阴部,再由阴部向后过肛门上尾闾,沿脊柱上行,经枕后至头顶,再从头顶向前下颜面,经口过喉,沿胸骨正中线下归丹田,此为一通。稍顿重复,共行三通。

⑤稍停,用手依序搓双侧肾俞及尾闾各72序,再依次揉按丹田、双侧血海、双侧足三里、双侧三阴交,各72次。在揉按血海、足三里、三阴交三穴时,应有酸胀感。最后双手收于脐部收功。

第六节　黄体功能不全

黄体功能不全(LPD),是指排卵后黄体发育不良,分泌黄体酮不足或黄体过早退化,致使子宫内膜分泌反应性降低;临床以内膜发育与胚胎发育不同步为主要特征,与不孕或流产密切相关。其病因至今尚不完全清楚,可能与黄体分泌孕激素不足、子宫内膜接受功能不良等有关。临床主要表现为月经周期缩短或经期延长等,甚至可导致患者复发性流产或不孕。临床上常通过药物治疗。经治疗,预后一般较好。中医学无此病名,就其临床表现概属"无子""月经不调""不孕""胎漏""胎动不安""滑胎"的范畴。

一、临床表现

黄体功能不全的患者平时无不适症状。若出现临床表现,主要为月经周期缩短、月经频发、不孕或流产,而流产主要发生在孕早期。

二、检查

1. 测量基础体温　基础体温(BBT)高温相持续时间短于 12d(也有人认为短于 10d),平均体温升高低于 0.3℃,以及 BBT 高温相曲线呈阶梯状,缓慢上升,或缓慢下降,或波动较大,均提示可能有黄体功能不全。BBT 测量方法并非精确,仅作临床参考,还需配合其他相关检查。

2. B 超检测排卵　从排卵后到来月经的时间应该是 14d 左右,若是<12d 就是黄体功能不足。

3. 子宫内膜检查　一般于月经周期第 25～28 天,即月经即将来潮期做子宫内膜检查,若内膜组织图像显示相当于第 20 或 21 天排卵后内膜组织图像,则提示黄体期过短。若内膜组织图像显示为分泌型转换较差或不全,则提示黄体功能不足。做该项检查当月月经周期采取避孕措施,以减少意外妊娠。

4. 激素测定　黄体中期(排卵后 7d)血清孕酮水平达高峰,若 P<15ng/ml,为黄体功能不全。在月经周期第 18～26 天内做 4～5 次血浆测定孕酮数值均低于正常值(黄体期血孕酮平均值应>5ng/ml),或 24h 尿中雌二醇值<2mg 者,可认为黄体功能不全。若黄体期血清泌乳素(PRL)数值高于正常(>30ng/ml),亦可提示黄体功能缺陷。

5. 诊刮术　在月经周期的第 26 天进行,取子宫内膜进行组织学检查,如果子宫内膜分泌不良或落后于刮诊日两天的内膜,则考虑黄体功能不足。

此外,卵巢活组织检查、宫颈黏液检查及阴道涂片等都可作为诊断的辅助检查。

三、鉴别诊断

1. 与妊娠有关的各种子宫出血　如流产、异位妊娠、葡萄胎流产等,除有停经史外,尚有妊娠反应、妊娠试验阳性。妇科检查、B 超及诊断性刮宫有助于鉴别。

2. 生殖器肿瘤　子宫黏膜下肌瘤、子宫内膜癌、卵巢性腺间质肿瘤、阴道或宫颈部恶性肿瘤等均可引起不正常的阴道出血,通过妇科检查、B 超检查、实验室检查、宫腔镜、诊断性刮宫等可加以鉴别。

3. 生殖道炎症　严重的阴道炎、宫颈炎、子宫内膜炎、子宫肌炎、慢性盆腔结缔组织炎等,常伴有阴道非正常出血及白带增多,盆腔区隐痛,妇科检查有炎性体征。子宫内膜结核常有结核史及低热、盗汗、乏力、消瘦等症状。诊断性刮宫、B 超、盆腔 X 线片、子宫造影等有助于诊断。

4. 产后出血疾病　产后子宫复旧不全、胎盘残留、胎盘息肉等,可有较长时间阴道出血,B 超检查、诊断性刮宫等能达到诊断治疗目的。

5. 子宫内膜异位症及子宫腺肌病　患者月经失调、经量增多、经期延长,但主要特征为逐渐加重的、经期及经行前后的继发性痛经,妇科检查、B 超检查有助于诊断。

6. 外伤出血　妇科检查可发现外伤出血点,并有外伤史。

7. 全身及其他疾病　如血液病、营养不良、心力衰竭、严重肝肾功能障碍、避孕药及性激素类药物影响、宫内放置节育器等引起出血,结合病史及专科检查有助于鉴别。

四、治疗

(一)西医治疗

1. 促卵泡发育 促使卵泡发育和排卵,以利于黄体形成。首选氯米芬,必要时考虑用 hMG-hCG 疗法。

2. 黄体功能刺激 主要用绒毛膜促性腺激素促进卵泡生长。基础体温上升后,隔日肌内注射 hCG 1000～2000U,共5次,可使血浆黄体酮明显上升,延长黄体期。此外,对于血中催乳激素太高引起的黄体功能不全则需要用降低催乳激素的药物,如溴隐亭等。

3. 黄体功能替代 黄体功能不全最常用的治疗方法是补充体内孕酮的不足。自排卵后开始肌内注射,每日 10mg,持续 10～14d,以补充黄体分泌黄体酮的不足。

(二)中医治疗

1. 中医辨证分型治疗

(1)肾虚:月经先期或先后不定期,经量少,经色鲜红,经期或平时腰膝酸软,足跟痛,精神萎靡,面色晦暗,口干目涩,失眠多梦,夜尿频多;舌红,苔少,脉沉细。治宜补肾固冲,健脾养血。以调经为目标者,经后期(卵泡期)着重滋阴养血,用左归丸或左归饮(左归饮有中成药)。左归饮的组成:熟地黄、山茱萸、山药、枸杞子、茯苓、炙甘草。亦可以左归饮与二至丸(女贞子、旱莲草)合用,以增强滋阴的功效。经前期(黄体期)则平补肾气,用归肾丸(熟地黄、山茱萸、山药、菟丝子、杜仲、当归、枸杞子、茯苓)。以助孕为目标者,经后期仍采用左归丸或左归饮合二至丸;经间期(排卵期)则着重疏肝补肾健脾,用定经汤(熟地黄、菟丝子、柴胡、当归、芍药、山药、茯苓、炒芥穗);经前期着重补肾固冲,用滋肾育胎丸或寿胎丸(菟丝子、桑寄生、续断、阿胶)合四君子汤(人参、白术、茯苓、炙甘草)。若孕后以安胎为目标,仍可以使用滋肾育胎丸,或寿胎丸合四君子汤。

（2）脾虚：月经先期，经量偏多，经色淡红，经期或平时下腹隐痛，下坠感，疲倦乏力，头晕眼花，面色苍白，口淡纳差，大便溏薄，或泄泻；舌淡白胖嫩，舌边有齿印，脉细弱。治宜健脾益气，固摄冲任。在调经阶段，经后期以健脾养血为主，方用八珍汤（人参、白术、茯苓、炙甘草、熟地黄、当归、川芎、白芍）加山药、山茱萸、金樱子、陈皮。经前期以健脾固摄为主，用举元煎（黄芪、人参、白术、炙甘草、升麻）加山药、覆盆子、芡实、陈皮。在助孕阶段，宜健脾补肾，固摄冲任。用毓麟珠（八珍汤加菟丝子、杜仲、鹿角霜、川椒）。孕后安胎，则用胎元饮（人参、白术、炙甘草、熟地黄、当归、白芍、杜仲、陈皮）。亦可用滋肾育胎丸。

（3）肝郁：月经先后不定期，经行不畅，经色暗，或有血块，经行下腹痛，乳房和胸胁胀痛，情志不舒，或烦躁易怒，或抑郁、情绪低落，睡眠不宁。舌淡红，或暗红，苔白，脉弦。治宜疏肝解郁，调摄冲任。调经则以逍遥散（中成药逍遥丸）为主，经后期配合二至丸滋养肝阴；经前期若有肝火，口干口苦，烦躁易怒，则用丹栀逍遥散（中成药加味逍遥丸）。助孕则以经后期用养精种玉汤（熟地黄、山茱萸、白芍、当归）合二至丸；经间期用定经汤；经前期用开郁种玉汤（当归、白芍、香附、牡丹皮、白术、茯苓、天花粉）合寿胎丸。孕后以寿胎丸为主，加白芍、郁金、山茱萸、甘草。

2. 中成药治疗

（1）艾附暖宫丸：口服，一次 6g，一日 2 次。用于肾阳不足证。

（2）二至丸：口服，一次 9g，一日 2 次。用于肾阴不足证。

（3）归脾丸：口服，一次 9g，一日 2 次。用于脾虚证。

（4）肾宝：口服，一次 10ml，每 13 2 次。用于肾阳不足证。

（5）左归丸：口服，一次 9g，一日 3 次。用于肾水不足证。

3. 其他治疗

（1）体针

①取穴：一组为石门、气海、关元、水道；另一组为三阴交、太溪、公孙、足三里、太冲。两组穴位同时使用，每次选用 3～4 个穴

位,交替使用。

②治法:常规消毒后,选用 28～30 号毫针,直刺气海、石门、关元、水道 1.0～1.4 寸。直刺三阴交 1.2～1.6 寸,直刺公孙 1.0～1.4 寸,直刺太溪 0.6～1.0 寸,直刺足三里 1.5～2.5 寸,直刺太冲 1.0～1.4 寸。于月经来潮后第 15 天开始治疗,至月经来潮时结束治疗。每日针刺 1～2 次,一次留针 20min,留针期间行针 2～3 次,用中等强度捻转手法为主,捻转的幅度为 2～3 圈,捻转的频率为每秒 2～4 个往复,每次每穴行针 5～10s。

(2)艾灸

①取穴:一组为石门、气海、关元、水道;另一组为三阴交、太溪、公孙、足三里、太冲。两组穴位同时使用,每次选用 3～4 个穴位,交替使用。

②治法:用艾条温和灸,或用隔姜灸,每穴灸 15min,使局部有明显的温热感为宜。每日治疗 1～2 次。于月经结束后 10d 开始治疗,至月经来潮时结束治疗。于月经来潮后第 15 天或根据基础体温确定排卵后开始治疗,至月经来潮时结束治疗。

(3)电针

①取穴:一组为石门、气海、关元、水道;另一组为三阴交、太溪、公孙、足三里、太冲。两组穴位同时使用,每次选用 3～4 个穴位,交替使用。

②治法:分为两步。第一步,进针操作与体针疗法一样;第二步,为电针疗法操作方法。第一步操作完毕后,在相距较远的两组穴位之间,分别连接电针治疗仪的两极导线,采用疏密波,刺激量的大小以出现明显的局部肌肉颤动或患者能够耐受为宜。每次电针 2～4 个穴位(交替使用),每次治疗 20min。于月经来潮后第 15 天开始治疗,至月经来潮时结束治疗。

(4)耳针

①取穴:主穴取一侧的卵巢区、下丘脑。配穴取另一侧大脑皮质、皮质下区。主穴、配穴同时取用,两侧交替。

②治法:常规消毒后,用 28 号 0.5～1.0 寸毫针斜刺或平刺耳穴。用 28～30 号毫针,直刺三阴交、足三里 1.2～1.6 寸。然后在耳穴与三阴交、足三里之间分别连接电针治疗仪的两极导线,采用疏密波,刺激量的大小以出现明显的局部肌肉颤动或患者能够耐受为宜。每次电针 2 个穴位(两侧耳穴交替使用),每次 20min。每日治疗 1～2 次。没有接电疗仪的耳穴,按普通耳针疗法进行操作。于月经来潮后第 15 天开始治疗,至月经来潮时结束治疗。多与其他疗法配合使用。

(5)穴位注射

①取穴:一组为中极、大赫、地机;另一组为关元、水道、血海;第三组为归来、曲骨、三阴交。双侧取穴。

②治法:常规消毒后,直刺中极 0.6～1.0 寸,直刺大赫 0.8～1.2 寸,直刺地机 0.6～1.0 寸,直刺关元 0.6～1.0 寸,直刺水道 0.8～1.2 寸,直刺血海 1.0～1.4 寸,直刺归来 0.8～1.2 寸,直刺曲骨 1.0～1.4 寸,直刺三阴交 1.2～1.6 寸。各注入绒毛膜促性腺激素 800U。排卵后的第 3 天、第 6 天、第 9 天,每日治疗 1 次。三组穴位交替使用。

第七节　卵巢早衰

卵巢早衰(POF),是指女性在 40 岁之前卵巢丧失正常功能,是早发性卵巢功能不全(POI)的终末阶段。卵巢功能衰竭时卵巢将不再产生正常水平的雌激素,也不能定期释放卵子,表现为继发性闭经、不孕,常伴有夜间睡眠过程中出汗、失眠、记忆力减退等围绝经期症状。妇女的平均自然绝经年龄为 50－52 岁,绝经年龄存在着种族和地区分布的差异,但其绝对值相差不大。

一、临床表现

POF 患者主要表现为过早闭经,还可出现低雌激素症状,比如潮热、夜间睡觉时出汗等类似更年期的症状。

1. **病史**　卵巢手术史、肿瘤的放化疗史是引起卵巢衰竭的医源性因素。病毒感染史也是引起卵巢衰竭的少见的原因之一,特别是流行性腮腺炎和 AIDS 病史。由于 POF 与自身免疫的相关性,所以需询问家族或本人有无自身免疫性疾病史,如 Addison 病、甲状腺疾病、糖尿病、红斑狼疮、类风湿关节炎、白癜风和克罗恩病等。

2. **闭经**　①40 岁之前可有月经周期延长、行经时间缩短、经量减少,月经逐渐停止。②月经规律者突然闭经,有的可先出现月经周期不规律继而有月经停止现象。③口服激素类避孕药或分娩后不能恢复正常的月经。

3. **不孕**　部分患者因不孕就诊而发现卵巢早衰。不孕是卵巢早衰患者就诊和苦恼的主要原因。有原发不孕和继发不孕,所以建议有卵巢早衰家族史者应尽早计划怀孕。

4. **低雌激素症状(类似更年期)**　①潮热、夜间睡眠中大量出汗。②失眠、记忆力减退、容易烦躁、注意力不集中。③阴道干涩、性交困难、反复发生阴道炎、尿道感染等。④性欲下降。原发闭经者低雌激素症状[潮热和(或)性交困难等]少见,如果有也大多与既往用过雌激素替代治疗有关,继发闭经者低雌激素症状常见。这与低雌激素症状是由雌激素撤退引起的理论相一致。这些低雌激素症状还包括萎缩性阴道炎和尿频、尿痛等萎缩性尿道炎。

5. **伴发的自身免疫性疾病的表现**　如 Addison 病、甲状腺疾病、糖尿病、红斑狼疮、类风湿关节炎、白癜风和克罗恩病等。另外还有肾上腺功能不全的隐匿症状,如近期体重的减轻、食欲减退、不明确的腹部疼痛、衰弱、皮肤色素沉着加重和嗜盐。

二、检查

(一)一般检查

观察患者全身发育情况、精神状态、智力发育、营养和健康的情况,并注意女性第二性征(如乳房、阴毛和腋毛等)的发育。生殖器检查主要观察生殖器是否存在畸形等。特发性 POF 的体征不多。第二性征发育不全在原发闭经者多见,在继发闭经者少见。盆腔检查可发现外阴萎缩、阴道萎缩、黏膜苍白、变薄、点状充血出血等萎缩性阴道炎和偏小的子宫,但多数 POF 患者能间断地产生足够的雌激素来维持正常的阴道黏膜。

(二)辅助检查

1. **妊娠试验**　育龄妇女出现月经停止,需做妊娠试验确认是否怀孕。

2. **性激素测定**　①尿促卵泡素(FSH)测定:是由脑垂体分泌的一种激素,可刺激卵巢中卵泡的生长。POF 的女性血液中 FSH 的含量通常异常升高,$>40U/L$。②雌二醇测定:雌二醇是一种来自卵巢的雌激素,通常在 POF 的女性中水平较低。③催乳激素测定:血液中催乳素水平过高会导致排卵问题,造成月经不规律或停止。此外,POF 患者的血睾酮和硫酸脱氢表雄酮水平与同年龄妇女近似,雄烯二酮水平低于正常同龄妇女。若伴有甲状腺或肾上腺的自身免疫性疾病并引起其功能低下,则皮质醇、T_3、FT_3、T_4、FT_4 水平低下,ACTH 及 TSH 水平升高。

3. **B 超检查**　通过 B 超可以观察盆腔有无子宫,子宫的形态、大小及内膜情况,双侧卵巢的形态、大小及卵泡数。可见子宫小,测定的卵巢值小于生育期的妇女,卵巢内没有卵泡或者虽然有卵泡但是数目很少。此外,由于原始卵泡太小 B 超检测不到,所以 B 超不能帮助诊断卵泡型 POF 或非卵泡型 POF。

4. **腹腔镜检查**　卵巢体积缩小,很难看见发育中卵泡和排卵孔,无黄体形成,子宫体积缩小。卵巢活检对诊断卵巢炎或确定卵泡型或无卵泡型 POF 并没有太大意义,有报道称卵巢活检显示无卵泡时仍有妊娠发生的可能,故卵巢活检有一定的片面性。因此,一般不主张应用卵巢活检来进行卵巢早衰的病因诊断及病情评估。

5. 遗传学检查　一些原发性闭经患者可能存在染色体异常。有条件者可行 $FMR1$ 基因检测,$FMR1$ 基因是与脆性 X 综合征相关的基因,脆性 X 综合征是一种可导致智力问题的遗传性疾病,$FMR1$ 检查可以确定患者的两条 X 染色体是否正常。

6. 骨密度测定　POF 患者骨丢失率增加,可有低骨量和骨质疏松症表现,骨密度较同龄妇女低 1 个标准差,髋部骨折危险性增加 2.6 倍,有条件时做骨密度检测。

三、鉴别诊断

1. 多囊卵巢综合征　可出现月经稀发或闭经、不孕,但以高雄激素血症、高胰岛素血症及代谢综合征为特征,血清 FSH 水平在正常范围,常伴有肥胖、多毛、痤疮及黑棘皮征。

2. 高泌乳素血症　临床表现是月经稀发、闭经及非哺乳期乳汁自溢。$PRL \geqslant 25\mu g/L$。B 超检查可见卵巢内有发育的卵泡,血清 LH、FSH 及 TSH 的水平均正常。

3. 希汉综合征　产后大出血和休克持续时间过长导致腺垂体急性梗死和坏死,引起低促性腺激素性闭经,同时伴有肾上腺皮质、甲状腺功能减退。临床表现为闭经、脱发、阴毛和腋毛脱落、低血压、畏寒、嗜睡、贫血、消瘦等症状。

4. 抵抗性卵巢综合征　又称卵巢不敏感综合征,亦属 FSH 升高之高促性腺闭经。镜下卵巢形态饱满,具有多数原始卵泡及初级卵泡,很易与 POF 相鉴别。

5. 中枢神经-下丘脑性闭经　包括精神应激性、神经性厌食、体重下降、剧烈体育运动、药物等引起的下丘脑分泌促性腺激素释放激素功能失调或抑制引发闭经。

四、治疗

(一)西医治疗

由于 POF 的病因尚不十分明了,目前没有确切有效的方法能恢复卵巢的功能。更多的是控制并预防 POF 所引起的并发症。医师会根据患者的病情,适当给予补充雌、孕激素治疗,可以改善月经症状,使年轻患者第二性征发育;还能缓解雌激素减少所引起的血管舒缩不稳定的症状。POF 由于可出现生育能力的丧失,会给患者带来沉重的精神负担和心理压力,影响患者的健康和生活,对此医师应给予适当心理治疗。

1. 非手术治疗 一般根据患者情况推荐联合应用雌激素和孕激素,以改善雌激素缺乏引起的类似更年期综合征的临床症状。激素替代治疗有助于预防骨质疏松。但该类药物不能扭转POF,且有可能带来肿瘤、血栓风险。

(1)雌孕激素替代治疗(HRT):雌孕激素替代治疗对于年轻的 POF 患者来说非常重要,既可缓解低雌激素症状及泌尿生殖道萎缩(为赠卵胚胎移植作准备),又可预防远期并发症(骨质疏松、老年性痴呆症等),结肠癌的风险降低 37%。但长期 HRT 也有一定的风险,如子宫内膜癌和乳腺癌的发生,但研究表明,孕激素每月应用时间>10d 的雌孕激素替代治疗可使子宫内膜癌的风险几乎降至零,而乳腺癌的风险略有增加,但死亡率不增高。通常采用雌、孕激素序贯联合方案。在应用 HRT 之前,应进行个体化的利弊权衡,并进行必要的监测和随访。

(2)预防骨质疏松:除 HRT 外,每日保证 1200mg 的钙的摄入,每日维生素 D 400~800U,进行必要的体育锻炼,如走路、瑜伽或太极等。

(3)促排卵治疗:一般用 HRT 或 GnRHα 抑制内源性促性腺激素(主要是 FSH)至较低水平(<20U/L)后,予足量 hMG/hCG促排卵同时 B 超监测,要求 hMG 用量大、持续时间长。降调节能

使促排卵成功的理论依据是降调节后内源性 FSH 水平降低,颗粒细胞表面 FSH 受体增多,增加了卵巢的敏感性。

(4)DHEA 治疗:DHEA 50％由肾上腺皮质网状带分泌,20％由卵巢分泌,30％由外周 DHEAS 转化而来,体内每日产生6～8mg,血浓度为 3～35nmol/L,其水平随年龄增长而降低。DHEA 是合成雄烯二酮、睾酮、雌二醇的重要物质,DHEA 的含量高低影响这些激素的水平。

(5)复方制剂治疗:常用药物有戊酸雌二醇/雌二醇环丙孕酮片、雌二醇/雌二醇地屈孕酮片。

2. 手术治疗

(1)赠卵体外受精-胚胎移植技术:对于有生育意愿的患者,可选择通过捐赠的卵子进行体外受精来实现怀孕。医师会将捐赠者的卵子与患者男性伴侣的精子受精,然后将受精卵植入子宫。但是赠卵助孕的方式涉及社会伦理道德问题和法律问题,应咨询专业机构和医师。

(2)卵巢功能的保存:由于恶性肿瘤及癌症患者的年轻化,放疗、化疗及手术操作等医源性因素可能导致卵巢功能的损伤,POF 患者生育力的保存受到越来越多的关注。目前保存卵巢功能的方式主要有冷冻胚胎、冷冻卵子和冷冻卵巢组织。其中冷冻的卵巢组织在患者条件允许时进行移植,恢复一定的内分泌及排卵功能,重新使卵巢发生周期性变化,使自然妊娠成为可能。

(二)中医治疗

1. 中医辨证分型治疗

(1)肝郁化热:头目眩晕,口苦咽干,心胸烦闷,口渴饮冷,便秘溲赤,脉弦数。治宜疏肝解郁、清热。方用丹栀逍遥散加减:牡丹皮、栀子各 12g,柴胡、白芍各 10g,当归、茯苓各 15g,甘草 3g。每日 1 剂,水煎服。

(2)肾阴虚:经断前后,头晕耳鸣,腰酸腿软,炽热汗出,五心烦热,失眠多梦,口燥咽干;或皮肤瘙痒,月经周期紊乱,量少或多,经色鲜红,舌红苔少,脉细数。治宜滋肾益阴,育阴潜阳。方用六味地黄丸加减:熟地黄、山萸肉各15g,淮山药、炒龟板、生牡蛎各20g,茯苓、牡丹皮、泽泻、石决明各10g。每日1剂,水煎服。

(3)阴虚阳亢:眩晕头痛,耳鸣耳聋,急躁易怒,面色红赤,舌红,苔薄黄,脉弦有力。治宜育阴潜阳,镇肝息风。方用镇肝熄风汤:牛膝、生龙骨、生牡蛎、生龟板、玄参、生麦芽各15g,生赭石20g,白芍、天冬、川楝子、茵陈各10g,甘草5g。每日1剂,水煎服。

(4)肾阳虚:经断前后,头晕耳鸣,腰痛如折,形寒肢冷,小便频数,带下量多,月经不调,量少,色淡而稀,精神萎靡,面色晦暗,舌淡苔白滑,脉沉细。治宜温肾壮阳,培精养血。方用左归丸:熟地黄15g,山药、枸杞子、鹿角胶、菟丝子、杜仲、炮附子各10g,山萸肉、当归各9g,肉桂3g。每日1剂,水煎服。

(5)血虚:婚后无子,月经后期,量少色淡,面色萎黄,皮肤不润,形体瘦弱,头晕目眩,舌淡苔薄,脉细弱。治宜养血滋肾调经。方用加味四物汤:当归、川芎、白芍、生地黄、阿胶、白术、茯苓、橘红、甘草、续断、香附。若气血两虚时加党参、山药;血虚未复,进而导致营阴不足当合两地汤:玄参、麦冬、阿胶、地骨皮、龟甲、枸杞子。

2. 中成药治疗

(1)龟鹿补肾胶囊:口服,一次3粒,一日3次,可配服六味地黄丸。用于肝肾阴虚血瘀证。

(2)滋肾育胎丸:口服,一次5g,一日3次。用于脾肾阳虚血瘀证。

(3)金匮肾气片:口服,一次4片,每日3次。用于脾肾阳虚血瘀证。

(4)胎宝素胶囊:口服,一次2粒,一日3次。

3. 手法治疗 首先,患者仰卧,医者坐其右侧,先用手掌着力,反复推运拿揉腹部(小腹剧痛部位不宜推按)。小腹摩法方向取逆时针方向,腹部取顺时针方向,手法要求深沉缓慢,同时配合按揉关元、气海、中极穴,捏揉足三里、三阴交、太冲、调经穴等。然后,嘱患者翻身为俯卧位,医者用手掌着力,反复按摩腰骶数遍,再用双手拇指和中指着力,重点按点膈俞、脾俞、肾俞、志室等穴,每穴2min。再用双手拿揉两侧命门、带脉穴。最后,用双手掌着力,按摩推运腰骶及命门、八髎等穴约3min,治疗结束。每日1次,每7天为1个疗程。

4. 其他治疗

(1)体针

①取穴:关元、中极、大赫、子宫、肾俞及胸$_5$～腰$_4$夹脊穴为主穴。肝肾阴虚者加三阴交、阴陵泉、肝俞、阴郄、复溜;脾肾阳虚者加脾俞、命门、次髎、地机。

②治法:用补法,先用指弹进针,得气后留针20min。脾肾阳虚者加温针灸,出针后背俞及夹脊穴拔火罐5～10min。20次为1个疗程、休息5～7d进行下1个疗程,6个疗程为限。

(2)艾灸

①取穴:中脘、关元、子宫、卵巢、肝俞、肾俞。

②治法:采用艾条温和灸,每穴施灸5～15min,每日或隔日治疗1次,10次为1个疗程。采用温灸盒灸,每穴施灸20～30min,隔日1次,7次为1个疗程。采用艾炷非化脓灸,每次选3～4穴,每穴施灸3～5壮,每日治疗1次,5次为1个疗程。

(3)拔罐

①取穴:天枢、气海、肾俞、血海。

②治法:采用留罐法,留罐3～5min,隔日1次,10次为1个疗程。

(4)穴位埋线

①取穴:肝俞(双)、脾俞(双)、肾俞(双)、期门(双)、章门(双)、京门(双)。

②治法:将腧穴分为两组,左侧背腧穴配右侧募穴,右侧背腧

穴配左侧募穴,两组交替。用埋线针将羊肠线埋入,15d 治疗 1 次,4 次为 1 个疗程;再 1 个月埋 1 次线,4 次为 1 个疗程巩固期。

5. 运动疗法　清晨醒来时,端坐于床上,两足盘曲,两脚底相对中间隔一拳之距,两手交叉胸前,分别以双手抚按双乳,两目微开视鼻端,调息入静,意守丹田(脐下 3 寸),舌抵上腭,叩齿 36 通,令华池之水(口水)充满口中,以意念送华池之水循冲任二脉入下丹田,片刻以意领气,导丹田之气循带脉经络绕行 1 周、贯气入血海(胞中),复出会阴,稍顿,导气绕肛穿至骶,循背上行,沿督脉经络过颈上巅,于百会穴稍顿。此时复以意领气从巅入口,化为阴津(华池之水),如此为 1 周,行 14 周。功毕,以手抚摩双乳 4min,接着以左手抚丹田(小腹),右手抚腰,分别向横向相反方向揉摩 50 次,换手再摩 50 次,之后右手示指揉按右足涌泉穴,左手示指揉按左脚涌泉穴各 80 圈。至此收功,起床。

第八节　未破裂卵泡黄素化综合征

未破裂卵泡黄素化综合征(LUFS),是指卵泡成熟但不破裂,卵细胞未排出而原位黄素化,形成黄体并分泌孕激素,引起效应器官发生一系列类似排卵周期的改变。临床以月经周期长,有类似排卵表现但持续不孕为主要特征。是无排卵性月经的一种特殊类型,也是引起不孕的重要原因之一。中医尚无相应病名,多归属为"不孕症"范畴。

一、临床表现

不孕为常见的临床症状,且常误认为是"原因不明"的不孕症。可合并有盆腔子宫内膜异位症或慢性盆腔炎粘连的表现,月经周期和月经量常无异常。偶有黄体期稍短或孕酮水平较低等表现,但无特异性。临床一般常用的监测排卵方法,如基础体温(BBT),宫颈黏液(CMS),孕酮测定、子宫内膜活检等均提示为

"排卵性"月经。

二、检查

(一)一般检查

1. 全身检查以评估体格发育及营养状况,包括体重、身高、体脂分布特征、乳房发育等。以视诊为主,观察患者是否存在皮肤改变,包括多毛、痤疮、黑棘皮征等。

2. 妇科检查会依次观察患者外阴发育、阴毛分布、阴蒂大小、阴道和宫颈,确定有无异常排液和分泌物,进行双合诊触诊子宫以确定子宫位置、大小、质地和活动度是否有异常,附件有无增厚、包块和压痛,子宫直肠陷凹有无触痛结节,下腹有无压痛、反跳痛和异常包块。

(二)辅助检查

1. 基础体温(BBT) 呈典型双相。

2. 宫颈黏液或子宫内膜活检 有正常的组织分泌象,即显示黄体期改变,血孕酮水平≥3ng/ml 即可诊断(B超连续追踪卵泡,有成熟卵泡但无排卵)。

3. B超连续监测 于围排卵期(月经周期第8~9天起),每日用阴道B超连续观察,了解卵泡发育动态情况,若有优势卵泡形成,达成熟卵泡标准(卵泡最大直径≥18mm,清晰透亮,边界清楚等),而无排卵表现,即卵泡持续不消失或无明显缩小(卵泡滞留型)或持续增大(30~45mm,卵泡持续长大型),子宫直肠陷凹无游离液出现,即可考虑为未破裂卵泡黄素化(LUF)周期。在B超监测周期中,应由专人专机检查,以统一标准,避免将排卵后的囊性黄体误认为LUF。

4. 腹腔镜检查 对疑有未破裂卵泡黄素化时,行腹腔镜检查可进一步确诊。一般认为在排卵后 1.5d 内排卵征依然存在,此后会逐渐封闭,于 4~5d 完全上皮化,排卵孔封闭。故于黄体早期(月经周期第 20 天前,BBT 上升 2~4d)用腹腔镜直接观察卵巢表面,见有黄体但无排卵孔裂。

5.后穹穿刺液甾体激素测定 成熟卵泡中含有大量雌、孕激素,卵泡破裂时释放入盆腔,使腹腔液中雌、孕激素浓度明显高于血液中浓度,通常孕激素可高达 3 倍以上。因此,于黄体早期行后穹穿刺,抽取腹腔液,测定其雌、孕激素浓度,与血中浓度比较,可推断卵泡曾否破裂。

6.内分泌检查 血 LH 峰值测定低下或过早出现。

三、鉴别诊断

1.输卵管不通所致不孕 基础体温双相、不孕。碘油造影可作鉴别诊断。

2.多囊卵巢综合征 临床表现为不孕、月经稀发或闭经、多毛、肥胖和卵巢增大及多囊。测基础体温呈单相,月经后半期诊断性刮宫子宫内膜无分泌期改变,黄体中期测孕酮水平低于 3ng/ml。

3.输卵管发育异常 月经周期正常而婚久不受孕,基础体温双相。输卵管碘油造影可资鉴别诊断。

四、治疗

(一)西医治疗

1.非手术治疗

(1)促排卵治疗:在应用促排卵治疗前,必须积极处理造成 LUFS 的局部机械性因素,如子宫内膜异位症、慢性盆腔炎、盆腔粘连等。①hCG 疗法:正确恰当地应用 hCG 是能否成功治疗 LUFS 的关键,当卵泡发育成熟,直径达 18～24mm,子宫内膜出现三线反应,厚度达 0.8cm,宫颈评分在 8 分以上,尿 LH 峰尚未出现,BBT 下降或有下降趋势时,肌内注射 hCG 10 000～15 000U,以提高排卵前 LH 峰值。过早肌注会出现 LH 峰提前出现而抑制排卵,肌内注射过晚也会造成人为"双低峰"而不能达到促排卵目的。②hMG-hCG 周期疗法：其机制是完全代替垂体促性腺功能。于月经周期（或药物撤退性出血）第 5 天起，每日给予 hMG 75U，至卵泡直径达 18～24mm 时，给予 hCG 10 000～15 000U。③早熟型 LUF 疗法：对早熟型 LUF 亦可用较大量雌激素或 GnRH-a、hMG（或 FSH），hCG 促排卵，即在辅助生育技术中的控制超排卵，此法抑制了体内的内源性下丘脑-垂体性腺激素水平，完全应用外源性激素替代，模拟排卵前 LH/FSH 高峰诱发排卵，疗效满意，但需注意剂量的个体化。④溴隐亭：从小剂量开始，每日 1.25mg，晚餐中服，若无不良反应，可逐渐加量至每日 5～7.5mg，分 2～3 次服用。PRL 降至正常后，予促排卵治疗，发现妊娠停药。

（2）精神心理治疗：精神紧张、焦虑等可导致 LUFS 的发生，精神心理咨询治疗科有助于恢复正常排卵功能。

2. **手术治疗**

（1）卵泡穿刺术：对难治性 LUF 可于肌内注射 hCG 36～48h，行阴道 B 超下卵泡刺破"人工排卵"，然后行 IUI。

（2）腹腔镜或剖腹手术治疗：必要时行腹腔镜或剖腹手术治疗。

（3）B 超引导下卵泡穿刺术加人工授精：该方法定位准确，简单有效，妊娠率高，但施行过程中应注意避免损伤周围脏器及腹腔出血。

（4）体外受精和胚胎移植技术（IVF-ET）：对于反复发生 LUFS 而应用其他方法治疗无效的患者，以及 LUFS 合并其他病变的患者，IVF-ET 无疑是一个最直接有效的解决方法。

（二）中医治疗

1. **中医辨证分型治疗**

（1）肾气虚：婚久不孕，基础体温测定（BBT）均呈双相型，黄体期正常或较短，B 超监测提示未破裂卵泡黄素化，月经周期尚正常，经量或多或少，色黯；腰膝酸软，精神疲倦，头晕耳鸣，小便清长;舌淡、苔薄,脉沉细,两尺尤甚。治宜补肾益气,温养冲任。
方用肾癸续嗣丹:人参、白术、茯苓、白芍、当归、川芎、熟地黄、炙
甘草、菟丝子、巴戟天、鹿茸、紫石英。

(2)肾阳虚:婚久不孕,测 BBT 均呈双相型,黄体期正常或较
短,B 超监测提示未破裂卵泡黄素化,月经周期尚正常,经色淡
暗,性欲低下,小腹冷,带下量多,清稀如水。或子宫发育不良;头
晕耳鸣,腰酸膝软,夜尿多;眼眶黯,面部黯斑,或环唇黯;舌质淡
黯,苔白,脉沉细尺弱。治宜温肾暖宫,调补冲任。方用右归广嗣
丹(自拟):熟地黄、附子、龟甲、鹿茸、巴戟天、补骨脂、菟丝子、肉
桂、杜仲、白术、山药、芡实、人参。

(3)肾阴虚:婚久不孕,测 BBT 均呈双相型,黄体期正常或较
短,B 超监测提示未破裂卵泡黄素化,月经周期尚正常,经色鲜
红。或经期延长,形体消瘦,头晕耳鸣,腰酸膝软,五心烦热,失眠
多梦,眼花心悸,肌肤失润,阴中干涩,性交痛;舌质稍红略干,苔
少,脉细或细数。治宜滋肾养血,调补冲任。方用左归蠡斯丹(自
拟):当归、白芍、熟地黄、山茱萸、龟甲、鳖甲、紫河车、肉苁蓉、菟
丝子、牡丹皮。

(4)肝郁:婚久不孕,测 BBT 均呈双相型,黄体期正常或较
短,B 超监测提示未破裂卵泡黄素化,月经周期尚正常,经量时多
时少,或经来腹痛;或经前烦躁易怒,胸胁乳房胀痛,精神抑郁,善
太息;舌黯红或舌边有瘀斑,脉弦细。治宜疏肝解郁,理血调冲。
方用开郁毓麟丹:当归、白芍、白术、茯苓、牡丹皮、香附、川楝子、
王不留行、瓜蒌、牛膝。

(5)血瘀:婚久不孕,测 BBT 均呈双相型,黄体期正常或较
短,B 超监测提示未破裂卵泡黄素化,月经周期尚正常,经来腹
痛,甚或成进行性加剧,经量多少不一,经色紫黯,有血块,块下痛
减。或肛门坠胀不适,性交痛;舌质紫黯或舌边有瘀点,苔薄白,
脉弦或弦细涩。治宜逐瘀荡胞,调冲助孕。方用逐瘀衍嗣丹:桃
仁、红花、牡丹皮、赤芍、当归、延胡索、枳壳、三棱、莪术、昆布、

香附。

2. 中成药治疗

(1)五子衍宗丸:口服,水蜜丸一次 6g,小蜜丸一次 9g,大蜜丸一次 1 丸,一日 2 次,片剂,一次 6 片,一日 3 次。用于肾气虚证。

(2)滋肾育胎丸:口服,一次 5g,一日 3 次,淡盐水或蜂蜜水送服。用于肾气虚证。

(3)定坤丹:口服,一次半丸至 1 丸,一日 2 次(每丸重10.8g)。或海龙胶口服液,口服,1 次 40ml(2 支),一日 1～2 次。用于肾阳虚证。

(4)麒麟丸:口服,一次 6g,一日 2～3 次。用于肾阳虚证。

(5)大黄䗪虫丸:口服,一次 3g,一日 2 次。用于血瘀证。

(6)六味地黄丸:口服,一次 9g,一日 2 次。用于肾虚证。

(7)逍遥丸:口服,一次 6g,一日 2 次。用于肝郁证。

(8)桂枝茯苓丸:口服,一次 5g,一日 3 次。用于血瘀证。

(9)归肾丸:口服,一次 9g,一日 2 次。用于肝肾阴虚证。

(10)右归丸:口服,一次 9g,一日 2 次。用于肾阳虚证。

3. 其他治疗

(1)体针

①取穴:中极、三阴交、大赫、气海。

②治法:月经第 12～15 天,以上两组穴位交替针刺,平补平泻,每日 1 次,留针 30min,每 5 分钟捻转 1 次,如卵泡直径＞15mm 后疗效较好。肾虚加关元、气海、三阴交、足三里,平补平泻法,隔日 1 次;血瘀加关元、归来、水道、三阴交、阳陵泉,泻法,隔日 1 次;肝郁加肝俞、太冲、行间,泻法,隔日 1 次。

(2)艾灸

①取穴:八髎、三阴交(双)。

②治法:三阴交选用 0.25mm ×40mm 不锈钢毫针,常规消毒后直刺 10～15mm,补法;八髎穴选用 0.30mm ×75mm 不锈

钢毫针,常规消毒后下髎穴直刺 50～70mm,上髎、次髎、中髎呈 15°～45°向下斜刺 40～60mm,平补平泻,所有穴位局部出现酸、麻、重、胀感为宜,留针 30min,每 10 分钟行针 1 次。

当卵泡平均直径≥18mm 时,针刺治疗改为每日 1 次,连续治疗 3d(排卵即停止)。

(3)电针

①取穴:太冲、合谷、关元、三阴交、中极、子宫、血海。

②治法:针刺以上穴位得气后,连接电针仪,1 次 30 min,每日 1 次。直至优势卵泡排出。若连续电针 5 次,B 超监测显示卵泡未破,则放弃该周期。

(4)耳针

①取穴:内分泌、肾、皮质下、卵巢。

②治法:毫针刺法,每次 2～3 穴,中等刺激,隔日 1 次。埋针,每次 2～3 穴,3 日 1 次,双耳交替。耳穴贴压,用王不留行贴压穴位,每日加压 2～3 次,两耳交替。

(5)TDP 治疗:于月经干净后或月经第 11 天起,隔日或每日照射 1 次,一次 15～20min,至排卵后。

第九节 异常子宫出血

异常子宫出血(AUB),是妇科常见的症状和体征,作为总的术语,是指与正常月经的周期频率、规律性、经期长度、经期出血量任何 1 项不符的、源自子宫腔的异常出血。我国妇科学界于 2014 年 10 月制定了《异常子宫出血诊断与治疗指南》。该指南所述 AUB 限定于育龄期非妊娠妇女,因此需排除妊娠和产褥期相关的出血,也不包含青春发育前和绝经后出血。世界各国描述 AUB 的医学术语和定义存在混淆,为此,国际妇产科联盟(FIGO)2007 年发表了关于"正常和异常子宫出血相关术语"的共识,2011 年又发表了"育龄期非妊娠妇女 AUB 病因新分类 PALM-

COEIN 系统",统一用词,用以指导临床治疗及研究。

一、临床表现

1. **病史** 应注意患者的年龄、月经史、婚产史及避孕措施,有无肝病、血液病、高血压及代谢性疾病等,了解有无精神紧张、情绪打击等。

2. **AUB-P** 子宫内膜息肉可单发或多发,AUB 原因中21%~39%为子宫内膜息肉。中年后、肥胖、高血压、使用他莫昔芬(三苯氧胺)的妇女容易出现。临床上 70%~90%的子宫内膜息肉有 AUB,表现为 IMB、月经过多、不规则出血、不孕。少数(0~12.9%)会有腺体的不典型增生或恶变;息肉体积大、高血压是恶变的危险因素。通常可经 B 超检查发现,最佳检查时间为周期第 10 天之前;确诊需在宫腔镜下摘除行病理检查。直径<1cm的息肉若无症状,1 年内自然消失率约 27%,恶变率低,可观察随诊。

3. **AUB-A** 子宫腺肌病可分为弥漫型及局限型(即为子宫腺肌瘤),主要表现为月经过多和经期延长,部分患者可有 IMB、不孕。多数患者有痛经。确诊需病理检查,临床上可根据典型症状及体征、血 CA125 水平增高做出初步诊断。B 超检查可辅助诊断,有条件者可行 MRI 检查。治疗视患者年龄、症状、有无生育要求决定,分药物治疗和手术治疗。对症状较轻、不愿手术者可试用短效口服避孕药、促性腺激素释放激素激动药(GnRH-a)治疗 3~6 个月,停药后症状会复发,复发后还可再次用药。近期无生育要求、子宫<孕 8 周大小者也可放置 LNG-IUS;对子宫>孕8 周大小者可考虑 GnRH-a 与 LNG-IUS 联合应用。年轻、有生育要求者可用 GnRH-a 治疗 3~6 个月,之后酌情给予辅助生殖技术治疗。无生育要求、症状重、年龄大或药物治疗无效者可行子宫全切除术,卵巢是否保留取决于卵巢有无病变和患者意愿。有生育要求、子宫腺肌瘤患者可考虑局部病灶切除+GnRH-a 治疗后再给予辅助生殖技术治疗。

4. AUB-L 根据生长部位,子宫平滑肌瘤可分为影响宫腔形态的黏膜下肌瘤与其他肌瘤,前者最可能引起 AUB。子宫肌瘤可无症状、仅在查体时发现,但也常表现为经期延长或月经过多。黏膜下肌瘤引起的 AUB 较严重,通常可经 B 超、宫腔镜检查发现,确诊可通过术后病理检查。治疗方案决定于患者年龄、症状严重程度、肌瘤大小、数目、位置和有无生育要求等。AUB 合并黏膜下肌瘤的妇女,宫腔镜或联合腹腔镜肌瘤剔除术有明确的优势。对以月经过多为主、已完成生育的妇女,短效口服避孕药和 LNG-IUS 可缓解症状。有生育要求的妇女可采用 GnRH-a、米非司酮治疗 3~6 个月,待肌瘤缩小和出血症状改善后自然妊娠或辅助生殖技术治疗。对严重影响宫腔形态的子宫肌瘤可采用宫腔镜、腹腔镜或开腹肌瘤剔除术等。但这些治疗后肌瘤都可能复发,完成生育后视症状、肿瘤大小、生长速度等因素酌情考虑其他治疗方式。

5. AUB-M 子宫内膜不典型增生和恶变是 AUB 少见而重要的原因。子宫内膜不典型增生是癌前病变,随访 13.4 年癌变率为 8%~29%。常见于多囊卵巢综合征(PCOS),肥胖、使用他莫昔芬的患者,偶见于有排卵而黄体功能不足者,临床主要表现为不规则子宫出血,可与月经稀发交替发生。少数为 IMB,患者常有不孕。确诊需行子宫内膜活检病理检查。对于年龄≥45 岁、长期不规则子宫出血、有子宫内膜癌高危因素(如高血压、肥胖、糖尿病等),B 超提示子宫内膜过度增厚回声不均匀、药物治疗效果不显著者应行诊刮并行病理检查,有条件者首选宫腔镜直视下活检。

6. AUB-C 包括再生障碍性贫血、各类型白血病、各种凝血因子异常、各种原因造成的血小板减少等全身性凝血机制异常。有报道,月经过多的妇女中约 13% 有全身性凝血异常。凝血功能异常除表现为月经过多外,也可有 IMB 和经期延长等表现。有些育龄期妇女由于血栓性疾病、肾透析或放置心脏支架后必须终身抗凝治疗,因而可能导致月经过多。尽管这种 AUB 可归为医源性范畴,但将其归入 AUB-C 更合适。月经过多患者须筛查潜在的凝血异常的线索,询问病史,以下 3 项中任何 1 项阳性的患者提示可能存在凝血异常,应咨询血液病专家。①初潮起月经过多;②具备下述病史中的 1 条,既往有产后、外科手术后或牙科操作相关的出血;③下述症状中具备两条或以上者,每月 1~2 次瘀伤、每月 1~2 次鼻出血、经常牙龈出血、有出血倾向家族史。

7. AUB-O 排卵障碍包括稀发排卵、无排卵及黄体功能不足,主要由于下丘脑-垂体-卵巢轴功能异常引起,常见于青春期、绝经过渡期,生育期也可因 PCOS、肥胖、高催乳素血症、甲状腺疾病等引起。常表现为不规律的月经,经量、经期长度、周期频率、规律性均可异常,有时会引起大出血和重度贫血。诊断无排卵最常用的手段是基础体温测定(BBT),估计下次月经前 5~9d(相当于黄体中期)血孕酮水平测定。同时应在早卵泡期测定血 LH、FSH、催乳素(PRL)、雌二醇(E_2)、睾酮(T)、促甲状腺素(TSH)水平,以了解无排卵的病因。

8. AUB-E 当 AUB 发生在有规律且有排卵的周期,特别是经排查未发现其他原因可解释时,可能是原发于子宫内膜局部异常所致。症状如仅是月经过多,可能为调节子宫内膜局部凝血纤溶功能的机制异常;此外,还可仅表现为 IMB 或经期延长,可能是子宫内膜修复的分子机制异常,包括子宫内膜炎症、感染、炎性反应异常和子宫内膜血管生成异常。目前尚无特异方法诊断子宫内膜局部异常,主要基于在有排卵月经的基础上排除其他明确异常后而确定。

9. AUB-I 是指使用性激素、放置宫内节育器或可能含雌激素的中药保健品等因素而引起的 AUB。BTB 指激素治疗过程中非预期的子宫出血,是 AUB-I 的主要原因。引起 BTB 的原因可能与所用的雌、孕激素比例不当有关。避孕药的漏服则引起撤退性出血。放置宫内节育器引起经期延长可能与局部前列腺素生

成过多或纤溶亢进有关;首次应用 LNG-IUS 或皮下埋植药的妇
女 6 个月内也常会发生 BTB。使用利福平、抗惊厥药及抗生素等
也易导致 AUB-I 的发生。临床诊断需要通过仔细询问用药历史、
分析服药与出血时间的关系后确定。必要时应用宫腔镜检查,排
除其他病因。

10. AUB-N AUB 的个别患者可能与其他罕见的因素有
关,如动静脉畸形、剖宫产术后子宫瘢痕缺损、子宫肌层肥大等,
但目前尚缺乏完善的检查手段作为诊断依据;也可能存在某些尚
未阐明的因素。目前暂将这些因素归于"未分类(AUB-N)"。动
静脉畸形所致 AUB 的病因有先天性或获得性(子宫创伤、剖宫产
术后等),多表现为突然出现的大量子宫出血。诊断首选经阴道
多普勒超声检查,子宫血管造影检查可确诊,其他辅助诊断方法
有盆腔 CT 及 MRI 检查。

二、检查

(一)一般检查

包括全身检查、妇科检查等,以初步判断是否有全身性疾病
及生殖道器质性病变。体征主要是月经周期和量的异常。其特
点是月经周期紊乱,经期长短不一,经量时多时少,甚至大量出
血,出血时多无腹痛或其他不适。出血时间长或量多者,可伴有
贫血,以及头晕、眼花、心悸、乏力等。全身检查应注意患者的精
神、营养、发育情况,第二性征、乳房发育及毛发分布,有无溢乳
等。盆腔检查可排除生殖器官器质性病变或妊娠出血。本病妇
科检查多正常,部分患者可有乳房及外生殖器发育欠佳,或外阴
及肛门多毛,甚至呈男性分布。

(二)辅助检查

1. 血常规 有助于判断是否有贫血及贫血程度。

2. 性激素检查 通过了解激素水平有助于判断是否因黄体
功能不足或排卵障碍引起的出血。

3. 影像学检查　B超可了解子宫内膜厚度及回声,以明确有无宫腔占位性病变及其他生殖道器质性病变等。

4. 病理检查　为排除子宫内膜病变和达到止血目的,必须进行全面刮宫,搔刮整个宫腔。诊刮时应注意宫腔大小、形态,宫壁是否平滑,刮出物的性质和量。为了确定排卵或黄体功能,应在经前期或月经来潮 6h 内刮宫;不规则流血者可随时进行刮宫。

5. 子宫镜检查　可以观察子宫及子宫内膜的情况。并可选择病变区进行活检,较盲取内膜的诊断价值高,尤其可提高早期宫腔病变如子宫内膜息肉、子宫黏膜下肌瘤、子宫内膜癌的诊断率。

6. 基础体温测定　单相型基础体温为无排卵型功血;双相型为排卵型功血,且出血多发生在高低体温交替时。

7. 宫颈黏液检查　在子宫出血时,甚至出血期,宫颈黏液出血有羊齿状结晶时提示有雌激素作用,而无排卵功能。

三、鉴别诊断

1. 特发性血小板减少性紫癜　临床上分急性和慢性两型。①急性型一般病程在半年以内。大多数患者在发病前 1～3 周有上呼吸道或病毒感染史。起病急骤,常有畏寒、发热、血小板显著减少,并有形态异常,骨髓象中巨核细胞数正常或增多,幼巨核比例增多,皮肤黏膜出血往往较重,可大量瘀点和大片瘀斑,常见消化道及泌尿生殖道出血,颅内出血虽属少见,一旦发生可危及生命。②慢性型一般病程在半年以下,可长达数月至数年。以青年女性发病较多。起病缓慢,出血往往较轻,以反复发作的皮肤瘀点为主。有时仅限有鼻血。女性患者可以月经过多为主要临床表现。大多数患者无其他症状和体征。发作时血小板减少。反复发作者常有轻度脾大。出血量多且持续时间较长者可伴有贫血。骨髓象中巨核细胞数增多或正常,以颗粒型巨核细胞增多为主。

2. 异位妊娠 主要表现为停经、阴道出血。除输卵管间质部妊娠停经时间较长外,多在 6～8 周停经。有 20%～30%患者无明显停经史,或月经仅过期两三日。胚胎死亡后,常有不规则阴道出血,色黯红,量少,一般不超过月经量。少数患者阴道流血量较多,类似月经,阴道流血可伴有蜕膜碎片排出。由于腹腔急性内出血及剧烈腹痛,轻者出现晕厥,严重者出现失血性休克。出血越多越快,症状出现也越迅速越严重,但与阴道流血量不成正比。

3. 先兆流产 大部分自然流产患者均有明显停经史。首先出现的症状往往是阴道出血,一般出血量少,常为暗红色,或为血性白带,但历时有时可达 4～5d,或 1 周以上。在流血出现后几小时至数周,可伴有轻度下腹痛或腰背痛,在妊娠 12 周以后,患者有时可感到阵发性腹痛。妇科查体可见宫颈口未开,无妊娠物排出,子宫大小与停经时间相符。

四、治疗

(一)西医治疗

1. AUB-P 对体积较大、有症状的息肉推荐宫腔镜下息肉摘除及刮宫,盲目刮宫容易遗漏。术后复发风险 3.7%～10.0%;对已完成生育或近期不愿生育者可考虑使用口服短效避孕药。避孕药或左炔诺孕酮宫内缓释系统(LNG-IUS)以减少复发风险;对于无生育要求、多次复发者,可建议行子宫内膜切除术。对恶变风险大者可考虑子宫切除术。

2. AUB-A 治疗视患者年龄、症状、有无生育要求决定,分药物治疗和手术治疗。对症状较轻、不愿手术者可试用口服短效避孕药、促性腺激素释放激素激动药(GnRH-a)治疗 3～6 个月,停药后症状会复发,复发后还可再次用药。近期无生育要求、子宫<孕 8 周大小者也可放置 LNG-IUS;对子宫>孕 8 周大小者可考虑 GnRH-a 与 LNG-IUS 联合应用。年轻、有生育要求者可用

GnRH-a 治疗 3～6 个月,之后酌情给予辅助生殖技术治疗。无生育要求、症状重、年龄大或药物治疗无效者可行子宫全切除术,卵巢是否保留取决于卵巢有无病变和患者意愿。有生育要求、子宫腺肌瘤患者可考虑局部病灶切除＋GnRH-a 治疗后再给予辅助生殖技术治疗。

3. AUB-L　治疗方案决定于患者年龄、症状严重程度、肌瘤大小、数目、位置和有无生育要求等。AUB 合并黏膜下肌瘤的妇女,宫腔镜或联合腹腔镜肌瘤剔除术有明确的优势。对以月经过多为主、已完成生育的妇女,口服短效避孕药和 LNG-IUS 可缓解症状。有生育要求的妇女可采用 GnRH-a、米非司酮治疗 3～6 个月,待肌瘤缩小和出血症状改善后自然妊娠或辅助生殖技术治疗。对严重影响宫腔形态的子宫肌瘤可采用宫腔镜、腹腔镜或开腹肌瘤剔除术等。但这些治疗后肌瘤都可能复发,完成生育后视症状、肿瘤大小、生长速度等因素酌情考虑其他治疗方式。

4. AUB-M　子宫内膜不典型增生的治疗需根据内膜病变轻重、患者年龄及有无生育要求选择不同的治疗方案。年龄＞40岁、无生育要求的患者建议行子宫切除术。对年轻、有生育要求的患者,经全面评估和充分咨询后可采用全周期连续高效合成孕激素行子宫内膜萎缩治疗,如甲羟孕酮、甲地孕酮等,3～6 个月后行诊刮加吸宫(以达到全面取材的目的)。如内膜病变未逆转应继续增加剂量,3～6 个月后再复查。如果子宫内膜不典型增生消失则停用孕激素后积极给予辅助生殖技术治疗。在使用孕激素的同时,应对子宫内膜增生的高危因素,如肥胖、胰岛素抵抗同时治疗。子宫内膜恶性肿瘤诊治参照相关的临床指南。

5. AUB-C　治疗应与血液科和其他相关科室共同协商,原则上应以血液科治疗措施为主,妇科协助控制月经出血。妇科首选药物治疗,主要措施为大剂量高效合成孕激素子宫内膜萎缩治疗,有时加用丙酸睾酮减轻盆腔器官充血。氨甲环酸、口服短效避孕药也可能有帮助。药物治疗失败或原发病无治愈可能时,可考虑在血液科控制病情、改善全身状况后行手术治疗。手术治疗包括子宫内膜切除术和子宫全切除术。

6. AUB-O 治疗原则是出血期止血并纠正贫血，血止后调整周期预防子宫内膜增生和 AUB 复发，有生育要求者促排卵治疗。止血的方法包括孕激素子宫内膜脱落法、大剂量雌激素内膜修复法、口服短效避孕药或高效合成孕激素内膜萎缩法和诊刮。辅助止血的药物还有氨甲环酸等。调整周期的方法主要是后半期孕激素治疗，青春期及生育年龄患者宜选用天然或接近天然的孕激素（如地屈孕酮），有利于卵巢轴功能的建立或恢复。口服短效避孕药主要适合于有避孕要求的妇女。对已完成生育或近 1 年无生育计划者可放置 LNG-IUS，可减少无排卵患者的出血量，预防子宫内膜增生。已完成生育、药物治疗无效或有禁忌证的患者可考虑子宫内膜切除术或切除子宫。促排卵治疗适用于无排卵有生育要求的患者，可同时纠正 AUB，具体方法取决于无排卵的病因。

7. AUB-E 对此类非器质性疾病引起的月经过多，建议先行药物治疗，推荐的药物治疗顺序如下。①LNG-IUS，适合于近 1 年以上无生育要求者；②氨甲环酸抗纤溶治疗或非甾体类抗炎药（NSAIDs），可用于不愿或不能使用性激素治疗或想尽快妊娠者；③口服短效避孕药；④孕激素子宫内膜萎缩治疗，如炔诺酮 5mg，每日 3 次，从周期第 5 天开始，连续服用 21d。刮宫术仅用于紧急止血及病理检查。对于无生育要求者，可以考虑保守性手术，如子宫内膜切除术。

8. AUB-I 有关口服避孕药引起的出血，首先应排除漏服，强调规律服用；若无漏服可通过增加炔雌醇剂量改善出血。因放置宫内节育器所致，治疗首选抗纤溶药物。应用 LNG-IUS 或皮下埋植药引起的出血可对症处理或期待治疗，做好放置前咨询。

9. AUB-N 有生育要求的患者，出血量不多时可采用口服避孕药或期待疗法；出血严重的患者，首先维持生命体征平稳，尽早采用选择性子宫动脉血管栓塞术,但有报道,术后妊娠率较低。无生育要求者,可采用子宫切除术。剖宫产术后子宫瘢痕缺损所致 AUB 的高危因素包括剖宫产切口位置不当、子宫下段形成前行剖宫产手术及手术操作不当等,常表现为经期延长。推荐的诊断方法为经阴道超声检查或宫腔镜检查。治疗上,无生育要求者口服短效避孕药治疗,可缩短出血时间;药物治疗效果不佳时,可考虑手术治疗。对于有生育要求者,孕前应充分告知有妊娠期子宫破裂风险。手术治疗包括宫腔镜下、腹腔镜下、开腹或经阴道行剖宫产子宫切口憩室及周围瘢痕切除和修补术。

(二)中医治疗

中医学早有类似本病的记载,如宋代《圣济总录·妇人血气门》云:"经水无定";《景岳全书·妇人规》中有"崩漏不止,经乱之甚者也"之说。本病可归属于中医学的"崩漏""月经先后无定期""经间期出血"等范畴。中医学认为,肾虚先天不足,肾气稚弱,或房劳多产或邻近绝经,肾气渐衰,以致肾气虚,封藏失司,不能约制经血。脾胃素虚,中气不足,或忧思过度,饮食劳倦,以致脾气受损,脾虚气陷,统摄无权,冲任失固。素体阳盛或过食辛辣,热扰冲任,迫血妄行;或肝郁血热,木火妄动,下扰血海,迫血下行;或外感邪热,火热趁势破血妄行。速度过快,则可引起子宫内膜脱落出血,即为排卵期出血。

1. 中医辨证分型治疗

(1)出血期辨证治疗

①阴虚血热:经血非时而下,或经来先期,量多势急,或量少淋漓,血色鲜红而稠,两颧潮红,五心烦热,或小便量少,或大便干结;舌红,苔薄黄,脉细数。治宜滋阴清热,止血调经。方用保阴煎合二至丸加减:益母草、生地黄、熟地黄、白芍、山药、续断、黄芩、黄柏、女贞子、墨旱莲、沙参、麦冬、五味子、阿胶(烊化)、甘草。

②气阴两虚:经血非时而下,或经来先期,先量多势急,后淋漓日久,色红或淡,质稠或清,或神疲乏力,倦怠嗜睡,或失眠多

梦,或潮热汗多,或小便黄少,或大便干结;舌红或淡,苔薄黄或苔薄白,脉细数无力。治宜益气养阴,清热止血。方用保阴煎合生脉饮加减:黄芪、太子参、黄芩、黄柏、生地黄、熟地黄、山药、续断、白芍、麦冬、五味子、甘草。

③肝肾阴虚:经血非时而下,或经来先期,或经期延长,经血鲜红,质稍稠,出血淋漓不尽或量多,头晕耳鸣,咽干颧红,心烦潮热,腰膝酸软;舌红,苔少,脉细数。治宜滋肝补肾,止血调经。方用左归丸合二至丸加减:熟地黄、山药、枸杞子、山茱萸、菟丝子、鹿角胶、女贞子、墨旱莲。

④肾阳虚:经血非时而下,或月经先期,出血量多或淋漓不尽,色淡质稀,畏寒肢冷,小腹寒,腰腿酸软,小便清长,夜尿频多;舌质淡,舌体胖有齿痕,脉沉细。治宜温肾固冲,止血调经。方用右归丸加减:黄芪、覆盆子、赤石脂、制附子、熟地黄、山药、山茱萸、枸杞子、菟丝子、鹿角胶、龟甲胶。

⑤气虚:经血非时而下,或经来先期,出血量多,色淡,质清,神疲肢倦,面色白,或面浮肢肿,手足不温,或小腹空坠,纳少便溏;舌淡,脉细弱。治宜补气摄血,养血调经。方用固本止崩汤加减:补骨脂、人参、黄芪、白术、熟地黄、升麻、山药、乌贼骨。

⑥阳盛血热:经血非时而下,后经来先期,量多如注,或淋漓日久不净,色深红质稠,口渴烦热,或有发热,大便黄或大便干结;舌红,苔黄或黄腻,脉洪数。治宜清热凉血,止血调经。方用清热固经汤加减:沙参、黄芩、焦栀子、生地黄、地骨皮、地榆、阿胶(烊化)、生藕节、陈棕炭、炙龟甲、牡蛎粉、沙参、生甘草。

⑦肝郁血热:经血非时而下,或经来先期,量或多或少,色黯红有块,或少腹胀痛,或胸闷胁胀、乳房胀痛,或心烦易怒,或口苦咽干;舌红,苔薄黄,脉弦数。治宜清肝解郁,止血调经。方用丹栀逍遥散加减:牡丹皮、当归、白芍、柴胡、白术、茯苓、夏枯草、郁金、炙甘草、黑山栀。

⑧湿热:经血非时而下,或经来先期,量多或淋漓日久,血色

紫黯秽臭，或有块或夹黏液，少腹胀痛，甚则拒按，或有发热，或困倦肢重，或口渴不欲饮；舌红，苔黄腻，脉濡数。治宜清热除湿，止血调经。方用五味消毒饮：金银花、野菊花、蒲公英、紫花地丁、紫背天葵、仙鹤草、茵陈蒿、夏枯草、枳壳、制香附、益母草。

⑨脾虚：出血量多或淋漓不尽，血色淡薄，面色无华，气短懒言，食欲缺乏，便溏；舌淡，苔薄白湿润，脉细弱。治宜补脾摄血，引血归经。方用归脾汤加减：黄芪、党参、酸枣仁、木香、白术、龙眼肉、仙鹤草、白芍、茜草、乌贼骨、甘草。

⑩脾肾阳虚：经血非时而下，或月经先期，或经期延长，量多色淡，神疲乏力，腰膝酸软，畏寒肢冷，纳呆便溏；舌淡胖，或有齿痕，脉沉迟。治宜温补脾肾，止血固冲。方用右归饮合举元煎加减：黄芪、党参、白术、熟地黄、山茱萸、山药、杜仲、枸杞子、煅牡蛎、升麻、鹿角胶（烊化）、仙鹤草。

(2)非出血期辨证治疗

①肾虚：青春期肾气未充，或围绝经期肾气衰少，出血量多，后头晕耳鸣，腰膝酸软；舌淡或红，苔白或少，脉沉细或细数。治宜补肾固冲，调经。方用杞菊地黄汤加减：枸杞子、熟地黄、生地黄、茯苓、山茱萸、牡丹皮、泽泻、山药、菊花、紫河车粉（冲服）。

②脾虚：出血量多，日久而止，神疲肢倦，面色白，或面浮肢肿，手足不温，或饮食不佳，大便溏；舌淡，苔薄白，脉沉细。治宜健脾补气，养血调经。方用固本止崩汤加减：人参、黄芪、白术、熟地黄、当归、黑姜、升麻、山药、乌贼骨、大枣。

③肝郁：素性抑郁，或性急易怒，经血非时而下，出血量多或少，而血之后伴有少腹胀痛，或胁胀或乳胀；舌淡红，苔薄白或黄，脉弦数。治宜疏肝解郁，调冲脉。方用滋水清肝饮：柴胡、当归、白芍、栀子、生地黄、丹皮、山茱萸、茯苓、泽泻、山药、大枣。

2. 中成药治疗

(1)宫血宁颗粒：口服，一次 1～2 粒，一日 3 次。在月经期或子宫出血期服用。适用于实热证。

（2）葆宫止血颗粒：开水冲服，1 次 1 袋，一日 2 次。月经来后开始服用，14d 为 1 个疗程，连续服用 2 个月经周期。适用于虚热证。

（3）坤宁口服液：口服，一次 20ml，一日 3 次。经期或阴道出血期间服用。适用于血瘀证。

（4）人参归脾丸：口服，大蜜丸一次 1 丸，一日 2 次。适用于脾气虚证。

3. 其他治疗

（1）体针

①取穴：一组为肾俞、命门、太溪；二组为气海、归来、三阴交。两组交替取用，双侧取穴；三组为 B 超提示卵泡＞1.8cm，选用优势卵泡侧，取归来、子宫、天枢、三阴交、太冲。气血亏虚者加脾俞、胃俞、足三里；气滞血瘀者加血海、太冲；痰湿阻滞者加脾俞、阴陵泉、丰隆；肝肾不足者加肝俞。

②治法：月经后开始。每日治疗 1 次，一次留针 20～30min，留针期间行针 2～3 次，一次行针 5～10s。一组和二组均用平补平泻法。三组使用泻法。

（2）电针

①取穴：一组为关元、归来、气冲；二组为血海、地机、三阴交；三组为肾俞、命门。每次选取两组，双侧取穴。

②治法：每日交替。在两穴位之间，分别连接电针治疗仪的两极导线，采用连续波，刺激量的大小以出现明显的局部肌肉颤动或患者能够耐受为宜。每次电针 4～6 个穴位（交替使用），每次 20min，每日 1 次。没有接电疗仪的穴位，按普通体针疗法进行操作。

（3）艾灸

①取穴：一组为关元、子宫；二组为肾俞、三阴交。

②治法：用艾条温和灸或隔姜灸，使局部有明显的温热感为宜。每日或隔日 1 次，月经周期的第 12～16 天须每日灸 1 次。月

经后一组穴位灸至卵泡＞1.8cm,换用二组穴位,灸至月经来潮。经期停灸。

(4)耳针

①取穴:子宫、内分泌、卵巢。

②治法:常规消毒后,用专用耳穴贴,让患者每日自行按压3～5次,每个穴位每次按压2～3min,按压的力量以有明显的痛感但又不过分强烈为度。隔日更换1次,双侧耳穴交替使用。非月经期治疗。

(5)穴位注射

①取穴:肾俞、三阴交。

②治法:选用当归注射液,每穴1ml。每日或隔日治疗1次,两侧穴位交替使用。月经后至排卵期治疗。

(6)穴位埋线

①取穴:三阴交(双)、关元(双)、子宫(双)、足三里(双)。

②治法:按操作规范进行,7～10d治疗1次。非月经期治疗。

(7)中药外敷

①处方:食盐30g,巴戟天、花椒、附子、淫羊藿、肉桂等各10g,川芎、小茴香各6g,共研细末。

②治法:患者仰卧,以温开水将药粉调匀,做成直径1cm大小圆球,填于脐中,胶布固定。于月经第6天开始,每3天更换药物1次。如有过敏,皮肤痒痛应及时治疗。

第十节　席汉综合征

由于产后大出血,尤其是伴有长时间的失血性休克,使垂体前叶组织缺氧、变性坏死,继而纤维化,最终导致垂体前叶功能减退的综合征,其发生率占产后出血及失血性休克患者的25％左右。近几年研究显示,席汉综合征的发生,并非仅与垂体前叶功能减退有关,有报道部分患者垂体前叶功能有减退征象,其中

50％显示垂体后叶功能亦有不同程度的异常。席汉综合征不仅可以发生于阴道分娩者,亦可发生于剖宫产术之后,在剖宫产率上升的今天,应引起产科医师的高度重视。

一、临床表现

有产后大出血、休克病史,当时补充血容量不足或较慢。由于垂体前叶的代偿功能较强,腺垂体组织破坏 50％时,才开始出现症状;腺垂体组织破坏 75％时,出现明显症状;腺垂体组织被破坏 95％以上时,会出现比较严重的症状。垂体前叶功能减退时,最敏感的是促性腺激素的分泌减少,其后影响促甲状腺激素和促肾上腺激素的分泌。发病年龄多在 20－40 岁生育期,闭经可发生在产后 3 个月至 32 年,经产妇多于初产妇。因垂体前叶病变所造成的各种激素分泌减少,其程度各有不同,其相对应的靶器官功能低下的临床表现则不完全平行,发病早晚不一,症状轻重不同。典型表现为在产后大出血休克后围产期,长期衰弱乏力,最早为无乳汁分泌,然后继发闭经,即使月经恢复,也很稀少,继发不孕。性欲减退,阴道干燥,交媾困难。阴毛、腋毛脱落,头发、眉毛稀疏,乳房、生殖器萎缩,精神淡漠、嗜睡、不喜活动、反应迟钝、畏寒、无汗、皮肤干燥粗糙,纳差食少、便秘,体温偏低、脉搏缓慢、血压降低、面色苍白、贫血。多数有水肿、体重下降,少数有消瘦恶病质。

二、检查

(一)一般检查

可见副性征萎缩、乳房萎缩,阴毛、腋毛脱落,消瘦,皮肤干且粗糙,面色苍白,肢冷及心动过缓、血压低下、反应迟钝等。

(二)辅助检查

1. 垂体激素检测　GH、FSH、LH、ACTH、PRL 降低。

2. 甲状腺激素检测　TT_3、TT_4、T_3、T_4、TSH 减低。

3.肾上腺激素检测　　血皮质醇、尿皮质醇下降,空腹血糖降低。

4.性激素检测　　雌激素、孕激素、睾酮均降低。

5.血常规　　常有血红蛋白、红细胞减少,血细胞比容下降。

6.免疫学检测　　至今未证实席汉综合征的发生与自身免疫有关,免疫学检测表明患者血液检测抗垂体抗体阴性、垂体过氧化物酶抗体阴性。

7.B超检查　　评估患者生殖器官情况。患者可见子宫萎缩,卵巢变小、无卵泡发育等。

8.颅脑 MRI　　排除垂体肿瘤或占位引起的垂体功能减退。患者颅脑 MRI 多显示垂体萎缩变小。

三、鉴别诊断

1.注意与其他因素引起的闭经、性功能减退鉴别。后两者多无产时及产后大失血史,与分娩无明显关系。

2.注意与其他原因所致腺垂体功能减退(如头部外伤、头部肿瘤手术或放疗术后、淋巴细胞性垂体炎、感染、垂体卒中、原发性空泡蝶鞍等)鉴别。

四、治疗

(一)西医治疗

根据甲状腺、肾上腺皮质、性腺等功能低下的具体情况,分别给予长期的激素替代疗法,可减轻或消除症状、恢复一定的劳动能力。

1.一般治疗　　加强营养,适当运动,补充维生素、钙剂,治疗贫血等。

2.肾上腺皮质激素　　口服可的松或氢化可的松,每日12.5～25mg,有水肿者,改用泼尼松每日 5mg,或地塞米松每日0.75mg。当有感染、发热、创伤、手术时,剂量应适当增加。

3. **甲状腺素片** 开始每日 15～30mg，口服，逐渐增加到每日 60～120mg。一般在服用肾上腺皮质激素几天之后开始，或同时服用，冬季天气寒冷时，应适当加大剂量。

4. **性激素** 可采用人工周期疗法。中年以上者可以不用，青年患者口服己烯雌酚，每日 0.5～1mg，连续 22d，最后 5d 加用黄体酮每日 10～20mg，停药 3～7d 后如月经来潮，可在出血后 5d 重复使用。有生育要求者，为促排卵可联合应用 hMG 或 hCG，效果良好。亦可每月肌内注射丙酸睾酮每月 25mg，有助于蛋白质的合成、增强体力、改善营养状况。

5. **基因治疗** Radovick 研究表明，Pit-1 是一种垂体特异性的转录因子，与哺乳动物垂体的发育和激素分泌水平的表达相关，病变可导致 Pit-1 基因的点突变，而实验显示这种点突变有可能被修复，提示未来基因治疗可能为席汉综合征的有效治疗方法之一。

(二)中医治疗

1. 中医辨证分型治疗

(1)肾阳虚：原发或继发不孕，无排卵，经闭，性欲低下，毛发脱落，面色苍白，形寒肢冷，腰膝冷痛，小腹冷，带下量多，清稀如水，小便不利，夜尿多；舌质淡黯，苔白，脉沉细尺弱。治宜温肾暖宫，调补冲任。方用右归广嗣丹：熟地黄、附子、龟甲、鹿茸、巴戟天、补骨脂、菟丝子、肉桂、杜仲、白术、山药、芡实、人参。

(2)肾阴虚：原发或继发不孕，无排卵，经闭，形体消瘦，毛发稀疏，头晕耳鸣，腰酸膝软，五心烦热，失眠多梦，眼花心悸，肌肤失润，阴中干涩，性欲低下，性交痛；舌质稍红略干，苔少，脉细或细数。治宜滋肾养血，调补冲任。方用左归螽斯丹：当归、白芍、熟地黄、山茱萸、龟甲、鳖甲、紫河车、肉苁蓉、菟丝子、牡丹皮。

(3)气血亏虚：原发或继发不孕，闭经，性欲低下，面色萎黄，头晕眼花，心悸气短，神疲肢倦，食欲缺乏，毛发不华而稀疏，羸瘦，唇色淡红；舌淡，苔薄白，脉细弱。治宜补气养血，调补冲任。

方用八珍益宫丹：人参、白术、茯苓、当归、白芍、熟地黄、川芎、炙甘草、紫河车、紫石英、巴戟天。

（4）血瘀：原发或继发不孕，闭经，性欲低下，形体消瘦，毛发稀疏，或肛门坠胀不适，性交痛；舌质紫黯或舌边有瘀点，苔薄白，脉弦或弦细涩。治宜逐瘀荡胞，调经助孕。方用逐瘀衍嗣丹：桃仁、红花、牡丹皮、赤芍、当归、延胡索、枳壳、三棱、莪术、昆布、香附。

2. 中成药治疗

（1）定坤丹：口服，一次半丸至 1 丸，一日 2 次（每丸重10.8g）。用于肾阳虚证。

（2）海龙胶口服液：口服，一次 40ml（2 支），一日 1～2 次。用于肾阳虚证。

（3）五子衍宗丸：口服，一次 6g，一日 3 次，用于肾阳虚证。

（4）参茸卫生丸：口服，一次 6g，一日 3 次，用于肾虚精亏证。

（5）麒麟丸：口服，一次 6g，一日 2～3 次。用于肾阳虚证。

（6）六味地黄丸：口服，大蜜丸一次 1 丸，一日 2 次。用于肾阴虚证。

（7）复方阿胶浆：口服，一次 20ml，一日 3 次。用于气血亏虚证。

（8）血府逐瘀口服液：口服，一次 2 支，一日 3 次。用于血瘀证。

3. 其他治疗

（1）体针

①取穴：一组为中脘、关元、足三里、三阴交；二组为膈俞、脾俞、胃俞、肾俞、太溪。

②治法：取 40～50mm 毫火针，三阴交取 30～40mm 毫火针。患者取卧位，选穴常规消毒。一组穴用留针法，留针 10min。三阴交用速刺法。二组穴为膈俞、脾俞、胃俞、肾俞穴用留针法，留针10min，太溪穴用速刺法。双穴每次针一侧，两侧穴交替使用，两

组穴交替使用,每日 1 次,10 次为 1 个疗程。

（2）电针

①取穴：一组为关元、中脘、足三里、三阴交；二组为肾俞、脾俞、胃俞、膈俞、太溪。

②治法：两组交替使用。三阴交、太溪用补法,余穴用艾灸。每日 1 次,一次 20min,10 次为 1 个疗程。形寒肢冷、便溏者,加命门、气海；闭经、性功能减退者,加中极、血海、子宫。

（3）艾灸

①取穴：一组为肺俞、厥阴俞、督俞,胸$_{1\sim5}$夹脊穴；二组为膻中、玉堂、紫宫、内关、间使；三组为足三里、三阴交、太溪、阴陵泉。

②治法：三组穴位交替使用,每次选双侧 8～12 个穴位,用艾条温和灸,或用隔姜灸,每穴灸 15min,以局部有明显的温热感为宜。每日治疗 1～2 次。

（4）耳针

①取穴：主穴取一侧的皮质下区、下丘脑。配穴取另一侧的耳穴,根据所累及的部位进行选取,如可取大脑皮质、肾上腺区、心区、卵巢区或睾丸区、胃区、十二指肠区。主穴、配穴同时取用,两侧交替。

②治法：用王不留行籽进行贴压法。常规消毒后,用 5mm×5mm 的医用胶布将王不留行籽固定于选用的耳穴,每穴 1 粒。让患者每日自行按压 3～5 次,每个穴位每次按压加 3min,按压的力量以有明显的痛感但又不过分强烈为度。每隔 2～3 天更换 1 次,双侧耳穴交替使用。

（5）穴位激光照射

①取穴：取肾俞、脾俞、胃俞、足三里、关元、命门、血海。

②治法：采用激光光束照射穴位,以疏通经络气血,调整阴阳平衡,促进循环代谢,激发腺体功能。

（6）中药外敷

①处方：当归、益母草、苏木、川椒、桂枝、小茴香各 15g。

②治法:上述各药用黄酒拌炒,布袋包裹,热熨少腹、关元穴。

4.运动治疗　太极拳锻炼可疏通经络气血,改善周身循环。

第十一节　输卵管阻塞性不孕症

输卵管阻塞性不孕症多是炎症所致,其基本原因绝大多数为感染,有一般的细菌感染,也有特殊的病原体感染,诸如沙眼衣原体、解脲支原体、人型支原体、原虫等。按部位分为输卵管近端梗阻、输卵管中段梗阻和输卵管远端梗阻。阻塞程度分为输卵管不全梗阻和输卵管完全梗阻。

一、临床表现

输卵管堵塞性不孕症表现为下腹隐痛、月经异常、腰痛等,但也有不少患者并无任何自觉状。子宫输卵管碘油造影可确诊输卵管梗阻部位及程度(完全或部分梗阻),如见输卵管细长,呈串珠或僵直状为结核性可能。

1.腹部不适　下腹有不同程度疼痛,多为不适感或隐性,腰背部及骶部酸痛、发胀、下坠感,常因劳累而加剧。由于盆腔粘连,可能有膀胱、直肠充盈痛或排空时痛,或其他膀胱直肠刺激症状,如尿频、里急后重等。

2.月经不调　由于输卵管与卵巢相邻,当炎症波及卵巢对卵巢功能造成损害时,便会出现月经异常。为最常见,这可能是盆腔充血及卵巢功能障碍的结果,常表现为以月经过频、月经量过多。另外,由于慢性炎症导致子宫纤维化、子宫复旧不全或粘连所致的子宫位置异常等,也可引起月经过多。

3.痛经　因盆腔充血而导致瘀血性痛经,多半在月经前1周开始即有腹痛,越临近经期越重,直到月经来潮。

4.其他　如白带增多,性交痛,胃肠道障碍,乏力,劳动受影响或不耐久劳、精神神经症状及精神抑郁等。

5. 不孕　不孕症既是输卵管堵塞的结果,也是输卵管堵塞的症状。由于输卵管本身受到病损的侵害,形成阻塞而致不孕,以继发不孕较为多见。

二、检查

(一)一般检查

妇科检查下腹部可有轻度压痛。双合诊可见子宫后倾、活动性差,甚至完全固定,移动宫颈或宫体时有疼痛,宫旁可扪及增粗的输卵管或输卵管与卵巢炎形成的包块,有压痛。如合并盆腔结缔组织炎,则子宫骶韧带及主韧带均有增厚感。如输卵管积水,可扪及壁薄的囊性肿物,可活动,无压痛。

(二)辅助检查

1. 输卵管通液试验　通过导管向宫腔注入液体,根据注液阻力大小,有无回流及注入的液体量和患者的感觉,判断输卵管是否通畅,由于操作简便,无须特殊设备、费用低,目前应用较广泛。

2. X线子宫输卵管造影　根据造影剂在子宫输卵管及盆腔显影情况可了解宫颈管、宫腔大小、形状和子宫轮廓情况,并可明确诊断输卵管是否通畅及有无炎症积水及阻塞部位,且具有治疗作用。

3. 腹腔镜检查　是临床上比较可靠的一种检查输卵管的方法,腹腔镜可直视输卵管周围粘连的部位、粘连的程度,以及输卵管伞端与卵巢之间的解剖关系,并可同时对粘连进行分离治疗。

4. 宫腔镜　可观察输卵管开口周围内膜是否正常,选择性输卵管口插管通液及造影诊断正确性较高。

5. 输卵管镜检查　能直视整条输卵管内膜情况,并可在直视下插管通液取出管腔内栓子,取活检及分离粘连等。

6. 输卵管造影　输卵管造影是目前最可靠的检查输卵管的方法,可明确显示输卵管堵塞部位、程度及性质,还可辨认子宫内膜情况、输卵管和盆腔的结核病变情况,准确率可达95%以上。

此法损伤小、恢复快，给患者带来的疼痛小。

7. B超检查 输卵管的超声检查有普通超声检查和超声下通液两种。此法临床诊断价值较低；极易引起严重气栓。一般不用。

三、鉴别诊断

1. 急性阑尾炎 腹痛多从上腹部或脐周开始，逐渐转移并局限于右下腹，伴恶心呕吐，发热，体格检查可发现腹肌紧张，麦氏点有压痛及反跳痛，腰大肌试验及肠充气试验阳性。妇科检查多无异常。

2. 异位妊娠破裂 多有停经史，尿 hCG 阳性，不规则阴道流血，下腹一侧疼痛剧烈，双合诊可触及一侧附件区触痛及包块，后穹隆饱满触痛，穿刺可抽出暗红色不凝血。

3. 卵巢囊肿蒂扭转 发病突然，常与体位改变有关，下腹一侧绞痛，伴恶心呕吐，无发热及阴道出血。妇科检查一侧附加区可触及囊性包块，表面光滑，触痛明显。

4. 子宫内膜异位症 表现为继发性痛经，进行性加重，不孕，月经过多，性交痛，较难鉴别，常需借助腹腔镜协助诊断。

四、治疗

(一)西医治疗

治疗输卵管堵塞的方法很多，有输卵管通液治疗，经 X 线的输卵管介入疏通术治疗，宫腔镜、腹腔镜治疗，灌肠治疗，微波物理疗法治疗，以及一些其他的红外线、电疗、妇科治疗仪等治疗方法。

1. 非手术治疗

(1)药物治疗：症状及体征明显的可先试用抗生素治疗。因输卵管内尚可残留少量致病菌，抗生素可将其杀灭，并可防止复发。致病菌常为两种或多种细菌的混合性感染，治疗时宜选用广谱有效的抗生素,常两种或多种抗生素联合治疗。

①青霉素,80 万~120 万 U,每日 2 次,肌内注射,皮试阴性后使用。甲硝唑每次 0.4g,一日 3 次。

②庆大霉素,每次 8 万 U,一日 2 次,肌内注射。

③罗红霉素,每次 0.15~0.3g,一日 2 次,连服 7d。

④米诺环素,每次 0.1g,一日 2 次,口服,连用 10d,适用于衣原体感染。

⑤克林霉素盐酸盐,每次 0.3g,一日 4 次。

⑥哌拉西林,每日 4~12g,一日 3~4 次,静脉滴注。

(2)宫腔灌注疗法:在疏通输卵管的药液内加抗感染的抗生素,清除坏死组织的蛋白水解酶,抑制炎性纤维素渗出和肉芽增生的肾上腺皮质激素等。适用于输卵管周围粘连、输卵管伞部粘连和封闭、输卵管间质部狭窄或输卵管积水的患者。治疗方法同输卵管通液术,时间从月经净后第 3~5 天开始,每周 1 次。庆大霉素 8 万~16 万 U,加糜蛋白酶 1000U,加地塞米松 5mg,加 20%普鲁卡因 4ml,生理盐水(或蒸馏水)加至 20ml。

2. 手术治疗

(1)经宫腔通液治疗:慢性输卵管炎所致输卵管阻塞可经宫腔通液治疗,通过药物及通液压力疏通与治疗输卵管粘连,对输卵管阻塞时间不长、输卵管通而不畅、远端粘连或部分粘连等可能有一定治疗作用。

(2)直视下输卵管疏通治疗:①宫腔镜输卵管口插管加压注液术,适用于输卵管不通或通而不畅者。②输卵管间质部或输卵管腔插管疏通术。③宫腹腔镜联合治疗,对确诊输卵管性不孕者,可采用宫腹腔镜联合治疗。④输卵管镜治疗,在宫腔镜直视下向输卵管内插入输卵管镜,可检查输卵管内部并进行疏通。

(3)手术输卵管复通术:包括输卵管吻合术、输卵管子宫角植入术,其中输卵管子宫角植入术又包括输卵管造口术及伞端成形术。适用于输卵管壁薄、输卵管内上皮肉眼观正常、粘连少或无固定的粘连者。输卵管结核是禁忌证，即使输卵管复通，其功能也不能恢复。

(4)输卵管粘连松解术：对输卵管与周围器官组织间的粘连进行手术松解，解除粘连，游离附件，恢复输卵管与卵巢正常解剖关系。

(5)人工辅助生殖技术：经治疗输卵管功能不能恢复者，输卵管不通，或输卵管虽通但功能不完善而不能受孕者，可行人工辅助生殖技术，如体外受精-胚胎移植(IVF-ET)。

(6)其他：对某些输卵管发育异常，采用手术治疗，如节段残缺输卵管重新吻合，切除副输卵管与憩室，无伞输卵管进行伞端成形等。

3. 介入治疗

(1)COOK 介入疏通技术：是将一根导管通过阴道放至子宫的开口部位，管中有根 0.038mm 的铂金导丝。然后在电视屏幕监视和输卵管镜的直视下，通过局部介入技术将输卵管疏通，并注入预防粘连的药物。对患者进行子宫输卵管造影再通术，整个治疗过程需 30min 左右。COOK 介入疏通技术治疗输卵管堵塞是在可视的状态下进行操作的，医师能清楚、直观地看到输卵管的疏通情况，整台手术时间短，患者几乎没有创伤，这在很大程度上减轻了患者的痛苦。而且在疏通输卵管的同时，利用宫腹腔镜探查技术将患者体内情况通过光导纤维传送到电视屏幕上，医师可直接对准病灶部位，如多囊卵巢囊肿、子宫肌瘤、子宫内膜异位症等进行治疗。

(2)生育镜内镜系统：是指由宫腔镜、腹腔镜、输卵管镜联合组成的诊治不孕不育疾病的新型微创诊疗技术，根据宫腔镜、腹腔镜、输卵管镜设备各自不同特点和优势，以及患者不同病因进行有针对性的选择诊治，必要时联合探查或手术治疗。生育镜内镜系统不是狭义的指某种设备，而是指单纯在诊治不孕不育疾病方面的微创技术的总称。与单一内镜相比，解决了以往单纯经阴道注水腹腔镜或宫腹腔镜、染色输卵管通液术、输卵管镜诊治病变范围与指征局限,针对输卵管阻塞、盆腔组织粘连、宫腔粘连、子宫内膜异位症、子宫纵隔等不孕症的主要原因,进行全面、准确诊疗的一种"智能微创技术"。

(二)中医治疗

1. 中医辨证分型治疗

(1)湿热瘀阻:婚久不孕,月经失调,经行量少色黯,挟血块,经行少腹疼痛,平素带下缠绵,色黄或赤白相杂,有异味;舌质红苔黄腻,脉濡数。治宜清热利湿,化瘀通络。方用大黄牡丹汤加减:大黄、牡丹皮、冬瓜子、桃仁、芒硝、水蛭、皂角刺、路路通。附件增厚压痛明显者,加活血藤、蒲公英、败酱草、虎杖、白花蛇舌草;小腹痛甚者,加蒲黄、五灵脂、乳香、没药;带下多、色黄者,加黄柏、苍术、椿根皮、土茯苓;盆腔有包块者,加三棱、莪术以消癥散结。

(2)气滞血瘀:婚久不孕,月经失调,经行不畅,经色紫黯有血块,少腹胀坠痛或刺痛,经期加重,精神抑郁,急躁易怒;舌质淡红、紫黯或有瘀点,苔薄白,脉弦。治宜行气活血,化瘀通络。方用四逆散加减:柴胡、枳实、赤芍、生甘草、紫丹参、穿山甲、红花、路路通、蜈蚣、水蛭,以活血化瘀通络。兼有神疲倦怠、乏力气虚者,加黄芪、党参、白术;腰酸甚者,加川断、桑寄生、狗脊。

(3)寒凝血瘀:婚久不孕,月经后期,量少,色黯,小腹冷痛,痛处固定不移,得温痛减,伴腰骶酸痛,带下量多,色白,质稀薄;舌质淡黯,苔白,脉沉紧。治宜温经散寒,活血化瘀。方用桂枝茯苓丸加减:桂枝、茯苓、牡丹皮、桃仁、赤芍、水蛭、白芥子、皂角刺。盆腔有包块者,加三棱、莪术、昆布,以增强活血化瘀、软坚散结之力。

(4)痰湿瘀阻:婚久不孕,月经后期,量少,下腹隐痛,坠胀,腰骶酸痛,带下色白,质稀,无臭味,神疲倦怠,全身乏力,纳少便溏,或痰多,或体胖;舌淡黯,苔白腻,脉细弱。治宜温阳化痰,活血祛瘀。方用阳和汤和少腹逐瘀汤加减:熟地黄、肉桂、鹿角胶、白芥子、炮姜、生甘草、小茴香、当归、川芎、延胡索、香附、红花、赤芍、蒲黄、五灵脂、地鳖虫、路路通、王不留行。兼湿重加苍术、茯苓、薏苡仁;温阳散寒加吴茱萸。若伴输卵管积水者,加穿山甲、皂角刺、马鞭草,以增强破瘀化痰通络之力。

(5)气虚血瘀:婚久不孕,月经夹血块,平素腰腹空坠、疼痛,得温痛减,劳累及活动后加重,面色㿠白,气短懒言,大便不畅,纳呆;舌淡黯,或边尖有瘀斑、瘀点,苔薄白,脉沉细。治宜益气升阳,活血化瘀。方用黄芪建中汤加减:黄芪、桂枝、白芍、生姜、甘草、大枣、饴糖、丹参、红花、路路通。兼有腹痛不适者,加玄胡、枳壳;盆腔有包块者,加三棱、莪术、地鳖虫,以消癥散结。

2. 手法治疗

(1)推拿法:主要使用摩、一指禅、推、揉、按、点、击、抓、分推、震颤、搓等方法。每日 1 次,30 次为 1 个疗程,疗程间隔 2～3d。①患者取仰卧位,用手掌平放于患者上腹部自上而下做摩法(轻揉)约 2min。用二指禅手法,在任脉上从上脘穴至曲骨穴做直线往返推动 15min,每分钟 120 次左右,以局部产生温热感为佳。用揉、摩法,自上而下揉按整个腹部约 5min,再自下而上做揉法约 1min,再用右掌平放于丹田部(气海、关元、中极等穴处)快频率做震颤法约 1min,然后用双手拇指按右侧足三里、三阴交,逐渐用力,深压捻动,按而留之,以局部产生酸、麻、胀痛感为度,然后点按对侧,共约 2min。②患者取俯卧位,取点揉法,以双手拇指先后点揉背部的肝俞、脾俞、胃俞、膀胱俞、肾俞穴,逐渐用力,同时做盘旋揉动,每穴 1min。用推法,以右手掌平放在大椎穴处,掌根用力,顺督脉经由上而下推至阳关穴为止,做直线往返连续动作 1min,120 次左右。轻击法,右手半握空拳,连续不断地轻击八髎穴 2min,200 次左右。③患者取坐位,在双侧肩井部位做揉法 2min,然后做头面和躯干部的三组常规手法,再用双掌夹住患者二胁肋部做搓法结束。全过程需约 40min。适用于慢性输卵管炎、输卵管不通性不孕。

（2）手足穴按摩：掐点手掌两侧盆腔点、子宫点，背侧全息穴下腹点。点揉足底涌泉穴、足背八风穴。按揉手足反应区、生殖区、卵巢区、输卵管、子宫、肝区、肾区。

（3）耳穴按摩：选内生殖器、盆腔、肾上腺、内分泌、交感、神门等穴，施按、捻、摩手法，弱刺激 10min。每日 3～5 次。

3. 其他治疗

（1）体针

①取穴：任脉经穴取气海、关元、中极；冲脉与肾经交会穴取中注双侧、四满双侧、气穴双侧；脾经穴取血海双侧、三阴交双侧。

②治法：患者尿排空后取仰卧位，用 75％乙醇棉球消毒待刺各穴，选用 1.5 寸针灸针，针刺诸穴，施行提插捻转手法，平补平泻，得气后，将 1 根艾条分成约 2cm 长的 5 个小段，点燃后分别固定于艾灸盒内，将艾灸盒放置于患者小腹部灸疗，期间艾条燃尽予以置换，留针 40min。期间注意观察询问患者皮肤温度感觉等，防止烫伤皮肤。在患者施行输卵管通液术后，予以针灸治疗。每日 1 次，连续治疗 10d。

（2）芒针

①取穴：子宫、维道、气海、足三里、三阴交。

②治法：患者取仰卧位，双腿屈起，针维道穴进针后沿腹股沟向耻骨联合方向透刺，针子宫穴可平行腹股沟向耻骨联合方向透刺，深度在肌层和脂肪层之间，双侧同时进行，刺激由小到大，由慢到快，当会阴部或小腹部有明显抽动感后出针。维道和子宫穴交替使用，隔日 1 次，7～10 次为 1 个疗程。

（3）耳针

①取穴：主穴取子宫、卵巢、脑点、肾；配穴取肝、皮质下。

②治法：先用 75％乙醇消毒各耳穴，用毫针刺激，留针 20～30min，每日 1 次，10 次为 1 个疗程。也可在耳穴埋针或埋豆。适用于输卵管不通性不孕。

（4）艾灸

①取穴：关元、气海、中极、子宫、大肠俞、肾俞。

②治法：先用毫针刺入穴位，中度刺激，得气后，在针柄上插上艾卷点燃，使热量从针柄传到穴位，患者感到针刺部温热酸胀舒适时效果较好。留针 20min，每次选用 3～4 个穴，隔日 1 次，10次为 1 个疗程。

（5）梅花针

①取穴：取脊柱两侧、下腹部、腹股沟，重点叩击腰骶部、三阴交、期门、带脉区，阳性反应区，腹部胀痛甚者重点叩击下腹部。

②治法：中、重度刺激，叩刺顺序应从上到下，由外向里，反复叩刺 3～4 遍，隔日 1 次，10 次为 1 个疗程，疗程间隔 5～6d。

（6）中药离子导入

方法 1

①处方：黄芪 30g，丹参、车前子各 20g，益母草、续断各 15g，三棱、赤芍、香附、桂枝各 10g。加水浓煎至 200ml，去药渣。

②治法：用离子导入治疗机，将电极衬垫浸泡于 50℃的中药液中，拧干（以不流水为宜），并分别置于左右下腹部及腰骶部。电量 10～20mA，每次 30min，每日 1 次，12 次为 1 个疗程。适用于慢性盆腔炎、输卵管阻塞积水。

方法 2

①处方：败酱草、紫花地丁、丹参、赤芍、路路通各 15g，三棱、莪术、穿山甲、橘核、延胡索各 10g。加水浓煎，取药液 250ml，分 4次使用。

②治法：将吸附垫浸入 50℃药液中直至饱和状态，置少腹两侧部附件对应处，将离子导入治疗机导板阴极、阳极分别固定于药液吸附垫上，即可开机治疗。适用于急性感染型输卵管不通。

（7）中药外敷：取炒干姜 30g，草红花 24g，肉桂 15g，白芥子、胆南星各 18g，麻黄、生半夏、生附子、红娘子各 21g，红芽大戟 3g，香油 2.5kg。上药用香油炸枯去渣，然后按每 500g 油兑入樟丹

240g,再按 750g 油兑入麝香 4g,藤黄面 30g,摊成膏药,膏药每张重 6g,贴两侧下腹部。

(8)温热敷:取千年健、羌活、乳香、没药、白芷、桂枝、血竭、红花、紫苏各 200g,当归、赤芍、五加皮、追地风、透骨草、艾叶、香附各 300g。共研细末,装放布袋,每袋 250g,蒸透后热敷少腹两侧,每日 1 次,以冷却为度。每袋可连续使用 10d。适用于输卵管阻塞。

(9)中药灌肠:取蒲公英、地丁草、活血藤、败酱草、乳香、没药、徐长卿、鸭舌草各 15~20g,浓煎至 100~200ml,保留灌肠,每日 1 次,10 次为 1 个疗程。通过直肠给药,药效不受消化道诸多因素的影响,可使药物通过直肠黏膜直接吸收,直达病所。

第十二节 盆 腔 炎

盆腔炎即盆腔炎性疾病(PID),是女性上生殖道感染引起的一组疾病,主要包括子宫内膜炎、输卵管炎、输卵管卵巢脓肿和盆腔腹膜炎。炎症可局限于一个部位,也可同时累及几个部位,以输卵管炎、输卵管卵巢炎最常见。多发生在性活跃的生育期女性,初潮前、无性生活和绝经后妇女很少发生盆腔炎,即使发生也常常是邻近器官炎症的扩散。本病以下腹痛、阴道分泌物增多为主要临床表现。盆腔炎若未能得到及时、彻底治疗,可导致不孕、异位妊娠、慢性盆腔痛、炎症反复发作,严重影响妇女的生殖健康,增加家庭与社会经济负担。

一、临床表现

盆腔炎患者可因炎症轻重、累及范围大小而有不同的临床表现。炎症轻者无症状或症状轻微,炎症严重者可出现下腹痛、阴道分泌物增多、异常阴道出血等症状。另外,由于感染的病原体不同,临床表现也有差异。淋病奈瑟菌感染以年轻妇女多见,起病急,常引起输卵管积脓;若为厌氧菌感染,患者的年龄偏大,容易有多次复发;衣原体感染病程较长,可长期持续低热。主要有以下临床表现。

1. 下腹痛 腹痛为持续性、活动或性交后加重。

2. 阴道分泌物异常 阴道分泌物增多,可能有难闻的气味。

3. 异常阴道出血 性交期间或之后或月经周期之间出血。

4. 其他 ①月经期发病可出现经量增多、经期延长。②若病情严重可出现发热甚至高热、寒战、头痛、食欲缺乏。

5. 伴随症状 若有腹膜炎、脓肿形成,可伴有恶心、呕吐、腹胀、腹泻、里急后重感等症状。伴有泌尿系统感染可有尿急、尿频、尿痛症状。

二、检查

(一)一般检查

患者的体征差异较大,轻者可无明显异常。妇科检查子宫常呈后位,活动受限或粘连固定。若为子宫内膜炎,则有宫体压痛。若为输卵管炎,则在子宫一侧或两侧触到增粗的输卵管,呈索条状,并有轻度压痛。若为输卵管积水或输卵管卵巢囊肿,则在盆腔一侧或两侧摸到囊性肿物,活动多受限。若为盆腔结缔组织炎时,子宫一侧或两侧有片状增厚、压痛,子宫骶韧带增粗、变硬、压痛。

(二)辅助检查

1. 血液检查 主要查看白细胞计数及分类、红细胞沉降率、血 C-反应蛋白数值,确定是否存在感染。①血常规:外周血白细胞计数仅在 44% 的患者中升高,不是诊断盆腔炎的特异性指标。②红细胞沉降率(血沉):急性盆腔炎患者血沉往往增快。血沉数值可受多种因素影响,如饮食、剧烈运动等,在测量前应尽量避免影响因素。③血 C-反应蛋白(CRP):急性盆腔炎患者 CRP 往往增高,发病后几小时迅速升高,病变好转时又迅速降至正常,可作为病情监测的指标。

2. 尿液检查　帮助判断是否存在泌尿系统感染。

3. 阴道分泌物的湿片检查　此方法简便、经济、实用。盆腔炎患者多有阴道分泌物增多的症状,阴道分泌物湿片检查中每个阴道上皮细胞中多于 1 个以上的多形核白细胞,每高倍视野会有 3 个以上白细胞。

4. 病原体培养及药敏试验　可以确认病原菌种类,并指导临床合理选择抗菌药物。

5. B 超检查　在各类影像学检查方法中,B 超是最简便、实用和经济的方法,且与腹腔镜检查有很好的相关性。在急性、严重的盆腔炎时,经阴道超声可见输卵管增粗、管腔积液或盆腔有游离液体。但若是超声无异常发现,并不能因此就排除盆腔炎的诊断。超声检查还可用于监测临床病情的发展,出现盆腔脓肿时,可显示附件区肿块,伴不均匀回声。

6. 彩超检查　对于早期轻度的盆腔炎,B 超敏感性差。采用彩超技术,通过测定血流来反映输卵管的充血程度,从而提高对早期盆腔炎诊断的敏感度。

7. 盆腔 CT 和 MRI 检查　有时也可显示出较清晰的盆腔器官影像,但由于其价值昂贵而不能普遍用于临床。治疗效果不佳或超声显示有肿物形成,为了进一步评估,需要做 MRI 和 CT 检查。

8. 病理检查　子宫内膜活检可得到子宫内膜炎的组织病理学诊断,被认为是一种比腹腔镜创伤小而又能证实盆腔炎的方法。可同时取材做细菌培养,但有被阴道细菌污染的机会。此方法多需 2～3d 获得结果,故在一定程度上限制了其在临床上的广泛应用。

9. 其他　腹腔镜检查可在直视下观察盆腔器官的病变情况,并可同时取材进行细菌鉴定及培养而无阴道污染之虑,目前被认为是诊断盆腔炎的金标准。检查时患者需进行局部麻醉,然后在患者腹部肚脐下缘切开一个小口,将前端带灯的纤维内镜通过小口伸入腹腔病变处,之后打开影像系统,从显示屏中观察腹腔各器官及组织是否存在异常情况。但临床应用有一定局限性,如对轻度输卵管炎的诊断准确性较低,对单独存在的子宫内膜炎无诊断价值,因此并非所有怀疑盆腔炎的患者均需腹腔镜检查。

三、鉴别诊断

1. 急性阑尾炎穿孔　本病以转移性右下腹痛为多见。体温升高多在腹痛之后出现,疼痛部位以麦氏点处最为明显。腰大肌及结肠充气试验阳性,穿孔后以腹肌紧张及反跳痛为主要体征,直肠指诊右侧有触痛,妇科检查则多无异常所见。

2. 肠穿孔　本病以突发性剧烈腹痛为特点,呈舟状腹,腹部有明显压痛及反跳痛,腹直肌呈强直状,肝浊音区缩小或消失,肠音消失,严重时可有移动性浊音。腹腔穿刺或后穹穿刺抽出肠内容物可明确诊断。X线检查肠下可见游离气体。

3. 卵巢囊肿蒂扭转或破裂　本病既往多有卵巢囊肿病史,突然下腹一侧持续性疼痛,呈绞窄样,伴恶心呕吐,腹部检查患侧压痛反跳痛明显,肌紧张多不明显。妇科检查时可扪及盆腔一侧肿块,有触痛,患侧宫角处触痛更明显。如囊肿发生破裂,则持续性腹痛的同时,可伴发热,并出现腹肌紧张或移动性浊音,甚至有不同程度的休克。妇科检查可发现原有的盆腔肿物明显缩小,边界不清或消失。

4. 异位妊娠破裂　患者多有闭经和阴道不规则流血史,以腹痛突然发作伴休克,急性贫血为特征,多无发热,后穹穿刺抽出不凝血即可明确诊断。

5. 盆腔子宫内膜异位症　患者在经期有剧烈下腹痛,多有不孕病史,须与输卵管卵巢炎鉴别,妇科检查子宫可增大,盆腔有结节状包块,可通过超声及腹腔镜检查做出诊断。

6. 卵巢肿瘤　本病也可表现为盆腔包块,与周围粘连、有压

痛,与慢性盆腔炎的炎性包块混淆。需通过超声甚至盆腔 MRI
检查鉴别。

四、治疗

(一)西医治疗

治疗的目的首先是减轻急性期症状,减少远期并发症;而保
留生育能力是盆腔炎治疗中的另一个重要目标。主要为抗生素
药物治疗,必要时手术治疗。抗生素治疗可清除病原体,改善症
状及体征,减少后遗症。经恰当的抗生素积极治疗,绝大多数盆
腔炎能彻底治愈。此外,盆腔炎患者出现症状前 60d 内接触过的
性伴侣需要进行检查和治疗,如果最后一次性生活发生在 60d
前,则最后的性伴侣需要进行检查、治疗。

1. 非手术治疗

(1)一般治疗:卧床休息,半卧位有利于脓液积聚于直肠子宫
陷凹而使炎症局限。高热量、高蛋白、高维生素流食或半流食。
补充液体,注意纠正电解质紊乱及酸碱失衡。高热时采用物理降
温。腹胀者应行胃肠减压。

(2)药物治疗:①给药途径,若患者一般状况好、症状轻,能耐
受口服抗生素,并有随访条件,可在门诊给予口服或肌内注射抗
生素治疗。口服治疗后 72h 无效,应重新评估诊断,改为静脉用
药。若患者一般情况差,病情严重,伴恶心、呕吐或高热;口服治
疗无效;不能遵循或耐受门诊口服药治疗方案;或有输卵管卵巢
脓肿;或有盆腔腹膜炎,均应住院给予静脉滴注抗生素为主的综
合治疗。②非静脉给药方案,方案 1,头孢曲松钠或头孢西丁钠单
次肌内注射,为了覆盖厌氧菌可加用硝基咪唑类药物如甲硝唑,
为了覆盖沙眼衣原体或支原体,可加用阿奇霉素或米诺环素或多
西环素。方案 2,氧氟沙星或左氧氟沙星同时加用甲硝唑。

(3)静脉给药治疗方案:方案 1,头霉素或头孢菌素类药物,如
头孢替坦或头孢西丁钠加多西环素。输卵管卵巢脓肿者加用克

林霉素或甲硝唑从而更有效的抗厌氧菌。方案2,克林霉素与氨基糖苷类联合方案,如克林霉素或林可霉素加用硫酸庆大霉素。方案3,青霉素类与四环素类联合方案,如氨苄西林钠舒巴坦钠或阿莫西林克拉维酸钾加用多西环素。方案4,氟喹诺酮类与硝基咪唑类药物联合方案,如氧氟沙星或左氧氟沙星加用甲硝唑。

(4)物理疗法:温热的良性刺激可促进盆腔局部血液循环,改善组织的营养状态,提高新陈代谢,以利炎症的吸收和消退。常用的有离子透入(可加入各种药物如青霉素、链霉素等)、激光、短波、超短波、微波等。可用于输卵管炎和输卵管卵巢炎、慢性盆腔结缔组织炎患者。

2. 手术治疗

(1)手术指征:①脓肿经药物治疗无效,输卵管卵巢脓肿或盆腔脓肿经药物治疗48~72h,体温持续不降,患者中毒症状加重或包块增大者,应及时手术,以免发生脓肿破裂。②脓肿持续存在:经药物治疗病情有好转,继续控制炎症数日(2~3周),包块仍未消失但已局限化,可手术治疗。③脓肿破裂:突然腹痛加剧,寒战、高热、恶心、呕吐、腹胀,检查时,腹部拒按或有中毒性休克表现,应怀疑脓肿破裂。若脓肿破裂未及时诊治,死亡率高。因此,一旦怀疑脓肿破裂,需立即在抗生素治疗的同时进行剖腹探查。

(2)手术方式及范围:手术可根据情况选择开腹手术或腹腔镜手术,也可行超声或CT引导下的穿刺引流。手术范围应根据病变范围、患者年龄、一般状况等全面考虑,原则以切除病灶为主。①保守性手术:适用于年轻女性患者,切开病灶,尽量保留卵巢功能。②全子宫及双附件切除术:适用于年龄大、双侧附件受累或附件脓肿屡次发作的患者。③切开引流术:若盆腔脓肿位置低、突向阴道后穹隆时,可经阴道切开引流,同时注入抗生素。④经皮引流术:极度衰弱的危重患者的手术范围须按具体情况决定,可在超声或CT引导下采用经皮引流技术。

(二)中医治疗

1. 中医辨证分型治疗

(1)肾虚血瘀：小腹冷痛下坠，喜温喜按，腰酸膝软，头晕耳鸣，畏寒肢冷，小便频数，夜尿量多，大便不实；舌淡，苔白滑，脉沉细。治宜温肾助阳，暖宫止痛。方用温胞饮：巴戟天、补骨脂、菟丝子、杜仲、白术、山药、芡实、党参各 12g，肉桂（后下）、附子各6g。水煎服，每日 1 剂，分 2～3 次服。若下腹坠痛明显，加艾叶、乌药各 10g，以散寒止痛。

(2)气虚血瘀：下腹部疼痛结块，缠绵日久，痛连腰骶，经行量多有血块，带下量多，神倦乏力，食少纳呆；舌黯红，有瘀点，苔白，脉弦紧无力。治宜理气健脾，化瘀散结。方用理冲汤：生黄芪20g，党参、白术、山药、天花粉、知母、三棱、莪术各 10g，生鸡内金6g。水煎服，每日 1 剂，分 2～3 次服。无腹部结块者，少用三棱、莪术；腹痛不减者，加白芍、延胡索各 10g，以理气止痛。

(3)湿热瘀结：少腹部隐痛，或疼痛拒按，痛连腰骶，低热起伏，经行或劳累时加重，带下量多，色黄，质黏稠，大便溏，或秘结，小便黄赤；舌红，苔黄腻，脉弦数或滑数。治宜清热利湿，化瘀止痛。方用清热调血汤加减：牡丹皮、生地黄、当归、白芍、桃仁、莪术、香附、延胡索各 10g，川芎、红花各 6g，黄连 3g，红藤、败酱草、薏苡仁各 15g。水煎服，每日 1 剂，分 2～3 次服。经期延长、经血淋漓不绝者，减桃仁，加仙鹤草、益母草各 15g，以活血止血；带下量多者，加黄柏、樗根皮各 10g，以清热利湿。

(4)气滞血瘀：少腹部胀痛或刺痛，经行腰腹疼痛加重，经量多，有血块，块出痛减，经前情志抑郁，乳房胀痛，脘腹胀满，食欲欠佳；舌紫黯，有瘀斑，苔薄，脉弦涩。治宜活血化瘀，理气止痛。方用牡丹散：牡丹皮、桂心、当归、延胡索、莪术、牛膝、赤芍、荆三棱各 10g。水煎服，每日 1 剂，分 2～3 次服。兼寒者小腹冷痛，加艾叶、小茴香各 9g，以散寒止痛；挟热者，口渴，舌红，脉数，加栀子、连翘、黄柏各 10g，以清热泻火。

(5)寒湿凝滞：小腹冷痛，或坠胀疼痛，经行腹痛加重，喜热恶寒，得热痛减，月经错后，经量少，色黯，带下淋漓，腰骶冷痛；舌淡，苔白腻，脉沉紧。治宜祛寒除湿，活血化瘀。方用少腹逐瘀汤：小茴香、干姜、延胡索、没药、当归、川芎、赤芍、蒲黄（布包）、五灵脂各12g，肉桂（后下）6g。水煎服，每日1剂，分2～3次服。腹中结块者，加鸡内金、桃仁、莪术各10g，以化瘀散结；带下量多者，加茯苓、苍术各12g，以健脾渗湿止带；腰骶痛者，加桑寄生、续断各15g，以补肾强腰。

2. 手法治疗

(1)患者取正坐位，医者从患者胸骨柄下端的剑突处开始，沿前正中线向下至脐部。然后分别沿肾经（腹正中线旁开0.5寸），胃经（腹正中线旁开2寸），脾经（腹正中线旁开4寸），在上腹部的循行路线，以松筋棒的钝角做圆拨法；在操作路线上呈螺旋形前进，用力宜小，以轻柔和缓为主。

(2)患者取仰卧位，医者从患者脐部的水平面开始，在下腹部分别沿任脉（腹部的正中线）、肾经、胃经、脾经在腹部的循行路线。以松筋棒的钝角做圆拨法，其中以任脉循行路线为重点，任脉操作5～10遍，其他经脉操作3～5遍，在操作路线上呈螺旋形前进。

(3)沿耻骨联合上沿，以松筋棒的锐角做划拨法，寻找敏感点，进行重点的点按操作。

3. 其他治疗

(1)体针

①取穴：主穴取三阴交、足三里、阴陵泉、水道、关元。气虚者，加关元、血海、脾俞、肾俞；肾虚者，加太溪、肝俞、肾俞；寒凝者，加腰阳关、命门、肾俞；气滞者，加内关、太冲；湿热瘀结者，加地机、中极。

②治法：虚证用补法，可加灸；实证用泻法。每次取3～5个穴位，留针15～30min，每日1次，14次为1个疗程。疗程间

隔 3d。

（2）艾灸

①取穴：带脉、气海、中极、膈俞、蠡沟、血海、肾俞。

②治法：分三种方法。方法 1，艾条回旋灸，点燃艾条在穴位上往复回旋熏烤，火头距离皮肤 2～3cm，每穴可灸 15～30min，每次选 4～5 穴，隔日 1 次。方法 2，艾炷灸，在穴位涂上大蒜汁，以粘住艾炷，选用大中艾炷施灸，可吹火使艾炷燃烧加快，当穴下产生强烈刺激感时即去除艾炷。一般灸 3～10 壮。方法 3，艾炷隔蒜灸，在穴位上放 3mm 厚的蒜片，中穿数孔，蒜片上放艾炷灸，每次每穴灸 3～10 壮，感到皮肤灼痛时即更换艾炷。

（3）电针

①取穴：主穴取关元、气海、归来、子宫。湿热下注加足三里、三阴交；腰骶疼痛者，加肾俞、次髎；尿频尿痛者，加阴陵泉；腹痛甚者，加中极；白带多加带脉。

②治法：患者排尿后取仰卧位针刺腹部及下肢穴位，取俯卧位针刺腰背部穴位，常规皮肤消毒，选用 0.35mm×40mm、0.35mm×55mm 的不锈钢针，提插捻转，得气使关元、气海、子宫、归来针感向会阴部放射，平针法，然后接上电针仪，连续波中等刺激强度，留针 40min，每日 1 次，10 次为 1 个疗程，休息 3d，继续下一个疗程。

（4）耳针

①取穴：三角窝、神门、肾上腺、皮质下。

②治法：将王不留行子贴于 0.5cm×0.5cm 医用胶布中央，耳穴常规消毒后贴上粘有王不留行子的胶布并适度按压，使耳穴有胀热、微痛感，嘱患者每日按压 3～5 次，一次按压 20～30 下，以耳部微红微热为度，隔日换贴 1 次，双耳交替，5 次为 1 个疗程。

（5）拔罐

①取穴：归来、水道、肾俞、命门、气海俞、阳关、关元俞、膀胱俞、上髎、次髎等。

②治法:采用纳药罐。选用活血化瘀祛痰通阳中药(如炒干姜 30g,泽兰 20g,肉桂 15g,白芥子 15g,麻黄面 30g,生半夏 20g,生附子 20g,红娘子 5g,冰片 1g,研末)水调后敷饼,小于罐口,贴于穴位然后拔罐,下腹疼痛者主选归来、水道等;腰痛者为主选命门、肾俞、气海俞、上髎、次髎等;有炎性包块者选局部穴位等。留罐 15~30min。每日 1 次,15 次为 1 个疗程,疗程间隔 3~5d。

(6)穴位注射

①取穴:子宫。

②治法:每次注射药液 15ml(鱼金注射液 6ml＋氯化钠注射液 8ml＋2%利多卡因注射液 1ml)。每日 1 次,两侧穴位交替注射,5~7 次为 1 个疗程。

(7)中药外敷

①处方:川椒、乌药、小茴香、没药、降香各等量。上药共研细末,贮瓶备用。

②治法:用时取药末 50g,用米醋调和成糊膏状,分别贴敷于中极、气海、神阙、大肠俞(双)穴上,上盖纱布,胶布固定。每日 1 次,一次 2~4h。7~10 次为 1 个疗程。可连治 3~5 个疗程。

(8)温热敷

①处方:三棱、莪术、鸡血藤各 50g,川楝子、荔枝、透骨草、败酱草、鱼腥草、小茴香、丹参、桂枝各 30g,白芷、香附、延胡索、红花各 20g。腹痛者,加肉桂 15g;白带多者,加土茯苓 25g,苍术、白术各 15g。将上药研为粗末,装入纱布袋内,加热熏蒸后备用。

②治法:用时取药袋,待温度达到腹部耐受程度时,即熏肚脐及少腹部,每次熏 30min。每日治疗 2 次。1 个月为 1 个疗程。

(9)运动疗法:慢性盆腔炎患者可采用体育调养法,有助于病情的恢复。具体方法如下。

①屈伸开合:仰卧,两腿伸直,屈膝,两腿外展,内收后再伸直,反复 20~30 下。

②横剪竖蹬:仰卧,两腿伸直抬起至 45°,做内收、外展交叉动

作 20～30 下。

③交腿下蹲：两腿交叉站立，臀部尽量下蹲，然后缓慢站起来，再下蹲，反复 20～30 下。

第十三节　女性生殖器官发育异常

女性生殖器官发育异常疾病尽管罕见，但可能从性交、排卵、受精、着床等各个方面影响患者的生殖力，导致不育。临床上需明确病因与诊断，选择合适的手术矫正畸形并行 ART，为女性生殖器官发育异常的不育患者提供生育的可能和新的生育途径，并恢复解剖结构，促进生育，提高患者生活质量。

一、女性生殖器官发育异常的常见类型

胚胎发育过程中，异常因素可导致发育异常。常见的生殖器官发育异常有以下类型。①正常管道形成受阻所致异常，如处女膜闭锁、阴道横隔、阴道纵隔、阴道闭锁；②副中肾管衍化物发育不全所致异常，如无子宫、无阴道、痕迹子宫、子宫发育不良、单角子宫、始基子宫；③副中肾管衍化物融合障碍所致异常，如双子宫、双角子宫、鞍状子宫、纵隔子宫。

（一）卵巢发育异常

卵巢发育异常少见，其中常见的原因为性发育异常（DSD），患者先天性卵巢功能不全或卵巢未发育（为条索状性腺），如特纳综合征（TS）和单纯性腺发育不全（PGD）。卵巢发育异常患者由于女性激素的缺乏，无第二性征发育，子宫及阴道呈幼稚型，雌孕激素治疗后子宫可正常发育，不育的主要原因在于卵巢无功能和难以获得卵子。

1. TS　患者染色体核型除 45,X 外，亦可有 45,X/46,XX 等嵌合型。45,X/46,XX 嵌合型患者可能存在有功能的卵巢组织，因此与 45,X 患者相比，更可能有自主的青春期发育、月经和生育

能力。有 2%～5% 的 TS 患者可能自然受孕,主要为 45,X/46,XX 患者。TS 患者在出生时或儿童时期卵巢有卵泡残余,这些卵泡在之后的生长发育中有可能丢失,成年后往往丧失卵巢功能,因此成年前甚至青春期前采用 ART 可能有助于 TS 患者的生殖功能保留。美国 TS 患者生殖功能保留指南中建议,TS 患者应在诊断时尽早评估卵巢储备功能,尤其是 45,X 的 TS 患者,越早评估卵巢功能对患者的生殖功能保留越有益,抗苗勒管激素(AMH)是目前认为判断卵巢储备的最佳内分泌指标。卵巢储备下降时可采用的生殖功能保留措施,包括卵子冷冻、卵巢组织冷冻和胚胎冷冻。若 TS 患者已有月经初潮,可耐受 ART 促排卵和取卵过程,卵子冷冻是首选方案。而青春期后的 TS 患者,尿促卵泡素(FSH)水平升高,若 FSH<20 U/L 可予以促排卵。若患者已有伴侣或有精子捐赠,还可选择胚胎冷冻。对于性发育或心理未成熟的患者,不能耐受促排卵治疗,尚有卵巢储备,可考虑卵巢组织冷冻,但 TS 患者本身卵巢储备差,取出的卵巢组织用于生殖功能保留并不理想,目前将此方案应用于 TS 患者尚仅是实验性阶段。若患者卵巢功能已严重衰竭,AMH 降低,此时的选择应考虑为卵子捐赠。

2. PGD　PGD 患者(包括 XX 与 XY 患者)由于基因突变未形成卵巢或睾丸,通常为双侧条索状性腺,子宫阴道呈幼稚型,常因为青春期乳房不发育或原发性闭经就诊,此时激素水平检查显示雌激素水平低下,FSH>40 U/L,提示卵巢功能衰竭。周期性雌孕激素替代治疗可促进女性第二性征发育,促排卵治疗无效,可通过供卵和体外受精-胚胎移植(IVF-ET)妊娠。

3. 其他卵巢发育异常　亦包括异位卵巢、副卵巢和单侧卵巢缺如等罕见情况,常合并泌尿生殖道畸形。异位卵巢可能位于盆腔、腹主动脉旁区、腹膜后、肠系膜或大网膜,与生殖细胞在生殖嵴异常迁移相关。副卵巢指附近多余的卵巢组织与正常卵巢相连。单侧卵巢缺如,有或无相连的输卵管,可能是由于先天性发育不良或卵巢扭转坏死和重吸收所致,发病率约 1/11 240。由于疾病罕见,对患者生育的影响暂缺乏经验认识,但卵巢的单侧缺如或卵巢异位,可能影响排卵及输卵管对卵子捕获,且合并的泌尿生殖道畸形亦可造成不育,需要手术纠正。

(二)输卵管发育异常

先天性输卵管发育异常罕见,主要为单侧或双侧输卵管发育不全,以及输卵管部分缺失或狭窄而造成的输卵管梗阻。输卵管发育异常患者通常无症状,往往由于输卵管异位妊娠或其他妇科手术时偶然发现,可能的原因是副中肾管末端发育成输卵管的过程受阻,或引带不能形成卵巢固有韧带和圆韧带,不能保持输卵管的正常位置。

1. 输卵管缺如。双侧输卵管缺如常合并痕迹子宫,仅一侧副中肾管发育可形成单角子宫和该侧的输卵管,而对侧输卵管缺如。

2. 输卵管发育不全呈痕迹输卵管,其外侧有类似伞部的开口,常合并输卵管部分闭锁及管腔部分缺失。

3. 副输卵管是主输卵管的一个分支,其外侧也有伞端,内腔与主输卵管相通。如副输卵管的分支靠近宫角部,易误认为是从宫角分出两根输卵管。

4. 输卵管副伞输卵管的某段向外开口,并形成一小伞。

5. 输卵管细长、狭窄输卵管管腔细长、弯曲,可呈螺旋状,伴有不同程度的肌肉发育不良,部分管腔狭窄或完全无管腔。

(三)子宫发育异常

子宫发育异常在女性生殖器官发育异常中最常见,是因副中肾管在发育、融合、中隔吸收的某一过程中停滞而形成不同类型的发育异常。有单侧或双侧异常;有仅子宫异常;也有子宫、宫颈、阴道同时出现异常。子宫发育异常常缺乏临床症状而不易被发现,也可因出现月经异常、不孕、流产、早产、胎位不正、宫腔操作困难、引产及流产失败、产道梗阻、子宫自发性破裂等才被发现。子宫发育异常类型不同，影响也不同，部分子宫发育异常的患者无临床症状，对婚育无影响；部分患者月经、生殖功能异常。

1. **先天性无子宫**　为双侧副中肾管中段及尾端未发育，未形成子宫、宫颈，常合并先天性无阴道。

2. **始基子宫**　为双侧副中肾管中段及尾端会合后不久即停止发育，又称痕迹子宫。始基子宫无宫腔，也无子宫内膜，多数合并先天性无阴道。

3. **幼稚子宫**　为双侧副中肾管会合后，在胎儿后期到青春期间的任何时段子宫停止发育。可有不同程度的子宫发育不良，常呈极度前屈或后屈，有的子宫体较小而子宫颈相对较长呈锥形，宫体与宫颈之比为 1:1 或 2:3。

4. **双子宫**　为双侧副中肾管发育后没有融合而各自发育为独立的子宫，实质上为两个单子宫，各偏向一侧，每个子宫的宫腔为狭长的单角形，其内侧肌壁比外侧肌壁薄。常合并双宫颈、双阴道，也有双子宫合并单宫颈、单阴道或双子宫合并双宫颈、单阴道者。双子宫的每个子宫仅有一个宫角，附有该侧的输卵管、卵巢和该侧的阔韧带、圆韧带、主韧带及宫骶韧带。不同于正常子宫有两个宫角、附有左右两侧输卵管和卵巢及左右两侧的以上各种韧带。

5. **双角子宫**　又称鞍状子宫。为双侧副中肾管中段、尾端已大部分融合，中隔已吸收，但子宫底部却融合不全，导致子宫左右两侧各有一角突出。

6. **单角子宫**　仅一侧副中肾管发育正常，形成一发育良好的单角子宫，附有该侧发育正常的输卵管和卵巢及该侧的阔韧带、圆韧带、主韧带及宫骶韧带。单角子宫多偏向一侧，宫腔为狭长的单角形，其内侧肌壁比外侧肌壁薄。单角子宫常合并另一侧子宫、输卵管缺如，或合并另一侧残角子宫。

7. **残角子宫**　一侧副中肾管发育正常，而另一侧副中肾管中段、尾端发育缺陷。残角子宫常发育不全，无宫颈，多数仅通过纤维条束与发育侧子宫联结。残角子宫分三型：Ⅰ型残角子宫发育差，为始基子宫，无宫腔，也无子宫内膜；Ⅱ型残角子宫有宫腔，有子宫内膜，但与另一侧发育好的单角子宫不相通；Ⅲ型残角子宫有宫腔，有子宫内膜，通过纤维条索中的瘘管与发育好的单角子宫相通。

8. 中隔子宫　又称纵隔子宫。系双副中肾管融合后，因中隔吸收的某一过程受阻，中隔未退化或未完全退化所致。前者为子宫完全中隔，后者为子宫不完全中隔。中隔子宫的宫腔分为两半，但子宫外形完全正常。

9. 宫颈缺如　为副中肾管尾端发育停滞，常合并先天性无子宫。

10. 双宫颈　为双副中肾管尾端未融合，常合并双子宫。有时双宫颈的宫颈口偏向 3 点或 9 点。

11. 先天性宫颈管狭窄　为副中肾管尾端发育不全，常合并宫颈过长、宫颈角度异常。

(四)阴道发育异常

1. 先天性无阴道　为副中肾管缺如，常合并先天性无子宫或始基子宫。

2. 阴道闭锁或狭窄　为泌尿生殖窦发育不良，与会合后的副中肾管的最末端未贯通或未全贯通，未能形成发育良好的阴道下段。前者为阴道闭锁，后者为阴道狭窄。Ⅰ型阴道闭锁为阴道下段闭锁而阴道上段、宫颈、子宫体均正常，Ⅱ型阴道闭锁为阴道完全闭锁，多合并宫颈、子宫发育不良。

3. 阴道横隔　为副中肾管垂直融合异常，也就是向下生长融合的副中肾管尾端与向上生长的泌尿生殖窦相接处未贯通或未全贯通所致。前者为阴道完全横隔，后者为阴道不完全横隔。

4. 阴道纵隔　为副中肾管侧面融合异常，以对称性为特点，分完全性阴道纵隔（又称双阴道）和不完全性阴道纵隔。阴道纵隔常合并双子宫、双宫颈。

5.**阴道斜隔**　为副中肾管侧面部分融合异常,可能是一侧副中肾管向下延伸未达到泌尿生殖窦而形成盲端,以非对称性为特点。分Ⅰ型阴道斜隔(无孔斜隔型),Ⅱ型阴道斜隔(有孔斜隔型),Ⅲ型阴道斜隔(无孔斜隔合并宫颈瘘管型)。阴道斜隔常合并双子宫、双宫颈和该侧的肾发育不全。

(五)外阴发育异常

外阴发育异常主要包括处女膜异常、阴蒂异常和小阴唇融合(会阴体增高),对患者的生育影响主要在于经血流出障碍、经血逆流导致子宫内膜异位症和性交困难。

1.**处女膜异常**　处女膜是阴道腔与尿生殖窦之间的环状薄膜,由阴道上皮、泌尿生殖窦上皮及间质组织构成。若泌尿生殖窦上皮未能贯穿前庭部,则导致处女膜闭锁,又称无孔处女膜。在生殖道发育异常中比较常见。青春期初潮后由于处女膜无孔,经血最初积在阴道内,逐渐致子宫腔积血、输卵管积血,甚至经血倒流进入腹腔。可引发子宫内膜异位症,亦可引发盆腔炎性改变。筛状处女膜为泌尿生殖窦上皮增生的下界未向外阴前庭完全贯通。处女膜闭锁患者的临床表现与阴道横隔相似,经血被处女膜阻隔,在阴道口可形成蓝紫色的包块,随着月经周期性出现,阴道明显扩张,可能出现宫颈扩张,并导致子宫积血或输卵管积血。微孔、筛状、隔状处女膜患者通常月经不规律。处女膜异常患者一经确诊应尽快手术,术前应排除阴道闭锁或 MRKH 综合征、完全雄激素不敏感综合征等疾病,手术方式采取处女膜切开并清除阴道积血。手术纠正后的患者生育未见明显影响,但手术前经血逆流亦可能导致子宫内膜异位症,降低生殖力,因此对于积血严重的患者考虑在处女膜切开同时行腹腔镜检查治疗盆腔子宫内膜异位症。

2.**阴蒂异常**　常见阴蒂增大,定义为阴蒂头的宽度与长度的乘积大于 10 mm^2,出生时阴蒂增大可能的原因为女性胎儿在宫内过量的外源性雄激素暴露或先天性肾上腺皮质增生症(CAH),

严重者可能合并小阴唇融合和出现一个单一泌尿生殖开口,外生殖器模糊。外生殖器男性化可合并体内激素水平的改变(雄激素升高),造成患者性交障碍,干扰下丘脑-垂体-卵巢轴的内分泌功能,并影响患者心理,治疗的关键是术前一定要明确诊断,按女性生活意愿或要求进行治疗和手术。单纯外源性雄激素暴露的患者解除暴露后,行手术矫正,手术应选择保留血管神经的阴蒂整形术,切开增高的会阴体,同时手术矫治外阴其他畸形等。CAH患者除了手术矫正外阴,还需要合理的激素治疗,由于雄激素水平的增高,患者常有内分泌紊乱、月经稀发和无排卵表现,导致不育。几乎所有的经典型CAH患者需要激素促排卵,非经典型CAH患者大多数单纯肾上腺皮质激素治疗后可恢复排卵,不排卵者予以氯米芬或促性腺激素促排卵有效。经典型CAH患者分娩CAH胎儿的风险为1/120,妊娠期可行产前诊断明确胎儿是否为CAH。

3. 异位肛门 为泄殖腔分隔发育异常。阴道肛门为直肠开口于阴道;前庭肛门为直肠开口于舟状窝;会阴肛门为直肠开口于会阴体。

4. 尿道裂 为生殖结节发育异常致阴蒂分裂,形成尿道上裂。

(六)阴道发育异常

欧洲人类生殖与胚胎学会(ESHRE)及欧洲妇科内镜学会(ESGE)将阴道发育异常分为正常阴道、非梗阻性阴道纵隔、梗阻性阴道纵隔、阴道横隔和(或)处女膜闭锁,以及阴道闭锁,包含MRKH综合征、Ⅰ型和Ⅱ型阴道闭锁、阴道横隔、阴道纵隔以及阴道斜隔综合征。

1. MRKH综合征 是一种由苗勒管发育不全所致的先天性无子宫无阴道疾病,患者有一个浅的阴道小窝,子宫、宫颈及阴道上部缺如,有正常的卵巢及输卵管远端一部分组织。多数MRKH综合征患者仅有始基苗勒管球而无子宫内膜活性,但

2％～7％的患者可存在有活性的子宫内膜发育,患者有周期性腹痛的表现。有症状的始基苗勒管球需手术切除。有 15％～36％的子宫发育不全的患者同时合并泌尿系统发育缺陷,12％可有脊柱侧凸。治疗方法包括用模具在发育较好的外阴舟状窝顶压成形阴道,成功率可达 90％,或采用羊膜法、腹膜法、肠道法和生物补片法行人工阴道成形术。MRKH 综合征患者无子宫无阴道,但有正常卵巢和排卵,可通过取卵、IVF 和代孕获得妊娠。尽管研究报道的 MRKH 综合征患者卵子代孕妊娠率为 17％,活产率为 12％,均低于一般人群,但依然使 MRKH 综合征患者拥有自己的后代成为可能。近年来发展的子宫移植手术亦可能为该类患者妊娠分娩提供希望。

2. **阴道闭锁** 属于生殖道梗阻型发育异常,包括阴道下段闭锁(Ⅰ型)和阴道完全闭锁(Ⅱ型)两类。一经诊断,应尽早手术治疗。Ⅰ型阴道闭锁的患者阴道上段扩张积血可以提供充足的黏膜,手术成功率高,可直接行闭锁段切开,术后不需佩带模具,定期扩张预防挛缩,术后可自然妊娠。Ⅱ型阴道闭锁处理的关键为是否保留子宫,阴道完全闭锁多合并子宫颈发育异常、子宫体发育不良或子宫畸形,若子宫太小或无子宫颈结构,术后再闭锁风险高,目前主张直接行子宫切除术。切除子宫后患者的妊娠选择同 MRKH 综合征患者,需行取卵、IVF 和代孕。

3. **阴道横隔** 表现为在阴道上部黏液和液体聚集,聚集所致的肿块可能压迫腹部和盆腔器官,阴道会阴部细菌上行通过横隔继发感染,可导致阴道积脓、子宫积脓和输卵管积脓。与其他苗勒管缺陷不同,阴道横隔很少合并泌尿系统畸形。完全性阴道横隔患者在月经来潮后出现腹痛或感染症状,应尽早进行手术治疗。不完全性阴道横隔患者若生育前出现临床症状、影响性交或生育,需行手术切除。盆腔 MRI 检查是术前明确横隔厚度与深度的最好方法。手术后的阴道横隔患者累计妊娠率达 50％,活产率 36％,较一般人群有所降低。考虑该类患者由于阴道横隔的存在,经血倒流导致的盆腔子宫内膜异位症可能降低患者的生殖力,推荐阴道横隔切除术的同时行腹腔镜手术,检查治疗盆腔子宫内膜异位症。对于妊娠期发现的不完全性阴道横隔,若横隔薄者可于临产时处理;若横隔较厚处理困难,可选择剖宫产术。

4. 阴道纵隔　其发生是由于苗勒管的侧方融合缺陷及尾部不完全吸收。纵隔可能为部分也可能贯穿全阴道,常与双子宫双宫颈同时出现,也可同时出现肛门直肠畸形,20%的阴道纵隔患者合并肾畸形。患者可有性交困难,影响受孕,需手术切除。对于无症状阴道纵隔的孕前处理存在争议,一般认为由于纵隔阻碍产道,应于孕前切除,亦有观点认为只有影响性交和受孕的纵隔需要切除。

5. 阴道斜隔综合征　其病因可能是副中肾管向下延伸未到泌尿生殖窦形成一盲端所致,常伴有同侧泌尿系统发育异常,多为双宫体、双宫颈及斜隔侧的肾缺如。患者在青春期有正常的月经,但由于流出道梗阻不断加重出现周期性单侧阴道或盆腔疼痛,并可继发盆腔子宫内膜异位症和盆腔感染。应尽早行阴道斜隔切除术,缓解症状和防止并发症的发生,保留生育能力。

二、女性生殖器官发育异常的诊治

女性生殖器官发育异常可对性生活和生育产生直接影响,但并非所有异常都会产生影响。

(一)处女膜闭锁

1. 临床表现　女婴出生时若见其外阴洁净,无分泌物,分开其阴唇未见阴道口时多能发现,但常被忽视而漏诊。绝大多数患者典型的症状是青春期后出现进行性加剧的周期性下腹痛及阴部坠痛,无月经初潮,且第二性征基本发育良好。

2. 检查　妇科检查时在阴道口处可见一个膨出的紫蓝色触痛明显的球形包块。肛腹诊在盆腔正中可扪及一个囊状包块,子宫在其上方,按压子宫时,可见处女膜向外突出更明显。根据症状和肛腹诊多能确诊。盆腔超声检查可见子宫及阴道内有积液。

3.治疗 确诊后均应手术治疗。若在出生后已发现,在初潮前切开为好。

(1)手术切除:若已出现阴道积血,应及时在局部麻醉、骶麻或静脉麻醉下行处女膜切开手术。即用粗针穿刺处女膜中央,抽见积血证实诊断后,由穿刺点行"×"形切开并修整。排出积血后,切除多余的处女膜瓣使切口呈圆形,再用3-0可吸收线缝合切口边缘黏膜止血,以保持引流通畅和防止创缘粘连。

(2)二氧化碳(CO_2)激光处女膜切开术:在局部麻醉下,用CO_2激光行处女膜切开,该手术方便迅速,出血少。术后应常规用小号窥阴器检查子宫颈情况。手术多在门诊施行,术中注意防止意外伤及尿道和直肠。术后注意保持阴部卫生,应用广谱抗生素和硝唑类预防感染至积血引流干净为止。经血排流通畅为治愈标准。若未并发子宫内膜异位症或盆腔炎,术后患者可无任何临床症状。

(二)先天性无阴道

在胚胎时期,副中肾管最尾端与泌尿生殖窦相连,并同时分裂增殖,形成一实质性圆柱状体称为阴道板,随后其由下向上腔化穿通,形成阴道。若在演化的过程中受到目前尚未明了的内在或外在因素的干扰,或由于基因突变,均可导致各种类型的阴道发育异常。

1.病因 先天性无阴道为双侧副中肾管发育不全所致,故绝大多数患者合并先天性无子宫或痕迹子宫。但卵巢发育及功能正常,第二性征发育正常。极少数患者可有发育正常的子宫,具有功能性子宫内膜,青春期由于子宫积血、输卵管积血甚至经血倒流进入腹腔,可引发子宫内膜异位症或盆腔炎,表现为周期性腹痛。

2.临床表现 患者青春期后无月经来潮,少数患者因有子宫积血出现周期性下腹痛并进行性加重。若已婚者,可出现性交困难。

3. 检查　可见外阴和第二性征发育正常,但无阴道口或仅在阴道外口处见一浅凹陷,个别可见由泌尿生殖窦内陷所形成的短于 3cm 的盲端阴道。少数已婚者可见尿道口扩张或肛门松弛。肛腹诊绝大多数仅在盆腔中央相当于子宫位置扪及轻度增厚的条索状组织;有周期性下腹痛者,可扪及增大而有压痛的子宫。实验室染色体核型检查为 46,XX。

4. 鉴别诊断　本病主要与完全型雄激素不敏感综合征相鉴别,后者阴毛、腋毛稀少,腹股沟管或腹腔内有睾丸,染色体核型为 46,XY。

5. 治疗　婚前需行阴道成形手术,术后不影响性生活,但无生育能力。

(1)机械扩张法:适用于先天性无阴道、无子宫且有泌尿生殖窦内陷成凹者,在此陷凹内用一阴道模具向盆腔方向施加机械性压力,每日扩张,使凹陷加深,以解决性生活困难。

(2)阴道成形术:主要是在尿道膀胱与直肠之间分离,造成一人工腔道,再应用不同的腔穴覆盖物封闭创面,重建阴道。覆盖物主要有中厚游离皮片、下推的腹膜、乙状结肠段、羊膜、胎儿皮肤、带血管蒂的肌皮瓣等,但各有利弊,可根据患者条件和医师的技术能力酌情选用最合适的方法。目前多选用乙状结肠代阴道成形术,其次为腹腔镜下盆底腹膜代阴道成形术。

(3)手术时机:无子宫者,应在婚前半年左右施行;有子宫者,应在青春期施行,以引流子宫腔积血,保存子宫的生育能力。无法保留子宫者,应切除子宫。术后能完成性交过程为治愈标准。乙状结肠代阴道成形术或盆底腹膜代阴道成形术者,佩戴阴道模具 3 个月,其他方法的人工阴道成形者,要定时佩戴阴道模具一段时间(3～6 个月),以防人工阴道或阴道口处挛缩。有子宫者受孕后,须行剖宫产术结束分娩。

(三)阴道闭锁

阴道闭锁为泌尿生殖窦未参与形成阴道下段所致。闭锁位于阴道下段,长2～3cm,其上为正常阴道。青春期后出现阴道中上段积血、子宫腔积血和输卵管积血等。

1. 临床表现 绝大多数患者在青春期出现周期性下腹痛并进行性加重,而无月经初潮。

2. 检查 阴道前庭无处女膜结构,表面色泽正常,亦无向外突起。肛腹诊在肛管上方可扪及向直肠突出的阴道积血所形成的球状物,位置较处女膜闭锁者高,按压其上方的子宫,处女膜处不向外膨出。据以上临床表现可做出诊断。需与处女膜闭锁相鉴别。

3. 治疗 Ⅰ型阴道闭锁患者因其阴道上段、宫颈、子宫体发育正常,因此在青春期月经初潮后即出现症状,经血潴留于阴道上段、宫腔积血,易于诊断。就诊及时不易继发子宫内膜异位症。一旦明确诊断应及时行闭锁段阴道切开术,并根据创面大小决定是否放置阴道模型。手术成功不影响性生活和受孕,但分娩方式应采用剖宫产术。Ⅱ型阴道闭锁常合并宫颈、子宫发育不良、子宫内膜功能异常,经血潴留症状出现较晚,症状相对较轻,患者不易及时就诊,临床较难诊断,易继发子宫内膜异位症。Ⅱ型阴道闭锁合并宫颈闭锁、宫颈及子宫发育异常者,建议先行子宫切除术,结婚前6个月再行阴道成形术,以解决性生活问题,但无生育能力。对宫颈、子宫发育良好者,可保留子宫。阴道成形术应避免损伤膀胱和直肠,成形术后应用阴道模型扩张阴道,手术成功不影响性生活。如妊娠,分娩方式应采用剖宫产术。手术时,在阴道前庭相当于处女膜位置,先行浅层"×"状切开,向周围游离形成黏膜片后,再切开积血包块,排净积血后,利用闭锁上段的阴道黏膜和预先分离的黏膜片覆盖创面。要求新形成的阴道口,能容二指松。术后定期扩张阴道,以防瘢痕挛缩。以经血排流通畅和能进行性生活为治愈标准。由于患者手术在青春期施行,距结婚尚有 10 年左右的时间,若不定期扩张阴道,原闭锁段可因瘢痕而挛缩,导致婚后性生活困难,甚至经血排流不畅,需再次手术。

(四)阴道横隔

阴道横隔为阴道板自下而上腔化时受阻,未贯通或未完全腔化,即两侧副中肾管会合后的尾端与泌尿生殖窦相接处未贯通或部分贯通所致。阴道横隔可位于阴道内任何部位,最常见位于阴道中上 1/3 的交界处。厚的为 $1\sim1.5\,cm$,薄的如纸。部分阴道横隔较为多见,无孔者少见。

1. 临床表现 无孔者可出现周期性下腹痛而无月经初潮;孔小者可出现经血排流不畅;部分患者可无临床症状。阴道横隔位于阴道中下段者可致性生活不满意。

2. 检查 首先注意阴道横隔所在部位,位置低者少见,其次注意阴道横隔上(常在中央部位)有无小孔,有孔者可用宫腔探针插入孔内,探查上方的阴道腔的宽度及深度。无孔者可用粗针穿刺,注意穿入深度可抽出积血,以估计隔膜厚度,再用外科探针由穿刺孔插入了解阴道隔膜上方阴道腔的宽度及深度,以明确诊断。对于阴道横隔位于阴道顶端、接近阴道宫颈、不易与宫颈发育异常相鉴别时,B超检查(尤其是应用阴道探头)往往可提供明确诊断的影像学资料。以明确诊断。

3. 治疗 完全性阴道横隔在青春期月经建立后即出现症状,经血潴留于阴道横隔上方。一旦明确诊断,应尽早手术,切除横隔,根据创面大小决定术后是否应用阴道模型。手术成功后不影响性生活和受孕能力。如妊娠,分娩方式根据手术创面愈合和局部情况决定是否需行剖宫产术。不完全性阴道横隔多无临床症状,不影响性生活和受孕能力。若分娩时发现阴道横隔阻碍胎先露下降,阴道横隔薄者,当先露部将隔膜鼓起撑得极薄时,放射状切开后,胎儿即能经阴道娩出;阴道横隔厚者应及时剖宫产和做相应处理,以防产露引流不畅。以经血排流通畅和性生活满意为治愈标准。如阴道横隔较薄,可在胎先露下降压迫横隔时切开横隔,胎儿娩出后再切除横隔。若阴道横隔较厚,则应选择剖宫产术。无症状者或隔膜较薄者可暂不行手术治疗。位置低、性生活不满意或不孕者,以小孔为据点,向四周做"×"形切开并分离黏膜片,切开后修整创面,利用分离的黏膜片,犬齿交错覆盖创面,间断缝合,以防术后出现环状狭窄。无孔者明确诊断后及时手术,以穿刺针为中心,做"×"形切开并修整,注意事项同上。

(五)阴道纵隔

阴道纵隔为双侧副中肾管融合后,其中隔未消失或未完全消失所致。阴道纵隔一般附着在阴道前壁、后壁的正中线上,纵向行走,可分为不完全纵隔和完全纵隔两种,后者形成双阴道,常合并双宫颈、双子宫。

1. 临床表现 绝大多数阴道纵隔无症状,部分患者因婚后性交困难或因其他妇科疾病行妇科检查时发现,另一些迟至分娩时,胎先露下降受阻或产程进展缓慢方才发现。

2. 体检 注意阴道纵隔是完全性的还是不完全性的,后者注意其长度。还应注意是否合并子宫颈、子宫畸形。根据检查不难诊断。

3. 治疗 阴道纵隔多无临床症状,对性生活、受孕及阴道分娩均无影响。

(1)部分患者影响性生活,可行阴道纵隔切除术。术时注意避免损伤尿道和直肠,创缘用3-0可吸收线缝合止血。

(2)若已临产阻碍胎先露下降者,可沿阴道纵隔的中线切断,分娩后稍加修整,缝合创缘止血。

(3)对于不孕患者,切除阴道纵隔可提高受孕机会。以消除症状为治愈标准。合并子宫颈及子宫畸形者,可能为不孕因素,单一阴道纵隔切除难以消除不孕因素,还需子宫纵隔切除或子宫畸形矫正术。

(六)阴道斜隔

为双侧副中肾管融合后,其中隔未消失所致,发病机制同阴道纵隔。多伴有双宫颈、双子宫畸形。隔膜起于两个宫颈之间，向尾侧端偏离中线斜行，与阴道外侧壁融合，形成一侧阴道腔盲端。多在隔的尾侧端有一小孔。阴道斜隔有 3 种类型。① I 型：无孔斜隔，隔后阴道腔及同侧子宫颈、子宫体与对侧完全无通道。② II 型：有孔斜隔，一般在隔的远侧端有一个直径数毫米的小孔。两侧阴道腔由此相通，这一类型相对多见。③ III 型：无孔斜隔合并宫颈管瘘，隔膜无孔，但盲端侧宫颈管与对侧宫颈管或阴道间有瘘管存在，以此相通。

1. 临床表现　阴道内时常有陈旧性血液排出，淋漓不净。合并感染后有脓液排出。无孔者因斜隔内积血导致痛经及性生活困难。

2. 检查　多伴有双宫颈、双子宫畸形，阴道上段变窄，一侧增厚隆起。检查时该侧有小孔溢出黑色血液或脓血。无孔者可在阴道一侧扪及一囊性包块，上界达阴道穹隆以上，穿刺可抽出陈旧性血液。

3. 鉴别诊断　应与阴道壁囊肿相鉴别。后者囊肿一般为 2～3cm 直径，壁薄，多数位于阴道上段的前侧壁，内含澄清或浅褐色液体，多不伴有子宫畸形。

4. 治疗　I 型无孔阴道斜隔常在青春期月经建立后即出现经血潴留症状，易于诊断。II 型有孔阴道斜隔常表现斜隔后经血引流不畅，并可引起局部感染。III 型无孔阴道斜隔合并宫颈瘘管患者常无临床症状，易于漏诊。无论何种类型阴道斜隔，一旦确诊，手术是唯一的治疗方法。阴道斜隔综合征患者矫治手术后并不影响其性生活和受孕能力，但因常合并双子宫，妊娠后易流产、早产、胚胎停止发育等。分娩方式需根据妊娠在正常侧还是斜隔侧、手术创面愈合和局部情况决定是否行剖宫产术。合并肾发育不全者，妊娠期应注意监测肾功能。阴道斜隔采用手术治疗时，有小孔者用探针插入小孔，顺探针纵行切除斜隔；无孔者先用注射器针在"囊肿"最突出处穿刺，抽吸出陈旧性积血后，再顺针头纵行切除斜隔,充分显露宫颈,创缘用 3-0 可吸收线缝合止血。若用激光手术,创缘可不缝合。无孔斜隔合并宫颈管瘘者的手术较复杂,除了切除阴道斜隔外,还要根据宫颈瘘管的位置高低,经腹或经阴道修补宫颈管瘘孔,必要时还需行子宫纵隔切除或子宫畸形矫正术。经血排流通畅为治愈标准。患侧子宫常发育不良,若受孕足月分娩以剖宫产为宜。

(七)先天性宫颈管狭窄

不影响性生活和受孕,但可造成阴道分娩时宫颈性难产。残角子宫腔积血者行残角子宫切除。与对侧子宫相通的残角子宫,因有残角子宫妊娠的可能,倾向于残角子宫切除。若残角子宫妊娠,一经确诊立即行残角子宫切除。残角子宫妊娠 16~20 周时往往发生破裂,形同典型的输卵管间质部妊娠破裂,出现致命性的内出血,若发现或治疗不及时,死亡率高。残角子宫手术切除后与单角子宫的预后类似。

(八)先天性无子宫和始基子宫

两侧副中肾管的中段、尾段在发育、融合演化形成子宫的过程中,若受到现仍未明了的某种或多种因素的干扰,便可在此过程中的不同阶段停止发育,从而形成各种各样的子宫发育异常。先天性无子宫系两侧副中肾管中段及尾段未发育和融合所致,卵巢发育正常,第二性征不受影响,盆腔仅见输卵管和卵巢;始基子宫又称痕迹子宫,是两侧副中肾管融合后不久便停止发育所致,子宫极小,盆腔中央相当于子宫位置仅一索状结缔组织,无宫腔,但双侧输卵管、卵巢正常。

1. 临床表现 青春期后无月经初潮,也不伴有周期性下腹痛。

2. 检查 第二性征发育正常。肛腹诊,前者在盆腔中央相当于子宫的部位扪不到子宫;后者可扪及直径 1~3cm 圆索状体,内无宫腔。两者几乎均合并先天性无阴道。B超检查盆腔见卵巢回声而未探及子宫回声影像,有利于明确诊断。

3. 治疗　先天性无子宫以原发闭经为主要症状。因卵巢发育正常,第二性征发育不受影响,合并先天性无阴道者,需在婚前行矫治手术,术后不影响性生活,但无生育能力。始基子宫以原发闭经为主要症状,因卵巢发育正常,第二性征发育不受影响。合并先天性无阴道者,需在婚前行矫治手术,术后不影响性生活,但无生育能力。

(九)子宫发育不良/幼稚子宫

子宫发育不良/幼稚子宫为两侧副中肾管融合后,在短期内即停止发育所致。子宫呈幼女期模样。

1. 临床表现　患者青春期或成年后多因月经量极少而就诊。

2. 检查　第二性征发育正常。肛腹诊可扪及小而活动的子宫,子宫颈呈圆锥形,子宫体与子宫颈之比为 1:1 或 2:3,常呈极度前屈或后屈。B超检查可探及发育不良的子宫,前屈者子宫内膜线回声往往偏向于前壁,后屈者则往往偏向于后壁。

3. 治疗　幼稚子宫常无临床症状,婚前检查也不能做出诊断。性生活和生育能力常不受影响。妊娠后易流产、早产、胎位异常。双子宫的两个单角子宫常各偏向一侧,可借助B超、CT或MRI检查协助诊断。双子宫妇女在妊娠期持续向同一方向扭转或旋转活动,可导致该侧妊娠子宫扭转。另外,在阴道分娩时,非妊娠子宫可阻塞部分产道,导致产道梗阻。幼稚子宫者可因子宫发育不全导致不育。妊娠后易流产、早产,产时可因宫缩乏力导致难产和产后出血。明确诊断后,可用雌激素、孕激素周期序贯疗法治疗。如在月经第5天开始口服倍美力 0.625mg 或戊酸雌二醇片 1mg,一日1次,连服 20d,月经第16天始加服甲羟孕酮片 8mg,一日1次,连服 5d,共服 4～6 个周期。疗效不确切。婚后无生育者占多数。

(十)双子宫

双子宫是指两侧副中肾管发育后完全未融合,各自发育形成两个子宫和两个子宫颈,阴道也完全分开。左、右两侧子宫的角部各有单一的输卵管和卵巢。常合并双阴道。临床上可分为双子宫双阴道和双子宫单阴道两种。

1. 临床表现 多无任何自觉症状，多因人工流产、产前检查或分娩时而发现，部分患者可有经量增多及经期延长等症状。妊娠后易出现流产等情况。部分患者因阴道纵隔出现性交困难或性交痛。

2. 检查 第二性征发育正常。妇科检查可扪及双宫体，可窥见双阴道、双宫颈。B超检查可见双子宫回声图像，有利于明确诊断。

3. 治疗 不影响性生活和生育能力、无症状者可不必手术。反复流产者可行子宫整形术。早期人工流产易发生漏吸，妊娠者在妊娠晚期胎位异常率增加，剖宫产率增加。

(十一)双角子宫

双角子宫是指两侧副中肾管尾端已大部分融合，末端中隔可吸收或未吸收，因相当于子宫底部融合不全而呈双角，两角各有单一的输卵管和卵巢。轻度者仅子宫底部稍下陷呈鞍状，称为鞍形子宫。

1. 临床表现 一般无症状，妊娠后常伴流产及早产等症状。

2. 检查 第二性征发育正常。妇科检查可扪及子宫底凹陷呈双角，程度不一。子宫颈和阴道可有纵隔。B超检查、子宫输卵管碘油造影检查、宫腔镜和腹腔镜联合检查，有利于明确诊断。

3. 鉴别诊断 双角明显分开、子宫体部融合较少的双角子宫有时与双子宫难以鉴别，可采取B超等检查方法进行鉴别诊断。

4. 治疗 无症状者可不必处理。双角子宫常无临床症状，婚前检查不易被诊断，B超检查、子宫输卵管碘油造影、宫腔镜检查可协助诊断。不影响性生活和受孕能力，但妊娠后易引起流产、早产和胎位异常。反复流产、早产者可行子宫重建手术，减少流产、早产率。对称型双角子宫整形术疗效较好。手术后妊娠者应严密监护，以防子宫自发性破裂，必要时以剖宫产终止妊娠为宜。

(十二)纵隔子宫

两侧副中肾管融合不全,在子宫腔内形成纵隔。子宫外形正常,但从子宫底至子宫颈内口或外口有纵隔。根据分隔子宫腔的程度可分为不全性及完全性纵隔子宫,后者常合并阴道纵隔。

1. 临床表现 非妊娠期多无症状。妊娠后好发流产、早产、胎位异常及胎盘滞留等,部分患者易发生不孕症。

2. 检查 子宫外形正常,部分伴有子宫纵隔。宫腔探针检查可探知子宫纵隔的存在,但长度及厚度难以确定。①三维超声检查,可见子宫外形正常,子宫腔内有子宫纵隔而诊断,但宫腔内对比度不足时,确定子宫纵隔的形状、长短及厚度有困难。②子宫腔镜检查,可明确子宫纵隔形状等情况,但有子宫穿孔的危险性。③宫腔镜与B超应用联合检查,可明显提高诊断的准确性和检查的安全性。④子宫输卵管碘油造影,可提供明确的影像学资料。但阴道纵隔达宫颈外口者,造影有一定的困难。

3. 治疗 无症状者可不必处理,不影响性生活。可借助B超、子宫输卵管碘油造影、CT、MRI及宫腔镜检查协助诊断,而宫腔镜和腹腔镜联合应用是诊断纵隔子宫的金标准。多数学者认为纵隔子宫不会影响其受孕率,但也有研究发现,若子宫纵隔合并不孕症的患者没有其他原因导致不孕,实施纵隔切除术能够明显提高其受孕率,并降低流产、早产率,改善妊娠结局。因此,对有不孕和反复流产者,可行B超监视下宫腔镜手术或宫腔镜和腹腔镜联合手术切除子宫腔纵隔。无条件者,可经腹手术。术后行雌激素、孕激素周期序贯疗法治疗3个周期,以利子宫内膜的修复。内镜手术疗效较好,子宫肌层损伤小,并发症少。纵隔厚、子宫较小者,宜经腹手术,术后妊娠应严密监护,以防子宫自发性破裂,适时以剖宫产中止妊娠。内镜术后妊娠经阴道分娩者,应警惕胎盘滞留。未手术者人工流产时注意防止漏吸。

(十三)单角子宫

仅一侧副中肾管发育,形成该侧的单角子宫,具有同侧发育良好的输卵管和卵巢,而另侧副中肾管未发育或未形成管道,致对侧子宫完全未发育,对侧输卵管、卵巢、肾往往同时缺如,阴道可正常。

1. 临床表现 未妊娠时可无症状,妊娠后反复流产、早产等较多见。

2. 检查 妇科检查子宫形态失常,子宫底呈偏向一侧的圆弧形,对侧盆腔空虚。以下检查有利于诊断。①B超检查,可辅助诊断,彩色超声尤其三维彩超诊断准确率更高。②子宫输卵管碘油造影,可提供有价值的诊断依据。③宫腔镜和腹腔镜联合检查,可以确诊。④分泌性肾输尿管造影,了解泌尿系统有无畸形,必要时可行此检查。

3. 治疗 无特殊治疗。如一侧单角子宫,另一侧子宫输卵管缺如,婚前检查不易被诊断。阴道双合诊检查发现子宫偏向一侧时,非孕期可借助B超检查、子宫输卵管碘油造影(仅有一个宫角和一侧输卵管显影),宫腔镜检查(仅能见到一侧输卵管开口)协助诊断。妊娠后产前检查发现胎儿偏向一侧时,可借助B超检查协助诊断。不影响性生活和受孕能力,但妊娠后易引起流产、早产和胎位异常。单角子宫妇女在妊娠期持续向同一方向扭转或旋转活动,可导致妊娠子宫扭转。因妊娠反复流产、早产较多,应予以对症治疗。部分患者经对症治疗后,可至足月妊娠。分娩时剖宫产的可能性大。

(十四)残角子宫

一侧副中肾管发育正常,而对侧副中肾管发育不全,形成不同程度的残角子宫,可伴有同侧泌尿道发育畸形。多数残角子宫与对侧正常子宫腔不相通,仅有纤维带相连。残角子宫可有或无子宫内膜。有内膜且与对侧宫腔相通者有可能出现残角子宫妊娠。

1. 临床表现 若残角子宫无功能性子宫内膜者,一般无症状。若子宫内膜有功能者,且与对侧子宫腔不相通者,可出现痛经及子宫腔积血,可并发子宫内膜异位症;若有内膜且与对侧子宫腔相通者,可出现残角子宫妊娠破裂或人工流产无法刮出胚胎组织。

2. **检查** 妇科检查子宫形态失常,在偏向一侧发育较好的单角子宫对侧,可扪及一大小不等、质地同子宫的结节,两者间往往可有界限。以下检查有利于诊断。①子宫输卵管碘油造影,可明确残角子宫是否与对侧子宫腔相通。②B超检查,可辅助诊断,检查时向子宫腔推注1‰过氧化氢溶液对诊断有帮助。③宫腔镜与腹腔镜联合检查,可确诊不同程度的残角子宫,有利于确定治疗方案。

3. **鉴别诊断** 需与卵巢肿瘤、卵巢子宫内膜囊肿及浆膜下子宫肌瘤相鉴别。

4. **治疗** 无子宫内膜的残角子宫可不处理。Ⅰ型残角子宫无临床症状,不影响性生活,但不会受孕。Ⅱ型、Ⅲ型残角子宫可出现渐进性加重的痛经,并继发子宫内膜异位症。不影响性生活,也可以妊娠,但因残角子宫肌层发育不全,又无宫颈,妊娠持续到孕中期即可发生自发性子宫破裂。残角子宫可借助B超、CT、MRI进行诊断。

(十五)输卵管发育异常

输卵管发育异常有以下4种类型。①单侧输卵管缺如:系因该侧副中肾管未发育,常合并同侧子宫缺如。②双侧输卵管缺如:常见于先天性无子宫或始基子宫患者,常合并先天性无阴道。③副输卵管:单侧或双侧,为输卵管分支,在正常输卵管上有一条较小的输卵管,具有伞端。近侧端管腔与主输卵管腔相通或不相通,可导致输卵管妊娠。④输卵管发育不全、闭塞或中段缺失:类似结扎术后的输卵管。输卵管憩室,多见于输卵管壶腹部,成因尚不清楚。

1. **临床表现** 本病临床罕见,几乎均为手术时偶然所见而诊断。输卵管发育异常可能是不孕的原因,也可能导致输卵管妊娠,可出现输卵管妊娠的典型临床表现。输卵管缺如并不影响性生活,一侧输卵管缺如一般也不影响生育,而双侧输卵管缺如常合并痕迹子宫,则无生育能力。输卵管发育不全痕迹输卵管、输卵管部分闭锁和输卵管部分缺失不影响性生活,但可以造成不生育。副输卵管常无临床症状,不影响性生活和生育能力,常在腹部手术时或绝育手术失败后再次手术时才被发现。输卵管副伞常无临床症状,不影响性生活和生育能力,常在腹部手术时或绝育手术失败后再次手术时才被发现。输卵管细长、狭窄常无临床症状,不影响性生活,但会影响生育能力或易形成输卵管妊娠。

2.治疗　①副输卵管应予以切除。②输卵管中段缺失,如两端组织正常且相加长度＞6cm,可切除缺失的中段,行显微吻合术复通。伞端缺失可行造口术。③输卵管憩室,由于孕卵容易在此种植,易发生输卵管壶腹部妊娠流产或破裂,可根据患者有无生育要求,行输卵管整形术或输卵管切除术。④其他类型则无法治疗。输卵管复通后可受自然受孕,但易发生输卵管妊娠。

(十六)卵巢发育异常

卵巢发育异常有以下5种临床病理类型。①单侧卵巢缺如:见于单角子宫。②双侧卵巢缺如:极少见。一般为卵巢发育不全,卵巢外观细长而薄,色白质硬,见于 45,X 特纳综合征患者。③多余卵巢:即除双侧卵巢外,发生第三个卵巢。极为罕见。一般在远离卵巢的部位。在正常卵巢附近者称副卵巢。④卵巢异位:可在肾下极附近,或位于腹膜后,或下降过度合并腹股沟疝,位于疝囊内。⑤卵巢分裂成几个部分,如花瓣状。

1.临床表现　本病临床罕见,除单侧或双侧卵巢缺如、因单角子宫或特纳综合征检查时发现外,几乎均在手术时偶然发现而诊断。

2.治疗　卵巢发育不全卵巢组织内无卵泡,给予人工周期替代治疗后,可以结婚,但无生育能力。卵巢未降卵巢发育会停滞,给予人工周期替代治疗后,可以结婚,但会影响生育能力。异位卵巢和多余卵巢,一经发现应予切除。异位卵巢和多余卵巢有发生肿瘤的倾向。双侧卵巢缺如施行性激素替代疗法,有助于内外生殖器及第二性征发育,对精神有安慰作用,但对性腺发育无作用,不可能恢复生育功能。

(十七)两性畸形

男女性别可根据性染色体、性腺结构、内外生殖器形态和第二性征加以区别。若生殖器官,尤其是外生殖器同时具备某些男女两性特征,称为两性畸形。两性畸形为先天性生殖器官发育畸形的一种特殊类型,可影响患儿的心理、生活、工作和婚姻,必须及早诊治。

1. 病因 多数为染色体基因突变,少数为母亲在妊娠早期服用具有雄激素作用的药物,而导致胚胎期性别分化异常。外生殖器出现两性畸形,均是胚胎或胎儿在子宫腔内接受异常雄激素刺激所致。据其发病原因可将两性畸形分为女性假两性畸形、男性假两性畸形和生殖腺发育异常 3 类,其中生殖腺发育异常包括真两性畸形、混合型生殖腺发育不全和单纯性生殖腺发育不全 3 类:①真两性畸形:患者体内同时存在睾丸和卵巢两种性腺,是两性畸形最罕见的一种,但发育不全。以每侧性腺内同时含有卵巢及睾丸组织的卵睾为多;或一侧为卵巢,另一侧为睾丸;或一侧为卵睾,另一侧为卵巢或睾丸。染色体核型多为 46,XX,其次为 46,XX/46,XY 嵌合型。外生殖器多为混合型,往往具有能勃起的阴茎,乳房几乎均为女性型。②女性假两性畸形:性腺为卵巢,染色体核型均为 46,XX,内生殖器包括子宫、卵巢和阴道均存在,但外生殖器部分男性化。以先天性肾上腺皮质增生症(CAH,又称肾上腺生殖综合征)最为常见,系常染色体基因突变所致的隐性遗传性疾病。③男性假两性畸形:染色体核型为 46,XY,性腺为睾丸,无子宫,阴茎极小,生精功能异常,无生育能力。多为外周组织雄激素受体缺乏,临床上将此病称为雄激素不敏感综合征,系 X 连锁隐性遗传性疾病,常在同一家族中发生,可分为完全型和不完全型两种。完全型其外表及外生殖器部分或全部呈女性型。

2.病史　应首先询问何时发现生殖器发育异常、异常的程度有无变化和躯体发育情况。还应详细询问患者母亲在妊娠早期有无服用过什么药物，如人工合成的孕激素、甲睾酮和达那唑类药物等，家族中有无类似畸形史。

3.临床表现　两性畸形除外生殖器同时具有某些男女两性特征外，青春期后第二性征可更趋向男性或女性，可有或无月经来潮。体检时应注意体格发育、体毛分布、乳房发育情况，腹股沟部和大阴唇内有无结节状物，阴蒂（茎）大小，尿道口的位置。有无阴道和子宫及其形态、大小，盆腔有无肿块。

4.检查　①染色体核型为46,XX,血雌激素呈低值，血雄激素呈高值，尿17-羟孕酮及17α-羟孕酮均呈高值者，为先天性肾上腺皮质增生所致的女性假两性畸形。血雄激素和尿17α-羟孕酮值均在正常范围，可能为胚胎期医源性所致的女性假两性畸形。②染色体核型为46,XY,且FSH值正常，LH值升高，血睾酮在正常男性范围，而血雌激素高于正常男性但低于正常女性值者，为雄激素不敏感综合征。③真两性畸形，实验室检查难以诊断。④体检和实验室检查难以诊断者可通过剖腹探查或腹腔镜行性腺活检加以明确。B超检查肾上腺是否有肿瘤。

5.治疗　应根据患者原社会性别、本人愿望及畸形程度予以矫治。原则上，除阴茎发育良好，且同时具有能推纳入阴囊内的睾丸者外，均宜向女性矫治，按女性养育为宜，其次针对不同类型，给予相应的激素治疗。

（1）先天性肾上腺皮质增生症：一经确诊，应即开始并终身服用可的松类药物，常用泼尼松，每日10～30mg，以后根据尿17α-羟孕酮的复查值调整剂量至尿17α-羟孕酮值正常的最小维持量。这样既可防止肾上腺皮质功能衰竭而死亡，又可促进女性生殖器官发育和月经来潮。生殖器整形术，可待青春期后或婚前施行，切除过大的阴蒂、矫治外阴部融合畸形及其阴道成形。

（2）性激素引起的女性男性化：程度多不严重，且部分患儿生后增大的阴蒂可以逐渐缩小，必要时切除部分阴蒂或切开唇囊合闭的部分，显露尿道口及阴道，稍加整形即可。

（3）雄激素不敏感综合征：均按女性抚养为宜。完全性者待青春期发育成熟后切除双侧睾丸以防恶变，术后长期应用雌激素，如倍美力每日0.625mg或戊酸雌二醇片每日0.5～1mg，婚前酌情行外阴整形术和阴道成形术。不完全性患者有外生殖器男性化畸形，应提前行整形术并切除双侧睾丸。阴道过短影响性生活者应行阴道成形术。

（4）真两性畸形：性别的确定主要取决于外生殖器功能状态，应将不需要的生殖腺切除，保留与其性别相适应的生殖腺。按女性养育者，在青春期前切除睾丸或卵睾，以防青春期男性化及睾丸组织恶变。个别有子宫者，可能有生育能力。外阴、阴道畸形者，婚前行外阴整形术或阴道成形术。

疗效取决于能否早期诊断和治疗，性别最好能在2－3岁前确定，以免影响患者的心身健康。男性假两性畸形者无生育可能。

第十四节　宫　颈　炎

宫颈炎是妇科常见疾病之一，多见于育龄妇女，为宫颈受损伤和病原体侵袭而致，包括子宫颈阴道部炎症及子宫颈管黏膜炎症。宫颈是阻止下生殖道病原体进入上生殖道的重要防线，但宫颈管单层柱状上皮本身抗感染能力较差，若受到性交、分娩、流产、手术等机械性刺激而受损，就更易发生感染。临床上将宫颈炎分为急性和慢性两种，以慢性炎症为多。急性宫颈炎主要表现为宫颈红肿，颈管黏膜水肿，常伴急性阴道炎或急性子宫内膜炎。慢性宫颈炎有糜烂样改变（宫颈柱状上皮异位），宫颈肥大、宫颈息肉、宫颈腺囊肿和宫颈外翻等多种表现。慢性宫颈炎与宫颈癌有一定关系,故应积极防治。30岁以上有宫颈炎的妇女应定期做宫颈刮片检查癌细胞。

一、临床表现

1. 病史 常有分娩、流产、手术史;或经期不卫生、不洁性生活史;或宫颈损伤;或化学物质刺激;或病原体感染等病史。

2. 急性子宫颈炎 主要表现为阴道分泌物增多,呈黏液脓性,阴道分泌物刺激可引起外阴瘙痒及灼热感。可有性交痛、下腹坠痛等症状。若合并尿路感染,可出现尿急、尿频、尿痛。若为淋病奈瑟菌感染,因尿道旁腺、前庭大腺受累,可见尿道口、阴道口黏膜充血、水肿及多量脓性分泌物。常于阴道炎和子宫内膜炎同时发生。葡萄球菌、链球菌等化脓菌感染,可向上蔓延导致盆腔结缔组织炎。沙眼衣原体感染所致的急性宫颈炎症状常不明显,甚至无症状。白带增多、点滴状出血或尿路刺激征是其常见症状。

3. 慢性子宫颈炎 ①白带增多:慢性宫颈炎患者可无症状,有时白带增多可为唯一症状,呈淡黄色,有时可带有血丝,也可有接触性出血。偶有分泌物刺激引起外阴瘙痒不适。②下腹或腰骶部疼痛:为常见症状,月经期、排便时加重,可有性交痛。当炎症蔓延,形成慢性子宫旁结缔组织炎时疼痛更甚。③尿路刺激征:当炎症蔓延波及膀胱三角区或膀胱周围的结缔组织,可出现尿路刺激症状,尿频或排尿困难。④其他症状:部分患者可出现月经不调、痛经、盆腔沉重感等。

二、检查

(一)一般检查

1. 急性宫颈炎 可见宫颈充血、水肿、黏膜外翻,有脓性分泌物从宫颈外口流出,宫颈触痛,触之易出血。

2. 慢性宫颈炎 可见宫颈有不同程度的糜烂、肥大、充血、水肿或质硬,或见息肉、裂伤、外翻及宫颈腺囊肿等病变。

(二)辅助检查

1. 急性宫颈炎

(1)妇科检查:可见宫颈充血、红肿,伴颈管黏膜水肿和宫颈黏膜外翻。宫颈触痛明显。宫颈管有脓性分泌物。

(2)白细胞检测:检查宫颈管分泌物或阴道分泌物中的白细胞,急性宫颈炎患者宫颈管脓性分泌物中性粒细胞计数＞30个/高倍视野,阴道分泌物白细胞计数＞10个/高倍视野。

(3)病原体检测:做宫颈分泌物涂片或细菌培养,寻找致病菌。怀疑衣原体感染时可做酶联免疫吸附试验检测沙眼衣原体抗原。

2. 慢性宫颈炎

(1)妇科检查:可发现子宫颈呈糜烂样改变,触之易出血。或有黄色分泌物覆盖子宫颈口或从子宫颈口流出,可有宫颈触痛。也可表现为子宫颈息肉、宫颈腺体囊肿或子宫颈肥大。

(2)阴道镜检查:宫颈炎久治不愈、有接触性出血、巴氏涂片二级或以上时,可行阴道镜检查,以便及早发现可能存在的癌前病变(如宫颈上皮内瘤样变)或早期宫颈癌。

(3)病原体检测:宫颈分泌物涂片或细菌培养可发现致病菌。宫颈细胞涂片亦可检查出淋球菌、滴虫、真菌。必要时需行衣原体、支原体、人乳头瘤病毒的检查。

(4)宫颈刮片和宫颈活检:慢性宫颈炎应常规做宫颈刮片细胞学检查,与宫颈癌前病变、宫颈癌、宫颈结核等疾病相鉴别。取宫颈糜烂溃疡较明显处或病变较深处的组织进行病理学检查,为最准确的检查方法。外阴阴道有急性炎症,月经期、妊娠期应暂缓进行。

三、鉴别诊断

宫颈糜烂与宫颈上皮内瘤样病变、早期宫颈癌从外观上很难区别,宫颈息肉与宫颈湿疣仅以肉眼有时亦难以鉴别,故应常规做宫颈刮片查癌细胞,必要时行阴道镜检查及宫颈活检以明确诊断。

四、治疗

(一)西医治疗

由于大部分宫颈炎是由病原体引起的,所以对于宫颈炎的治疗,主要是针对病原体进行药物治疗。没有典型症状的宫颈炎通常不需要治疗;未获得病原体检测结果可根据经验性给药;对合并阴道毛滴虫病或细菌性阴道病患者,应针对性治疗;对未行经验性治疗的宫颈炎患者,在初评病情后应根据药物敏感试验结果(采用核酸扩增技术)决定采用何种治疗。妊娠和非妊娠妇女,在宫颈炎的诊治上没有区别。值得注意的是,若子宫颈炎患者的病原体为淋病奈瑟菌或沙眼衣原体,其性伴也应进行相应的检查及治疗。

1. 非手术治疗

(1)经验性抗生素治疗:对于性传播疾病的高危人群(如年龄<25岁,多性伴或新性伴,并且为无保护性性交或性伴患性传播疾病),在未获得病原体检测结果前,可采用经验性抗生素治疗,常用的抗生素有阿奇霉素或多西环素,常见的不良反应有恶心呕吐等胃肠道反应,以及头痛、皮肤红斑等过敏反应。

(2)针对病原体的抗生素治疗:对于检查获得病原体者,选择针对病原体的抗生素。由于淋病奈瑟菌感染常伴有衣原体感染,因此,若为淋菌性子宫颈炎,治疗时除选用抗淋病奈瑟菌药物外,同时应用抗衣原体感染药物。以下应用的几类抗生素常见的不良反应有皮疹、瘙痒等过敏等,其中口服药物最常见的不良反应有恶心呕吐、腹泻等胃肠道反应,一般较轻,若出现严重症状应立即就医。

①单纯急性淋病奈瑟菌性子宫颈炎:一是头孢菌素类药物,

可肌内注射的主要包括头孢曲松钠、头孢唑肟和头孢噻肟钠等，口服的药物有头孢克肟等。二是头孢霉素类药物，可肌内注射头孢西丁，口服丙磺舒。三是氨基糖苷类药物，可肌内注射大观霉素。

②沙眼衣原体感染所致子宫颈炎：一是四环素类药物，主要包括多西环素和米诺环素等，口服用药。二是大环内酯类药物，主要有阿奇霉素、克拉霉素、红霉素等，均为口服使用。三是氟喹诺酮类药物，主要有氧氟沙星、左氧氟沙星、莫西沙星等，均为口服使用。

（3）抗病毒药物：可用于治疗疱疹病毒感染导致的宫颈炎，如阿昔洛韦，可发生恶心、呕吐、头痛、眼部不适等不良反应。

（4）抗真菌药物：可用于存在真菌感染者，应监测肾功能、肝功能等以免发生不良反应。

（5）物理治疗：对子宫颈呈糜烂样改变、有接触性出血（如性行为后出血）且反复药物治疗无效者，可试用物理治疗。治疗前，应通过 HPV（人乳头瘤病毒）检测、宫颈细胞学检查进行宫颈癌的筛查。急性生殖道炎症者禁止进行物理治疗。月经干净后 3～7d 内可行物理治疗。

①激光治疗：是一种高温治疗，一般采用二氧化碳激光器，产生红外光，利用其热效应使病变组织炭化、结痂，待痂脱落后创面为新生组织所覆盖，达到修复治疗目的，有消炎（刺激机体产生较强防御免疫功能）、镇痛（使组织水肿消退，减少对神经刺激）及促进组织修复的作用，治疗时间短。

②冷冻治疗：是一种超低温治疗，利用制冷剂快速产生低温而使病变组织冻结、坏死而脱落，创面修复而达到治疗目的。其优点是操作简单，术后很少发生出血及颈管狭窄。缺点是术后阴道排液多。

③微波治疗：利用微波电极接触局部病变组织，快速产生高热效应，使局部组织凝固、坏死，形成非炎性表浅溃疡，此方法还可用来止血。

④电熨法：利用热能作用于糜烂面，使病变组织坏死形成痂皮，约 2 周，新生的鳞状上皮覆盖创面而愈合。自宫颈管内 0.5cm 处开始，按由内向外，先上唇后下唇的顺序进行，术后创面涂 1％甲紫。如有宫颈腺囊肿，应先刺破，擦去囊液后，再做电熨。

物理治疗后有阴道分泌物增多，甚至有大量水样排液，术后 1～2 周脱痂时可有少许出血，若出血量大、有严重不适需到医院妥善处理。创面尚未愈合期间（4～8 周）禁盆浴、性交和阴道冲洗。物理治疗可引起出血、子宫颈狭窄、不孕、感染的可能，治疗后应遵医嘱定期复查，以便医师了解创面愈合情况直到痊愈。

2. 手术治疗　慢性宫颈炎患者如存在宫颈息肉，可行息肉摘除术，术后医师会将切除的息肉送组织学检查以明确病理性质。该手术风险较低、过程简单、类似于妇科检查、技术难度也比较低，通常无须麻醉，术后 1～2h 即可回家，术前 3d 患者应禁止性行为，术后可出现阴道少量出血，通常 7d 内会自行停止，若出现持续出血、出血量大、伤口感染如疼痛剧烈等异常症状应立即去医院进行妥善处理。

（二）中医治疗

1. 中医辨证分型治疗　子宫颈炎主要因湿毒内侵和湿热互结，流注下焦，伤及带脉所致，临床主要症状为带下，因而辨证应抓住带下的量、色、质的变化，并结合全身症状、舌脉进行综合分析。治疗以祛湿为主，同时应配合使用外治法。急性宫颈炎阶段以内服清热解毒药为主；慢性宫颈炎尤其是宫颈糜烂，以外治法疗效较好。

（1）湿热内蕴：带下量多，色黄或黄白相兼，质稠有臭味，或伴少腹胀痛，胸胁胀痛，心烦易怒，口干口苦不欲饮；舌红，苔黄腻，脉弦数。治宜疏肝清热，利湿止带。方用龙胆泻肝汤加减：龙胆草、栀子、黄芩、车前子、泽泻、生地黄、当归、柴胡、甘草、白术。若胸胁胀痛者，加八月札、路路通以疏肝理气；少腹胀痛者，加行气止痛之川楝、延胡索；带下腥臭者加土茯苓、鸡冠花、薏苡仁、银花,以清热利湿止带;外阴瘙痒者加蛇床子、苦参、百部,以祛湿止痒。

(2)湿毒内侵:带下量多,色黄或黄绿如脓,质稠,或夹血色,或浑浊如米泔,臭秽,小腹胀痛,腰骶酸楚,小便黄赤,或有阴部灼痛、瘙痒,宫颈重度糜烂,或有息肉,触及出血;舌红,苔黄,脉滑数。治宜清热泄毒,燥湿止带。方用止带方合五味消毒饮:茯苓、猪苓、泽泻、赤芍、牡丹皮、茵陈、黄柏、栀子、牛膝、车前子、野菊花、紫花地丁、紫背天葵子、金银花、蒲公英。若脾胃虚弱,正气不足者,加黄芪以扶正托毒;若小腹胀痛甚者,加红藤、败酱草、川楝子等以清热解毒;外阴灼热疼痛者,加龙胆草、木通以清肝经湿热;带下秽臭者,加土茯苓、苦参、鸡冠花以燥湿止带;带下夹血者,加清热凉血止血之生地黄、紫草、大小蓟、椿根白皮等。

(3)脾虚:白带增多,绵绵不断,色白或淡黄,质黏稠,无臭味,面色萎黄或淡白,神疲,倦怠,纳少便溏,腹胀足肿;舌质淡胖,苔白或腻,脉缓弱。治宜健脾利湿。方用完带汤:白术、苍术、陈皮、党参、白芍、柴胡、淮山药、荆芥穗、甘草。如带下日久不止,舌苔不腻者,可加金樱子、乌贼骨以固涩止带。

(4)肾虚:白带清冷,质稀如水,久下不止,无臭味,面色苍白无华,腰脊酸楚,大便稀薄或五更泄泻,尿频清长,或夜尿增多;舌苔薄白或无苔,脉沉迟。治宜补肾固涩。方用内补丸:鹿茸、菟丝子、蒺藜、紫菀、黄芪、肉桂、桑螵蛸、肉苁蓉、制附子、茯苓。如有阴虚之证,而见咽干口燥、阴道灼热者,加黄柏、知母、贯众以滋阴清热。

2. 其他治疗

(1)体针

①取穴:主穴取关元、带脉、肾俞、次髎、照海。带下量多加大赫、气穴;腰骶酸痛加腰眼、小肠俞。

②治法:采用补法,留针30min,每日1次,10次为1个疗程。适用于脾肾不足证。

（2）耳针

①取穴:肝、脾、盆腔、子宫、内分泌、内生殖器、三焦。

②治法:每次取 3～4 穴,毫针针刺或采用埋针、耳穴贴压均可。适用于湿热下注证。

（3）电针

①取穴:主穴取关元、子宫、归来、中极、三阴交等。脾虚加足三里;肾虚加肾俞。

②治法:每次选用 2～4 个穴位,上下相配接电针仪,疏密波,每次 15min,隔日 1 次,10 次为 1 个疗程。适用于宫颈糜烂。

（4）穴位照射

①取穴:关元、中极、三阴交、子宫等穴。

②治法:用 25mW 的氦氖光针,每穴照射 5min,每日 2 次,10d 为 1 个疗程。

（5）穴位注射

①取穴:关元、血海、三阴交。

②治法:每穴注射 3％～5％当归注射液 0.5ml,每日 1 次,10 次为 1 个疗程。适用于脾肾不足证。

（6）中药外敷

①处方:黄柏 64g,轻粉 13g,蜈蚣 7g,冰片 3g,麝香 0.7g,雄黄 12g。上述药物研粉末调匀备用。

②治法:清洁阴道并拭去宫颈分泌物,取药粉 1g 撒于带线棉球上,塞于阴道深部,于第 2 天取出棉球。每周 1～3 次。适用宫颈糜烂有核异质细胞。一般宫颈糜烂者去麝香,轻粉过敏者去轻粉。

（7）温热敷:取野菊花、紫花地丁、半枝莲、丝瓜叶、蒲公英各 30g。水煎汤,熏洗坐浴,每日 1 次,7d 为 1 个疗程。适用于慢性宫颈炎湿热证。

（8）阴道冲洗:取刘寄奴 60g,败酱草、山慈姑各 30g,白花蛇舌草 100g,黄柏、苦参、金银花各 30g,蒲公英 80g。加水煎取药液

1000ml，自觉温度适宜冲洗宫颈。每日 1 次，7d 为 1 个疗程。适用于湿热证。

第十五节 阴 道 炎

阴道炎是阴道黏膜及黏膜下结缔组织的炎症，是妇科常见疾病。多是由于自身体质弱或不洁性生活导致。临床常见的有滴虫性阴道炎、外阴阴道假丝酵母菌病、细菌性阴道病、老年性阴道炎。阴道炎若不及时治疗可上行感染，引起宫颈炎、盆腔炎，妊娠妇女常可引起不良围产期结局如绒毛膜羊膜炎、羊水感染、胎膜早破、早产及剖宫产后或阴道产后子宫内膜感染等。

一、临床表现

阴道炎患者多表现为阴道分泌物数量、颜色、气味的异常，阴道出现瘙痒、疼痛，有时可见性交痛，阴道少量出血或尿频尿急等尿道刺激症状。但各类型阴道炎具体表现有所区别。

1. 滴虫阴道炎 ①潜伏期为 4～28d。25％～50％患者感染初期无症状。②主要症状是阴道分泌物增多及外阴瘙痒，间或出现灼热、疼痛、性交痛等。瘙痒部位主要为阴道口及外阴。③分泌物典型特点为稀薄脓性、泡沫状、有异味。分泌物灰黄色、黄白色呈脓性，若合并其他感染则呈黄绿色。④若合并尿道感染，可有尿频、尿痛的症状，有时可有血尿。

2. 外阴阴道假丝酵母菌病 ①主要表现为外阴阴道瘙痒、阴道分泌物增多。外阴阴道瘙痒症状明显，持续时间长，严重者坐立不安，以夜晚更加明显。部分患者有外阴部灼热痛、性交痛以及排尿痛。②阴道分泌物的特征为白色稠厚，呈凝乳状或豆腐渣样。

3. 细菌性阴道炎 ①带有鱼腥臭味的稀薄阴道分泌物增多是其临床特点。分泌物呈灰白色、均匀一致、稀薄状。②可伴有轻度外阴瘙痒或烧灼感,性交后症状加重。③10%~40%患者无临床症状。

4. **萎缩性阴道炎**　①主要症状为外阴灼热不适、瘙痒。②阴道分泌物稀薄,呈淡黄色;感染严重者阴道分泌物呈脓血性。可伴有性交痛。

5. **婴幼儿外阴阴道炎**　①主要症状为阴道分泌物增多,呈脓性。②大量分泌物刺激引起外阴瘙痒,患儿哭闹、烦躁不安或用手搔抓外阴。③部分患儿伴有下泌尿道感染,出现尿急、尿频、尿痛。

二、检查

(一)一般检查

滴虫性阴道炎妇科检查可发现阴道内有较多黄绿或灰黄色带泡沫的分泌物,阴道黏膜充血,重者可出现出血点。外阴阴道假丝酵母菌病典型的白带呈凝乳状或为片块状,阴道黏膜高度红肿,可见白色鹅口疮样斑块附着,易剥离,其下为受损黏膜的糜烂基底,或形成浅溃疡,严重者可遗留瘀斑。但白带并不都具有上述典型特征,从水样直至凝乳样白带均可出现,如有的完全是一些稀薄清澈的浆液性渗出液,其中常含有白色片状物。细菌性阴道病体检时,见阴道口分泌物流出,用窥器发现阴道壁炎症不明显,有均匀稀薄的灰白色分泌物。老年性阴道炎妇科检查时见外阴萎缩,双小阴唇内侧面可有充血;阴道黏膜菲薄,皱襞消失,充血并有散在的小的出血点,或可见表浅的溃疡。

(二)辅助检查

1. **血常规**　部分阴道炎患者可有白细胞增多,一般可行血常规发现。

2. **阴道 pH 测定**　阴道的酸碱度对患者的发病存在一定影响,医师可能会通过在阴道壁上使用 pH 测试棒或 pH 纸来测定患者阴道 pH,对于判断阴道炎病因有一定帮助。

3. 阴道分泌物检测　医师多会取患者阴道分泌物送检以明确分泌物内有无致病原,不同类型致病原的检测方法可能有所区别,阴道分泌物对于感染原因导致的阴道炎确诊及后续治疗有重要价值。

4. 激素水平测定　萎缩性阴道炎患者检测血清中雌二醇水平有助于辅助诊断。该类患者多可见激素水平明显降低。

5. 病理检查　检查发现阴道存在异常红肿破溃或肿物,以及萎缩性阴道炎出现阴道壁肉芽组织及溃疡情况者,需行局部活组织检查,与阴道癌相鉴别。

6. 其他　必要时医师可能行阴道镜检查深入明确患者阴道及黏膜有无病变。

三、鉴别诊断

阴道炎与早期阴道癌有时在肉眼上难以分辨,尤其是癌灶为多中心或弥漫性生长时,多需进行组织病理检查加以鉴别诊断。

四、治疗

(一)西医治疗

阴道炎的治疗一般以药物治疗为主,不同类型的阴道炎治疗药物可有所不同。此外,多数阴道炎患者男性伴侣需一同接受治疗,避免发生交叉感染。

1. 滴虫性阴道炎　此类型阴道炎患者多需口服甲硝唑或替硝唑进行治疗。

2. 外阴阴道假丝酵母菌病　单纯性外阴阴道假丝酵母菌病常采用唑类抗真菌药物,一般为克霉唑、咪康唑、制霉菌素等,多选用局部用药。未婚妇女及不宜采用局部用药者,可选用口服药物,常选用氟康唑。妊娠期患者以局部用药为主,以小剂量长疗程为佳,禁用口服唑类抗真菌药物。

3. 细菌性阴道病　多选用抗厌氧菌药物治疗,主要有甲硝唑、替硝唑、克林霉素,可视情况选择口服全身用药或局部用药,哺乳期妇女以选择局部用药为宜。

4. 萎缩性阴道炎 患者多需使用雌激素,增加阴道抵抗力,可全身用药或局部用药,局部用药主要为雌三醇软膏,全身用药一般为替勃龙。另外,患者多还需使用抗生素如诺氟沙星等抑制细菌生长。

5. 婴幼儿外阴阴道炎 患儿多根据病原体口服对应抗生素进行治疗,也可用吸管将抗生素滴入阴道内。

6. 过敏性阴道炎 过敏性阴道炎患者多不使用药物治疗,症状严重者可视情况选择抗组胺药如赛庚啶片等进行治疗。

(二)中医治疗

1. 中医辨证分型治疗

(1)脾虚湿阻:带下量多,色白或淡黄,质稀薄,无臭气,绵绵不断,神疲倦怠,四肢不温,纳少便溏,两足跗肿,面色㿠白;舌质淡,苔白腻,脉濡缓。治宜健脾益气,除湿止带。方用完带汤:白术、山药、党参、白芍、苍术、黑芥穗、车前子各 12g,甘草 3g,陈皮、柴胡各 6g。水煎服,每日 1 剂,分 2～3 次服。若脾虚及肾,兼腰痛者,加续断、杜仲、菟丝子各 10g;若寒凝腹痛者,加香附、艾叶各 9g;若带下日久,滑脱不止者,加芡实、金樱子各 10g,龙骨、牡蛎、乌贼骨(先煎)各 15g;若脾虚湿郁化热,方用易黄汤。

(2)湿热下注:带下量多,色黄,黏稠,有臭气,或伴阴部瘙痒,胸闷心烦,口苦咽干,纳食较差,小腹或少腹作痛,小便短赤;舌红,苔黄腻,脉濡数。治宜清热利湿止带。方用止带方:猪苓、茯苓、车前子、泽泻、茵陈、赤芍、牡丹皮、黄柏、栀子、牛膝各 10g。水煎服,每日 1 剂,分 2～3 次服。若肝经湿热下注者,治宜泻肝清热除湿,方用龙胆泻肝汤加苦参、黄连;若湿浊偏甚者,治宜清热利湿,疏风化浊,方用萆薢渗湿汤加苍术、藿香。

(3)湿浊蕴结:带下量多,黄绿如脓,或赤白相兼,或五色杂下,状如米泔,臭秽难闻,小腹疼痛,腰骶酸痛,口苦咽干,小便短赤,舌红,苔黄腻,脉滑数。治宜清热解毒除湿。方用五味消毒饮加减:蒲公英、金银花、野菊花、紫花地丁、天葵子、土茯苓、薏苡仁各 15g。水煎服,每日 1 剂,分 2~3 次服。若腰骶酸痛,带下恶臭难闻者加半枝莲、穿心莲、鱼腥草、椿根皮各 10g;若小便淋痛,兼有白浊者加土牛膝、虎杖、甘草梢各 10g。

2. 手法治疗

(1)患者侧卧位,医者一手中指螺纹面着力,按揉两侧腹部、第 11 肋骨前端下方、与肚脐平处带脉穴各 1min。然后两手指交替着力,沿两侧带脉穴环行腰腹一周,边按边揉约 5min。

(2)患者仰卧位,医者立于一侧,两手掌指交替着力,于下腹部从右至左,反复摩动约 2min,然后一手掌指着力,于下腹部正中线,从肚脐至耻骨部,反复震颤约 1min。

(3)患者仰卧位,医者立于一侧,两手拇指端交替着力,分别按两侧踝关节内踝尖直上 3 寸、胫骨后缘三阴交穴,膝关节髌骨内上方 2 寸处血海穴,膝关节外膝眼下胫骨内髁下缘凹陷处阴陵泉穴,每穴各约 1min。

(4)患者俯卧位,医者立于一侧,两手掌指交替着力,从腰部至骶部,从左至右,边推边揉反复施术约 5min。

3. 其他治疗

(1)体针

①取穴:气海、归来、复溜、太溪、阴陵泉。

②治法:气海、归来直刺 1~1.5 寸,捻转泻法,使针感向外阴放射。适用于湿热下注型阴道炎。

(2)艾灸

①取穴:气海、三阴交、隐白。

②治法:将艾条燃着的一端,与施灸部位并不固定在一定的距离,而是像鸟雀啄食一样一上一下地移动,每穴每次灸 10~20min。气海穴用回旋灸法,灸 30~60min,以灸至皮肤呈紫红色为度。每日灸治 1 次。谨防灼伤皮肤,以免感染。

（3）耳针

①取穴：外生殖器、肝、肾、肾上腺、三焦、耳背静脉。

②治法：急性期用毫针中等刺激，耳背静脉放血，每日1次。慢性期用埋豆法，每周2～3次。

（4）电针

①取穴：一组为曲骨、太冲；二组为归来、阴陵泉；三组气海、阳陵泉。

②治法：每次选用一组密波，中等度刺激，通电20min，每日1次。适用于阴道炎。

（5）梅花针

①取穴：下腹部、腹股沟、期门、三阴交、隐白。

②治法：中度刺激，反复叩刺5遍。每日1次，7次为1个疗程。适用于慢性阴道炎。

（6）拔罐

①取穴：腹侧以肚脐为标准，旁开两横指各处取一穴；脐下每隔两横指取一穴；再以关元穴为标志，左右各旁开两横指取一穴；背侧以腰带印为准，距中线两横指，两侧各取一穴；依此向下，每侧再拔4～5穴。足三里、阴交。

②治法：将青霉素瓶改制的小抽气罐，置于所选用的穴位处，紧贴皮肤；然后用10ml或20ml注射器，将小罐中空气抽出，罐即紧拔于皮肤上，并注入4～5ml清水；保持罐内皮肤潮湿，避免因负压过高造成皮肤渗血。10～15min，将罐取下，后用纱布或毛巾将局部揩干，7次为1个疗程，每次更换穴位。体弱者负压不宜太大，一般注射器抽至20ml刻度即可。

（7）刮痧

①取穴：腰腹部、足部。腰腹部主要刮带脉与气海穴，足部刮三阴交穴。刮治带脉与气海穴意在调理任脉与带脉。三阴交为足三阴经之会穴，刮之可健脾渗湿、调补肝肾。湿热偏盛者加刮阴陵泉；脾虚者加刮足三里；肾虚者加刮肾俞穴。

②治法:患者取坐位,术者在刮治部位涂上刮痧介质,先以中等力度刮带脉与气海穴,刮至局部潮红为宜。继则以较轻力度刮三阴交穴,刮至局部潮红。每日刮治 1 次,10 次为 1 个疗程。若带下五色夹杂,如脓似血,奇臭难闻,当警惕癌变,须检查,以明确之。

(8)穴位注射

①取穴:中极、水道、气冲、八髎、白环俞、膀胱俞、血海、三阴交。

②治法:每次选 2 穴,可选用鱼腥草注射液、当归注射液、红花注射液,或注射液胎盘等,每穴注入药液 2ml,隔日 1 次。

(9)中药外敷:取蛇床子 60g,苦参、桃仁、雄黄各 30g,枯矾 15g。桃仁捣如泥,余药研末,调和做成橄榄形栓剂。每晚洗净后纳入阴道,连用 7 次为 1 个疗程。

(10)温热敷:取苦参、蛇床子各 30g,龙胆草 20g,生百部、土槿皮、黄柏、地肤子各 15g。加水 2000～3000ml,煎 30～40min,去渣,熏洗坐浴。每晚 1 次,一次 20～30min。

(11)磁疗:取磁片贴敷于乳根、关元,或中极、归来穴,每日 1 次。

第十六节　免疫性不孕症

正常性生活情况下,机体对生殖过程中任一环节产生自发性免疫,延迟受孕两年以上,称为免疫性不孕症。免疫性不孕症有广义与狭义之分。广义的免疫性不孕症是指机体对下丘脑-垂体-卵巢(睾丸)轴任一组织抗原产生免疫,女性可表现为无排卵、闭经,男性可表现为精子减少或精子活力降低。通常所指的免疫性不孕症是指狭义的,即不孕夫妇除存在抗精子免疫或抗透明带免疫外,其他方面均正常。

一、临床表现

正常的精液中会含有大量的前列腺素 E 和一种糖蛋白,具有免疫抑制的作用,而精液沉淀激素也具有抗补体活性。这些免疫抑制因素在正常情况下能够抑制女性的免疫细胞活性,但如果女性长期接触精子的话,就会导致产生抗体,引发不孕。婚久不孕或曾有多次人工流产史而继发不孕,月经推后或先后不定,相应伴随症状等。

二、检查

(一)一般检查

妇科检查见部分患者有宫颈糜烂、息肉,接触性出血;子宫固定,抬举痛;两侧附件增厚或输卵管增粗。

(二)辅助检查

1. 基础体温的测定　患者可以在早晨的时间检测自己的体温状况,并将体温记录下来,一般正常女性的基础体温是对卵巢功能没有什么影响的,主要就是了解患者的排卵期。

2. 性激素的测定　性激素的测定能够排除影响女性免疫性不孕的因素主要包括哪些,帮助患者精准地探测到病因。

3. 子宫内膜的病理检查　对子宫内膜进行病理检查主要是为了了解患者的黄体功能是否存在异常情况,同时还能对患者的宫腔大小、子宫肌瘤等状况进行检测。

4. 性交试验和精子的穿透检查　患者可以在性生活以后做精子的穿透力检查,其主要了解患者有无出现粘连疾病,若患者出现该类疾病的话,精子是不能够穿透的,使得精卵结合受到了影响,导致不孕。

5. 免疫检查　免疫检查能够检测到患者血液中是否存在抗精子抗体因素,抗精子抗体的存在会使得患者的精子在凝聚的时候失去活力,最终诱发女性不能受孕。

6. **血液中的抗精子抗体（ASAB）** 血清中的抗精子抗体一般采用酶联免疫吸附试验（ELISA）方法测定，ASAB 为间接定量测定不孕患者血清中抗精子抗体的灵敏度高、特异性强的测定方法。ELISA 测定法是使欲测血清与相应的固相抗原形成免疫复合物，由二抗检测出来。为了使后一反应定量，将二抗标记上酶，这种结合的酶可使基质转化为色素原，出现的颜色反应由分光光度计测溶液的 OD 值，做出定量结果。近年来在常规 ELISA 的基础上，发展了生物素-亲和素酶联免疫吸附法（BA-ELISA），其敏感度和特异性均超过常规的 ELISA 方法。

7. **宫颈黏液中的抗精子抗体** 宫颈是女性生殖道中免疫反应最重要的部位，ASAB 检测较血清 ASAB 更有意义，主要以分泌型 IgA 最具有生物活性。

8. **宫颈黏液、精液相合试验** 试验时间选在预测的排卵期，在玻璃片上先放一滴新鲜精液，然后取子宫颈黏液一滴放在精液的旁边，距离 2～3mm，不要盖玻片加压，以手轻轻摇动玻片，使两滴液体互相接近，在显微镜下观察精子的穿透能力，如精子能穿过黏液并继续向前运行，表示精子活动力及宫颈黏液的性状都正常，黏液中无抗精子抗体。这是一种比较客观的体外性交后试验，比体内性交后试验更好地反映抗精子抗体对精子移动的影响。

9. **性交后试验** 目的在于了解精子对子宫颈黏液的穿透性能，同时还可以了解黏液性状、精液质量及性交是否成功等有关情况。选择在预测的排卵期（通过基础体温或通常的月经周期长度、宫颈黏液变化、超声排卵监测来推算），试验前至少 2d 避免性交，在性交后 9～24h 内检查，取阴道后穹隆液检查有无活动精子，如有精子证明性交成功，然后取宫颈黏液，如每高倍镜视野有 20 个活动精子即为正常；如果初试结果阴性或不正常，应重复进行性交后试验，同时检查宫颈黏液，如拉丝长，形成典型羊齿结晶，可以认为试验时间选得合适；如宫颈有炎症，黏液变黏稠并有白细胞(WBC)时,不适于此试验,需治疗后再进行。

10. **精子-宫颈黏液穿透试验** 该试验可以不受试验日期、性生活时的情绪、宫颈黏液的理化性质、取标本的方法和技术等因素的影响,能准确地反映免疫性因素对精子穿过宫颈黏液的影响。将排卵前夕的宫颈黏液吸入毛细管内,置于精液中,在37℃下放置1h,低倍镜下观察,精子穿透的最远距离<5mm为无穿透力,6~19mm为中等穿透力,超过20mm为穿透力良好。

11. **精子-宫颈黏液接触试验** 将精液在玻片两端各滴一小点,在一点上加等量自体宫颈黏液,另一点做对照,置37℃下15~20min,用显微镜观察精子活动力。如在加宫颈黏液的精液标本中出现纤维状或细丝样物,精子不能向前运动,仅在原地摆动者为阳性。此方法可作为免疫不孕的筛选诊断,是一种比较客观的体外性交后试验,比体内性交后试验更好地反映抗精子抗体对精子移动的影响。

12. **精子凝集试验(SAT)** 是基于抗体和精子抗原之间相互发生凝集的原理。

(1)明胶凝集试验(GAT):以生理盐水将正常人的精液稀释到每毫升含4000万精子,取此精子悬液与10%明胶于37℃下等量混合,然后再取0.3ml的精子-明胶混合液与灭活补体的患者血清或稀释血清等量混合,并置于5mm×45mm小试管中,37℃下培育2h后肉眼观察,如有明显的白色簇状物出现,则为阳性。本试验不能观察精子凝集部位,对于一般的妇女中发现的头对头凝集不太敏感。

(2)浅盘凝集试验(TAT):该试验优点是所用精液量少,用一份可检测许多血清样品,操作迅速,同时可测定大量样品,可观察精子凝聚部位。其缺点是,可出现假阳性结果,还不能完全替代GAT试验。

(3)试管玻片凝集试验(TSTA):本试验中精液质量选择要求同GAT。通过实验观察凝集类型,最容易检出的是头对头凝集素。

13. **精子制动试验(SIT)** 是一种较简易方法,可确定有无抗精子抗体的存在,价值较大。精子制动作用依赖于补体的存在。抗体分子和精子抗原相互作用,激活补体系统,损伤精子细胞通透性和完整性,导致精子活动力的丧失,或精子能被某些染料染上颜色(称细胞素作用)。亦即精子表面结合了能固定补体的精子抗体后,在补体协同作用下,精子制动或死亡,显微镜下表现为精子制动或染色阳性。本法仅能测出精子尾干的精子抗体,而抗精子头部的抗体仅能干扰精卵结合,并不影响精子活力。

14. **抗透明带抗体等自身免疫抗体的测定** 采用 BA-ELISA 测量,以判断体内自身免疫抗体阻断受精的能力。其他自身免疫性抗体包括抗磷脂抗体(APA)、抗子宫内膜抗体(EmAB)、抗卵巢抗体(AOA)等。

15. **胚胎保护性抗体的测定** 被胚胎释放的 hCG 诱导淋巴细胞分泌的细胞因子,可激活Ⅱ型辅助 T 淋巴细胞系统产生白介素 10(IL-10),抑制自然杀伤(natural killer,NK)细胞的功能,保护胚胎不受体内免疫系统的排斥。以 CD3、CD4、CD8 测定为代表的封闭抗体数值,反映了免疫保护机制的功能。

16. **染色体检查** 目前女性不孕的临床中,有一部分患者因为存在染色体异常的情况,而使得胎儿发生流产或是畸形。

三、鉴别诊断

必须测量基础体温,观察 BBT 的体温相变化,做阴道脱落细胞检查,B 超检测排卵,尿 LH 峰值测定,黄体中期血尿孕酮水平测定,血 PRL 测定,宫腹腔镜检查,子宫输卵管造影检查等,以排除排卵功能障碍、子宫内膜异位症、子宫腺肌症、宫腔粘连等因素所导致的不孕。

四、治疗

(一)西医治疗

如果经免疫检查发现有抗精子抗体,西医通常建议性交时使用安全套,隔绝和精子的接触,女方此间吃一点辅助的抗过敏性药物,一年后再进行受孕时,怀孕的可能比较大。抗精子抗体引起的免疫性不育不孕是可逆性的,如果早就医,坚持治疗,体内抗精子抗体是会逐渐消失的。

1. 隔绝疗法　每次性生活时使用避孕套可避免精子抗原对女方的进一步刺激。几个月以后,不孕夫妇可去除避孕套行性生活,或行人工授精。但此法并不能改善妊娠率,可作为辅助治疗。

2. 免疫治疗

(1)自身免疫型:主要是抗磷脂综合征的治疗,目前采用的方法以抗栓塞,抗凝(阿司匹林、肝素)和免疫抑制药(肾上腺皮质激素),以及近年来采用的免疫球蛋白为主的治疗。①阿司匹林:阿司匹林为花生四烯酸代谢产物环氧酶的抑制药,抑制前列腺素和血栓素 A_2 的合成,阻断抗磷脂抗体调节的高凝反应,防止血栓形成。国内常用小剂量阿司匹林治疗,即每日口服 25mg 至妊娠结束,控制血小板凝集而不发生严重出血倾向。②肝素:主要是低分子量肝素,半衰期较长,与肝素抑制因子 Xa 的效果一样,而对血小板数量和部分凝血酶时间无影响,每日 40mg,皮下注射,整个妊娠期间使用。注意部分凝血活酶时间不超过正常 $1.2\sim5$ 倍,如发现有与肝素有关的出血,或 B 超检查胎盘后血肿时注意停药。③肾上腺皮质激素:以泼尼松为代表,可以抑制 APA 活性。国内采用小剂量口服,每天 5mg 效果较好,并无明显不良反应。④免疫球蛋白:静脉用免疫球蛋白可以降低血小板的凝集,增加 APA 清除率。剂量 400mg/(kg·d),连续 5d,每月治疗 1 次,或 1g/(kg·d),连续 2d,每月治疗 1 次。

(2)同种免疫型:①适应证,≥3 次早期流产,排除染色体异常、生殖道畸形、感染、内分泌等其他致病因素;患者血清中封闭抗体缺乏呈阴性结果,且无自身抗体;无输异体淋巴结细胞禁忌证。②免疫原选择,反复性流产免疫治疗的免疫原有多种,丈夫或无关个体的淋巴细胞、白细胞、单核细胞,以及分离的滋养叶细胞,均可作为免疫原。但在丈夫有感染、肿瘤等禁忌证时,可采用无关个体的淋巴细胞作为免疫原,其疗效与丈夫淋巴细胞免疫无差异。③方法,治疗从孕前开始,每次分离丈夫或供者淋巴细胞数为$(20\sim30)\times10^6/ml$,给女方前臂皮内或皮下注射,每隔3周1次,每4次为1个免疫疗程,末次治疗后2周复查封闭抗体,若正常可考虑妊娠,妊娠后宜再巩固2个疗程,直至妊娠16周。

3. 宫腔内人工授精 当不孕妇女宫颈黏液中存在抗精子抗体干扰生育时,可将其丈夫的精液在体外进行处理,分离出高质量精子行宫腔内人工授精。避开了宫颈黏液中抗精子抗体对精子通过的限制作用。据报道,行多周期IUI后,约15%患者妊娠。

4. 精液处理以去除抗精子抗体 用洗涤精子的疗法去除精子表面的抗体并不成功,因为抗体-抗原有高度的亲和力。将精子置于低pH或高锌离子溶液中以分离抗体将引起不可逆的精子活力丧失。将精子置入高血清浓度溶液中可减少可检测的抗精子抗体(MAR法),在将精子重悬于无血清培养液中,抗体重新出现。这种精液处理并不能改善妊娠率。将结合抗精子抗体的精子与未结合抗精子抗体的冻融膜片断孵育,以吸收抗精子抗体。但这种方法导致回收的活精子减少。

5. IVF-ET和GIFT 当精子表面结合IgA、IgG抗精子抗体的活精子数超过80%时,IVF-ET的受精率明显减低,尤其是结合在精子头部的抗精子抗体损害体外卵受精,结合于尾部的抗体则不然。其他研究也证实,用含抗精子抗体的血清的培养液孵育精卵时,使受精力损害,而用不含抗精子抗体的血清培养时,可改善受精力并达到无抗精子抗体的水平。用GIFT治疗男性免疫不孕,IgG或IgA类抗精子抗体结合于精子表面>70%,16对夫妇周期妊娠率为 24％。

(二)中医治疗

1. 中医辨证分型治疗　免疫性不孕的辨证主要根据症状与舌脉,对没有明显症状的患者可根据月经、带下的表现进行辨证。

(1)肝肾阴虚血瘀证:婚久不孕,免疫功能检测 AsAb 或 EMAb 阳性,月经先期或周期正常,经量或少或多,经色暗红,夹有小血块,小腹疼痛,头晕耳鸣,心悸失眠,腰膝酸软,烦躁口干;舌质红,舌苔薄黄,脉弦细数。治宜滋阴降火,活血消抗。方用活血消抗汤:丹参、鸡血藤、马鞭草、菟丝子各 30g,赤芍 15g,生地黄、当归各 12g,川芎、桃仁、红花、柴胡、枳壳各 10g,甘草 5g。每日 1 剂,水煎分 2 次服。阴虚甚者,加墨旱莲、女贞子各 12g;气虚者,加黄芪 12g;湿热者,加黄芩、黄柏各 10g;痛经甚者,加蒲黄(包煎)、五灵脂(包煎)各 10g,延胡索 12g;阳虚者,去生地黄,加淫羊藿、仙茅、熟地黄各 12g。

(2)脾肾阳虚血瘀:婚久不孕,免疫功能检测 AsAb 或 EMAb 阳性,月经后期,腰膝酸软冷痛。小腹常有冷凉感,神疲乏力,小便清长,或夜尿频多,大便稀溏;舌质淡胖,舌苔白润,脉沉迟涩。治宜升阳化湿,补肾活血。方用补肾活血解毒汤:蒲公英 25g,菟丝子 20g,覆盆子、巴戟天、肉苁蓉、淫羊藿、枸杞子、当归、丹参、黄芩各 15g,山茱萸、牡丹皮各 12g。每日 1 剂,水煎分 2 次服。肾阳虚甚者,加仙茅 15g,锁阳 10g;热毒重者,加金银花、紫花地丁各 20g;脾胃气虚者,加黄芪、党参各 20g。

(3)肝火亢盛血热:婚久不孕,免疫功能检测 AsAb 或 EMAb 阳性,心烦易怒,面红目赤,头晕目眩,经期延长,红色鲜红,夹有血块;舌质红,舌苔黄,脉弦数。治宜滋阴清热。方用薏苡仁首乌消抗汤:生薏苡仁 30g,生何首乌 20g,熟地黄、益母草各 15g,当归、赤芍、香附各 12g,郁金、秦艽、白芍、柴胡、合欢皮各 10g。每日 1 剂,水煎分 2 次服。

(4)湿热内蕴血瘀:婚久不孕,免疫功能检测 AsAb 或 EMAb

阳性,平素肢体困重,白带量多,质稠色黄,甚或臭秽,外阴部潮湿瘙痒,少腹刺痛,腰骶胀痛,小便黄浊;舌质红,舌苔黄腻,脉弦滑数。治宜活血化瘀,清热解毒。方用活血解毒汤:薏苡仁 30g、败酱草 20g,大血藤、蒲公英各 15g,丹参、芍药各 12g,泽兰、川芎各 10g。每日 1 剂,水煎分 2 次服。肾阴虚者加生地黄、山药、山茱萸各 12g;肾阳虚者加菟丝子 15g,杜仲、续断各 12g;脾胃虚弱者,加党参、白术各 15 g,茯苓 12g;气血虚弱者,加黄芪、当归、白芍、熟地黄各 12g。

(5)肾阴亏虚湿热:婚久不孕,免疫功能检测 AsAb 或 EMAb 阳性,腰膝酸软,耳鸣失聪,或易脱发,形体消瘦。面色晦暗,月经量少,带下色黄质稠;舌质红,舌苔黄厚而干,脉弦细数。治宜滋阴补肾。方用补肾扶正汤:黄芪、贯众、当归各 20g,丹参、赤芍、茯苓各 15g,白术、山药、枸杞子、菟丝子、紫河车(研末冲服)、牡丹皮各 12g,红花、防风、甘草各 10g。每日 1 剂,水煎分 2 次服。肝肾阴虚者,加熟地黄、巴戟天各 15g,女贞子、麦冬各 12g;湿热甚者,加茵陈各 15g,黄柏 12g;肾阳虚兼脾胃虚弱者,加巴戟天 12g,肉桂 5g。

2. 手法治疗

(1)取穴:命门、肾俞、脾俞、肝俞、心俞、足三里、三阴交、阴陵泉、关元、气海等穴位。

(2)治法:先俯卧,推背部俞穴至发热,采用点压、按揉法或用一指弹法。再仰卧,用同样手法推拿腹部和下肢穴位。

3. 其他治疗

(1)体针

①取穴:肾俞、关元、命门、三阴交、足三里、丰隆、阴陵泉。

②治法:肾俞、命门施捻转补法;关元施提插或捻转补法,使患者自觉小腹部有酸胀感或热感;三阴交、足三里施平补平泻;丰隆、阴陵泉施提插或捻转泻法。每日治疗 1 次,10 次为 1 个疗程,疗程间休息 23d。1 个月为 1 个疗程,共治疗 3 个疗程。

（2）电针

①取穴：一组为关元、太溪、公孙、地机；二组为气海、三阴交、足三里、太冲。两组穴位交替使用。

②治法：分为两步。第一步，进针操作与体针疗法相同；第二步为电针疗法。第一步操作完毕后，在相距较远的穴位之间分别连接电针治疗仪的两极导线，采用疏密波，刺激量的大小以出现明显的局部肌肉颤动或患者能够耐受为宜。每次电针治疗20min，每日治疗1～2次，一次选用一组穴位，两组穴位交替使用。月经来潮前一周开始治疗，每日治疗1～2次，治疗至月经来潮；月经来潮第二天再开始治疗，连续治疗10d。可以连续治疗几个疗程。

（3）耳针

①取穴：主穴取一侧的卵巢区、下丘脑、子宫。配穴取另一侧的肾上腺、皮质下区。

②治法：常规消毒后，用28号0.5～1.0寸毫针斜刺或平刺耳穴。每日针刺1～2次，一次留针20min，留针期间行针2～3次，一次行针5～10s。主穴、配穴均用中等强度刺激手法行针，捻转的幅度为2～3圈，捻转的频率为每秒2～4个往复。月经来潮前一周开始治疗，每日治疗1～2次，治疗至月经来潮；月经来潮第2天再开始治疗，连续治疗10d。可以连续治疗几个疗程。

（4）艾灸

①取穴：一组为关元、太溪、公孙、地机；二组为气海、三阴交、足三里、太冲。两组穴位交替使用。

②治法：每次选双侧4～6个穴位即可，用艾条温和灸，风池、百会用隔姜灸，每穴灸15min，局部有明显的温热感为宜。月经来潮前一周开始治疗，每日治疗1～2次，治疗至月经来潮；月经来潮次日再开始治疗，连续治疗10d。可以连续治疗几个疗程。

（5）耳针

①取穴：肝、肾、内分泌、交感。

②治法：患者取坐位，穴位皮肤常规消毒后，用 0.5cm×0.5cm 的无菌胶布将王不留行子贴敷于穴位，用示指指腹按压，以穴位出现酸、麻、胀、痛感为度。嘱患者每日按压双侧耳穴 5～6 次，一次 2min。每周贴压双侧耳穴 1 次，共治疗 8 周。

（6）穴位注射

①取穴：一组为关元、太溪、公孙、地机；二组为肾俞、三阴交、足三里、太冲。

②治法：选用当归注射液。常规消毒后，每个穴位注入药液 0.5～1.5ml。每日治疗 1 次，或隔日治疗 1 次。两侧穴位交替使用。月经来潮前一周开始治疗，每日 1～2 次，治疗至月经来潮；月经来潮第 2 天再开始治疗，连续治疗 10d。可以连续治疗几个疗程。

（7）穴位埋线

①取穴：肝俞、肾俞、太溪、三阴交、太冲。

②治法：患者取侧卧位，全身放松，将羊肠线剪短至 5～10mm 不等长度后浸泡于 75％乙醇溶液。每次按穴位组织的厚度选用相应长度的羊肠线，用一次性无菌镊子夹取羊肠线装入规格为 2ml 的无菌注射针头前端。穴位皮肤常规消毒后，将针头垂直于皮肤刺入穴位约 15mm，用针芯将羊肠线推至穴内后快速出针，外敷无菌敷料，胶布固定 24h。每周治疗 1 次，连续治疗 8 周。

（8）中药外敷

①处方：菟丝子 22g，延胡索、五加皮、白芍各 12g，乳香、川芎、青木香、蝉衣、地龙各 10g。肾虚者，加杜仲 20g，女贞子 30g；肝郁者，加香附 20g，郁金 10g；痰湿阻滞者，加石菖蒲 30g，苍术 12g。

②治法：将上述药物研成细末，用无灰酒调拌成膏状，外敷贴关元；肾虚者，加敷肾俞、涌泉；肝郁者，加敷三阴交、期门；痰湿阻滞者，加敷委中。

（9）热熨治疗

①处方：透骨草、败酱草、白花蛇舌草各 20g，赤芍、路路通各 15g，三棱、莪术、牡丹皮、水蛭、虻虫、海藻、皂角刺各 10g。

②治法：上药用湿水拌湿后装布袋内，淋洒白酒 30ml，置锅内蒸 20min，取出后热敷，每日 1 次，4d 换 1 次。

第十七节　复发性自然流产

复发性自然流产（RSA），是指与同一性伴侣连续遭受 2 次或 2 次以上在妊娠 20 周前的胎儿（体重≤500g）丢失者。连续自然流产 3 次及 3 次以上者为习惯性流产。第 1 次妊娠时，自然流产发生率为 11％～13％；有 1 次自然流产史者流产率为 13％～17％；2 次自然流产后，流产的复发风险约为第 1 次的 3 倍，发生率达 38％；有 4 次以上流产史者，如得不到适当治疗，多数会再次妊娠流产。一般内分泌因素导致的流产预后最好，妊娠成功率达 90％以上。染色体异常所致的 RSA 尚无有效的治疗方法，仅能进行产前遗传学咨询与诊断，预后最差，再次妊娠成功率仅为 20％。其他因素所致 RSA 的预后则介于上述两者之间。随着诊疗技术的发展，近年来免疫性流产的治疗成功率达 90％。

复发性自然流产在中医没有对应的病名，依据其临床表现及病机，可归属于中医学"胎漏""胎动不安""滑胎"等范畴。

一、临床表现

连续发生 3 次或 3 次以上的自然流产，流产时可以表现为停经后阴道出血和腹痛，部分患者没有临床症状。

二、检查

（一）一般检查

常先测量孕妇的体温、脉搏、呼吸、血压等，以了解患者有无贫血及感染征象。随后，医师会进行妇科检查。检查时孕妇需仰卧在检查床上,臀部靠近床边,将两只腿放到床旁的支腿架上,尽可能暴露会阴部。检查主要是明确宫颈口是否扩张,羊膜囊是否膨出,有无妊娠物堵塞宫颈口;子宫大小与停经周数是否相符,有无压痛;双侧附件有无压痛、增厚或包块;子宫及双附件有无先天畸形,并检查宫颈是否有损伤、感染等情况。

(二)辅助检查

RSA 相关因素复杂,不同原因流产,尤其是早期流产在临床上缺乏特异的表现,只能依靠各种辅助检查筛查病因,因此尽量考虑各相关因素全面选择检查项目,以便筛选病因进行治疗。

1. 染色体检查 染色体异常引起的流产常为早期自然流产,产前诊断需要仔细采集夫妇双方的生育史和遗传家谱,并做夫妇双方遗传学检查。孕期可以通过绒毛活检、羊水穿刺、取孕妇外周血分离胎儿细胞,对胎儿做遗传学检查。对于流产后的流产物亦需要做遗传学检查。随着辅助生殖技术的发展,目前已可运用植入前遗传学诊断(PGD)对染色体异常导致的 RSA 做无创性产前诊断方法。

2. 免疫型 RSA 诊断标准 ①自身免疫型 RSA 实验室标准为发现外周血抗心磷脂抗体(ACLA)或抗 β_2-糖蛋白 1(β_2-GP1)抗体呈阳性 2 次(间隔≥6 周)或 2 次以上。②同种免疫型 RSA 目前尚缺乏特异性检测指标,需做排除性诊断,患者有 3 次或 3 次以上自然流产史,无活产、死胎、死产史;经病因筛查排除染色体、解剖和内分泌等异常以及感染等因素,自身抗体检测阴性,排除自身免疫性疾病;微淋巴细胞毒抗体阴性。

3. 内分泌异常的诊断途径 ①病史和体检:有无不孕史、流产史、月经失调病史,有无内科和妇科内分泌病史,体检有无肥胖、多毛和棘皮征、溢乳、甲状腺肿大等,寻找有关内分泌紊乱线索。②基础体温:如患者高温相时间短(≤11d),上升幅度小(≤0.3℃),高温相缓慢上升或下降(>3d),提示黄体功能不全可能。③孕激素测定:孕酮(P)水平可以粗略估计黄体功能,若黄体中期

P<15 ng/ml,提示黄体功能不全;在妊娠早期还可用来监测流产,P>25 ng/ml 提示妊娠情况良好。④其他激素测定:FSH、LH、PRL、T、甲状腺功能等。⑤子宫内膜活检:月经第 23 天行子宫内膜活检,若内膜发育落后于月经周期 2d 以上,或子宫内膜薄、腺体稀疏、腺上皮含糖原少、螺旋动脉血管壁薄,说明黄体功能不全。⑥糖代谢检查:血糖、胰岛素、糖耐量等,以了解有无糖耐量异常或糖尿病。

4. 解剖异常检查　①子宫畸形 B 超检查、子宫输卵管碘油造影、宫腔镜、腹腔镜具有诊断价值,宫腔镜腹腔镜联合检查是诊断纵隔子宫、双角子宫的金标准。②宫颈功能不全,孕前诊断包括扩宫棒试验、Foley 导管牵拉试验、宫腔镜检查;孕期诊断包括宫颈检查、B 超检查。

5. 血栓前状态检查　血栓前状态的妇女并没有明显的临床表现,血液学检查也没有明确的诊断标准。D-二聚体、FDP 等反映轻度凝血-纤溶反应的病理变化指标可提示血栓前状态表示已经产生。但尚未发生凝血-纤溶反应的患者只能用血液流变学和红细胞形态检测等做血浆凝血功能亢进动态评价。

6. 原因不明 RSA 需做排除性诊断　患者有 2 次或 2 次以上自然流产史,而无活产、死产、死胎史;经检查未发现任何导致流产的常见病因,如夫妻双方和胚胎染色体异常、子宫解剖结构异常、内分泌异常、生殖道感染、自身免疫性疾病。

三、鉴别诊断

首先区别流产类型,同时需要与异位妊娠、葡萄胎、功能失调性子宫出血、盆腔炎,以及急性阑尾炎等进行鉴别。

四、治疗

(一)西医治疗

1. 非手术治疗　对于 RSA 的防治应该从孕前开始,做好相关检查,排除生殖器畸形、染色体异常、感染等问题,积极进行相关病因治疗。对有过自然流产史的应密切随访,一旦怀孕及时根据孕妇个体差异和既往流产原因,采取个性化方案进行早期保胎治疗。

(1)自身免疫治疗:抗磷脂抗体(APLA)阳性妇女无论凝血、纤溶等检测指标是否异常,孕前都应该进行治疗,尽可能在抗磷脂抗体转阴以后再受孕。国内推荐个体化-小剂量-短疗程的免疫抑制治疗+抗凝治疗,给予小剂量泼尼松每日 5 mg 和阿司匹林每日 25 mg 方案,其中泼尼松用药时间从排卵期起至 APLA 转阴后 1 个月;阿司匹林的用药时间为月经第 5 天起至孕 28 周,并根据血小板聚集试验(PAGT)水平调整剂量;同时,根据 D-二聚体变化对部分患者适时采用低分子肝素治疗,以避免过度治疗或治疗不足,治疗活产率达 95%。

(2)同种免疫治疗:目前对同种免疫治疗尚有争议,包括主动免疫治疗与被动免疫治疗。①主动免疫:免疫原可采用丈夫或无关第三个体的淋巴细胞或单核细胞等,经静脉、皮下或皮内给予,也可 3 种方式联合给予,其中较多采用的是淋巴细胞。疗程从孕前开始,每疗程免疫 3~4 次,每次剂量为 12×10^7 个淋巴细胞,间隔 2 周,患者尽量在 3 个月内妊娠,妊娠后再进行 1 个疗程治疗。②被动免疫治疗:在确定妊娠后,立即大剂量静脉注射免疫球蛋白(IVIG),剂量为 300~500mg/kg,每隔 2 周治疗 1 次,直至孕 22~24 周。IVIG 含有抗胎盘滋养层抗原的独特型抗体及抗独特型抗体,适用于自身抗独特型抗体产生不足的 RSA 患者。

(3)内分泌治疗:对于有黄体功能不全病史、氯米芬或 hMG 促排卵+hCG 诱发排卵、IVF 受孕的孕妇,从黄体期即开始补充黄体酮或 hCG 治疗。黄体酮可采用肌内注射、口服或经阴道给药,持续用药至孕 8 周后减量,至 16 周停药。高泌乳素血症患者应给予溴隐亭治疗,定期检测血泌乳素水平,调整药量至最低有效剂量,如确诊妊娠,可继续服用溴隐亭,直至胎盘建立替代妊娠黄体的作用。

(4)感染治疗：针对不同病原体，选择最敏感的药物治疗，但妊娠期间需防止用药不当对胚胎的不良影响。

2. **手术治疗**　子宫畸形主要采用手术整形，对于纵隔子宫首选宫腔镜下子宫纵隔切除术。子宫疾病宫腔粘连可在宫腔镜下行分离术，术后置宫内节育器(IUD)并给予人工周期治疗3个月，以促进子宫内膜增殖并预防再粘连。子宫黏膜下肌瘤或较大肌壁间肌瘤需行肌瘤剔除术。

宫颈功能不全：先天性宫颈功能不全孕妇可在孕16～22周行宫颈环扎术，于孕37～38周拆线，成功率可达85%～90%，术后注意应用抗生素预防感染，并抑制宫缩。继发于产伤的宫颈功能不全患者，在孕前可行宫颈峡部重建术。

3. **辅助生殖治疗**　植入前遗传学诊断(PGD)指对配子或移入到子宫腔之前的胚胎进行遗传学分析，去除有遗传缺陷的配子或胚胎。通过体外受精后培养到8细胞期的胚胎，吸出1～2个卵裂球，采用荧光原位杂交(FISH)技术检测单个细胞的染色体组成及其数目，进行遗传学诊断。核型正常的胚胎，即可进行子宫腔内移植，达到优生目的。

(二)中医治疗

1. 中医辨证分型治疗

(1)脾肾气虚：连续堕胎、小产3次以上，头晕耳鸣，腰酸腿软，气短懒言，神疲肢倦，或纳少便溏，夜尿频多，眼眶黯黑，或面部黑斑，月经或多或少，或前或后，或堕胎后不久受孕；舌淡嫩，苔薄，脉沉细或沉弱。治宜补肾健脾，填精养血。方用补肾固冲丸加减：菟丝子、续断、巴戟天、杜仲、当归、熟地黄、鹿角霜、枸杞子、阿胶(烊化)、党参、白术、大枣、砂仁。

(2)气血虚弱：屡孕屡堕，面色萎黄，头晕目眩，心悸气短，神疲肢软，月经或多或少，经色淡，质清稀；舌淡，苔薄白，脉细无力。治宜补益气血，固肾安胎。方用安胎饮：太子参、黄芪、当归、白芍、生地黄、白术、杜仲、川断、桑寄生、菟丝子、苎麻根。

（3）阴虚血热：连续堕胎、小产 3 次以上，手足心热，口干咽燥，两颧潮红，心烦不宁，形体消瘦，月经量少，色红质稠，或月经提前；舌红少苔，脉细数。治宜滋阴清热，养血安胎。方用保阴煎加味：生地黄、熟地黄、白芍、山药、川续断、黄芩、黄柏、生甘草、苎麻根。下血较多者，加阿胶、墨旱莲；腰酸者，加菟丝子、桑寄生。

（4）瘀血阻滞：连续堕胎、小产 3 次以上，小腹刺痛，皮肤粗糙，口干不欲饮，或漱水不欲咽，或小腹扪及包块，经量偏多夹块，经期偏长，经色黯红；舌质黯，尖边有瘀点，苔白，脉沉涩。治宜活血化瘀，消癥散结。方用桂枝茯苓丸加减：桂枝、茯苓、牡丹皮、桃仁、赤芍、三棱、莪术、鳖甲、牡蛎。

同时，中医药治疗复发性自然流产应贯彻预防为主，防治结合的原则。反复自然流产与胎盘血管微血栓形成关系密切，采用固肾活血安胎方法。免疫功能亢进的中药治疗宜选用养阴凉血清热药物，如保阴煎，可以抑制免疫功能亢进。另外，湿热、血瘀亦可使免疫功能亢进，通过清热利湿、活血化瘀也可降低或双向调节免疫功能。子宫肌瘤所致复发性自然流产患者，其中医证候当属冲任瘀血内阻，治疗宜益气和血，活血安胎，选桂枝茯苓丸或当归芍药散主之。可以采取以下方法。

①孕前调理助孕：在补肾、养血、健脾的基础上，结合症状佐以理气、化瘀、清热、除湿、化痰及疏肝解郁等法，以熟地黄、女贞子、菟丝子、覆盆子、桑椹子等益肾。兼气滞者，加川芎、香附、枳壳等；兼血瘀者，加丹参、赤芍、当归等；兼血热者，加生地黄、牡丹皮、赤芍等；兼湿热者，加蒲公英、败酱草、红藤等；兼痰湿者，加青陈皮、山楂、石菖蒲等；兼肝郁者，加柴胡、郁金、合欢皮等。

②孕后补肾安胎：常以益肾安胎为主，临床常用寿胎丸加减，用药多以熟地黄、杜仲、川断、桑寄生、菟丝子为主。属肾虚血瘀者，可加当归身、丹参等；属阴虚火旺者，可加黄芩、白芍等；属脾肾虚弱者，可加黄芪、党参、炒白术、陈皮等；属心肾不交者，可加

远志、柏子仁、五味子等。

2.手法治疗

(1)取穴:隐白、复溜、章门、太渊、膻中、百会。

(2)治法:每穴平揉、压放各 100 次,均用补法。每周 2~3 次直至超过 6 个月。

3.其他治疗

(1)体针

①取穴:主穴取中脘、足三里、脾俞、肾俞、内关。血热者,加曲池、太冲;血虚者,加血海、膈俞;肾虚者,加太溪、复溜。

②治法:毫针直刺平补平泻;虚证配合灸法。

(2)艾灸

①取穴:神阙。

②治法:取艾绒、细盐各适量。将艾绒制成枣核大小的艾炷,取细盐适量,填满神阙(脐孔),上置艾炷灸之,每次 5~20 壮,隔日灸 1 次,10 次为 1 个疗程。

(3)中药外敷:取当归、酒炒条芩、益母草各 50g,生地黄 40g,白术、续断各 30g,甘草 15g,酒炒白芍、黄芪、肉苁蓉各 25g。用麻油 1000g 浸泡 7d,煎熬成膏,加白蜡 50g,再熬 3~4 沸,加黄丹 225g,再熬,再加飞过的龙骨 50g 搅匀,以摊如碗口大。贴丹田上,每 14 天换 1 次,贴 8 个月为妙。适用于虚热证。

第十八节　TORCH 综合征

　　TORCH 综合征也称 TORCH 感染。TORCH 一词来源于一组病原微生物英文名称的手写字母缩写,其中 T 指弓形虫(TOX),R 指风疹病毒(RV),C 指巨细胞病毒(CMV),H 指单纯疱疹病毒(HSV),O 指其他(other),主要指梅毒螺旋体。TORCH 感染是导致不育、流产、死胎等原因之一。TORCH 综合征可造成孕妇流产、死胎,出生后有严重的智力障碍,生活不能自理,造成极大的精神及经济负担。我国每年约有 26 000 个 TORCH 患儿出生,平均每小时就有 3 人,对优生优育与人口素质构成极大的威胁,因此它的感染诊治工作引起普遍关注。为减少病残儿的出生率及提高出生人口素质,临床工作者应进一步加强对孕妇的宣传教育,积极做好 TORCH 感染的血清学筛查,以便及早发现不良妊娠并及时处理。对新生儿也应常规开展 TORCH 检测,了解新生儿 TORCH 感染情况,以便早干预、早治疗。TORCH 感染的血清学筛查对优生优育具有重要现实意义,临床上应常规开展 TORCH 检测。育龄女性在怀孕前做一个病毒抗体检查,就是优生五项,也称 TORCH。

一、临床表现

1. **病史** 有以下表现及体征有以下情况者应考虑和警惕孕妇 TORCH 感染。①曾有 TORCH 感染史,反复流产、死胎、死产史及无法解释的新生儿畸形。②有接触史,孕期有接触猫、未熟肉、蛋和不干净蔬菜、水果史。③孕期淋巴结增大,有弓形虫感染可能。孕妇出现耳后或枕部淋巴结增大,皮肤出现浅红色斑丘疹,有风疹病毒感染可能。④孕妇患单核细胞增多症,曾行器官移植或有多次输血史,则有巨细胞病毒感染可能。⑤孕期出现生殖器、肛门及腰以下皮肤疱疹,有单纯疱疹病毒感染可能。⑥新生儿出生后 3 周出现皮疹、鼻炎、肝脾大等,多为梅毒感染。

2. **对孕妇的影响** ①弓形虫病:孕妇感染后多无症状或症状轻微,约 90% 发生淋巴结炎,全身或局部淋巴结增大,无粘连、触痛。若虫体侵犯多个脏器,可患全身弓形虫病,出现相应症状。②风疹:孕妇感染后可出现低热、咳嗽、咽痛等上呼吸道感染症状,随即面颊部及全身相继出现浅红色斑丘疹,耳后及枕部淋巴结肿大,数日后消退,在临床上容易被忽视。③巨细胞病毒感染:妊娠期间多为隐性感染,无明显症状和体征,可长时间呈带病毒状态,可经唾液、尿液、乳汁、宫颈分泌物排出巨细胞病毒,少数出现低热、无力、头痛、肌肉关节痛、白带增多、颈部淋巴结增大等。④单纯疱疹病毒感染：感染后外阴部出现多发性、左右对称的表浅溃疡，周围表皮形成疱疹。初次感染的急性型病情重，再诱发型病情轻。⑤梅毒：早期主要是皮肤黏膜受损，晚期可侵犯骨骼、心血管、神经系统等重要脏器。

　　3. 对胚胎的影响　①弓形虫病：孕妇患弓形虫病对胚胎或胎儿的影响程度与孕妇感染弓形虫的时期密切相关。妊娠早期感染对胚胎影响严重，若胎龄<3个月多可引起流产、死胎或发育异常。②风疹：妊娠期感染风疹通过垂直传播可致胚胎或胎儿严重损害。胚胎或胎儿感染风疹病毒后的危害性主要取决于胎龄的大小，常发生流产、死胎及先天性风疹综合征（CRS），其中妊娠1～3个月时感染发生率最高。先天性风疹综合征患儿有三大临床特征称三联征，即心血管畸形、先天性白内障和耳聋。③巨细胞病毒感染：孕期初次感染可通过胎盘侵袭胎儿神经系统、心血管系统、肝脾等器官，引起流产、死胎等。④单纯疱疹病毒感染：妊娠20周前患生殖器疱疹，感染胎儿，流产率达34%，疱疹病毒通过胎盘使胚胎或胎儿在宫内受到感染发生自然流产、早产、死产及出生缺陷。引起胎儿先天性感染的主要是HSV-Ⅱ型。⑤梅毒：妊娠期梅毒螺旋体宫内感染，患一、二期梅毒孕妇的传染性最强，梅毒螺旋体在胚胎或胎儿体内大量繁殖导致流产、死胎、死产。未经治疗的一、二期梅毒孕妇几乎100%感染胎儿，早期潜伏期梅毒胎儿被感染率达80%。

二、检查

　　1. 弓形虫（TOX）　①病原学检查：通过直接镜检、动物接种及组织培养等方法找到弓形虫即可确诊；②血清学检查：染色实验、间接血凝试验、间接荧光抗体试验、酶联免疫吸附试验（ELISA）检测特异IgM。

　　2. 梅毒螺旋体　①镜检梅毒螺旋体：常用暗视野下镜检螺旋

体;②血清学检查:梅毒螺旋体在体内产生两种抗体,非特异的抗心脂质抗体(反应素)和抗梅毒螺旋体特异抗体。非梅毒螺旋体抗原血清试验包括性病研究实验室玻片试验(VDRL),快速血浆反应素环状卡片试验(RPR),血清不加热反应素玻片试验(USR)。梅毒螺旋体抗原血清试验包括梅毒螺旋体血凝试验(TPHA)等。

3. 风疹病毒(RV) ①分离风疹病毒;②血清特异性抗体检查风疹血凝抑制试验(HI 试验),酶联免疫吸附试验(ELISA),放射免疫法(RIA)及检测血清风疹特异 IgM、IgG 抗体;③快速检测风疹病毒抗原:用直接免疫荧光法检测孕妇咽拭子涂片中脱落细胞内的风疹病毒抗原;④确定胎儿风疹感染,可通过绒毛活检、抽取羊水、脐带血、胎儿血,经过病毒分离或检测血清风疹特异 IgM、IgG 抗体。

4. 巨细胞病毒(CMV) ①分离巨细胞病毒。②细胞学检查,查出巨细胞病毒包涵体是最常用的方法之一。取宫颈脱落细胞、尿液、唾液离心后涂片镜下见细胞核内有嗜酸性包涵体即"猫头鹰眼细胞"。③血清学检查,酶联免疫吸附试验(ELISA)检测特异 IgM、IgG 抗体或间接免疫荧光法检测。④采用 PCR 和核酸杂交技术检测病毒。

5. 单纯疱疹病毒(HSV) ①病毒培养,可从破损的皮肤处取标本,进行培养、分离、鉴定及分型是诊断 HSV 的金标准;②病毒抗原检测,从皮损处取标本,用单克隆抗体直接免疫荧光法或 ELISA 检测特异 HSV 抗原是临床常用的快速诊断方法;③近年来用核酸杂交技术及 PCR 检测病毒,提高了诊断的敏感性,并可进行分型。

6. 宫内感染的产前诊断 母体确诊 TORCH 感染后,根据感染的类型和时间可推断胎儿发生宫内感染的风险,但不能准确地诊断胎儿宫内是否感染。对胎儿的检测是必要的产前诊断依据,包括胎儿病原体检查和形态学检查。

(1)胎儿病原体检查:产前诊断的方法包括绒毛取样、羊膜腔穿刺、脐带穿刺。绒毛取样是用于早期妊娠的产前诊断方法,用针筒吸取绒毛后在实验室中进行短期或长期培养,两者均可用于染色体核型分析,但长期培养的标本的分析相对则更精确一些。羊膜腔穿刺的最佳时间在 CMV、RV 为孕龄≥21 周且母体感染后≥5~6 周,TOXO 为孕龄≥18 周且母体感染后≥4 周。脐血穿刺的最佳时间与羊水穿刺的时间相同。产前诊断穿刺操作需要承担一定的风险,如宫内感染、妊娠丢失等,穿刺操作还有引起母、儿之间 TORCH 传播的可能,尽管这种可能性很小。围生期 TORCH 感染产前诊断的意义与血友病、染色体畸变等疾病的产前诊断的意义有所不同。宫内感染胎儿受影响的程度存在差异,出生后仅部分患儿会出现临床表现,其他的患儿没有受到明显影响。受目前水平所限,产前诊断只能确定哪些胎儿发生宫内感染,还不能明确辨别出哪些胎儿会发生病理改变。

(2)胎儿形态学检查:实验室检查确诊的宫内感染胎儿,如果超声检查有形态学改变,往往预示着感染较严重、预后不良。常见的超声检查表现包括各种发育异常,如侧脑室扩张、颅内钙化、小头畸形、心脏畸形、肝脾大、肾盂扩张、腹水、胎儿生长受限、胎盘增厚等。MRI 能从不同层面和角度对胎儿进行全面精细观察,是对超声检查结果的确认和补充。影像学检查安全、无创,但敏感度和特异性较差,只有部分感染胎儿会出现可见的形态学改变,不同的病原体感染及非感染因素如染色体异常、药物等可引起相同的改变。因此,影像学检查只能起到辅助诊断的作用。

对于超声及 MRI 检查发现的胎儿异常,在排除其他原因后,可进行 TORCH 检测寻找病因。

三、鉴别诊断

TORCH 感染应与新生儿败血症、传染性单核细胞增多症、病毒性感染、肺炎相鉴别。

四、西医治疗

妊娠早期 TORCH 感染者应进行实验室检查,早期确诊者应行治疗性流产;妊娠中期确诊为胎儿宫内感染、严重畸形儿者应终止妊娠,减少 TORCH 儿出生。

1. 弓形虫病　孕期多选用乙酰螺旋霉素,该药在胎盘组织中浓度高、毒性小、无致畸作用。用法为口服,每次 1g,一日 4 次,连服 2 周,间隔 2 周后可重复使用。乙胺嘧啶是叶酸拮抗药,妊娠早期服用可能致畸,妊娠中、晚期慎用,应用时最好同时补充叶酸。

2. 风疹　至今尚无特殊治疗方法。患者在感染急性期需卧床休息、多饮水,出现发热、咳嗽、头痛等症状应对症给予解热镇痛、镇咳祛痰等治疗。

3. 巨细胞病毒感染　妊娠早期明确诊断巨细胞病毒感染者,目前尚无疗效高、不良反应小的药物。常用药物为丙氧鸟苷,该药对骨髓有明显的抑制作用。用法为每日 5～15mg/kg,分 2～3 次静脉滴注,10～14d 为 1 个疗程。阿糖腺苷每日 8～10mg/kg 静脉滴注。大剂量干扰素能抑制病毒血症,缓解病情。

4. 生殖器疱疹　治疗原则是减轻症状,缩短病程。局部治疗可用 5% 阿昔洛韦软膏或霜剂涂于患处。全身用药以抑制病毒增殖和控制感染。常用阿昔洛韦干扰 HSV DNA 聚合酶以抑制病毒 DNA 合成。口服,每次 200mg,一日 5 次,7～10d 为 1 个疗程。复发性疱疹可口服 400mg,一日 3 次,5～7d 为 1 个疗程,严重感染者亦可用阿昔洛韦 5～10mg/kg,静脉注射,每 8 小时 1 次。5～7d 为 1 个疗程。

5. 梅毒　妊娠期治疗梅毒有双重意义,一方面对孕妇进行驱梅治疗;另一方面可预防或减少先天梅毒的发生。

(1)早期梅毒:首选青霉素,普鲁卡因青霉素 G,一日 80 万 U,每日 1 次,肌内注射,10d 为 1 个疗程。苄星青霉素 240 万 U,

每周1次,肌内注射,连用3次。妊娠初3个月及妊娠末3个月各用1个疗程。青霉素过敏者,可口服红霉素,每次500mg,每6小时1次,连服15d。

(2)晚期梅毒:首选青霉素,普鲁卡因青霉素G,一次80万U,每日1次,肌内注射,连用20d,2周后重复1个疗程。苄星青霉素240万U,每周1次,肌内注射,连用3次。妊娠初3个月及妊娠末3个月各用1个疗程。青霉素过敏者可口服红霉素500mg,每6小时1次,连服30d。

第6章 男性不育的病因

第一节　西医病因

男性不育症是指夫妻同居有正常性生活,未避孕超过1年,由于男方因素致使女方未能受孕。

2009年,由中国人口协会发起的"中国不孕不育现状调查"结果显示,婚后一年不孕不育发病率为10%,两年不孕不育发病率为15%,10年内无子女家庭占25%;在就诊的男性不育和女性不孕患者中,25-30岁人数最多,不孕不育患者呈年轻化趋势;男性占总就诊数的35%,女性占40%;其中不孕不育患者治疗失败的占66%。据WHO调查,15%的育龄夫妇存在不育的问题,而发展中国家的某些地区可高达30%,男女双方原因各占50%。精液参数的异常是导致男性不育的直接原因。据WHO预测,21世纪不孕不育将成为仅次于肿瘤和心脑血管病的第三大疾病。近年来由于社会竞争、就业压力及环境的恶化,不孕症发病率明显上升,尤其是男性不育症的发病率有逐年增加趋势。2003年英国Hirsh报道,在不孕的夫妇中有一半是因为男方的精子质量异常,性功能障碍。2002年芬兰的Jorma等报道,斯堪的那维亚人近10年男性生殖力在下降,睾丸癌在欧洲上升,精子浓度下降,精子活动力和形态异常化,致年青一代生育力下降。

正常有生育力的男子必须具备三个条件:①具有正常的生殖器官及功能。男性生殖器官可分为内生殖器和外生殖器两部分,内生殖器官包括生殖腺、输精管和附属性腺;外生殖器官包括阴囊和阴茎。人是一个完整的整体,各个器官的功能都是在神经内分泌的调控下进行的,而且其他器官,如神经内分泌、心血管、肝、肾等的功能障碍往往也会对生殖器官功能带来影响。因此,在分析男性生殖功能障碍原因时,除了考虑局部原因外,还应分析全身性因素及精神性因素。②具有正常的性功能,能将精液输入女性生殖道。男性正常性功能是一系列的反射活动,是在正常的神经、内分泌和生殖系统基础上进行的复杂生理过程,并需要夫妻双方密切配合,才能达到和谐和协调。③男性体内不应有使精子产生凝集和制动的抗精子抗体存在。当各种原因影响上述三个必要条件时,均可造成男性不育。通常根据疾病和干扰因素或影响生育环节的不同,分为睾丸前、睾丸和睾丸后三个环节,但是仍有高达 60%～75% 的患者找不到原因,称之为特发性不育症。

一、睾丸前因素

主要是体内内分泌紊乱导致的生精功能损害。

(一)丘脑疾病

促性腺功能低下型性功能减退(Kallmann 综合征)为低促性腺激素型性腺功能低下的一种综合征,本病于 1944 年由 Kallmann 报道。病变部位在下丘脑,由于下丘脑促性腺激素释放激素(GnRH)分泌障碍,导致促性腺激素分泌减少而继发性腺功能减退;选择性 LH 缺乏症又称生殖性无睾症,罕见,临床表现为不同程度的雄性化和男乳女化的类无睾体征,患者睾丸大小正常或略大,精液量少,偶见少许精子。镜下可见成熟的生精上皮,但间质细胞少见;选择性 FSH 缺乏症极为罕见,垂体 FSH 分泌不足,而 LH 正常,患者临床表现为有正常的男子性征和睾丸体积,无精子症或极度少精精子症;先天性低促性腺激素综合征继发于数种综合征的性腺功能低下,如 Prader-Willi 综合征和 Laurence-Moon-Bardet-Biedl 综合征。

(二)垂体疾病

垂体功能不足由于肿瘤、感染、梗死、手术、放射、浸润和肉芽肿性病变等影响垂体功能所致。实验室检查提示,血睾酮水平低下伴促性腺激素低下或正常偏低,全垂体功能障碍者,血清皮质类固醇将下降,血 FSH 和生长素水平下降;原发性高催乳素血症原发性高催乳素血症常见于垂体腺瘤。催乳素过高会引起 FSH、LH 和睾酮降低,导致性欲丧失、阳痿、溢乳、男子乳腺增生和生精障碍,有时还伴有其他激素代谢紊乱。

(三)内源性或外源性激素异常

如口服类固醇激素、先天性肾上腺增生等引起的雄激素增多,过度肥胖、肝功能不全引起的雌激素升高,库欣综合征或医源性摄入过多引起的糖皮质激素过多,甲状腺功能失衡引起的功能亢进或减退等。

二、睾丸性因素

睾丸的主要功能是产生精子和分泌雄性激素,睾丸疾病可以造成功能障碍而导致不育。

(一)先天性异常

1. 染色体或基因异常 ①克氏综合征:其遗传学特征为性染色体非整倍体异常,90% 为 47,XXY,10% 为 47,XXY/46,XY 嵌合型。②男性综合征:该病是由于 Y 染色体上睾丸决定基因(SRY)在减数分裂时易位到了 X 染色体上,但控制生精的基因(AZF)仍在 Y 染色体上,因此导致无精子症。③Noonan 综合征:染色体核型大部分为正常 46,XY,少数为(X/XY)嵌合型。④XYY 综合征:该病是由于父亲精子形成的第二次减数分裂过程中 Y 染色体没有分离的结果。⑤隐睾:是小儿极为常见的泌尿生殖系统先天性畸形,早产儿隐睾发病率约 30%,新生儿为3.4%~5.8%,1 岁时约 0.66%,成人为 0.3%,睾丸下降不全会导致睾丸生殖细胞变性或生精细胞死亡。⑥雄激素功能障碍:主要为雄激素不敏感综合征和外周雄激素抵抗,前者主要为雄激素信号传导过程中某一环节出现异常,后者主要包括 5α-还原酶缺乏和雄激素受体异常。⑦其他:如肌强直性营养不良、无睾丸症、唯支持细胞综合征等。

2. 生殖腺毒素 ①辐射:研究表明,环境中许多人为造成的噪声、热、电磁辐射等物理因素可能是导致精液质量下降的原因。近年来,各种电器的使用及电子计算机的普及使人们广泛地暴露于电磁辐射的污染中,男性精液质量呈逐渐下降趋势。其他如诊断性、治疗性或职业性 X 线照射。②药物:呋喃类、烷基化物、激素、螺内酯、5-羟色胺、单胺氧化酶抑制药、环磷酰胺、甲氨蝶呤等。③重金属:镉、铅、砷、汞等。

3. 全身性疾病 ①神经内分泌疾病。②营养障碍,如体重迅速下降,维生素 A、维生素 C、维生素 E、B 族维生素缺乏,肾功能衰竭尿毒症,肝硬化肝功能不全,镰状细胞疾病等。③发热性疾病,如全身性发热,特别是病毒感染。④变态反应。⑤不良习惯和嗜好,如过度吸烟、酒精中毒、过度紧张和情绪变化。

4. 睾丸炎 如腮腺炎引起的睾丸炎,青春期后的流行性腮腺炎 30% 合并睾丸炎,睾丸萎缩是病毒性睾丸炎最常见的严重后果。其他如睾丸结核、梅毒、麻风、非特异性睾丸炎引起的睾丸炎症。

5. 睾丸创伤 睾丸位置表浅,容易受伤,除导致睾丸萎缩外,还可激发异常免疫反应,两者均可导致不育;睾丸血管、输精管的医源性损伤也会导致不育。

(二)血管性因素

1. 精索静脉曲张 一般人群中精索静脉曲张的发病率约 15%,但在男性不育症患者中的发病率却高达 30%～40%。精索静脉曲张是否导致男性不育虽无明确定论,但其仍可在一定程度上影响睾丸发育和精液质量,不利于配偶成功受孕。

2. 睾丸扭转 可引起睾丸缺血性损伤,损伤程度与缺血程度和持续时间有关,现在认为一侧扭转可引起对侧睾丸发生组织学变化。

(三)免疫

由于抗精子抗体阳性导致的男性不育症。

三、睾丸后因素

1. **输精管道梗阻**　输精管道梗阻是男性不育的重要病因之一,梗阻性无精子症在男性不育患者中占 7%～10%。其原因如下。①先天性梗阻:囊性纤维化属常染色体隐性遗传病,几乎所有囊性纤维化男性患者都伴有先天性输精管缺如;杨氏综合征主要表现三联症:慢性鼻窦炎、支气管扩张和梗阻性无精子症,生精功能正常,但由于浓缩物质阻塞附睾而表现为无精子症;特发性附睾梗阻罕见,1/3 患者存在囊性纤维变性基因突变,可能与囊性纤维化有关;成人多囊肾疾病属常染色体显性遗传病,患者体内脏器多发性囊肿,当附睾或精囊腺有梗阻性囊肿时可导致不育;射精管阻塞等引起的梗阻占无精子症病因的 5%,可以是先天性的如苗勒管肿、沃尔夫管囊肿或闭锁,也可是获得性的如精囊结石或手术炎症的瘢痕。②获得性梗阻:生殖系统感染、输精管结扎切除术、腹股沟区的手术意外损伤输精管,以及疝修补中应用补片后出现输精管周围的炎症反应导致输精管阻塞。

2. **精子功能或运动障碍**　如纤毛不动综合征及成熟障碍精子活力低下。

3. **免疫性不育**　2%～10% 的不育与免疫因素有关,抗精子抗体(AsAb)是免疫性不育的重要原因。

4. **感染**　感染可导致输精管道阻塞、抗精抗体形成、菌精症、精液中白细胞的作用,以及精浆异常。

5. **性交或射精功能障碍**　性欲减退、阳痿、射精功能障碍是不育症的常见原因,除部分器质性原因外,大部分通过性咨询可以治愈;尿道下裂等解剖学异常由于射出精液距宫颈过远可导致不育；糖尿病、膀胱尿道炎症、膀胱颈部肌肉异常、尿道下裂、手术或外伤损伤神经也可导致不射精或逆行射精；不良的性习惯如性交过频繁、应用兴奋剂、润滑剂等也会影响生育。

四、特发性病因

男子特发性不育是指男性不育症找不到确切病因者，其干扰或影响生殖环节可能涉及睾丸前、睾丸、睾丸后的一个或几个环节。随着科学技术的进步，遗传性或环境因素或许能揭开多数病因。

第二节　中医病因

中医对男性不育的认识历史悠久，可以追溯到两千多年前。男子不育古时谓之"无子""绝嗣"等范畴。《黄帝内经·素问·上古天真论篇第一》中记载："人年老而无子者，材力尽耶？将天数然也。岐伯曰：丈夫八岁，肾气实，发长齿更。二八，肾气盛，天癸至，精气溢泻，阴阳和，故能有子。三八，肾气平均，筋骨劲强，故真牙生而长极。四八，筋骨隆盛，肌肉满壮。五八，肾气衰，发堕齿槁。六八，阳气衰竭于上，面焦、发鬓颁白，身体重，行步不正，而无子耳。"文中提出男子生、长、壮、老的生理过程，提出"二八"时肾气充盛，精气盈满，故能"有子"，"六八"时阴阳俱衰，故而"无子(病名)"。并且指出男子应该顺应"天数"，即应该顺应自然之道，顺应生理之道而求嗣。年龄过大，各方面功能衰退，不是求子的合适时机。

孙思邈《备急千金要方·求子》中记载了无子的发病原因：凡人无子，当为夫妻俱有五劳七伤、虚羸百病所致，绝嗣之殃。指出夫妇双方任何一方由于"五劳、七伤"(大饱伤脾，大怒气逆伤肝，强力举重久坐湿地伤肾，行寒饮冷伤肺，忧愁思虑伤心，风雨寒暑伤形，恐惧不解伤志)，或其他各种各样的疾病导致身体虚弱消瘦,均是导致不能生育的原因。

明·薛己《女科辑要·五不男五不女》中记载,李时珍曰:乾为父,坤为母,常理也,而有五种非男不可为父,五种非女不可为母,岂男得阳气之亏,女得阴气之塞耶。五不男,天、犍、漏、怯、变也。天者,阳痿不用,古云天宦是也;犍者,阳势阉去,寺人是也;漏者,精寒不固,常自溢泄也;怯者,举而不强或见敌不兴也;变者,体兼男女,俗名二形,晋书谓之人痾。

男性不育的原因是多方面的,分先天性不育和后天性不育,可以是生殖器的问题,也可以是性功能的障碍。"五不男"即天、漏、犍、怯、变。天即"天宦",泛指男子先天性外生殖器缺陷(包括先天性小睾丸,如现代医学提及的克氏综合征),患者往往第二性征发育不全;"犍"为外生殖器切除,如古代太监睾丸阉割后,生育能力丧失;"变"为两性人,俗称阴阳人;这三种病证属于男性绝对不育证。"漏"指遗精;"怯"指阳痿,属于现代性功能障碍疾病,这两种疾病可以通过治疗让疾病恢复,属于相对性不育。

清代陈士铎在《石室秘录》中将不育分为六种:"男子不生子有六病……一精冷也,一气衰也,一痰多也,一相火盛也,一精少也,一气郁也。"这六种情况实际上是指造成男性不育的六种病因。所谓精冷,是指命门火衰,下焦虚寒,排出精液温度低,甚至有的形容冷如冰铁,难于使女方受孕;所谓气衰,则指脏腑功能不强,或指体内富有营养的精微不足,尤其指肾气不足,肾气衰微则肾精产生的内在动力不足,影响生育;所谓痰多,因痰多与脾、肺有关,中医学认为,脾为生痰之源,肺为贮痰之器;脾为气血生化之源,若痰湿蕴郁脾胃,必定导致肾精产生不足,真气不足,精气亏耗,从而影响生育;所谓相火盛,乃指肾阴亏损,阴虚火旺,虚火亢盛,又称命门火旺。由于阴虚火旺,出现火迫精泄的病变,肾为阴脏,内藏水火(如肾阴、肾阳),从生理上水火必须保持相对平衡,即水火既济,若肾水亏损,则心火偏亢,出现性欲亢奋、遗精、早泄等,从而影响男性生育;所谓精少,在中国古代医籍《诸病源候论·虚劳病诸候》中也有记载,称为虚劳精少,指性交时射精少,甚至只一、二滴,从而影响生育。往往由于先天不足,或房室不节,劳心过度,以致耗损精气;所谓气郁,由于情志郁结,肝气不舒导致气滞血瘀,造成阳痿、不射精等而导致不育。

中医对男性不育症病因的认识,常见的病因分为外因、内因及外伤3种。外因包括外感六淫、邪毒内侵、药物伤害等。如《灵枢·经筋》曰:"足厥阴之筋,其病……阴器不用,伤于内则不起,伤于寒则缩入。"内因则包括禀赋不足、七情内伤、房事过度、劳逸失度、饮食所伤、自然衰退等。如《灵枢·本神》曰:"恐惧不解则伤精,精伤则骨酸萎厥,精时自下。"清代沈金鳌《杂病源流犀烛》说:"肾精耗则诸脏之精亦耗,肾精竭则诸脏之精亦竭。"

东汉张仲景《金匮要略·血痹虚劳病脉证并治第六》中记载了无子相关脉象,男子脉浮弱而涩,为无子,精气清冷。提出诊断无子的脉象为浮弱而涩,往往伴有精液清冷。隋代巢元方《诸病源候论·虚劳病诸候上》丈夫无子者,其精清如水,冷如冰铁,皆为无子之候。又泄精,精不射出,但聚于阴头亦无子。无此之候,皆有子。交会当用阳时,阳时从夜半至寅中是也。以此时有子,皆聪明长寿。勿用阴时,阴时从午至亥。有子皆顽,暗而短命,切宜详审之。凡妇人月候来时,候一日至三日,子门开,若交会则有子;过四日则闭,便无子也。男子脉得微弱而涩,为无子,精气清冷也。指出不育症患者的精液辨证(精液清冷)及脉象(脉浮弱而涩),并指出精不射出(相当于我们现在所说的性生活不射精症)导致无子,并提出择期过性生活对于女方来说容易怀孕。

宋代严用和《济生方·求子》中说:"夫天地者,万物之母也;阴阳者,血气之男女也。天有夫妇,则有父子。婚姻之后,则有生育。生育者,人伦之本也。男女婚姻贵乎及时,夫妇贵乎强壮,则易于受形也。且父少母老生女必赢,母壮父衰生男必弱,诚有斯理。或男子真精气不浓,妇女血衰而气旺,是谓病妇疹,皆使人无子。治疗之法,女子当养血抑气,以减喜怒,男子益肾生精,以节嗜欲,依方调治,阴阳和平,则妇人乐有子矣。"

男女双方应该要在婚后双方体质均强壮的时候考虑生育,这时容易怀孕。如果女方是由于肝郁血虚的情况,可以通过养血疏肝的方法来调治;男性容易精气不足,可以通过益精生精的方法来调治,这样能使双方达到阴阳平衡,容易使女方怀孕。

明代武之望《济阳纲目·种子》中详细记载了无子的脉象与治疗大法;若见命门脉微细或绝,阳事痿弱,法当补阳;若见命门脉洪大鼓击,阳事坚举,是为相火妄动,法当滋阴;或肾脉浮大尢紧,遗精尿血,法当补阴;若带洪数,兼以泻火;若见肾脉微甚欲绝,别无相火为病。

清代叶天士《叶氏女科证治·求嗣》中记载,男子阴虚艰嗣,男子真阴不足,精髓内亏、津液枯涸等证,均宜速补左肾之真阴,宜左归丸。同时记载男子精少、瘦弱、精薄、精清、精冷、精寒、精滑、虚寒、阳痿、男虚、盛火、阳极艰嗣。叶天士指出男性真阴亏虚,易导致男性不育。并用左归丸来滋阴补肾,益髓生精。又如被誉为"古今种子第一方"的五子衍宗丸起源于唐朝,据考证,最早记载于道教的《悬解录》一书,书中有张果献给唐玄宗的五子守仙方,即是五子衍宗丸的原貌。五子衍宗丸全方由枸杞子、菟丝子、覆盆子、五味子、车前子 5 味中药组成。枸杞子、菟丝子可生精补肾,覆盆子、五味子可润精生血,加车前子可利尿固肾。全方有补肾填精、疏利肾气、种嗣衍宗之功,对男性不育症有较好的疗效。

南齐·褚澄《褚氏遗书·问子》中记载:"合男女必当其年,男虽十六而精通,必三十而娶;女虽十四而天癸至,必二十而嫁。皆欲阴阳气完实而交合,则交而孕,孕而育,育而有子,坚壮强寿。未完而伤,未实而动,是以交而不孕,孕而不育,育而子脆不寿。夫老阳遇少阴,老阴遇少阳,亦有子之道也。"提倡男女应该发育完善后再嫁娶,这也是优生优育的雏形。

明·王肯堂《灵兰要览·子嗣》中的记载:"种子之道有四:一

曰择地,二曰养种,三曰乘时,四曰投虚。何谓地,母血是也;何谓种,父精是也;何谓时,精血交感之会是也;何谓投虚,去旧生新之初也。"指出种子之道有四个方面要注意:其一是要选择气血旺盛、身体强壮的女性;其二是男方要保养自己,使自己精气充满;其三是男女应该选择自己最合适的年华(即双方均具有最旺盛生育力的时候)考虑生育;其四是应该在女方月经干净后一段时间(去旧迎新,相当于现在女性的排卵期)过夫妻生活容易怀孕。这些是当时求子内容的高度概括,即使在现在还有指导价值。

明代李梴《医学入门·杂病分类·内伤类·虚实·求嗣》中详细记载了准备生育的男女应该注意的事宜,同时也强调了男女双方应该注意的养生方法:求嗣之理非玄微,山无不草木,人无不生育,妇人要精调,男子要神足。男子阳精微薄,虽遇血海虚静,流而不能直射子宫,多不成胎。皆因平时嗜欲不节,施泄太多所致。宜补精元,兼用静功存养,无令妄动,候阳精充实,依时而合,一举而成矣。明代嘉靖年间的太医院判俞桥撰《广嗣要语》,着眼于优生优育之法,强调摄养之术,以延续后嗣。包括调理精血、直指真源、男女服药之论,并涉及调元、调精、安胎、便产之法,更附经验方药,及论童壮、论衰论,均切实用。

明代武之望《济阳纲目》中记载:"聚精之道,一曰寡欲,二曰节劳,三曰息怒,四曰慎味。"清代沈金鳌《妇科玉尺》中说"男子求嗣,所谓清心寡欲"。清代程国彭《医学心悟·求嗣》中记载:"子嗣者,极寻常事,而不得着,则极其艰难。皆由男女之际,调摄未得其方也。男子以葆精微主,女子以调经为主。葆精之道,莫如寡欲,勿纵欲,少劳神,则精气足矣。如或先天不足,则用药培之。"三段文献均指出生育男性要注意养精保精,其方法是清心寡欲,不要劳形过度,不要动辄易怒,不要多吃肥甘厚味,也不要劳神过度。如果是由于先天不足,则需要用药来治疗,以补其不足。

明著名中医临床实践家、理论家岳甫嘉所撰《男科全编》一书虽已失传,但《妙一斋医学正印·种子篇》一书,上篇著有男科,下篇著有女科部分的内容。治疗男子不育首列"先天灵气""交合至理""交合有时""养精有道""炼精有诀""胎始从乾""父精母血""脉息和平""服药节宜""服药要领""成效举例",丰富了男科学的理论。仅种子方药达33首,至今仍为治疗男子不育症之经典方剂。岳氏在"服药要领"中告诫后人"保养元精,借资药力,若徒恃药力而浪费元精,炼石补天,其有济乎"。精辟地指出治疗不育症,节育在先为本,用药在后为标。舍此难以受孕。在"成效举例"中列举了酒醉入房伤肾不育症、癫痫滑精不育症、脾虚不运不育症、脾不统血阳痿不育症、哮喘阴虚火旺不育症、脾肾不足不育症、五更泻不育症、心神不交不育症八种案例。从案例中可知岳氏独具慧眼,谨察病机,分清标本,辨别虚实,用药有序,虽平和无奇,但守方用岁,去病除根,仍可取效得子。名医喻昌提出:"阳根于阴,培阴所以培阳之基"的立论,尖锐地批评世俗医者治疗男性不育,不辨别阴阳、虚实、寒热,滥用温补之药"劫尽其阴"尚所不知为药所误。使后人得益匪浅,至今仍有重要的临床指导意义。

第7章

男性不育症的诊断

第一节　西医诊断

一、病史

因为不能生育是夫妻双方共同关心的问题，所以询问病史双方均应在场。采集男性不育病史要全面了解家族史、婚育史、性生活史和其他对生育可能造成影响的因素，另外还要简要了解女方病史，记录患者个人信息。了解内容主要包括不育的时间、无避孕性交频率、分居情况、有无性交困难的征象、有无造成夫妻不和的职业性或个人的因素，以及其他性伙伴妊娠史及双方接受的检查结果。通过性生活史、性心理的咨询，可初步了解是否为性功能障碍导致的不育。

了解既往生育史时，要特别注意询问是否有其他性伴侣及她们的性生活史和生育史，这些问题及精神病史、性病史等一定要在隐私的场合中探询并保守秘密，以得到真实的材料。要详细询问并记录既往是否因不育检查和治疗的详细情况，尤其是精液的情况。不育患者既往检查资料非常重要，因为这可能省去许多重复检查。应该注明以前的治疗方案如何、是否正确实施，以及执行的结果等细节。既往史主要包括生长发育史、既往疾病史、传染病史、用药史等。病史记录应从青春期开始，包括嗓音变化、胡须长出等情况。询问与生育相关的疾病和因素，主要包括隐睾病史，腮腺炎、发热、附睾睾丸炎等泌尿生殖器官感染史、手术外伤史、内分泌病史等可能影响睾丸生精功能、性功能和附属性腺功能的疾病因素。还要了解用药史,因为很多药物,如抗高血压药、抗生素、细胞抑制药和代谢类激素的不良反应可以导致雄激素不足和不育。对生育有影响的不良生活习惯、环境与职业因素等。

家族史及遗传性疾病史,应充分了解有无影响优生优育的家族性遗传因素并描绘出家族系图。

配偶病史,主要是了解年龄、月经史、生育史、避孕史(女方曾用宫内节育器的可能会增加不孕的可能)、妇科疾病和其他可能影响生育的疾病史和生活工作因素。通过了解双方的病史可初步判断不孕不育中男女的因素。可以参考妇科医生的检查和记录。

二、临床症状

1. 夫妇婚后同居 1 年以上,未用避孕措施而未能怀孕。

2. 内分泌疾病和染色体异常所致的先天性疾病,表现为性成熟障碍,男性化不足、乳房增生、睾丸萎缩、小阴茎、性欲低下、早泄和阳痿等。

3. 睾丸先天性异常,如无睾丸、隐睾和睾丸发育不全等。

4. 精索静脉曲张,如阴囊坠胀痛,阴囊内可触及成团的曲张静脉,Valsalva 试验(+)。

5. 生殖管道感染。

6. 性功能障碍。

三、检查

男性不育患者就诊时,要做全身和局部检查。全面的体格检查可以了解全身系统器官,有无雄激素不足和(或)不育有关的疾病。

(一)一般检查

1. 身高 如果在正常青春期前开始就存在雄激素不足,会因青春期延迟或缺如造成骨骺闭合延迟,男子形成类似无睾症的体态,表现为臂展超过身体长度,腿长超过躯干。因为这种身体比例特点,患者相对高度在坐位时矮,而在站立时高。如果存在其他影响甲状腺功能或生长激素的中枢性疾病,身体比例与类似无睾者体态类似;青春期开始后出现雄激素不足不会影响身体比例,肌肉系统会因雄激素不足时间长短和程度的不同而出现不同程度的萎缩。

2. 嗓音、毛发、皮肤、嗅觉 性腺功能减退发生在青春期前,会因缺乏喉的生长而造成嗓音无变化,患者经常被认为是女子。性腺功能减退发生在青春期后,已经变化的嗓音就会固定不变,额部发际仍然平直,无胡须或胡须稀疏,很少或从不刮胡须,阴毛上缘水平,不会发生暂时性的毛发脱落或秃顶,但继发性的阴毛和体毛会更稀疏。嗅觉减退或缺失是 Kallmann 综合征的重要征象,Kallmann 综合征患者对芳香的物质没有嗅觉,但他们能嗅到刺激三叉神经的物质。

3. 乳腺 男性乳房女性化是指男子的乳腺增大。必须通过触诊和超声检查和单纯乳房脂肪瘤分开。大多数情况下男性乳房女性化是双侧性的,单侧的很少见,对于乳房明显增大尤其是单侧增大的患者应仔细触诊并进行乳房 X 线检查,以排除乳腺癌。男性乳房女性化会造成胸部紧张,乳头对触觉敏感,但大多数患者没有症状。男性女性化乳房伴发小而坚硬的睾丸是 Klinefelter 综合征的典型表现,其他种类的原发性性腺功能减退和雄激素靶器官疾病也可以出现男性女性化乳房,高泌乳素血症伴发性腺功能减退比单纯性催乳素增高更容易引起男性女性化乳房。发展迅速的男性女性化乳房表明可能存在内分泌活跃的睾丸肿瘤,男性女性化乳房、睾丸肿瘤和性欲丧失是特征性的三联征。所以,对于所有的男性女性化乳房患者都要进行认真的睾丸触诊和超声检查。睾丸肿瘤(Leydig 细胞瘤、胚胎瘤、畸胎瘤、绒毛膜癌、复合癌)直接或通过升高的 hCG 使 Leydig 细胞分泌雌二醇增多。一般的慢性病(如肝硬化、肾衰竭行血液透析、甲状腺功能亢进)也可引起男性女性化乳房。

(二)生殖器官检查

1.阴茎 应注意有无生殖器官器畸形,阴茎检查时应注意有否尿道下裂、手术或创伤瘢痕、硬化斑块、皮疹、溃疡、赘生物、肿块或其他病理改变。包皮过长时,应该翻起包皮检查,确认尿道口位置。

2.睾丸、附睾、输精管 检查睾丸时患者最好取站立位。检查睾丸质地时,按压手法要轻柔,明确睾丸的位置、质地、体积,回缩性睾丸、隐睾和异位睾丸必须明确。正常的睾丸有一定的硬度,如果丧失了 LH 和 FSH 的刺激睾丸会变得柔软。Klinefelter综合征患者睾丸小而坚硬是其典型表现。阴囊体积增大,有波动感表明可能存在睾丸鞘膜积液,经 X 线照摄或超声检查确诊。两侧睾丸大小不一、睾丸坚硬、沉重感或表面不平说明睾丸肿瘤的可能。睾丸的体积可通过触诊和尺寸固定的睾丸形状模型对比估计。要记录有无睾丸下降不良或无睾症。隐睾症患者的睾丸位于腹腔内或腹股沟管以上的腹膜后不能触及;腹股沟睾丸指睾丸固定于腹股沟内;回缩睾丸指睾丸位于腹股沟管口并能暂时性地移到睾丸内,或者由于寒冷或性交自发地在阴囊和腹股沟之间移动;异位睾丸位于正常的下降路径之外。附睾位于睾丸后上方,分为头侧和背侧。平滑的囊性扩张表明远端堵塞;硬结为疾病或附睾炎造成的堵塞所致;精液囊肿为球状,主要发生在附睾头部;附睾痛性肿胀为急性或慢性炎症所致;结核瘤为柔软的结节,肿瘤性结节较为罕见。患者直立位可在精索的血管中摸到输精管。输精管缺如会导致梗阻性无精子症。约 2% 的不育患者是由附睾和(或)输精管先天性畸形造成的梗阻性无精子症。输精管部分闭塞或发育不全时不能触及,这时需要手术探查睾丸内容物。精索静脉曲张通常发生在左侧,患者站立时仔细触诊即可诊断。Valsalva 手法检查时,由于腹压增高易诱导静脉扩张。按触诊的结果将精索静脉曲张分为3度，Ⅰ度曲张 Valsalva 手法检查时才能摸到；Ⅱ度曲张不用 Valsalva 手法检查时也能摸到；Ⅲ度曲张可以直接看到曲张的精索静脉。

3. 前列腺、精囊　直肠指诊主要检查前列腺，正常的前列腺表面光滑、大小如栗子。性腺功能不全时前列腺体积较小，并且不随年龄增大而增大。前列腺变软伴压痛为前列腺炎，腺体增大应考虑良性前列腺增生，表面不平变硬应疑为前列腺癌。精囊一般不易触及，如果可触及并压痛，或有其他异常发现，可行经直肠超声检查。

（三）其他检查

射精功能障碍的患者，还可能进行球海绵体肌反射、肛门括约肌张力、阴囊和睾丸及会阴部的敏感性、提睾肌和腹壁浅反射、腿部跟腱和足底反射等检查。

四、辅助检查

（一）性激素水平

血清生殖激素水平反映下丘脑-垂体-性腺轴的功能，可推测睾丸生精功能。FSH（促卵泡生成素）、LH（促黄体生成素）均为垂体分泌的糖蛋白类激素。下丘脑脉冲性释放的促性腺激素释放激素（GnRH）作用于脑垂体使其合成和分泌 FSH。FSH 主要作用于精子成熟的最后阶段，即精子发生的Ⅶ～Ⅱ期，促进次级精母细胞发育为精子细胞和精子。曲细精管的支持细胞存在 FSH 受体，FSH 一旦与靶细胞膜特异性受体结合后便移入细胞内，激发腺苷酸环化酶促进 cAMP 的产生，cAMP 激活蛋白激酶，mRNA 水平升高，并促进其产生一种能结合雄激素的蛋白质（ABP），T 与 ABP 结合运载到精原细胞及精母细胞上使生殖细胞获得稳定、高浓度的雄激素，促进生殖细胞发育、分化为成熟的精子。LH 主要促进睾丸间质细胞增生，刺激间质细胞合成和分泌睾酮，以供精子生成的需要。FSH、LH 协同作用调控男性生殖功能。有文献报道,血清 FSH 水平升高提示生精上皮发生损伤,生精功能障碍,血清 FSH 升高程度与支持细胞-曲细精管嵌合体(血-睾屏障的组成部位)受损程度成正比,临床上睾丸功能衰竭首先是睾丸支持细胞-曲细精管嵌合体受损,FSH 水平升高然后才累及间质细胞,LH 水平随之升高,且血清 FSH 升高幅度大于 LH。LH 显著升高表示睾丸受损不可逆转。

睾酮主要由睾丸间质细胞分泌,先天或后天因素均能造成睾丸受损,生精功能障碍,T 水平降低。T 需与性激素结合球蛋白(SHBG)结合后一起运输,只有大约 2% 的 T 是游离的,并具有生物活性。FT 在周围组织转变为二氢睾酮引起雄激素效应。当 T 降低时,SHBG 增加,使 T 总量达到一个稳定水平,而 FT 水平继续降低,因此总 T 水平在性腺功能不足早期保持正常,而 FT 下降。

PRL(催乳素)在人血清中有三种形式。①有生物和免疫活性的 23kD 的 PRL 单体;②缺乏生物活性的 50～60kD 的 PRL 二倍体;③无或不发挥任何生物活性 15～170kD 的 PRL 四聚体(M-PRL)。PRL 由垂体前叶分泌,间质细胞上有 PRL 特异受体,PRL 能增强 LH 促进合成 T,可刺激精子的发生,促使精母细胞演变为精子。但血清 PRL 对精子浓度报道不一,国内有报道少精无精症 PRL 水平高,也有报道少精无精症 PRL 与正常无明显差异。有报道提示,无精症组/少精子症组 PRL 均较对照组高。可能是高 PRL 血症可使下丘脑,垂体-睾丸性腺轴的功能降低,还可使下丘脑释放的 GnRH 脉冲信号减弱,因而造成患者 T 水平下降、男性化减退、乳房增生和不育。所以,当临床征象怀疑有高 PRL 血症或 PRL 瘤者进行血清 PRL 测定或脑 CT 检查,对高 PRL 血症的男性不育症的诊断具有重要意义。

(二)精液分析

1. 精液常规分析　WHO 所推荐的精液分析方法已被大多数实验室所接受。常规的精液分析包括精液量、性状、液化时间、浓度,以及精子活动率、活动力、形态等。《世界卫生组织人类精液及精子-宫颈黏液相互作用实验室检验手册》第5版较之以前的版本,精液特性参考值下限有了较大的变动,其中变化较大的有精液体积由原来的 2ml 变为 1.5ml,精子浓度由 $20\times10^6/ml$ 变为 $15\times10^6/ml$,总活力(PR+NP)由 50% 变为 40%,前向运动(PR)由 50% 变为 32%,存活率由 50% 变为 58%。在精子形态学检测方面,WHO 第 5 版手册推荐使用的方法有巴氏染色法、Shorr 染色法或 Dif-Quik 染色法。巴氏染色法对于精子和其他细胞来说染色效果较好且涂片可以永久保存;Shorr 染色法可以得到与巴氏染色法相近的正常形态精子百分率;Dif-Quik 染色法快速但染色质量较差且不能长久保存。对于形态学分类,WHO 第 5 版手册采用了更为严格的判定方式,正常形态在 WHO 第 4 版手册中只提示"正在运用本手册所描述的方法进行多中心的群体研究""来自辅助生殖技术项目的资料表明,使用本手册的方法和定义,如果正常形态的精子数低于 15% 时,体外受精率降低",WHO 第 5 版手册则明确为 4%。WHO 第 5 版手册更注重质量保证和质量控制,以保证实验结果的可重复性,从而为男科临床的诊断和治疗提供可靠的结果。另外,由于精液中的生精细胞、脱落细胞、白细胞等形态相似难以区分,所以在精液分析时,不能随意地报告为"白细胞",以免误导诊断。

2. 免疫学检测　10%～30% 的男性不育症与免疫因素有关。抗精子抗体(AsAb)是免疫性不育的重要原因。精液中的 AsAb 几乎全部属于两类免疫球蛋白:即 IgA 和 IgG。由于体积较大,IgM 抗体在精液中很少出现。IgA 抗体的临床意义大于 IgG 抗体。通过相关的筛查试验从精子或体液中检测到上述两种抗体。在 AsAb 测定方面,国内普遍采用酶联免疫吸附试验(ELISA),但特异性较差;WHO 第 5 版手册推荐的方法仍为免疫珠试验(IBT)和 MAR 试验,但试剂较贵及检测时需要新鲜的活精子而使其运用受到了限制。因此,抗精子抗体测定难以对男性不育症的诊断提供准确的信息。混合抗球蛋白反应试验(MAR)是一项廉价、快速和敏感的筛查试验,但其敏感性不如IBT。WHO第5版手册将其正常值由<10%调整为<50%。IBT较MAR敏感,但试验耗费时间较长。WHO第5版手册仍将其正常参考值定为<50%。

3. 精子功能检测 在运用辅助生殖技术(ART)时,由于体外受精(IVF)需要功能完全正常的精子,而卵浆内单精子注射(ICSI)只需要DNA正常的精子,因此,精子功能正常与否对于选择IVF还是ICSI的意义十分重要。精子形态分析是判断精子功能最重要的临床指标。除此之外,WHO第5版手册还介绍了活性氧(ROS)、人精子-卵细胞相互作用试验、人卵透明带结合试验、顶体反应检测、去透明带仓鼠穿透试验,以及金子染色质检测等,但这些方法尚处于研究当中。ROS升高会破坏精子的核DNA和线粒体DNA,从而影响精子的功能。因此,精液ROS的检测可能成为评估男性不育症的有效手段。然而,对于采用未洗涤的精液还是洗涤的精液作为检测标本,目前尚有争议。流式细胞术(FCM)检测可了解精子DNA受损程度,从而评价精子功能。通过研究发现精子DNA碎片率与畸形率呈正相关。该方法具有快速、精确的优点,是一种比传统精液分析更为敏感的评估男性生育能力的方法。检测精子DNA完整性的另一个新选择是染色体扩散试验(SCD)。经过酸化处理使DNA变性,在裂解液的作用下使细胞膜结构破坏,再对核酸进行染色,然后在显微镜下观察DNA受损情况。因其具有简便、快速、价廉、结果相对客观准确而备受推崇。上述检测方法目前还存在一些问题,如检测结果的稳定性、具体机制、有效的质控方法等还有待研究。但无论如何,临床工作中,除了进行精液常规分析之外,增加一些精子功能检测试验,对ART的选择及其效果将会有很大的帮助。

4. 精浆理化检测 在男性不育症的实验室诊断方面,精浆理化检测越来越受到重视。WHO第5版手册介绍了精浆锌、果糖和中性α-葡萄糖苷酶的测定方法。精液中的锌、枸橼酸、γ-谷氨酰转移酶和酸性磷酸酶是反映前列腺功能的可靠指标,而且这些标志物之间存在着很好的相关性。精浆果糖和前列腺素反映精囊功能。中性 α-葡萄糖苷酶、游离左旋卡尼汀和甘油酸胆碱(GPC)反映附睾功能。精浆中钾、钠、钙、氯含量与精子质量有一定的关系。精液液化延迟和少精子症钾浓度较低,少精子症钠浓度较低,精液液化延迟、少精子症和无精子症钙浓度较低,少精子症氯浓度较低。由于精液中微量元素的浓度受多种因素的影响,因而难以确定正常参考范围。头发中微量元素的含量是反映一个时期内人体营养和生长发育状况较为稳定的指标,通过检测男性不育症患者头发中的微量元素发现,锌、铁、铜、钙 与男性不育症有一定的关系。铁和钙与精子浓度、活动力呈负相关,铜呈正相关;无精子症和少精子症铁和钙含量较高、铜含量降低,而镁则无关;精子活动力异常者锌、铜含量较高。血清肿瘤坏死因子-α(TNF-α)是一种由内毒素激活的巨噬细胞和淋巴细胞等分泌的细胞因子,是迄今为止发现的抗肿瘤和抗炎作用最强的细胞因子。通过研究发现,TNF-α 与 T 水平呈负相关,与 FSH、PRL 水平呈正相关,因而检测 TNF-α 水平对男性不育症的诊断、治疗及预后判断均有较大的临床价值。近年来,通过对其他酶学检测也有新的发现。精浆和精子乳酸脱氢酶同工酶 X(LDH-X)是反映精子质量的良好指标,对选择 ART 的方法有一定指导意义。Na^+-K^+-ATP 酶与 AsAb 相关,AsAb 阳性患者的精子中该酶的活性显著降低。精子线粒体膜电位(MMP)及顶体酶活性与精子活动力和形态呈正相关性,是评估男性生育能力的重要依据。精浆端粒酶活性(TA)与精子数量和质量以及睾酮(T)浓度均存在一定的相关性,因而检查 TA 对防治男性不育症有一定的临床意义。精浆肌酸激酶(CK)与精子浓度呈正相关,胱抑素(CysC)与总蛋白(TP)呈正相关,提示精浆 TP 及 CysC 水平降低是精子质量下降的标志之一,CK 能否作为可靠的精液生化标志物则有待进一步研究。

中华医学会《男科疾病诊治指南(2007 版)》对有关男性不育

症的上述 WHO 推荐或介绍的检测方法也作了规范,但令人遗憾的是,WHO 所推荐的实验数据至今没有一项采用的是我国科研人员的研究成果,其原因主要与临床上缺乏多中心、大样本的研究数据,以及严格的质控标准和措施有关。

5. 精液微生物检测　有 8％～35％ 的男性不育症与生殖道感染性疾病有关,常见的病原微生物有细菌、沙眼衣原体(Ct)、解脲支原体(Uu)、人型支原体(Mh)和生殖支原体(Mg)等。这些病原微生物可以单独感染,也可混合感染。实验室检测细菌和支原体的方法主要有培养法,检测 Ct 主要有金标法。自 20 世纪 80 年代以来,聚合酶链反应(PCR)凭借其特异、敏感、快速、简便、产率高、重复性好、易自动化等突出优点,在病原微生物检测方面具有独特的优势,因而成为分子生物学诊断的主流,至今仍处于学术和应用的前沿,但由于其采用的是基因扩增检测方法,所以只能用于诊断而不能用于观察疗效。

鉴于抗生素的广泛应用,病原微生物的耐药性正在逐年增加。男性不育症患者精液细菌感染的菌种主要为革兰阳性球菌,其中葡萄球菌属对青霉素 G 及红霉素的耐药率分别达 93.6％ 和 56.0％。沙眼衣原体(Ct)、解脲支原体(Uu)、人型支原体(Mh)和生殖支原体(Mg)也出现了不同程度的耐药。已发现 Ct、Uu 和 Mg 对喹诺酮类(如环丙沙星、氧氟沙星、司帕沙星),大环内酯类(如罗红霉素、阿奇霉素)和四环素类(如米诺环素、多西环素)等药物均有较高的耐药率。因此,开展病原体药物敏感试验,选择敏感的抗生素治疗是减少耐药率发生的必要措施。另外,由于解剖等原因,精液标本随时可能被污染。如果精液培养粪链球菌及表皮葡萄球菌阳性,应考虑标本污染的可能。

6. 计算机辅助精液分析　人工分析精子质量受技术水平等因素的制约影响了检验结果的准确性和全面性。为了更精确地判断精子质量,近年来计算机辅助精液分析(CASA)已越来越广泛地运用于男性不育症的诊断。国内外已有多个厂家生产 CA-

SA 系统。CASA 不仅可以分析精子的浓度、活动力、动力,还可以进行精子运动轨迹分析。因为细胞碎片和不活动的精子容易混淆,所以 CASA 虽然能够识别活动的精子,但评估活动精子百分率则可能是不可靠的。另外,各厂家的 CASA 系统所采用的精子分析标准也不统一,使得男科医师在诊断男性不育症时出现了一定的困惑。

(三)遗传学诊断

在引起男性不育症的诸多因素中,遗传缺陷导致的精子发生障碍约占 30％以上。染色体异常和有关基因的丢失、突变是引起男性不育症的重要原因。近年来,除了染色体核型分析外,特异性基因的检测成了男性不育症的研究热点之一。1976 年 Tiepolo 等发现无精子患者 Y 染色体长臂的微缺失,并首次提出无精子基因(AZF)的概念;1996 年 Vogt 将 AZF 定位于 Yq11 的远端并确定了 AZFa、AZFb 和 AZFc3 个区域。此外,Fimt 等认为在 AZFb 和 AZFc 之间还存在一个 AZFd 区,但对此结论仍有争议。30 多年来,大量的研究证明,Y 染色体微缺失与原发性少精症和无精症有关。由于 Y 染色体微缺失可能垂直遗传给男性后代,因此对于原发性少精症和无精症患者,在运用 ART 时,应当进行相关基因检测,以防基因缺陷遗传给下一代,从而提高优生优育率。

(四)超声诊断

近年来,超声在男性不育症诊断中的运用方兴未艾,为临床医师对男性不育症的诊断、治疗和咨询等提供了较为可靠的实验依据。阴囊彩色多普勒超声检查可以发现精索静脉曲张(VC)、睾丸内微小结石、睾丸附睾囊肿、睾丸附睾炎、附睾尾部结节等疾病。精索静脉形态和血流动力学的改变,如果平静呼吸时静脉内径≥1.8mm 和(或)Valsalva 实验时静脉内径≥2mm 即可诊断为 VC,其诊断符合率可达 100％;与触诊比较,VC 的超声的检出率明显高于触诊,因而可作为 VC 的首选检查方法。不过,VC 作为男性不育症的病因,一直存在争议。彩色多普勒超声还可以清晰地观察睾丸、附睾的病变,测量睾丸的容积,还能观察睾丸、附睾的血流供应,从而有助于评估睾丸的病理改变和生精状况。

经直肠超声(TRUS)可观察精管的通畅情况。射精管梗阻(EDO)时,可在梗阻近端看到管道扩张的一系列直接或间接征象,如前列腺囊肿、射精管扩张、射精管或精阜内结石或钙化、慢性精囊炎、精囊扩张、精囊囊肿、精囊或输精管发育障碍、慢性前列腺炎、前列腺中线囊肿等改变。因此,TRUS可作为男性不育症 EDO 诊断影像学的首选检查方法。

(五)睾丸生精功能检查

睾丸活检直接反映睾丸的病理改变和病变部位,是诊断无精子症和少精子症最主要的检查方法,对男性不育症的治疗和预后有着重要的意义。随着 ICSI 的推广,睾丸精子提取术也成为无精子症 ICSI 取精的常规方法。抑制素 B 是由睾丸支持细胞合成并分泌的激素,参与下丘脑-垂体-性腺轴的反馈调节,能直接反映睾丸功能和生精上皮的状态,与精子的发生和损害存在良好的相关性,是评价精子发生的最佳内分泌标志物,较之于精液分析、FSH、LH 等传统的检测方法更敏感、更准确。

Fas 是一种 I 型膜蛋白分子,为细胞凋亡信号受体,当其与特异性配体(FasL)结合后,可传导细胞凋亡信号,诱导细胞凋亡。在精子发生障碍的睾丸组织中,Fas 在生精细胞、支持细胞、间质细胞和血管壁中的表达增强,提示精子发生障碍可能与 Fas 的细胞信号传导障碍有关。

第二节　中医诊断

一、病因病机

男性不育病因极为复杂,一般可概括为外感六淫、内伤七情、脏腑虚弱、跌打损伤、饮食不节、劳倦损精、一些药物的不良反应等,这些因素均可造成人体精气不足,出现无精症、死精症、少精症、弱精症、畸形精子症而致患者多年不育,严重者可能终身不育。

1. 禀赋不足,精气衰弱多　由先天精气不足或后天调养不当,以致禀赋不足脏气薄弱。而肾藏五脏之精,以充养生殖之精。如禀赋不足,脏气薄弱,无以充养生殖之精,必致生殖能力下降。临床上可见先天不足,体质衰弱,或有各种遗传性疾病。

2. 命门火衰,精气虚冷　或恣情纵欲,或体力过损,或忧思操劳,均可导致耗气伤精,精室亏虚。日久则肾气亏损,命门火衰,致使精室、精气失于温养和温煦,而见精气虚冷之证。精气内耗,生精及性功能减退而致不育。

3. 痰浊瘀血,阻塞精道　若素体肥胖,嗜饮酒浆,膏粱厚味,每易损伤脾胃功能,水谷不能化生精微而生痰浊,痰浊下趋精窍,内蕴精室,精的生化受阻,精道不通,直接损害人的生育功能。另外,久病入络,或跌仆损伤均可引起瘀血之变。若瘀血留滞精室,阻滞精道,可使精的生成受阻,或排泄失司,精液不能射出或但聚于阴头,亦令人无子。

4. 嗜烟酗酒,湿热下注　素体阳气较盛,或饮食不节,或过度吸烟,过度饮酒,皆可损伤脾胃,酿湿生热,或蕴痰化热,湿热痰火,流注于下,扰动精室而致不育。

5. 情志不遂,肝经郁滞　肝藏血,主一身气机,喜条达而恶抑郁。如七情所伤,情志不遂,皆可伤肝,致使肝气郁结,气血运行失常,不能充养宗筋,进而影响冲、任二脉,导致天癸传送受阻,影响先天之精,引起阳痿或不育。

6. 久病劳倦,气血亏虚　素体虚弱,脾气不足;或久病之后,气虚不复;或劳累过度,损伤脾胃之气,则气血生化无权。因精由血化,精血相关,脾虚则精血生化不足而不育。

7. 秽浊内积,淫毒侵染　外阴不洁或不洁性交,秽浊内积,淫毒侵染,或感受风热、疫毒、风寒之邪,邪毒下注,可染梅毒、淋浊、血精、脓精、疝疮等症,这些病症均可导致男性不育症。

二、辨证要点

1. 肾精亏虚证

(1)临床表现:射精无力或早泄,腰膝酸软;伴见头昏耳鸣,神疲乏力,健忘多梦;舌淡苔薄白,脉沉细。

(2)证机概要:肾精亏虚,温养不足。

2. 肾阳虚衰证

(1)临床表现:阳痿早泄,精液清冷,畏寒肢冷,腰膝酸软,小便清长,夜尿频多;舌淡胖苔白滑,脉沉细。

(2)证机概要:肾阳不足,温养不足。

3. 肾阴不足证

(1)临床表现:形体消瘦,腰膝酸软,午后潮热,五心烦热,口渴喜饮,尿黄便干,头昏耳鸣,失眠盗汗;舌红少苔,脉细数。

(2)证机概要:肾阴不足,失于滋养。

4. 气血两虚证

(1)临床表现:神疲乏力,面色萎黄,心悸气短,食少便溏,形体瘦弱;舌质淡胖,边有齿痕,脉沉细弱。

(2)证机概要:气血亏虚,精室失养。

5. 气滞血瘀证

(1)临床表现:少腹不适,胸胁胀痛,或射精时茎中作痛或睾丸胀痛,情志抑郁;舌暗红或有瘀点,脉弦或涩。

(2)证机概要:肝失疏泄,气滞血瘀。

6. 湿热下注证

(1)临床表现:精子活力低下,精液黏稠色黄或不液化,胸胁胀痛,少腹隐痛或不适,睾丸肿胀热痛,小便短赤,大便干结;舌红,苔黄腻,脉弦数。

(2)证机概要:湿热下注。

第 8 章

男性不育的治疗

第一节　西医治疗

一、一般治疗

1. **不育夫妇双方共同治疗**　不育症是诸多病因作用的结果，生育力与夫妇双方有关。因此，不育症治疗时要特别注意夫妇共同治疗。即使是绝对不育男性（即不作治疗不能获得生育者，如不射精症、无精子症等）在男方进行治疗前也应检查女方的生育力。男性生育力降低如特发性或继发性少精子症，精子活力低下症和畸形精子增多症，根据 WHO 多中心临床研究，约 26％女配偶也同时存在生育问题。

2. **宣传教育和预防性治疗**　不育症的发生与生活、工作、环境、社会、心理等许多因素有关，而且会影响到患者心理、婚姻、家庭等。因此，治疗时要进行生殖健康知识教育。为预防男性不育还应着重注意以下几点。

（1）改掉不良生活习惯：如戒烟戒酒，保证足够睡眠，每日适当地锻炼身体，增强机体免疫力。

（2）避免环境污染：除水质、空气、食品污染对生殖功能有影响外，还有电磁辐射、噪声污染以及微波、红外线、紫外线、超声、X线、射线等，不育症男性一定要远离污染环境，以确保精子质量。

（3）远离有毒、有害物质：如重金属铝、钴、铅等，以及棉酚、杀虫剂、除草剂、防腐剂都可以对睾丸生精功能造成损害。

（4）**警惕生活杀手**：如穿紧身内衣、牛仔裤、久骑自行车、长时间驾车、洗澡温度过高（适宜温度为 34℃）等，不仅影响生殖器官血液循环，还会导致阴囊调节温度功能障碍，而影响生精功能。

（5）提高夫妻生活质量，避免过频繁的性生活，保证精子质量，而且尽量选择在女性排卵期前后同房，增加受孕机会。

（6）**增强营养**：尤其应进食含锌食物，适当补充微量元素和维生素，提高精子质量，促进精子成熟，提高精子活动力。

（7）禁止使用影响男子不育的药品：①化学药物，如环磷酰胺；②抗高血压药：如螺内酯、胍乙啶、普萘洛尔、利血平等；③激素：应用雌雄激素可引起性功能问题，以及氢化可的松等；④镇静药：如苯巴比妥、安定、利眠宁、抗癫痫药等；⑤麻醉药：如大麻、海洛因等。

二、药物治疗

辅助生殖技术的发展为男性不育症的治疗提供了一片新天地，但是，由于它不是针对病因的治疗，存在一定的局限性。如遗传学方面问题、对不育人群的放大效应等，因此，通过药物治疗自然受孕仍然是许多医师和患者的追求。当病因诊断明确，并且也有针对病因的治疗性措施，治疗效果就将较为满意，如促性腺激素治疗、脉冲式 GnRH 治疗、促进内源性促性腺激素分泌、胰激肽释放酶治疗、睾酮反跳治疗，以及其他内分泌疾病治疗等。当引起不育的病因比较明确，但这种病因引起不育机制尚未阐明的，治疗效果往往不够满意。目前临床上治疗男性不育常用的药物简介如下。

1. **促性腺激素治疗**　主要药物为人绒毛膜促性腺激素（hCG）和人绝经期促性腺激素（hMG），适用于各种促性腺激素分泌不足性腺功能障碍（原发性、继发性）。促性腺激素替代治疗前应常规行性激素检测，排除高泌乳素血症，对于怀疑垂体肿瘤应行 MRI 检查，激素替代治疗可用外源性促性腺激素或 GnRH。

自20世纪60年代就开始应用 hCG 和 hMG 治疗特发性少精子症,但疗效不确切。①后天性促性腺激素分泌不足的治疗:hCG 2000U,皮下注射,每周 2～3 次。②原发性(先天性)促性腺激素分泌不足的治疗:在上述治疗基础上另加用 FSH,可用 hMG 或纯的重组人 FSH,FSH 37.5～75U,肌内注射,每周 3 次,连用3 个月。当精子密度接受正常时停用 FSH。单独 LH 缺乏 hCG治疗可提高睾丸内和血清睾酮。单独 FSH 缺乏,可用 hMG 或纯的重组人 FSH 治疗,也可用氯米芬治疗。

2. **甲状腺素** 甲状腺功能减退者补充甲状腺素可能改善生育力。

3. **糖皮质激素** 继发于先天性肾上腺皮质增生的男性不育症可用糖皮质激素治疗。补充糖皮质激素可减少促肾上腺皮质激素(ACTH)和雄激素水平、促进促性腺激素释放、睾丸内甾体类物合成和精子生成。不推荐对抗精子抗体患者使用皮质类固醇治疗,因为可能会导致严重的不良反应和其他未知后果。

4. **多巴胺受体激动药** 泌乳素过高的排除垂体肿瘤后采用多巴胺受体激动药溴隐亭治疗。每日剂量 2.5～7.5mg,分 2～4次服用,要避免胃肠道不良反应。约需 3 个月疗程,效果较好。较新的药物卡麦角林的疗效与溴隐亭相仿,但服药次数和不良反应较少。

5. **雄激素及睾酮反跳治疗法** 外源性睾酮会对下丘脑及垂体产生抑制作用,睾丸内睾酮产生受到抑制,进而抑制生精。高剂量外源性睾酮可以抑制性腺分泌激素作用,并可以导致睾丸内雄激素的产生及生精功能完全停止。睾酮反跳疗法治疗男性不育症几乎对精液质量和怀孕率没有任何明显改善,且存在诸多不良反应。因此,大剂量睾酮疗法基本上不再作为经验性治疗方法在男科不育症治疗中使用。

6. **促性腺激素释放激素(GnRH)** GnRH 是增加垂体内源性促性腺激素来代替 hCG/hMG 的方法。基于与促腺激素同样的原因,目前也不推荐该类药物治疗特发性不育。

7. **抗雌激素类药物**　最常用于特发性不育的治疗。机制为药物在下丘脑、垂体水平与雌激素受体竞争结合而导致 GnRH、FSH、LH 分泌增加。主要能刺激 Leydig 细胞产生睾酮,其次也促进精子生成,抗雌激素类药物相对便宜,口服安全,然而疗效仍存在争议。氯米芬是合成的非甾体类雌激素,结构与己烯雌酚相仿,表现出较显著的雌激素效应。氯米芬常用剂量为每日 50mg,口服。剂量过大易抑制精子生成。必须监测血促性腺激素和血睾酮以保证睾酮在正常范围。约 5% 出现不良反应,但通常程度较轻。疗效不确切。他莫昔芬(三苯氧胺)的雌激素效应较氯米芬弱,剂量范围每日 10~30mg,口服。

8. **胰激肽释放酶**　据认为胰激肽释放酶可刺激精子的活动力和精子生成。其他机制还可能包括提高精子代谢、增加睾血供、刺激 Sertoli 细胞功能、提高性腺输出道的功能等。口服量为每日 600U,肌内注射 40U,每周 3 次,疗程为 3 个月。疗效存在争议。

9. **重组人生长激素(rh-GH)**　rh-GH 可以增强睾丸间质细胞功能并增加精液量,rh-GH 可刺激释放胰岛素样生长因子-1(IGF-1),IGF-1 可作为精子生长过程中自分泌/旁分泌生长因子而发生作用。其剂量为每日 2~4U,皮下注射。其疗效目前尚无令人信服的大规模研究。

10. **己酮可可碱**　为磷酸二酯酶抑制药,常用于血管疾病的治疗。其用于治疗特发性不育的治疗的机制是可能会改善睾丸的微循环、减少 cAMP 的降解、增加细胞内糖分解和 ATP 的合成并因此增加精子的活力。常用剂量每日 1200mg。

11. **肉碱**　可提高精子的活力和附睾功能,因此用于男性不育的治疗。常用剂量:每日 1~2g,每日 2~3 次,疗程 6 个月至 2年,疗效不确切。

12. **其他药物**　氨基酸、抗生素、锌、维生素 A、维生素 C、维生素 E、前列腺素合成酶抑制药等均有报道的经验,可能有助于提高精子的参数和受孕率,但均缺乏足够的说服力。

三、手术治疗

男性不育是一个复杂而较难解决的问题。在诊断时首先要找到不育的原因,然后进行治疗,男性不育症的治疗有病因治疗、内分泌治疗、非特异性治疗等,有一些男性不育症患者的器质性病变,无法通过药物解决,只能采取手术治疗的方法。手术治疗指征主要有以下几类。

1. 生殖器畸形或发育异常　包括隐睾、尿道狭窄、尿道瘘、尿道下裂、尿道上裂、严重的阴茎硬结症等。隐睾或睾丸下降不全者可行睾丸下降固定术。手术最好在 2 岁前完成。当精索或血管太短而不能固定在阴囊位置时,可以分期实施睾丸固定术。可应用的技术包括开放手术、腹腔镜手术和微创手术。尿道下裂是男性下尿路及外生殖器常见的先天性畸形,治疗目的一是矫正腹侧屈曲畸形,使阴茎抬起竖直;二是重建缺损段之尿道。治疗时机宜在学龄之前完成最好,即在 5－7 岁时间为宜。手术治疗方法繁多,基本原则如下。①力求一期完成手术治疗,即将阴茎下屈矫正与尿道成形两步手术 1 次完成;②分期完成手术治疗,第一期完成阴茎下曲矫正术,第二期完成尿道成形术。

2. 梗阻性无精子症　包括输精管、精囊先天缺如引起的梗阻性无精子症;输精管节段性不发育;输精管医源性损伤或结扎;炎症后梗阻;射精管口先天性狭窄等。输精管道梗阻是造成男性不育的常见原因之一。对于输精管结扎等输精管道梗阻者应积极手术治疗。在所有治疗梗阻性无精子症的方法中,输精管吻合术和输精管-附睾吻合术是常用和有效的方法。显示微外科手术有更高的复通率。

(1)睾丸内梗阻:常用睾丸取精术(TESE)或睾丸细针抽吸精子(TESA),TESE 或 TESA 几乎适合所有梗阻性无精子症。

（2）附睾梗阻：CBAVD 患者常用经皮附睾精子抽吸术（PE-SA）或显微外科附睾精子抽吸术（MESA）获取精子,获取的精子一般用于 ICSI 治疗。由获得性后天性附睾梗阻引起的无精子症可行显微外科附睾输精管端-端或端-侧吻合术。显微外科复通率为 60%～87%,累计怀孕率为 10%～43%。从出生率来看,因输精管结扎引起的梗阻行显微外科吻合,成功率较高,比 ICSI 治疗更经济。

（3）近端输精管梗阻：输精管切除后的近端梗阻需要显微外科输精管切除复通,输精管-输精管吻合术只能用于少数患者,当术后的输精管液中未查到精子即可证实继发附睾梗阻的存在,特别当近端输精管液中有芽孢样黏稠液出现时,应行输精管-附睾吻合术。

（4）远端输精管梗阻：儿童时期行疝气或睾丸下降固定手术损伤导致双侧面输精管大范围缺失一般是不可重建的。这些病例应在近端输精管抽取精子或 TESE、TESA、PESA、MESA 用于 ICSI 治疗。大范围单侧输精管缺失伴同侧睾丸萎缩可考虑将其与对侧面做输精管-输精管吻合术或输精管-附睾吻合术。

（5）射精管梗阻：射精管口梗阻可试行经尿道射精管切除术。

3. 精索静脉曲张　　精索静脉曲张导致的男性不育症,采用精索内静脉高位结扎、腹腔镜精索内静脉高位结扎术或者栓塞治疗等,可使部分患者恢复生育能力。

4. 器质性性功能障碍　　包括因阴茎严重创伤、骨盆骨折、血管性因素（如静脉瘘）或神经性疾病引起的阳痿,以及一些因器质性病变引起的逆行射精患者。逆行射精的手术治疗的适应证为过去曾有膀胱颈手术史者,可做膀胱颈 Y-V 成形术。

四、并发症

不育症常见并发症是影响男女双方身心健康,且为世界性问题。每年约有 200 万对新的不育症夫妇,不同程度地出现心理和家庭问题。

第二节　中医治疗

一、治法选择

1. 滋肝肾,养精血　张景岳认为,"疾病之关于胎孕者,男子在精,女子在血,无非不足而然"。岳甫嘉亦说:"生子专责在肾""种子之法,要在固精"。精血乃生身之本,化育之基,维系机体之生长、发育与生殖之力,肾藏精、主生殖为先天之本;若禀赋不足,素体虚弱,房事劳伤,恣情纵欲,少年早淫,大病久病伤及肝肾等皆可致其精血不足,阴精亏损,化气生精乏源而有绝嗣之殃。临床表现为精液量少、少精子症,或精液液化不良,性欲亢进,射精过快,遗精滑精,腰膝酸软,头昏耳鸣,两目干涩,神疲乏力,心悸健忘,心烦盗汗,寐差梦多,口燥咽干;舌质红或淡,苔少或薄,脉沉细。治宜遵《广嗣纪要调元》"男子弱者,精常不足,当补肾以益其精"之法。方选生髓育麟丹、五子衍宗丸合左归饮化裁:人参、肉苁蓉、紫河车、当归、桑椹子、鹿角胶、枸杞子、覆盆子、菟丝子、车前子、五味子、熟地黄、山茱萸、山药、茯苓等。

2. 温命门,生肾火　岳甫嘉谓:"火能生物,于种子尤为密切。"《扁鹊玉龙经》中说:"阳气虚愈,失精绝子。"《医方集解》亦说"无子皆由肾冷精亏。"命门乃"立命之门户""精血之海""元气之根"(张景岳),命门之火乃一身阳气之根本,对各脏腑组织具温煦生化之力,若纵欲房劳,频繁手淫,精室亏虚,则命门火衰,肾之阳气虚衰,精室虚寒,不能煦蒸温化肾阴生精气,久则可致性与生殖功能减退、体虚衰弱诸症。临床表现为精液清稀而冷,精子数量减少,活动率低或力弱,或伴有阳痿早泄,形寒肢冷,腰膝酸冷,面色晦暗或淡,头晕耳鸣,尿频便溏,阴部湿冷;舌质淡、苔薄而润,脉沉弱无力。治宜遵《石室秘录》"温其火,补其气"之旨。方用赞育丹、七宝美髯丹合右归饮加减:熟地黄、山药、山茱萸、枸杞子、巴戟天、杜仲、何首乌、怀牛膝、菟丝子、补骨脂、当归、仙灵脾、韭菜子、肉桂、制附片。

3. 煦脾气，裕心血　求子之道全赖于气血充足，且气血相生，精缘血化，三者虚衰则无子也。"精神气血，皆脾土之所化生""心藏血，肾藏精，精血充实，乃能生育""种子者，贵乎肾水充足，尤贵乎心火安宁"（岳甫嘉语）；"气不耗，归精于肾而为精；精不泄，归精于肝化清血"（《张氏医通》）。精气血互滋互化，若久病劳倦、气虚不复，或素体脾虚，后天不足，或积劳损气，伤及脾胃，或思虑劳心、心脾两伤等皆可神伤精耗，气虚血弱，阴精亏损，精液化生无源而有难嗣之症。临床表现为精液量少、少精弱精而不育，伴面色无华，头晕目眩，心悸怔忡、梦多健忘、气短神疲、少气懒言，遗精时作，或阳痿早泄，劳则加剧；舌质淡或胖，苔薄白。治宜补心脾，益气血。方用归脾汤、七福饮合十全大补汤化裁：人参、黄芪、白术、茯苓、当归、熟地黄、川芎、白芍、酸枣仁、远志、枸杞子、黄精、木香、甘草、龙眼肉。

4. 强中宫，健脾肺　"前阴者，宗筋之所聚，太阴阳明之所合也"（《素问·厥论》）；"人之既生，全赖于中宫输精于肾，而后肾得以补益"（陈修园语）；肾之效应之器官精室的盈满虚亏与脾胃功能息息相关，"胃强欲盛，脾旺精足"（当代名医徐福松）；脾胃健运，脏腑之精气充盛，气充血足精旺，"得种子生息之元（脾胃得健则），生精最速""生子更易"（岳甫嘉语）；精液之化生蓄藏之源泉不断，"精满而溢"，施泄成育。若素本脾肺虚弱，饮食不节，或劳倦思虑过度损伤脾气等，皆可致"脾虚不能制水，以致肾虚不能蓄精"（岳甫嘉语），而水谷化源不足，气虚血少，精室失其满盈，精少或竭不育。本证型多见于脾肺素虚，或胃肠功能紊乱者。临床表现为精子凝聚试验阳性，精液不液化，或少精、弱精，常伴有鼻塞、咽痛咳嗽，或纳少便溏，腹胀或痛，恶心欲呕，头昏自汗，面色失润，或易于感冒；舌质淡红，苔薄白，边有齿痕，脉细而弱。治宜"实脾资肾"使"土旺则水自藏，肾充则精自厚"（岳甫嘉语）。方用参苓白术丸、补中益气汤合大补元煎加减：人参、白术、茯苓、山药、莲子肉、砂仁、黄芪、当归、升麻、柴胡、熟地黄、杜仲、枸杞子、巴戟天、山茱萸。

5. 疏肝郁，悦情志　肾主闭藏、乃生殖之根，肝主疏泄、为泄精枢纽，不育除责于肾，尚由乎肝，肝藏血、主疏泄、司血海，且"精者，血之所成也"（《诸病源候论》），肝肾精血互生互化，肝血充足，则冲任满溢，输之于肾化为精液而藏蓄；肝木忌郁，郁乃杂病之首，"凡病之起也，多由乎郁"（王安道语）。性腺功能随精神情绪波动变化，若多愁善感，喜悲易怒，郁抑寡欢，久病而郁等皆可致情志不遂，肝经郁滞，失其疏泄条达之职，气血不和，藏贮失常，殃及于肾，则藏精、生殖功能受损，或气机郁滞，血气失和，精道瘀滞而有不育之疾。临床表现为婚后不育，精子畸形或死精过多，或弱精子症，伴有情怀不畅，胸胁不舒，郁郁寡欢，房事淡漠，心烦梦多，或夜寐不实，多疑善虑，嗳气叹息；舌质暗红，苔薄白或黄，脉沉弦。治宜解郁益肾。方用达郁汤、宣志汤合启阳娱心丹化裁：柴胡、当归、白芍、川芎、香附、白蒺藜、茯神、石菖蒲、酸枣仁、远志、巴戟天、菟丝子、沙苑子、五味子、枸杞子等。

6. 清湿热，泄浊毒　精室乃"清宁之腑"，为精液化生之场所，"精海之宅"，性育源泉，最忌诸邪稽留停滞，若饮食不节，嗜食肥甘厚腻辛辣，或外感湿热邪毒，不洁交合，死精败浊淤阻等以致湿热浊毒壅盛下注，熏蒸煎灼精室，精关窍道滞塞，清浊淫混相干，新精化生受碍，则精室固藏秘守施泄失宜，生殖功能势必紊乱异常。本证型多见于泌尿生殖系有慢性炎症者。临床表现精子过多或死精、血精、脓精或精液黏稠不液化，伴有尿末滴沥，灼热刺痛或小便黄赤，腰膝酸沉困重，或遗精早泄，阴囊股间潮湿，睾丸会阴坠胀疼痛，口苦黏涩；舌红苔腻或黄，脉滑。治宜遵《得心集医案》"急驱精管腐浊"予以导浊补肾之法。方用萆薢分清饮、四妙丸合菟丝子丸加减：萆薢、石菖蒲、益智仁、乌药、黄柏、莲子、土茯苓、丹参、车前子、薏苡仁、苍术、川牛膝、远志、菟丝子、沙苑子。

7. 化瘀阻,通经络 "精乃血之粹""血为精之源""血主濡之",精室依血之濡润滋养,天癸需血液输送运行,"血脉流通,病不得生",若诸多内外之因致血行缓慢或淤滞脏腑局部,则"气血不和,百病乃变化而生",气血运行不畅,瘀血阻滞脉络,滞于下焦肝肾精室窍道,肝肾经脉失畅,精室失其血之荣养,淤阻生精不利或难以生精而致不育。本证型多见于精索静脉曲张,或有慢性腺体炎症日久不愈者。临床表现精子畸形率高或死精过多,少精或精液不液化,常伴有少腹会阴坠胀,或阴囊睾丸刺痛,射精不畅,或精稠有块状物,面色暗或紫,胸胁胀痛,性急易怒,大便不爽;舌质暗红或瘀斑,苔白,脉沉涩或弦。治宜活血通络,滋补肝肾。方用血府逐瘀汤、当归补血汤合六味地黄丸化裁:桃仁、红花、黄芪、当归、熟地黄、川芎、怀牛膝、柴胡、枳壳、小茴香、川续断、丹参、枸杞子、黄精、山茱萸等。

8. 利湿邪,祛痰浊 臃肿之躯,或痰湿浊饮素盛者,每多殃及性与生殖之力,一则素体脾虚,阳弱不振,或过食生冷肥甘,伤及脾阳,脾胃失健,痰湿留滞阻遏气机,精脉塞闭;再则嗜食油腻厚味,贪恋酒湿烟毒,湿浊困扰脾胃,痰饮流注下焦,内蕴精室窍道,气血运行受阻,碍于精液之化生、贮藏、施泄,则难以融育成胎。本证型多见于体质肥胖,烟酒过度或有高脂血症者。临床表现精子密度增加,或精液量过多,或精液液化不良,伴性欲低下,或阳痿早泄,形体肥胖,脘腹胀闷,疲乏困倦,体重痰多,阴囊潮湿,股间汗多,或有高脂血症;舌体胖大或淡,舌苔滑腻,脉濡数。治宜泄湿浊,除痰饮。方用越鞠丸、涤痰汤合火土既济丹加减:苍术、香附、川芎、半夏、胆南星、枳实、茯苓、石菖蒲、白术、山茱萸、菟丝子、巴戟天、桂枝、沙苑子、枸杞子。

9. 驱寒邪,温精室 "肾虽属水,不宜太冷,精寒则难成孕,如在地寒凉,则草木必无萌芽之地也"(岳甫嘉语);"男子之不足,由有精滑,精清、精冷……"(《秘本种子金丹》);"人有精薄清冷……人以为命门之火衰也,谁知是脾肾之阳气不旺乎"(《辨证奇闻》)。

若素体脾肾阳虚,失于温化,或肝肾虚寒,寒冷痼结,或劳伤虚赢,寒邪凝滞等皆可致精室失于温暖蒸煦,"其精清如水,冷如冰铁……无子之候"(《诸病源候论》)。临床表现为婚后不育,精液清冷稀薄,少精弱精,伴有面色晦暗,胸胁胀满,少腹、腰部阴囊发凉疼痛,或睾丸掣痛,畏寒肢冷;舌质淡或暗紫,脉迟缓或弦急。治宜暖肝肾助阳气,逐寒邪温精室。方用暖肝煎、斑龙丸合还少丹化裁:当归、枸杞子、小茴香、茯苓、肉桂、乌药、熟地黄、菟丝子、补骨脂、川牛膝、山茱萸、楮实子、巴戟天、肉苁蓉、杜仲等。

二、辨证论治

1. **肾阳虚衰**　婚久不育,性欲淡漠,阳痿早泄,精子稀少或死精子过多,射精无力;腰膝酸软,精神萎靡,面色苍白,小便清长,夜尿量多,畏寒喜温。舌质淡胖,苔白,脉沉细弱。治宜补肾壮阳,生精种子。方用右归丸:熟地黄 24g,山药、枸杞子、菟丝子、鹿角胶、杜仲、制附子各 12g,肉桂 6g,山茱肉、当归各 9g,水煎 2 次,分 2 次服,每日 1 剂。

2. **肾阴不足**　婚久不育,性欲强烈,性交过频,精液不液化或死精过多,或精子过少,畸形精子过多;五心潮热,盗汗口干,腰膝酸软,头晕耳鸣。舌质红,苔少,脉细数。治宜滋阴补肾,生精种子。方用知柏地黄汤加减:知母 12g,黄柏 10g,熟地黄 24g,牡丹皮 9g,山茱萸 9g,山药 15g,茯苓 12g,泽泻 9g,丹参 20g,连翘 15g,甘草 6g。水煎 2 次,分 2 次服,每日 1 剂。

3. **脾肾阳虚**　婚久不育,性欲淡漠或阳痿,早泄,精清,精稀,精冷,精少;纳谷不香,腹胀便溏,五更腹泻,精神疲乏,气短懒言,腰膝酸软,头晕耳鸣,夜尿量多,畏寒肢冷。舌质淡,苔白润,脉细弱。治宜温补脾肾,生精种子。方用脾肾双补丸:党参 30g,砂仁(后下)、五味子各 6g,炒山药 15g,陈皮 5g,肉豆蔻、菟丝子、巴戟天、补骨脂、莲子、山茱萸各 10g。水煎 2 次,分 2 次服,每日 1 剂。

4. **气血两虚**　婚久无子,形体衰弱,面色萎黄,少气懒言,精液量少,心悸失眠,头晕目眩,纳呆便溏。舌质淡红,苔薄白,脉沉细无力。治宜补气养血,益肾育鳞。方用毓麟珠:党参、茯苓、白芍、菟丝子、山药、枸杞子、核桃肉各15g,熟地黄25g,白术、当归、巴戟天各10g,川芎、鹿角胶(另溶化)、鹿角霜、杜仲、山茱萸各9g,川椒、炙甘草各6g。水煎2次,分2次服,每日1剂。

5. 肝经湿热　婚久不育,胁肋胀痛,睾丸肿痛、灼热或红肿,射精疼痛或血精,死精过多;面红耳赤,小便短赤,大便秘结,口苦咽干。舌质红,苔黄腻,脉弦数。治宜疏肝利胆,清热利湿。方用龙胆泻肝汤:龙胆草6g,黄芩、山栀子、木通、车前子各9g,泽泻12g,当归8g,生地黄20g,柴胡10g,生甘草6g。水煎2次,分2次服,每日1剂。

6. 肝郁血瘀　婚久不育,胸闷不舒,善太息,胸胁胀痛,睾丸坠胀而痛,烦躁易怒,精索静脉曲张,睾丸或附睾有结节,阳痿或不射精。舌质暗,脉沉弦。治宜疏肝理气,活血通络。方用开郁种玉汤加减:柴胡、桃仁、白术、橘核、香附各9g,当归12g,牡丹皮10g,白芍、茯苓、天花粉、王不留行各15g。水煎2次,分2次服,每日1剂。

7. 痰湿内蕴　形体肥胖,肢体困倦,精液稀薄,精子量少,性欲淡漠或不射精;面色苍白,神疲气短,头晕心悸。舌质淡红,苔白腻,脉沉细。治宜燥湿化痰。方用苍附导痰丸:苍术12g,枳壳10g,香附、法半夏、胆南星各9g,陈皮5g,生姜3片。水煎2次,分2次服,每日1剂。

三、中成药治疗

1. 壮阳丹　口服,一次9g,一日3次。用于肾阳虚衰证。

2. 菟丝子丸　口服,一次9g,一日3次。用于肾阳虚衰证。

3. 知柏地黄丸　口服,一次9g,一日3次。用于肾阴不足证。

4. 滋阴种子丸　口服,一次9g,一日3次。用于肾阴不足证。

5. 大补阴丸 口服,一次 9g,一日 3 次。用于肾阴不足证。

6. 附子理中丸 口服,一次 1 丸,每日 2 次。用于脾肾阳虚证。

7. 福幼理中丸 口服,一次 1 丸,每日 2 次。用于脾肾阳虚证。

8. 十全大补丸 口服,一次 1 丸,每日 2 次。用于气血两虚证。

9. 卫生培元丸 口服,一次 1 丸,每日 2 次。用于气血两虚证。

10. 党参养营丸 口服,一次 1 丸,每日 2 次。用于气血两虚证。

11. 丹栀逍遥散 口服,一次 9g,一日 2 次。用于肝郁血瘀证。

12. 济生橘核丸 口服,一次 9g,一日 2～3 次。用于肝郁血瘀证。

13. 健脾除湿丸 口服,一次 9g,一日 3 次。用于痰湿内蕴证。

14. 香砂胃苓丸 口服,一次 9g,一日 3 次。用于痰湿内蕴证。

四、手法治疗

方法 1

(1)以拇指或手掌按摩下腹部气海、石门、关元穴,并逐渐用力捻动。

(2)用手掌掌面或示指、中指、环指指面附着于骶骨棘突周围,有节律性横向抚摩,每分钟 120 次左右。

(3)以拇指按神门穴(手少阴心经穴位,仰掌,腕后横纹头,大筋尺侧屈腕肌腱内侧凹陷处),逐渐用力深压,每次 5～10min,每日 1～2 次,10 次为 1 个疗程。

方法 2

(1)患者仰卧,用拇指指腹轻轻点按关元穴约 2min,以局部出现酸、麻、胀感觉为佳。

(2)患者俯卧,用双手拇指重叠按压肾俞穴 1min,再按顺时针方向按揉约 1min,然后按逆时针方向按揉约 1min,以局部出现酸、麻、胀感觉为佳。

(3)患者俯卧,用拇指按顺时针方向按揉命门穴约 2min,然后按逆时针方向按揉约 2min,以局部出现酸、麻、胀感觉为佳。

(4)患者膝盖稍弯曲,用拇指按顺时针方向按揉足三里穴约 2min,然后按逆时针方向按揉约 2min,以局部出现酸、麻、胀感觉为佳。

(5)患者俯卧,用双手拇指重叠按压志室穴 1min,再按顺时针方向按揉约 1min,然后按逆时针方向按揉约 1min,以局部出现酸、麻、胀感觉为佳。

方法 3

(1)先轻摩腹,微热后按摩腰骶部,以夹脊穴为重点,至皮肤微热,由下向上轻拍 9 遍。

(2)点按肾俞、膀胱俞、关元、神阙、委中、涌泉等 6 个穴位。每日每穴操作 1 遍即可。

五、其他治疗

1. 体针

方法 1

(1)取穴:主穴取关元、精宫、三阴交、太溪、公孙。肾精亏损者加肾俞;气血虚弱者加气海、足三里;气滞血瘀、湿热下注者加次髎。

(2)治法:精宫施灸法,三阴交实证施泻法,虚证施补法,关元、太溪施补法,公孙疾刺进针、不行针。配穴虚证施补法,实证施泻法。次髎,点刺出血加拔罐。

方法 2

(1)取穴:曲骨、中极、关元、大赫、次髎。

(2)治法:针用补法。适用于肾阳虚证。

方法 3

(1)取穴:肾俞、命门、志室、太溪、三阴交、关元。

(2)治法:针用补法。适用于肾阴虚证。

方法 4

(1)取穴:肾俞、关元、中极、期门、太冲。

(2)治法:补泻兼用。适用于肝郁气滞证。

方法 5

(1)取穴:肾俞、关元、中极、心俞、脾俞、足三里。

(2)治法:针用补法。适用于气血两虚证。

方法 6

(1)取穴:关元、志室、肾俞、阴陵泉、中极、丰隆。

(2)治法:针用泻法。适用于湿热下注证。

方法 7

(1)取穴:①取位于腰骶部相应节段内的穴位,如脾俞、胃俞、三焦俞、次髎、中髎等;②取位于腹部的相关节段内的穴位,如中极、关元、气海等;③取位于下肢的特殊穴位,如三阴交、公孙、阴陵泉、太溪等;④取位于下肢的特殊穴位,如血海、足三里、阴谷、太冲、内庭等。

(2)治法:穴位①(腰骶部的穴位)与穴位③配合使用,穴位②(腹部的穴位)与穴位④配合使用。这两组穴位交替使用。双侧分布的穴位可以左右交替取穴。每次可选用双侧 6～8 个穴位(即 6～8 针即可)。常规消毒后,选用 28～30 号毫针,向脊柱方向 45°角斜刺脾俞、胃俞 0.4～0.8 寸,向脊柱方向 45°角斜刺三焦俞 0.6～1.0 寸。直刺气海、关元 1.2～1.6 寸,直刺中极 0.8～1.2 寸。斜刺次髎、中髎 1.0～1.4 寸。直刺三阴交 1.2～1.6 寸、直刺公孙 1.0～1.4 寸,直刺阴陵泉、直刺太溪 1.0～1.4 寸。直刺血海 1.0～1.4 寸,直刺足三里 1.5～2.5 寸,直刺阴谷 1.2～1.6 寸,直刺太冲、内庭 0.6～1.0 寸。每日针刺 1～2 次,一次留针 20min,留针期间行针 2～3 次,用中等强度捻转手法为主,每次捻转 2～3 圈,捻转的频率为每秒 2～4 个往复,每次每穴行针 5～10s,但疼痛发作时应使用较强刺激手法针刺。

2. 艾灸

方法 1

(1)取穴:①取位于背腰部相关神经节段内的穴位,如脾俞、胃俞、三焦俞、次髎、中髎、下髎等;②取位于腹部相关神经节段内的穴位,如天枢、气海、关元、中极等;③取位于下肢的特殊穴位,如血海、阴谷、三阴交、公孙、足三里、太冲、内庭等。三组穴位交替使用。

(2)治法:每次选双侧 4～6 个穴位,用艾条温和灸,或用隔姜灸,每穴灸 15min,使局部有明显的温热感为宜。每日治疗 1～2 次。

方法 2

(1)取穴:肾俞(双)。

(2)治法:将艾绒捏成锥状,大小如黄豆,置于穴位上。每次灸 7 壮,每日灸 2 次。10d 为 1 个疗程,一般连续灸 3 个月,即能收效。灸治期间宜节制房事。

方法 3

(1)取穴:神阙。

(2)治法:取精制白细盐适量纳入脐窝,使与脐平。艾炷如黄豆大或半个枣核大,每次灸 15 壮,每日 1 次。10 次为 1 个疗程,疗程间隔 7d。治疗期间宜节制房事。

方法 4

(1)取穴:第 1 组为关元、气海、三阴交;第 2 组为命门、肾俞、太极。

(2)治法:取新鲜生姜一块,切成厚约 0.3cm 的片,大小视施灸部位及所用艾炷大小而定,用针于中间穿数孔,放在施灸的穴位上,上置艾炷点燃施灸。如患者在施灸过程中觉局部有热痛感,可将生姜片连同艾炷向上略略提起,稍停放下再灸,或随即更换艾炷再灸,以至局部皮肤潮红湿润为度。一组隔姜灸关元、气海,针三阴交。灸治 5d 后换 2 组隔姜灸命门、肾俞,针太溪。以上每穴均用大艾炷灸 5 壮,每日 1 次,10 次为 1 个疗程,休息 5d,再行下 1 个疗程。本法治疗宜长期坚持,一般 8~10 个疗程即可痊愈。

3. 电针

(1)取穴:①取位于腰骶部相应节段内的穴位,如脾俞、胃俞、三焦俞、次髎、中髎等;②取位于腹部的相关节段内的穴位,如中极、关元、气海等;③取位于下肢的特殊穴位,如三阴交、公孙、阴陵泉、太溪等;④取位于下肢的特殊穴位,如血海、足三里、阴谷、太冲、内庭等。

(2)治法:穴位①(腰骶部的穴位)与穴位③配合使用;穴位②(腹部的穴位)与穴位④配合使用。这两组穴位交替使用。双侧分布的穴位可以左右交替取穴。每次可选用双侧 6~8 个穴位(即 6~8 针)。常规消毒后,选用 28~30 号毫针,向脊柱方向 45°角斜刺脾俞、胃俞 0.4~0.8 寸,向脊柱方向 45°角斜刺三焦俞 0.6~1.0 寸。直刺气海、关元 1.2~1.6 寸,直刺中极 0.8~1.2 寸。斜刺次髎、中髎 1.0~1.4 寸。直刺三阴交 1.2~1.6 寸,直刺公孙 1.0~1.4 寸,直刺阴陵泉、直刺太溪 1.0~1.4 寸。直刺血海 1.0~1.4 寸,直刺足三里 1.5~2.5 寸,直刺阴谷 1.2~1.6 寸,直刺太冲、内庭 0.6~1.0 寸。每日针刺 1~2 次,一次留针 20min,留针期间行针 2~3 次,用中等强度捻转手法为主,捻转 2~3 圈,捻转频率为每秒 2~4 个往复,每次每穴行针 5~10s。上述操作完毕后,在①与③穴位之间,在②与④穴位之间,分别连接电针治疗仪的两极导线,采用疏密波,刺激量的大小以出现明显的局部肌肉颤动或患者能够耐受为宜。每次电针双侧的 2 组穴位(交替使用),每次电针治疗 20min,每日治疗 1～2 次。没有接电疗仪的穴位,按普通体针疗法进行操作。

4. 耳针

方法 1

(1)取穴:肾、内生殖器、外生殖器、内分泌、肝、肺、心。

(2)治法:毫针刺法或压丸法。

方法 2

(1)取穴:主穴取一侧的外阴、前列腺。配穴取另一侧的盆腔神经丛、肾上腺、下丘脑。

(2)治法:主穴、配穴同时取用,两侧交替。常规消毒后,用 28 号 0.5～1.0 寸毫针斜刺或平刺耳穴。每日针刺 1～2 次,一次留针 20min,留针期间行针 2～3 次,用中等强度捻转手法为主,捻转的幅度为 2～3 圈,捻转的频率为每秒 2～4 个往复,每次每穴行针 5～10s。

方法 3

(1)取穴:主穴取一侧的外阴、前列腺。配穴取另一侧的盆腔神经丛、肾上腺、下丘脑。另取体穴血海、足三里、三阴交、太冲。每次取用单侧的穴位,双侧交替使用。

(2)治法:常规消毒后,用 28 号 0.5～1.0 寸毫针斜刺或平刺耳穴,直刺血海 1.0～1.4 寸,直刺足三里 1.5～2.5 寸,直刺三阴交 1.2～1.6 寸,直刺太冲 0.6～1.0 寸。然后在耳穴主穴与足三里、三阴交、阴谷之间分别连接电针治疗仪的两极导线,采用疏密波,刺激量的大小以出现明显的局部肌肉颤动或患者能够耐受为宜。每次电针 2 组穴位(交替使用),每次电针 20min。每日治疗 1～2 次。没有接电疗仪的耳穴,按普通耳针疗法进行操作。

方法 4

(1)取穴:主穴取一侧的外阴、前列腺。配穴取另一侧的盆腔神经丛、肾上腺、下丘脑。

(2)治法:主穴、配穴同时取用,两侧交替。用王不留行子进行贴压法。常规消毒后,用 5mm×5mm 的医用胶布将王不留行子固定于选用的耳穴,每穴固定 1 粒。每日按压 6～8 次(每 2 小时左右治疗 1 次),每个穴位每次按压 3～5min,按压的力量以有明显的痛感但又不过分强烈为度,双侧耳穴交替使用。

5. 拔罐

(1)取穴:肾俞、命门、关元。

(2)治法:患者取坐位,选取中口径玻璃罐以闪火法吸拔诸穴各 10～15min,每日 1 次。

6. 刮痧

(1)取穴:命门、脾俞、三阴交。

(2)治法:患者取俯卧位,用涂刮痧油法刮取命门、脾俞穴,至出现痧痕为止;后刮取三阴交穴,至出现痧痕为止。每日 1 次。

7. 穴位埋线

方法 1

(1)取穴:关元透中极,三阴交,命门。

(2)治法:埋线器械为医用埋线穿刺针、4cm 的 0-2 号羊肠线数根、镊子、注射器、4.5 号针头等。患者仰卧在床上,将关元、三阴交及命门穴常规消毒,用 1% 利多卡因注入穴旁 1ml 左右,首先打出皮丘,然后向穴位中心注药。将羊肠线放入穿刺针芯内,右手持穿刺针,左手固定穴位皮肤,将穿刺针刺入穴位推动针栓,羊肠线即进入穴位内。用创可贴将针眼固定即可。埋 1 次为 1 个疗程,每个疗程为 15d。注意严格无菌操作防止感染,埋线后注意生活规律性。3d 内禁止重体力劳动及淋浴。

方法 2

(1)取穴:①肾俞、京门;②肝俞、期门;③脾俞、章门。

(2)治法:每次取 1 组穴位,均取双侧,3 组交替使用。穴位皮肤常规消毒。在穴位处局部浸润麻醉。将 000 号 1cm 铬制羊肠线装入经消毒的 9 号埋线针前端内;腹部的穴位针尖与穴位呈

15°～20°角,向下沿皮肤平刺 1 寸,背部的穴位针尖与穴位呈 45°～50°,向脊柱斜刺 1 寸,以每分钟 100～120 次的频率捻转得气推入肠线埋入穴位皮下。外敷无菌敷料,胶布固定 24h。每周治疗 1 次。

8. 中药外敷

(1)取王不留行子 9g,研末后加黄酒调湿。敷脐部,外用纱布盖贴,每日换药 1 次,20d 为 1 个疗程。

(2)取附子 9g,炮肉桂 9g,淫羊藿 10g,白芷 9g,牡丹皮 5g,赤芍 6g,透骨草 10g,大青盐 10g。上药物装入脸盆,加适量洁净水煎煮,沸后 10min 左右取汁。取药汁趁热熏洗神阙穴、关元、中极及会阴穴。

(3)取五灵脂、白芷、盐各 6g,麝香 0.3g,压粉,荞麦面水调搓成条状。药粉放入脐内,荞麦面条圈于脐周,用艾炷熏灸,腹内感觉微温为度。

(4)取五倍子适量,研成细末,用生理盐水少许调成稀糊状,涂敷在 3～4cm 见方的胶布上,贴在四满穴上。每隔 2 天换药 1 次,10 次为 1 个疗程。

(5)取麻黄适量,研细末,用米醋调为稀糊状,敷于肚脐处,外用麝香止痛膏固定。每日换药 1 次,连用 7～10d。

(6)取冰片 1g,王不留行子 7 粒,共研细末,装瓶。用时取药末 1～2g,填入肚脐中,外用麝香止痛膏固定。每隔 2 天换药 1 次,连续 7～10 次。

(7)取樟脑、龙脑、薄荷脑各等量,捣碎混匀密封。用时取 0.6～1g 药末填入脐中,再滴 1～2 滴白酒,外用胶布固定。每于傍晚上药,性交后去除,7 次为 1 个疗程。

(8)取附子 50g,白芷 10g,研成粉末,和适量白酒做成 5 分硬币大的附芷饼,中间以针刺数孔。将附芷饼置患者脐上,上面再放艾炷灸之,当患者感觉灼痛时,则换艾炷再灸,以皮肤红润为度。每日 1 次,30d 为 1 个疗程。

六、饮食治疗

1. 取芡实粉 30g,核桃仁 15g,红枣 5～7 枚,白糖适量。将芡实粉用凉开水打糊,放入沸水中搅拌,再拌入核桃仁、红枣肉,煮熟成糊,加白糖调味。不拘时间服用。

2. 取鹿肉 500g,玉兰片 25g,香菜 10g,黄酒 15g,白糖 15g,鸡汤、精盐、味精、酱油、花椒水、植物油、葱段、生姜片、湿淀粉、麻油各适量。将炒锅烧热,放油,下葱、生姜煸香,下酱油、花椒水、精盐、黄酒、白糖、味精、鸡汤,再下鹿肉,用大火烧沸后转用小火煨炖至肉熟烂,再移至大火上烧开,用湿淀粉勾芡,淋上麻油,撒上香菜段即成。食肉饮汤。

3. 取麻雀脑 5 个,母鸡 1 只,人参 15g,黄芪 20g,山药 20g,水发香菇 15g,精盐、黄酒、葱、生姜、味精各适量。将母鸡宰杀洗净,麻雀脑去毛,同放锅内水煮,待七成熟时加入黄芪、山药、香菇、葱、姜、精盐、黄酒,用小火煨烂为止。人参用开水泡开,上笼蒸约30min。食肉饮汤,口嚼人参。

4. 取狗脊 15g,金樱子 15g,枸杞子 15g,瘦狗肉 200g。将整块狗肉洗净,放入沸水锅内汆透,捞入凉水内洗净血沫,再切成3cm 见方的块,与金樱子、枸杞子一同放入砂锅,加适量水,用大火烧沸,再转用小火煨,至狗肉熟烂。食肉饮汤,经常服用。

5. 取核桃仁 50g,枸杞子 15g,大米 100g。将核桃仁捣碎,与淘洗干净的大米、枸杞子一同入锅,加 1000ml 水,用大火烧开后转用小火熬煮成稀粥。经常食用。

6. 取猪骨髓 200g,牛鞭 100g,枸杞子 15g,鹿角胶 30g,鱼鳔胶 30g,黑豆 20g,味精、精盐各适量。将牛鞭发胀,去净表皮切段,骨髓剁成段,黑豆用温水泡开,一同入锅,加适量水,用大火炖煮,小火煨烂,再将枸杞子、鹿角胶、鱼鳔胶、精盐放入,煮 10min后,起锅放味精即成。饮汤食肉吃黑豆。

7. 取鲜虾 250g,鲜嫩韭菜 100g,植物油、黄酒、酱油、生姜丝、食醋各适量。将鲜虾洗净取虾仁,韭菜拣好洗净,切成小段。炒锅上火,油煸炒虾仁,加入黄酒、酱油、食醋、生姜丝等,稍烹即好。再将韭菜煸炒至嫩熟为度,烩入虾仁即成。经常食用。

8. 取猪骨髓 200g,牛鞭 100g,枸杞子 15g,鹿角胶 30g,鱼鳔胶 30g,黑豆 20g,味精、精盐各适量。将牛鞭发胀,去净表皮切段,骨髓剁成段,黑豆用温水泡开,一同入锅,加适量水,用大火炖煮,小火煨烂,再将枸杞子、鹿角胶、鱼鳔胶、精盐放入,煮 10min 后,起锅放味精即成。饮汤食肉吃黑豆。

七、其他治疗

1. 温热敷

(1)取熟地黄、枸杞子、山药、楮实子、菟丝子各 15g,淫羊藿 12g,泽泻、山茱萸、牡丹皮、茯苓、透骨草各 10g,丁香 9g。加水 2000ml 煎煮,煎至约 1000ml 时去渣,将毛巾浸泡于药液中。温度适宜后取出毛巾,挤去毛巾上的药液。将热毛布敷于神阙穴上,凉后再敷,反复 3 次。然后以同样方法敷命门、肾俞,每日 1 剂。适用于阴阳两虚之精子缺乏而致不育症。

(2)取熟地、枸杞子、山药、楮实子、菟丝子各 15g,淫羊藿 12g,泽泻、山茱萸、丹皮、茯苓、透骨草各 10g,丁香 9g。加水 2000ml 煎煮,煎到约 1000ml,用毛巾蘸以上煎出的药液(以毛巾不自然滴水为度),将其敷于脐下丹田穴,毛巾凉后再浸泡再敷,共 3 次。然后以同样方法敷命门、肾俞,共 3 次,每日 1 剂。

(3)取仙蓉温脐膏蜂蜜调和,敷于肚脐,纱布固定,4h 后取下。或者以膏敷于肚脐周围,施以按摩法 15min。适用于虚证不育症。

2. 运动疗法 增加下半身体育运动量,促进睾丸血液循环。也可经常进行保健按摩,一手托起阴囊与睾丸,另一手以四指掌面分别按摩阴囊壁及内面的睾丸,动作要轻柔,因为睾丸对疼痛及触觉相当敏感,每回左右各按摩 10~20 次,每日至少进行 1 次,有助于改善睾丸生精功能。

八、预防与调护

1. 饮食调理　饮食宜规律,营养宜均衡。多吃新鲜蔬菜水果,多种维生素都是产生精子所必需的营养物质。适当多吃一些肝、脑、肠、肚等动物内脏会有利于性激素的合成。多食富含蛋白质的食物,如瘦肉、鱼、鸡蛋、牛奶等有利于生育,因为精氨酸是精子形成的必要成分,也是蛋白质的基本成分。尤其是应多吃冻豆腐、豆腐皮、核桃、芝麻等含精氨酸较多的食物更有益于生精。注意补锌。锌是人体重要的微量元素,缺乏可使睾丸萎缩、性功能减退,食物中以牡蛎、牛肉、鸡肝、蛋黄等含锌最多。

限制脂肪、糖类大量摄入。不要暴饮暴食,避免体重超标。避免过度节食。如果女性过度节食,机体营养不足,会使卵子的活力下降,或月经不正常,导致难以受孕。戒烟,限制喝酒、咖啡、浓茶。避免接触使用大量食品添加剂、染色剂的食品。避免经常食入辛辣、刺激、寒凉食品。避免自行使用大量保健品、补品和含激素的产品。

2. 日常护理　患者应积极调整心态,积极配合医生定期进行相应的诊疗,日常也要进行科学的生活管理。

(1)做好心理调适,学会释放情绪,加强与亲人好友的沟通,表达真实的自己,获得他们的支持,让自己保持相对平和的心态。减轻生活压力和精神压力,一些研究表明,有心理压力的患者在不育治疗方面的效果较差。保持适度的运动习惯和健康的饮食习惯,可以使患者专注于自己的生活。正确认识和面对可能的结果。如果生育治疗结果对患者或伴侣造成的情绪影响太大,可寻求专业帮助。

(2)严格遵医嘱用药,切勿自行停药、换药和调整剂量等。监测药物不良反应,如枸橼酸氯米芬导致的头晕、恶心、乏力等,应及时就医。

(3)经常进行体育锻炼,但运动强度要适度,可以尝试慢跑、游泳、瑜伽等。科学饮食调理,均衡营养摄入。戒烟、戒酒、不熬夜。穿着舒服宽松的裤子、勤换洗内裤、注意个人卫生。避免泡热水澡及温泉。

(4)如果在性交时使用阴道润滑剂,应选用对精子没有杀伤作用的润滑剂。保持性生活卫生,预防感染。正常男性性交时射精1～6ml,内含精子总数在3000万个以上,70%精子有正常活动能力,但只有5%到达子宫腔,最后仅有一个精子与卵子结合成为受精卵。这说明精子的淘汰率很高。如果夫妻性交过频精子供不应求,质量亦差,就会影响受精。选择好排卵期性交,可提高受孕率。有些夫妇两地分居,习惯过"星期六"式的性生活,长期如此很难碰到排卵期。遇此情况女方应预测排卵期,更改探亲时间,才能提高怀孕机会。学习一些性卫生知识,以及一些性技巧知识。

3. 预防措施

(1)重视自我健康防护,按时接种疫苗。要从青春期开始做好性教育和卫生教育工作,掌握一定的性知识,了解男性生理特征和保健知识。若发现睾丸有不同于平时的变化,如增大、变硬、凹凸不平、疼痛等,一定要及时诊治。及时治疗静脉曲张等相关疾病、性心理异常。注意个人卫生,防止男性生殖系统感染,这是预防男性不育症的一个重要方面,尤其是性传播疾病。一旦感染,不但输精管梗阻,严重时还会造成性腺功能丧失。另一方面,由于这一因素造成的家庭纠葛、感情不和会在心理上影响性功能。

(2)消除理化因素影响,避免接触电离辐射及非电离辐射。避免任何能够使睾丸温度升高的因素。尽量减少如镉、铅、锌、银、钴等金属元素及化学物如棉酚、地乐酚等的接触。对化疗、抗高血压药物、激素类、镇静药,以及麻醉药物均尽量少服或不服用。避免长期过量饮酒、吸烟、大量饮用咖啡等。要加强自我保护意识,尤其应做好职业防护,如果经常接触放射性物质、高温及毒物,一定要严格按照操作规定和防护章程作业,千万不要疏忽大意。如果近期想要孩子,最好能够脱离此类工作半年后再生育。

(3)重视婚前检查,早期发现异常,可以避免婚后的痛苦。杜绝近亲婚配,尤其是对那些已经明确有一方或双方先天性或遗传性缺陷者。这不但可以减少不育症,也可以提高出生人口的质量。

(4)结婚以后,在夫妻生活中要经常交流性生活中所遇到的问题,互相配合、互相谅解。科学饮食调理、日常生活管理。

4. 注意事项

(1)男性不育症的预后与病因、个人病情及治疗干预等有关。有的患者可通过积极治疗实现生育目的,但也有部分患者终身不能治愈。若不接受正规治疗,患者可能终身无法生育小孩,容易导致自信心丧失、精神萎靡,会影响夫妻感情和家庭和睦。如果不及时去除不育的原发疾病因素,还可能造成生殖系统进一步损伤。

(2)部分患者通过接受非手术治疗即可治愈,如内分泌异常导致者,通过激素调节可治愈。部分患者通过手术治疗可实现生育期望,如输精管堵塞患者,可通过手术使输精管再通。部分患者可能无法治愈,但可通过辅助生殖技术达到生育目的。

第9章

精液异常的诊治

第一节 无精子症

无精子症是指禁欲 3～7d 通过体外排精的方法获得精液,连续 3 次以上实验室检查均未查到精子,以及精液离心镜检也未发现精子。无精子症患者一般无自觉症状,多因不育就医。

一、临床表现

患者多无明显自觉症状,多表现为不育,有的患者可能伴有一些原发病的表现。婚后未采取避孕措施,婚后 1 年以上妻子仍未怀孕,常因婚后不育而去医院行精液检查发现无精子。可以无任何其他症状。有的患者由内分泌异常引起,男性性征不明显,表现为皮肤细嫩,无胡须,声音尖细,性功能低下等。有的患者能发现睾丸、阴茎的一些畸形或异常体征。有的患者由感染引起,可出现局部的疼痛、红肿、发热等,或伴有排尿困难、射精障碍。

中医学认为,无精子症多由于先天不足,禀赋薄弱,肾精亏损,命火衰微;或由于后天失调,虚损太过,脾失运化,精血乏源;湿热素盛,瘀阻,闭塞精道;或先患痄腮,少阳之疫毒下流厥阴,而余毒留恋,精虫难生而导致无精子症。

二、检查

(一)一般检查

主要检查与生长发育有关的异常体征。如有的患者可能男性体征不明显,如无喉结、声音尖细等。有的患者可能存在肥胖。生殖器的检查包括是否有阴茎、阴囊、睾丸、附睾和输精管的发育异常、畸形、瘢痕、皮损等体征,有时还会选用直肠指诊了解前列腺、阴囊有无病变。

(二)辅助检查

1. 精液分析 至少进行 3 次以上的严格精液采集,每次取出的精液应等待精液液化后进行精液常规分析,如未发现精子,应将精液离心,取沉淀在显微镜下检查,如仍未发现精子,则为无精。患者在采集过程中应当注意以下情况。①在采集精液前,需要禁欲 3～7d;②注意两次取样间隔时间;③射精时应确保所有的精液都进入收集装置;④避免使用润滑剂,因为这些产品会影响精子的运动。

2. 内分泌检查 内分泌激素主要检查 FSH、LH、T 及 PRL。如先天性或获得性促性腺激素低下、性腺功能减退患者,可出现 T、LH、FSH 都降低。

3. 免疫学检查 如抗精子抗体检查,这些抗体会攻击精子并影响精子功能。

4. 遗传学检测 对于睾丸体积小,第二特征不明显,或怀疑两性畸形及有遗传病史的无精子症患者,可做染色体检查(如 Klinefelter 征等)与无精子症因子(AZF)检查。研究 AZF 的重要意义还在于了解该基因缺失是否能遗传给下一代。

5. 影像学检查 当怀疑有隐睾、肿瘤、鞘膜积液、输精管梗阻、精索静脉曲张等情况时可以进行超声检查。输精管造影可诊断阻塞性无精子症。垂体的 CT 或 MRI 检查有助于诊断垂体肿瘤。

6. 病理检查 睾丸活检是通过一种简单的手术方法取出一小块活体睾丸组织,进行病理切片组织学观察,了解睾丸生精的状况,用于诊断睾丸疾病,评估预后。术前应注意睾丸的消毒与清洁,预防感染。术前最好禁欲 3～7d。患者在手术前不必过分担忧与紧张,因为睾丸活检不会损害睾丸原来的生育能力。睾丸活检时会进行麻醉,患者也不必担心太过疼痛。检查后注意休息,不能做剧烈的运动;不能着凉,也不能穿太紧的衣服;短期内不能进行性生活。遵医嘱复查。

三、鉴别诊断

1. **无精液症** 无精液症指既无精子也无精液;无精子症则是有精液而无精子。

2. **不射精症** 不射精症指具有正常的性欲,阴茎勃起坚硬,性交时间长,但达不到性高潮,且无性快感,不能在阴道中射精,因而无精液和精子排出。

3. **逆行射精** 逆行射精是指患者性交持续时间正常,有性交快感和射精动作,并能达到性高潮,但无精液自尿道排出,精液从尿道逆行流入膀胱。

4. **少、弱、畸形精子症** 少精子症是指能检查到精子,但浓度过低;弱精子症是指精子浓度正常,有正常活动力的精子比较少;畸形精子症是指精子浓度和活力正常,但是大部分精子头部形态异常。

四、治疗

(一)西医治疗

无精子症的治疗根据病因不同而异。

1. **梗阻性无精子症** 依据梗阻部位治疗方式不同。射精管梗阻可采用射精管切开或精囊镜扩开法,后者近来技术逐步成熟,但尚欠大病例数、多中心随机双盲临床研究证据。输精管梗阻可采用输精管显微吻合术,但对于盆段输精管梗阻需要另采用腹腔镜技术寻找远端输精管。附睾梗阻可采用显微输精管附睾吻合。特殊情况下,如一侧睾丸萎缩,对侧射精管或者输精管梗阻,需要采用交叉吻合术。睾丸内梗阻目前尚无外科技术疏通。

不管梗阻部位及程度如何,治疗梗阻性无精子症时需要考虑女方年龄及生育情况,如果女方存在生育缺陷或者年龄过大,推荐采用辅助生殖技术尽快解决生育问题。

2.非梗阻性无精子症

(1)高促性腺激素性:一般只能通过睾丸取精术或显微取精术获得精子,同时采用 ICSI 生育后代。对于睾酮过低而雌激素过高的患者,也可采用芳香化酶抑制药如来曲唑或者阿那曲唑治疗,个别患者可能出现排出精液内有少量精子,多数患者仍然需要显微取精术获得精子,但可提高显微取精成功率。

(2)低促性腺激素性:对于低促性腺性性腺功能减退症、LH缺乏或 FSH 缺乏引起的非梗阻性无精子症,可采用促性腺激素治疗。如 Kallmann 综合征患者睾丸处于未成熟状态,通过皮下注射人绒毛膜促性腺激素(hCG)2000U,每周 2～3 次,经 3～6 个月治疗后,配合 FSH 注射,可以维持绝大多数患者体内正常生殖激素水平及其性腺组织功能,使其达到正常青春发育、精液中出现精子甚至自然生育。对于经济条件较好的患者或 hCG 治疗失败患者,可考虑使用 GnRH 泵治疗,更好地模拟人体激素的分泌模式。对于睾酮过低而雌激素过高的患者,可采用芳香化酶抑制药如来曲唑或者阿那曲唑治疗,可使部分患者排出精子。合并精索静脉曲张的患者可采用显微精索静脉结扎术。研究表明,精索静脉曲张结扎手术后,22%～55%患者精液中出现精子,部分患者可以自然生育,也可显著提高显微取精的成功率。

(3)未来可能用于临床的技术:男性不育临床及基础研究进展迅猛,其热点主要在非梗阻性无精子症方面。体外培养获取精子或干细胞体内移植,或体外培养获取精子可能是解决男性NOA 患者的终极手段。目前通过精子细胞、各级精母细胞及精原细胞都能够孵化出精子;通过其他来源的干细胞甚至雌性来源的干细胞都有可能获得可用于 ICSI 的精子。

(4)手术治疗:无精子症并非男性不育诊断的终点。详细地病史询问、体检、实验室检查可区分梗阻性无精子症或非梗阻性无精子症，尽管极少数患者需要睾丸活检才能明确诊断。进一步的检查可明确梗阻的部位，明确梗阻性无精子症，手术前必须与患者讨论复通手术或者直接 ICSI 的利弊及选择。手术治疗主要适用于梗阻性无精子症不育。输精管道梗阻是造成无精子症的常见原因之一，包括输精管、精囊先天缺如引起的梗阻性无精子症；输精管节段性不发育；输精管医源性损伤或结扎；炎症后梗阻；射精管口先天性狭窄等。对于输精管结扎等输精管道梗阻者应积极手术治疗。

①输精管吻合术和输精管-附睾吻合术是治疗梗阻性无精子症常见和有效的方法。睾丸内梗阻常用睾丸取精术（TESE）和睾丸细针精子抽吸术（TESA），几乎适合所有梗阻性无精子症。

②因炎症等因素造成的获得性附睾梗阻引起无精子症可行显微外科附睾输精管-输精管吻合术。如果没有手术条件（如CBAVD 患者）或者手术失败，可行经皮附睾精子抽吸术（PESA）或显微外科附睾精子抽吸术（MESA）获取精子，获取的精子一般用于 ICSI 治疗。

③输精管结扎后的近端梗阻可行显微外科输精管复通术，即输精管-输精管吻合术。如果术中在近附睾端输精管液中未查到精子或发现有牙膏样黏稠液即可证实继发附睾梗阻，改行附睾输精管-输精管吻合术。远端输精管梗阻，儿童时期疝气或行睾丸下降固定手术损伤导致单/双侧输精管损伤，通常情况下可进行输精管吻合术；大范围缺失时，一般是不可重建的。这些病例应行TESE、TESA、PESA 或 MESA 用于 ICSI 治疗。大范围单侧输精管缺失伴对侧睾丸萎缩可考虑将患侧输精管残端与对侧输精管或附睾管吻合。

④射精管口梗阻可行精囊镜探查术，或经尿道射精管切开术/射精管囊肿切除术。前者目前作为一种检查手段，缺乏大样本数据支持，后者需要医师具有一定经验，注意避免逆行射精，尿

液反流至射精管、精囊和输精管(导致精子活力降低、精液 pH 降低和附睾炎)等并发症。

3. 与其他病因关联的无精子症

(1)精索静脉曲张相关的无精子症:精索静脉曲张目前最有效的治疗方法是外科手术,应在睾丸受到不可逆损害前及早进行,以保护睾丸功能,避免潜在的不育风险。临床上对于只有影像学结果,而无可触及精索静脉曲张的患者,一般不推荐手术治疗。

(2)隐睾相关的无精子症:6~12 月龄间为最佳手术时机,不宜超过 18 月龄,以期最大化地保护患儿患侧睾丸的功能,减少对成年后生育功能的损害,并降低睾丸癌变风险。及时矫正双侧隐睾,即使是在成年期进行手术,也可能使先前无精子症男性产生精子。

(3)腮腺炎性睾丸炎相关的无精子症:治疗以抗病毒和消肿镇痛等处理为主。由腮腺炎性睾丸炎所致无精子症可采用外科取精治疗。

(4)放化疗相关的无精子症:对于有生育意愿的患者,应该鼓励其在开始放、化疗之前在人类精子库保存精子,或者在化疗结束后至少 2 年进行精液检查,如为无精子症,可进行 TESE 或 micro-TESE。

(5)睾丸肿瘤相关的无精子症:对于有生育意愿的患者,在接受根治性睾丸切除术前/术中或睾丸病变活检时建议冷冻保存精子或睾丸组织。

(6)内分泌因素相关的无精子症:由内分泌因素引起的无精子症一般可用内分泌激素治疗(如 hCG、hMG 等)。高泌乳素血症可用多巴胺受体激动药,如溴隐亭、卡麦角林治疗,一些患者需行头颅 MRI 排除泌乳素腺瘤可能;由下丘脑或垂体肿瘤引起的无精子症,可通过对原发病灶的处理而获改善;存在嗅觉异常,或是行 GnRH 激发试验后 FSH、LH 水平上升明显者,考虑下丘脑功能异常、垂体功能正常,在患者充分知情同意的前提下,可采用 GnRH 泵或 hCG＋hMG 治疗。

(7)遗传学因素相关的无精子症:尚无有效的治疗方法。

(二)中医治疗

1. 中医辨证分型治疗　辨证首先辨虚实。虚证多有肾虚,常伴有性欲减退、阳痿、早泄、腰酸膝软等。实证多有瘀热,常伴有性欲正常或亢进,睾丸肿痛,血精等。总的治法以补肾生精,清热化瘀为主。

(1)肾阳虚:本证多系先天禀赋不足,或年少手淫过度,耗伤肾精,命门火衰,阴寒内生,精冷无子的证候。证见精冷不育,无精子。精液稀薄,腰膝酸软,畏寒肢冷、性欲低下,面色㿠白,舌淡苔白,脉沉弱无力。治宜温补肾阳,增精益髓。方用黄氏增精丸加减:附子、韭菜子、淫羊藿、菟丝子、鹿茸、雄蚕蛾、肉苁蓉、枸杞子、覆盆子、怀牛膝、黄精、石斛。

(2)瘀热:本证多系湿热素盛,或睾丸有外伤史,瘀热阻滞,闭塞精道,或先患痄腮,少阳之疫毒下流厥阴,余毒留恋,精虫难生所出现的证候。证见有睾丸外伤史,或有腮腺炎性睾丸炎病史;无精子,不育,睾丸大小正常;腰痛,会阴部疼痛,睾丸疼痛。性欲正常或亢进,尿末滴白,尿后余沥不尽,血精。舌边尖红,或有紫气,脉滑而数,或脉涩不利。治宜化瘀清热。方用红白皂龙汤加减:白毛夏枯草、金银花、蒲公英、车前子、泽泻、黄芩、黄柏、红花、皂角刺、地龙、泽兰、香附。

(3)肾阴虚:本证多系恣情纵欲,房事无度,肾阴耗损,肾精虚弱,无精可生。或过服温燥补阳之品,热盛伤阴,阴虚则热,热侵精室,精虫不生所出现的证候。证见久婚不育,无精子。腰酸神疲,头晕耳鸣,五心烦热,少寐健忘,遗精,性欲亢进,口干咽燥。舌红苔少或无苔,脉细数无力。治宜滋补肾阴,生精复育。方用滋阴生精复育汤:熟地黄、山茱萸、山药、牡丹皮、黄柏、茯苓、泽泻、枸杞子、菟丝子、肉苁蓉、何首乌、女贞子。

(4)气滞血瘀:本证多系情志不遂,肝气郁结,疏泄失常,则血随气滞,精道闭塞,或瘀滞不通所表现的证候。证见精道瘀阻,无精子、不育。胸胁胀痛、胸闷食少、口苦心烦或伴性欲低下,睾丸隐痛、坠胀或重度精索静脉曲张。舌质暗红,边有瘀斑,脉弦或涩。治宜疏肝理气,活血化瘀,通络生精。方用复精子汤:柴胡、橘核、荔枝核、路路通、穿山甲(代)、桃仁、红花、黄芪、菟丝子、牛膝。睾丸痛加延胡索、青皮。症状减轻时应加雄蚕蛾15g,淫羊藿10g。精索静脉重度曲张者加丹参15g,莪术10g,生牡蛎30g。

(5)痰湿内蕴:本证多系体态虚胖,素多痰湿,嗜酒成癖,痰湿内蕴,湿热下注精室,精子难生而出现的证候。证见体态虚胖,无精子,不育。肢体困倦,睾丸疼痛有灼热感,或有硬结。舌红或紫,苔白滑黏腻或黄腻,脉沉滑。治宜除湿化痰、清热利睾、散结生精。方用除湿化痰获子汤:炒苍术、薏苡仁、泽泻、车前子、法半夏、橘皮、全瓜蒌、黄柏、龙胆草、昆布、海藻、甘草。

(6)气血亏虚:本证多系思虑过度,劳伤心血,心气不足,心血亏耗,气血两虚,精不化生所出现的证候。证见体虚,精量少而稀,无精子,不育。面色萎黄,少气懒言,或伴心悸眩晕,阳痿早泄,睾丸偏小质软。舌淡白而嫩,脉细弱。治宜气血双补,益肾生精。方用雄蚕蛾双补生精汤:雄蚕蛾、公鸡脑、鹿角胶、紫河车、黄芪、人参、土白术、茯苓、山药、甘草、熟地黄、白芍、当归、川芎、淫羊藿、菟丝子、女贞子、枸杞子。

2. 中成药治疗

(1)七宝美髯丹:口服,一次9g,一日3次。用于肾虚证。

(2)生髓育麟丹:口服,一次9g,一日3次。用于肾虚证。

(3)杞菊地黄丸:口服,一次9g,一日3次。用于肾虚证。

(4)五子衍宗丸:口服,水蜜丸一次6g,小蜜丸一次9g,大蜜丸一次1丸,一日2次;片剂:口服,一次6片,一日3次。用于肾虚证。

(5)复方丹参片:口服,一次3片,一日3次。用于瘀热证。

(6)活血四物丸:口服,一次 9g,一日 3 次。用于瘀热证。

(7)花红胶囊:口服。一次 4～5 粒,一日 3 次。用于湿热瘀阻证。

(8)龙胆泻肝丸:口服,一次 6g,一日 3 次。用于湿热下注证。

(9)血府逐瘀胶囊:口服,一次 2 粒,一日 1 次。用于瘀血阻络证。

(10)血府逐瘀口服液:口服,一次 1 支,一日 3 次。用于血瘀阻络证。

3. 其他治疗

(1)体针

①取穴:一组为关元、中极、足三里、三阴交、蠡沟(双);另一组为命门、肾俞、次髎、神门、太溪(双)。

②治法:采用捻转补法,轻刺重灸,留针 30min。刺关元、中极,针尖斜向下刺,使针感放射至阴茎或会阴部;针刺次髎使针感达会阴部效果为佳。针后加灸关元、肾俞、命门、足三里,使局部皮肤充血潮红为度。两组穴位隔日交替使用,20 次为 1 个疗程。

(2)艾灸

①取穴:神阙。

②治法:取羊藿叶、红花、当归、丹参各等量,公丁香 1～3g。将上药用小火水煎 30min 左右,用筷挑药以有丝为佳,用纱布浸入药内(干湿以不自然滴药为度)。盖入肚脐,将艾炷点燃置于其上灸灼,每次 10～15 壮,每日 1 次,连用 10 次为 1 个疗程。适用于气滞血瘀证。

(3)耳针

①取穴:外生殖器、睾丸、内分泌、皮质下、神门。

②治法:采用耳穴压豆法。即用王不留行子贴于 0.5cm×0.5cm 胶布上,然后贴于耳穴,每日嘱患者自行按压 2～3 次,一次 5～10min。

(4)梅花针

①取穴:肾俞、心俞、志室、夹脊。

②治法:局部叩刺,每隔 2 日治疗 1 次,10 次为 1 个疗程。

(5)针刀

①取穴:肾俞、次髎。

②治法:穴位局部麻醉后,用粗针刺入穴位,挑刺组织纤维,挑刺完毕用消毒棉球敷盖。

(6)中药离子导入

①处方:熟地黄、破故纸、蛇床子、枸杞子、菟丝子、仙灵脾、肉苁蓉、牛膝、五味子、莲须、金樱子、煅牡蛎、龟胶、鹿胶各 15g,大青盐 10g。

②治法:上药加水适量浸泡 30min,然后小火煎煮取药液 300ml,将两个干净口罩浸泡于药液中,湿透后,待温度适宜时,分别敷在中极、关元穴及背俞、命门位置,再将电极板置口罩上,调节电流。每次 20min,每日 1 次。

(7)中药外敷

①处方:蛇床子、肉苁蓉、韭菜子、羊藿叶各 12g,大青盐 5g,炮附子 9g。上药放入药壶内,加凉水 300ml,浸泡 1h 后,用小火煎 30~40min,浓缩成 100ml,倒入碗内备用。

②治法:用纱布 1 块,折成 2~3 层,以盖住肚脐为度,用纱布沾上药液,以全湿不滴药液为宜,然后盖在肚脐上,用胶布贴牢。隔日换药 1 次,30d 为 1 个疗程。适用于肾阳虚证。

第二节 少精子症

少精子症是指射出体外的精液中虽然有精子,但精子总数(或精子浓度)低于正常生育力男性精液检查参考值下限。禁欲 2~7d,至 2 次精液常规分析提示精液中虽然有精子,但 1 次射精的精子总数 $<39\times10^6$(或精子浓度 $<15\times10^6$/ml),而精液体积、精子活力、精子正常形态率等正常即可诊断为少精子症。如合并

前向运动(PR)精子百分率或正常形态精子百分率低于参考值下限,诊断为少弱精子症或少畸精子症。

一、临床表现

患者多无明显自觉症状,多表现为不育,有的患者婚后未采取避孕措施,婚后1年以上妻子仍未受孕,常因婚后不育而去医院行精液检查发现精子数量少。检查精液连续2次以上的指标提示精子浓度$<15\times10^6/ml$和总数$<39\times10^6$,而精子活力及其他指标正常,可诊断为少精子症。少精子症根据严重程度分为5种。①轻度少精子症,是指精子浓度$<15\times10^6/ml$;②中度少精子症:是指精子浓度在$(5\sim10)\times10^6/ml$;③重度少精子症:精子浓度$<5\times10^6/ml$;④极重度少精子症:精子浓度$<1\times10^6/ml$;⑤隐匿精子症:仅在离心沉淀团中发现数条精子。

二、检查

(一)一般检查

1. 询问病史　包括不育年限、既往生育史以及性生活情况,泌尿生殖系统的创伤史、感染史和手术史,内分泌系统疾病史以及肿瘤病史等,以及是否存在影响男性生育力的用药史、毒物暴露史和不良生活习惯等。可有原发病变的症状。

2. 全身检查　应注意身高、体质量、第二性征、体毛分布及男性乳房发育等。生殖系统专科检查应检查阴茎是否正常,睾丸的位置、大小、质地,附睾、输精管有无缺如、结节和触痛,精索静脉曲张及其严重程度等。必要时直肠指诊评估前列腺的大小和质地。

3. 检查重点　为全身情况和外生殖器和前列腺情况。全身检查应测量身高、体重、指距、血压。检查心、肝、肺等脏器是否有严重慢性疾病,这也是少精症的检查方法之一。生殖器官检查一般宜直立位或平卧位进行,检查有无生殖器官畸形、尿道上裂、下裂,有无阴茎海绵体硬结,阴茎大小。有无严重的包茎、炎症、肿瘤等。前列腺检查应查附睾有无增厚、触痛或囊肿,输精管是否缺如。患者站立、憋气、增加腹压以检查有无精索静脉曲张,阴部有无鞘膜积液。

(二)辅助检查

1. 精液分析 规范的精液分析对于少精子症的诊断至关重要。样本采集前应禁欲 $2 \sim 7d$,复查时每次禁欲的时间尽量恒定。应用手淫方式取精,精液完整射入洁净、广口的无毒容器中。采用天平称重法计算精液体积。待精液完全液化后,充分混匀标本进行精子浓度计数。可使用计算机辅助精子分析仪进行分析,至少检测 200 个精子。对于严重少精子症,尤其是当精子浓度 $< 2 \times 10^6 / ml$ 时,推荐使用手工方法操作进行准确测量。

2. 少精子症诊断及分级 如果第 1 次精液分析提示精液中虽有精子,但 1 次射精的精子总数 $< 39 \times 10^6$(或精子浓度 $< 15 \times 10^6 / ml$),需要 1 周后复查 1 次精液常规,如复查仍提示同样结果,则诊断为少精子症,如复查结果在正常范围,不建议诊断为少精子症。一般认为精液中虽有精子,但精子浓度 $< 5 \times 10^6 / ml$ 为严重少精子症,严重少精子症根据精子浓度进一步分为隐匿精子症(新鲜精液制备的玻片中没有精子,但在离心沉淀团中可观察到精子);极度少精子症($0 < $精子浓度$ < 1 \times 10^6 / ml$);重度少精子症($1 \times 10^6 / ml \leqslant $精子浓度$ < 5 \times 10^6 / ml$);中度少精子症($5 \times 10^6 / ml \leqslant $精子浓度$ < 10 \times 10^6 / ml$);轻度少精子症($10 \times 10^6 / ml \leqslant $精子浓度$ < 15 \times 10^6 / ml$)。

3. 生殖内分泌激素检查 适用于 $0 < $精子浓度$ < 10 \times 10^6 / ml$ 或伴发性功能障碍/可疑内分泌疾病的少精子症患者。通常检测的生殖内分泌激素包括 FSH、LH、总睾酮、游离睾酮、雌二醇、泌乳素以及抑制素 B,建议早晨空腹抽血,采用生物化学发光法检测。

4. 影像学检查 阴囊超声可以评估睾丸体积和血流,从而间接评估睾丸生精功能。阴囊超声对于睾丸、附睾结构及近端输精管的探查可以提供有无梗阻的证据。此外,阴囊超声在评估精索静脉曲张严重程度、静脉反流和指导临床决策上具有重要的临床意义。对疑似生殖道远端梗阻可采用经直肠超声、MRI 及精囊镜检查。

5. 遗传学检查　对精子浓度$<5\times10^{6}/ml$ 的严重少精子症需进行染色体核型分析和 Y 染色体微缺失检测。部分常染色体显性多囊肾病(ADPKD)患者由于合并生殖道囊肿,常伴有少弱精子症,对于该类患者建议进行 ADPKD 相关致病基因检测。此外,对于来自近亲家系的特发性少精子症患者,可考虑行全外显子测序或男性不育致病基因芯片等方法检测精子发生相关基因以明确遗传学病因。

6. 免疫学检查　抗精子抗体(ASAs)在少精子症中并不常见,但对疑似有免疫学病因的患者可考虑进行 ASAs 检测,一般推荐混合抗球蛋白反应试验和免疫珠试验对精子表面结合的ASAs 进行检测。

7. 其他　包括精浆生化检测,生殖道相关支原体、衣原体等病原微生物检测等。

三、鉴别诊断

需与精液量少和精薄相鉴别。少精子症是指精液中的精子数低于正常值的低限;精子量少是指 1 次排精量$<2ml$;精薄是指精液量极多而稀薄。

四、治疗

(一)西医治疗

1. 病因明确者治疗　应针对病因,如精索静脉曲张、隐睾可采用手术治疗;生殖道感染予以抗感染治疗;自身免疫产生抗精子抗体者可以试用免疫抑制药如肾上腺糖皮质激素类药物及大剂量维生素 C 治疗。对于外源性因素引起少精子症可以去除这些外来因素。随着原发病及外来因素的去除,精子数量会有所提高,取得满意的效果。

2. **对于病因不明的特发性少精子症治疗**　可以采用睾酮或人工合成睾酮衍生物治疗,如丙酸睾酮、氟羟甲睾酮等;5-羟色胺拮抗药甲麦角林也有一定疗效;另外可以试用糖皮质激素、氯米芬、他莫昔芬、hCG、hMG 等药物。

3. **药物治疗**

(1)对内分泌功能异常引起的少精子症的治疗:部分患者服氯米芬可提高精子数,每日 25mg,每月服 25 日,停 5 日,6~12 个月为 1 个疗程。长期服用可降低形态正常精子的百分率,故目前推荐用低剂量疗法,即隔日 25mg。也有采用人绒毛膜促性腺激素(hCG)1000U,每周肌内注射 2 次,8~10 周为 1 个疗程;同时可每日内服维生素 E 100~200mg,连服 3~4 个月。也有试用丙酸睾酮 50mg,每周肌内注射 3 次,共 3 个月,用药时精子数减少或消失,停药后出现反跳现象,但据报道疗效不佳。用酮替芬 1mg,一日 2 次,连用 3 个月,精子密度和活动率得到显著改善。己酮可可碱加入到精液中或口服后可使特发性少精子症活力不足的精子增加活力。

(2)精索静脉曲张:是引起少精子症最常见的原因,可做精索静脉结扎术,术后 1 年精子密度升高者 50% 以上,使妻子妊娠者 30%~50%。

(3)急慢性睾丸炎、附睾炎、前列腺炎、精囊炎等生殖道炎症:也是引起少精子症的常见原因。治疗可用羧苄青霉素每日 4g,分 4 次服,连续使用 1 个月。复方新诺明可穿入前列腺液,疗效也较好,每日 2 次,一次 2 片,连服 3 个月。

(4)补充微量元素:补锌对少精和死精症有一定疗效,服药后精子数量明显增加。由于锌和铜的拮抗作用,补锌同时治疗高铜。方法是每次口服葡萄糖酸锌 50~100mg,一日 2 次,3 个月为

1个疗程,也有采用硫酸锌治疗的。

(5)补充精氨酸:精氨酸是生成精子的必要成分,少精子症患者的精液中,氨基酸含量明显低于正常男性。补充精氨酸,每日口服4g,连续10周,可以使精子计数提高。

(二)中医治疗

1. 中医辨证分型治疗

(1)肾阳虚:婚久不育,性欲减退,阳痿早泄,精子数少、活动率低,或射精无力;腰酸腿软、疲乏无力、食少纳呆、小便清长、大便稀;舌质淡、苔薄白,脉沉细。治宜温肾助阳。方药用右归丸加减:熟地黄15g,菟丝子20g,枸杞子15g,鹿角霜12g,仙灵脾15g,巴戟天15g,锁阳15g,山茱萸10g,仙茅10g,黄芪30g,陈皮6g。

(2)肾阴不足:遗精滑泄,精液量少,精子数少,精子活动力弱或精液黏稠不化,畸形精子较多,头晕耳鸣,手足心热;舌质红,少苔,脉沉细。治宜滋补肾阴。方用六味地黄汤:熟地黄15g,山茱萸12g,山药12g,丹皮10g,泽泻10g,茯苓10g。

(3)肾虚血瘀:婚久不育,阳痿早泄,精子数少、活动率低或射精无力;小腹部、会阴、睾丸及腰骶部疼痛不适;舌质暗或有瘀斑、苔薄白,脉沉涩。治宜补肾益精。方用河车大造丸:紫河车、人参、当归、龟板、熟地黄、天冬、麦冬、杜仲、牛膝、五味子、黄柏。水煎服,每日1剂,100剂为1个疗程。

(4)气血两虚:性欲减退,阳事不兴,或精子数少、成活率低、活动力弱;神疲乏力,面色无华;舌质淡,苔薄白,脉沉细无力。治宜补气养血,补肾填精。方用十全大补汤加减:黄芪30g,党参15g,白术12g,红参10g,茯苓15g,当归15g,熟地黄15g,菟丝子30g,枸杞子15g,紫河车10g,覆盆子15g,仙灵脾15g,巴戟天12g,丹参15g。

(5)湿热下注:久婚未育,精子稀少,精液黏稠,口苦咽干,阴囊潮湿;舌红,苔黄腻,脉濡数或滑数。治宜清利湿热,补肾填精。方用程氏萆薢分清饮加减:萆薢20g,龙胆草6g,滑石30g,车前子

(包)20g,金银花 20g,连翘 15g,菟丝子 20g,熟地黄 15g,山茱萸 10g,生山药 10g,牡丹皮 10g,巴戟天 6g。

(6)肾精亏损:久婚未育,精子减少,精液量少或量多稀薄,伴头晕耳鸣,腰膝酸软,记忆力下降;舌淡,苔白,脉沉细弱。治宜补肾填精。方用五子衍宗丸加味:菟丝子 25g,枸杞子 20g,覆盆子 15g,五味子 15g,制首乌 20g,熟地黄 20g,山茱萸 15g,生山药 15g,车前子(包)20g,鹿角胶(烊化)10g,仙灵脾 10g,巴戟天 10g,陈皮 6g。若伴精液不液化,精液质地黏稠者加地骨皮 10g,玄参 15g,水蛭 5g。

2. 中成药治疗

(1)右归丸:口服,一次 1 丸,一日 3 次。用于肾阳虚证。

(2)五子衍宗丸:口服,水蜜丸一次 6g;大蜜丸一次 1 丸,一日 2 次。用于肾阳虚证、肾阴不足证和肝郁气滞证。

(3)复方玄驹胶囊:口服,一次 3 粒,一日 3 次。连用 4 周。用于肾阳虚证。

(4)苁蓉益肾颗粒:口服,一次 1 袋,一日 2 次。用于肾阳虚证。

(5)左归丸:口服,一次 9g,一日 2 次。用于肾阴不足证。

(6)前列欣胶囊:口服,一次 4~6 粒,一日 3 次或遵医嘱。用于肾虚血瘀证。

(7)前列通瘀胶囊:饭后服,一次 5 粒,一日 3 次,1 个月为 1 个疗程。用于肾虚血瘀证。

(8)热淋清片:口服,一次 4-6 片,一日 3 次。用于湿热下注证。

(9)癃清片:口服,一次 6 片,一日 2 次。用于湿热下注证。

(10)银花泌炎灵片:口服,一次 4 片,一日 4 次。2 周为 1 个疗程,可连服 3 个疗程,或遵医嘱。适用于湿热下注证。

(11)舒肝颗粒:口服,一次 1 袋,一日 2 次,用温开水或姜汤送服。适用于肝郁气滞证。

（12）柴胡疏肝丸：口服，一次 1 丸，一日 2 次，温开水送下。用于肝郁气滞证。

（13）十全大补丸：口服，水蜜丸一次 30 粒(6g)，大蜜丸一次 1 丸。一日 2 次。用于气血两虚证。

3. 手法治疗　患者睡前着松衣裤，仰于床上，点按肾俞、太溪各 1min；顺时针掌根揉关元、气海各 5min；摩腹 5min；以局部产生温热感为度。肾精亏虚者揉三阴交；肾阳不足揉命门；气血亏虚加点按脾俞、中脘；气滞血瘀加点按肝俞，然后掌按阴部，擦摩两胁；湿热下注者点按足三里。每日 1 次，10 次为 1 个疗程。

4. 其他治疗

（1）体针

①取穴：三阴交、阴廉、足三里、关元、太溪穴。

②治法：用补法。针刺关元穴宜用烧山火手法，针感以达到龟头为宜。用于肾阴虚证。

（2）艾灸

①取穴：主穴取关元、中极、气海、命门、肾俞。配穴取蠡沟、次髎。

②治法：针刺关元、中极、气海时，要求针尖向下斜刺 1.5～2 寸，然后采用捻转补法，使针感向下传导至阴茎或会阴部为止。留针 30min，针后加灸关元、命门、肾俞，以局部皮肤潮红为度，隔日 1 次，20 次为 1 个疗程。

（3）耳针

①取穴：肾、外生殖器、屏尖。

②治法：取 0.5 寸毫针针刺，中等刺激，留针 15～30min，每 3 日或隔日 1 次。留针期间可以捻针刺激 1～2 次，每日 1 次，7 次为 1 个疗程。

（4）穴位注射

①取穴：肾俞、关元、足三里、三阴交。

②治法：每次选用 2 个穴位，向其浅肌层注射绒毛膜促性腺

激素 500U。每日 1 次,交替进行,7 次为 1 个疗程。

(5)中药离子导入

①取穴:中极、关元、命门、肾俞。

②治法:取熟地、补骨脂、蛇床子、枸杞子、菟丝子、仙灵脾、肉苁蓉、牛膝、五味子、莲须、金樱子、煅牡蛎、鹿角胶、龟板胶各 15g,大青盐 10g。用 1000ml 凉开水浸泡上述药物约 30min,然后小火煎煮至 300ml,取药汁,把两个洁净口罩浸泡于药汁中,使之湿透(干湿以不自然滴水为宜),待浸湿的口罩温度适中后分别敷在腹部中极穴、关元穴及背部命门穴、肾俞穴的位置,再将电极板置两口罩上调节电流,使患者不感针刺样疼痛,每次治疗 20min,每日 1 次。用于肝肾亏虚证。

(6)中药外敷

①处方:熟地黄、枸杞子、山药、楮实子、菟丝子各 15g,淫羊藿 12g,泽泻、山茱萸、牡丹皮、茯苓、透骨草各 10g,丁香 9g,雄蚕蛾 25g,大蜻蜓(雄性)9 个。

②治法:上药加水 2000ml 煎煮,煎至约 1000ml 时去渣,将毛巾浸泡于药液中,温度适宜后取出毛巾,绞去毛巾上的药液,敷于脐下丹田穴。毛巾凉后再浸泡再敷,之后以同样的方法热敷命门、肾俞。共 3 次,每日 1 剂。

(7)温热敷

①处方:熟地黄、枸杞子、怀山药、菟丝子各 15g,仙灵脾 12g,泽泻、山茱萸、牡丹皮、茯苓、透骨草各 10g,丁香 9g。

②治法:上药加水 2000ml,煎煮至 1000ml,弃去药渣。将毛巾浸于药液中,至温度适宜时取出毛巾,轻绞毛巾使不流水,敷于脐下丹田穴。毛巾温度变低,则浸泡药液后再敷,反复进行 3 次。然后按同样方法热敷命门、肾俞两穴各 3 次。应注意保持药液温度。上述中药可反复煎煮应用 2~3d,每日 1 次。适用于阴阳两虚证。

第三节　弱精子症

弱精子症是指精液参数中前向运动的精子(A＋B 级)＜50％或 A 级运动的精子＜25％的病症,弱精子症又称精子活力低下。精子的运动功能或运动能力的强弱直接关系到人类的生殖,只有正常做前向运动的精子才能确保精子抵达输卵管壶腹部与卵子结合形成受精卵。正常离体后的精子,在精液液化前,活动受限制,一旦精液液化,即刻表现出良好的运动能力,如果因某种因素影响精子的运动功能,特别是做前向运动,使精子在最佳时间内无法游到卵子所在位置,受精亦不可能发生。

一、临床表现

婚后夫妇同居两年以上,未采取任何避孕措施,健康配偶未孕者,并且精液分析经连续 3 次以上的指标提示精子向前运动(A＋B 级)＜50％或 A 级运动的精子＜25％,而精子密度及其他参数指标正常或基本正常者,可诊断为弱精子症。或射精后,精子活率＜50％,实验室或其他辅助检查能发现生殖道感染,或存在其他影响精子活率的疾病,也可诊断为弱精子症。弱精子症的严重程度分为 3 种。①轻度弱精子症,是指 A＋B 级精子＜50％,但＞30％或 A 级精子＜25％,但＞10％;②中度弱精子症,是指 A＋B 级精子＜50％,但＞30％,其中 A 级精子＜10％;③重度弱精子症,是指 A＋B 级精子数量＜30％,其中 A 级精子为零。

对于一个特定的不育患者,精液分析往往可能同时存在多种异常,弱精子症的诊断同时应包括可能造成精液不液化的相关病因的诊断。

二、检查

(一)一般检查

一般检查应包括身高、体质量、乳房发育、第二性征等。重点检查应包括如下项目。①阴茎有无尿道下裂、溃疡或肿块,包皮是否过长或包茎;②睾丸位置、大小、质地,有无肿块、隐睾和异位睾丸,附睾、输精管有无增粗、结节或缺如,有无精索静脉曲张及曲张程度;③精液量少及怀疑前列腺炎症者,应通过直肠指诊检查前列腺大小、质地、有无结节或结石。

(二)辅助检查

1. 精液检查　规范的精液分析对于弱精子症的诊断与评估至关重要,取精前禁欲 2～7d。

(1)精子活力分析:推荐使用计算机辅助精液分析方法评估精子活力,每份标本应至少追踪 200 条精子。根据精子活力的不同分为 PR、非前向运动(NP),以及不活动(IM),需要分别计算PR、NP 和 IM 精子百分率。对精子活力的评估应在精液液化后30min 内尽快完成,不应该超过 60min。

(2)精子存活率检测:精子存活率主要通过检测精子细胞膜的完整性来评估,主要检测方法包括伊红-苯胺黑染色法、伊红染色法和低渗膨胀实验。精子存活率的参考值下限为 58%。精子存活率的评估要在精子活力分析结果的基础上进行。

(3)精子形态学分析:对于弱精子患者推荐进行精子形态学检查,重点评估精子尾部形态异常。精子尾部畸形目前分为 5种,即无尾、短尾、卷尾、折尾及不规则增粗,其中短尾最常见。如果精液中同时出现 3 种以上尾部畸形且比例较高,可能考虑为MMAF。

(4)ASAs 检测:对于特发性弱精子症患者可以进行精子和精浆的 ASAs 检测,特别是精液中精子出现凝集现象时,需检测是否存在 ASAs。ASAs 的检测方法主要有混合抗球蛋白反应

(MAR)、免疫珠试验(IBT)。推荐使用 MAR 或 IBT 检测精子表面 ASAs,也可以通过 MAR 或 IBT 的间接法检测精浆 ASAs。

(5)精子 DFI 检测:精子 DFI 和精子活力呈负相关,弱精子症推荐进行精子 DFI 检测。目前常用的精子 DFI 检测方法为末端原位标记法、染色质结构分析法和精子染色质扩散试验。

(6)生殖道病原体检测:根据症状和体征,怀疑有生殖道感染时可选择生殖道病原体检测。常用的检测方法有革兰染色镜检、细菌培养、抗酸染色、PCR 等。

(7)精浆生化检测:精浆生化指标包括前列腺分泌的枸橼酸、锌和酸性磷酸酶、精囊分泌的果糖、附睾分泌的左旋肉碱和中性 α-葡糖苷酶等。对于疑似附属性腺分泌功能障碍或者射精管不完全梗阻的弱精子症患者,可行精浆生化检测。

(8)其他检测:使用邻甲苯胺染细胞内过氧化物酶可以检测精液中白细胞数目,白细胞精液症是指精液中过氧化物酶阳性细胞浓度超过 $1 \times 10^6/ml$;白细胞精液症可能伴有感染和弱精子症,建议进一步检测生殖道病原体。精液活性氧检测主要有化学发光法和流式细胞法,可为临床抗氧化治疗提供参考。

2. **生殖内分泌激素检查** 一般不推荐用于单纯弱精子症的评估,除外合并少精子症(特别是精子浓度$<10 \times 10^6/ml$),勃起功能障碍,性欲低下,或通过病史和体检提示疑似内分泌疾病时。

3. **影像学检查** 影像学检查作为一种无创的检查手段,对于弱精子症病因的评估具有重要意义。

(1)超声检查:阴囊超声检查可以评估睾丸体积和血流、附睾梗阻情况以及精索静脉内径等,尤其适用于精索静脉反流的评估。疑似精道远端不完全梗阻推荐行经直肠超声检查(TRUS),评估有无精囊扩张、射精管囊肿,以及射精管扩张等异常征象。TRUS 还可以评估慢性前列腺炎(前列腺钙化灶和不均质)的情况。

(2)MRI 检查:一般不推荐用于弱精子症评估,除非对于高度怀疑有精道远端不完全梗阻导致的重度弱精子症,可行 MRI 检查明确梗阻因素。

4. **遗传学检测**　弱精子症合并少精子症(要求精子浓度 $<$ $5\times10^6/\mathrm{ml}$),推荐行染色体核型分析及 Y 染色体微缺失检测。特殊类型重度弱精子症建议行遗传学检查。①合并 ADPKD,建议进行 PKD_1、PKD_2 和 PKD_3(GNNAB)相关基因检测;②合并 PCD(有内脏反位称为 Kartagener 综合征),建议行全外显子组或基因 *panel* 测序分析;③合并特殊类型精子形态异常如 MMAF,建议行全外显子组或基因 *panel* 测序分析。

三、鉴别诊断

1. **死精过多症**　死精增多,精子活率减少,超过 40%。而本症是精子活力低,包括不活动的精子,不活动并非死精,鉴别方法如前述。

2. **少精子症**　指精子密度减少,以及总数减少,也可合并精子活力降低,但单纯的精子活力降低症,精子密度基本在正常范围内。

四、治疗

(一)西医治疗

1. **非手术治疗**

(1)一般治疗:禁烟、酒及少吃刺激性食物,不要过度疲劳。①施尔康:含多种微量元素,特别是锌、硒。每次 1 片,每日 1 次。②ATP:ATP 参与精子的新陈代谢,为精子的运动直接提供能量。可选用口服制剂,每片 20mg,每次 2 片,每日 3 次。③维生素 E 0.1g/片,每次 1 片,每日 1 次。④钙制剂。

(2)病因治疗

①抗菌消炎药:精液分析时,当 WBC$>$1 个/HPF 提示可能存在生殖道感染,应给予抗生素治疗消除精液中的白细胞。有条

件者可根据细菌培养和药敏试验选用抗菌消炎药,支原体或衣原体感染者可选用其中一种抗生素,如米诺环素、四环素、阿奇霉素、多西环素和红霉素,淋球菌感染可选用头孢曲松等先锋类抗生素。支原体和衣原体感染,用药时间以 10～14d 为宜,要求夫妻俩同时服药。生殖道或生殖腺慢性炎症,使用复方甲噁唑＋诺氟沙星酸或喹诺酮类抗菌药,连续用药 2 周后行精液分析,精子活率和前向运动能力常有明显提高。由于某些抗生素在杀菌的同时,对精子活力也造成影响,特别是剂量较大、联合用药、疗程较长时,停药后较短时间内,精子活力并不见增加,有时较用药前差,此外精子畸形也增加。下列抗菌消炎药可供选择。第一,米诺环素:口服,一次 0.2g,一日 2 次。第二,四环素:口服,一次 0.5g,一日 3～4 次。第三,红霉素:口服,一次 0.5g,一日 3～4 次。第四,多西环素:口服,一次 0.1g,一日 2 次。第五,头孢拉啶:口服,一次 0.5g,一日 3 次。第六,复方甲噁唑:口服,一次 0.5g,一日 2 次。第七,诺氟沙星:口服,一次 0.1g,一日 2 次。第八,氧氟沙星:口服,一次 0.1g,一日 3 次。

②伴有精液液化不良者:可口服大剂量维生素 C 每次 0.6～1.0g,一日 3 次,连续用药 2 周;糜蛋白酶 5mg,一日 1 次,肌内注射,连续用 2 周。

③抗精子抗体阳性者:使用免疫抑制药,如地塞米松或泼尼松用递减法给药,可加服还精煎。

④缺少微量元素者:宜多食粗面粉、豆腐等大豆制品、牛肉、羊肉、鱼、瘦肉、花生、芝麻、奶制品等食物。

(3)激素疗法:对于生殖激素正常或低于正常者可分别选用。

①hCG:一次 2000U,一周 3 次,肌内注射,连续用 1～2 个月。

②十一酸睾酮:每次 250mg,一个月 1～2 次,肌内注射,连续用 1～2 个月。

(4)尿激酶(uPA):一次 1 万 U,一日 1 次,静脉注射,连续用药 10～14d 为 1 个疗程,对部分弱精子症患者疗效满意。

(5)辅助生育技术

①精子优化:采用上游和非连续 Percoll 梯度离心法,挑选出运动能力好的精子,做宫腔内人工授精(IUI)或供其他助孕技术用,在女方排卵期,采用 B 超监测排卵,在卵泡>1.8cm 时注射 hCG 1 万 U 后 36h 进行 IUI。

②做宫腔内人工授精(IUI):将优化处理过的精子,用导管吸取 0.2～0.3ml,通过宫颈,将精子推入宫腔内。操作时避免损伤子宫内膜。手术后,要求患者抬高臀部,平卧 1h,同时用 3d 消炎药。可用 7d 黄体酮注射液,也可用 hCG 1000～1500U 隔日肌内注射,直至尿 hCG 阳性。

③体外人工授精(IVF):对精子活率在 30% 以上的不育男子,可考虑做 IVF,如果患者条件好,可以是首选,也可以是经上述治疗无效时选用。

④卵细胞胞质内单精子注射技术(ICSI):对于精子活动力极差的不育男子,经常规 IVF 治疗仍未解决生育时,可选用该法。这是解决精液质量极差的弱精子症患者较好的治疗手段。

2. 手术治疗

(1)VC 手术:VC 结扎术是治疗临床型 VC 的方法,对并发临床型 VC 且未检测到其他病因的弱精子症或少弱精子症的男性不育患者有效。常见术式主要包括传统开放手术、显微外科手术、腹腔镜手术及精索静脉介入栓塞术等,其中显微外科手术(经腹股沟/腹股沟下)是最有效的方法。与非显微手术相比,显微精索静脉结扎术成功率高(VC 消失),并发症(VC 复发、鞘膜积液和睾丸萎缩)发生率低。VC 手术适应证如下。①临床型 VC 伴弱精子症或少弱精子症的不育男性,治疗后能提高其自然妊娠率。②临床型 VC 伴弱精子症及精子 DFI 增高或 ART 失败,包括反复妊娠丢失、胚胎着床失败患者。③临床型 VC,如暂无生育要求,但精液参数异常,或患侧睾丸萎缩(相较于对侧绝对值缩小超过 2ml,或者相对值缩小超过 20%),伴有或不伴有曲张相关疼痛。VC造成的不育与弱精子症及精子DFI升高,其治疗结局可能取决于睾丸损伤程度。经过上述适应证严格筛选的患者VC结扎后,可以改善精液质量和精子DNA完整性,妊娠率高于未手术者。VC显微结扎术可优化合并VC的不育夫妇所需的ART等级。

(2)精道内镜手术:适用于射精管不完全阻塞患者,典型表现为精液量少、精子活力下降、精浆果糖含量减少或缺乏,以及pH值降低,典型的影像学表现为精囊(前后径>15 mm)和射精管(宽度>2.3mm)扩张。精道内镜探查术+经尿道射精管切除术可用于炎症后或囊性精道远端梗阻。如果是前列腺内囊肿引起的梗阻,行囊肿切开、去顶或抽吸。手术治疗解除射精管不全梗阻可以改善精子活力,精道内镜探查同时还可以冲洗清除结石或淤积的精液,也可治疗血精。

(二)中医治疗

1. 中医辨证分型治疗

(1)肾精亏虚:久婚未育,精子活力低下,腰膝酸软,头晕耳鸣,失眠健忘;舌淡苔白,脉沉细。治宜补肾填精。方用五子衍宗丸加味:菟丝子20g,枸杞子15g,覆盆子15g,五味子12g,车前子(包)15g,鹿角胶(烊化)10g,熟地黄15g,山茱萸12g,巴戟天10g,陈皮10g。

(2)命门火衰:久婚未育,精子活力低下,头晕耳鸣,腰膝酸软,形寒肢冷,小便清长,夜尿频多;舌淡,苔白,脉沉迟无力。治宜温补命门。方用右归丸加减:熟地黄15g,山药12g,山茱萸15g,菟丝子20g,仙灵脾15g,仙茅10g,巴戟天12g,紫河车10g,肉桂6g,鹿角胶(烊化)10g,陈皮10g。

(3)气血亏虚:久婚未育,精子活力低下,神疲乏力,头晕耳鸣,少气懒言,面色萎黄;舌淡,苔白,脉细弱。治宜益气养血,补肾填精。方用十全大补汤加减:红参10g,当归15g,白芍15g,熟地黄15g,川芎10g,黄芪30g,白术15g,菟丝子20g,茯苓15g,大枣 5 枚。

(4)湿热下注:久婚未育,精子活力低下,口苦心烦,胸胁胀痛,阴囊潮湿,小便黄;舌红,苔黄腻,脉滑数或脉濡数。治宜清利湿热。方用三仁汤加减:生薏苡仁 25g,白蔻仁 12g,竹叶 10g,龙胆草 6g,栀子 12g,黄芩 6g,车前子 25g,通草 10g,滑石 30g,荔枝核 10g,草薢 15g。

(5)瘀血阻滞:久婚未育,精子活力低下,小腹或会阴疼痛,有时牵及睾丸、腹股沟处;舌质暗有瘀点或瘀斑,脉涩。治宜活血化瘀通络。方用血府逐瘀汤加减:当归 15g,红花 12g,路路通 15g,川牛膝 20g,丹参 30g,柴胡 12g,黄芪 30g,水蛭 6g,桃仁 12g。

2. 中成药治疗

(1)右归丸:口服,一次 9g,一日 2～3 次。用于肾阳虚证。

(2)六味地黄丸:口服,一次 8 粒,一日 3 次。用于肾精亏虚证。

(3)麒麟丸:口服,一次 6g,一日 2 次。用于肾精亏虚证。

(4)金匮肾气丸:口服,一次 8 粒,一日 2 次。用于肾阳亏虚证。

(5)五子衍宗丸:口服,一次 9g,一日 2 次。用于肾虚证。

(6)十全大补丸:口服,一次 6g,一日 2 次。用于气血亏虚证。

(7)生精胶囊:口服,一次 4 粒,一日 3 次。用于肾阳亏虚证。

(8)龙胆泻肝丸:口服,一次 6g,一日 2 次。用于湿热下注证。

(9)人参归脾丸:口服,一次 9g,一日 2～3 次。用于心脾两虚证。

3. 手法治疗

(1)取穴:关元、白环俞、神门、肾俞、三阴交、大陵穴。

(2)治法:点按时患者采取俯卧位,按完背部穴位,再采取仰卧位点按关元穴。中等刺激强度即可,以患者耐受为宜。

4. 其他治疗

(1)体针

①取穴:一组为大赫、曲骨、三阴交,灸关元、中极;另一组为针八髎、肾俞,灸肾俞、命门。

②治法:两组穴位交替使用。先行针刺,取补法,捻转得气后,隔姜艾灸3壮为度。隔日交替针灸1次。15次为1个疗程。

(2)耳针

①取穴:外生殖器、睾丸、内分泌、皮质下、神门。

②治法:用王不留行子粘在胶布上,贴于所选的耳穴,每周1次,每日自行按压2～3次。

(3)中药灌肠

①处方:苦参、黄柏、地龙、蛇床子、蒲公英、败酱草各30g。

②治法:上药水煎取汁100～150ml,温度控制在40℃左右,行保留灌肠。用于湿热瘀阻证慢性前列腺炎所致精子活力下降者。

第四节　畸形精子症

在第5版《世界卫生组织人类精液分析实验室技术手册》中提出4％这一正常精子形态临界值,正常精子形态低于4％,即为畸形精子症。所谓畸形精子,就是发育不好的精子,畸形精子过多症是在生育年龄的男性不育的常见原因之一。临床上,畸形精子症往往和少精症和弱精症同时存在。

一、正常精子和异形精子

1. **正常精子**　正常精子全长约60μm,分为头和尾两部分。头部有高度浓缩的细胞核,核内含遗传物质,为遗传信息的携带者。顶体内含多种酶,如顶体蛋白酶(顶体素)、透明质酸酶。尾部含有轴丝和线粒体鞘等结构,可分为颈段、中段、主段和末段,与精子运动有关。精子形态判定的基本出发点,是人为地将能够穿透女性宫颈黏液并且能够与卵细胞透明带结合的精子作为形态正常的精子。

2. 异形精子 精液经染色处理,对精子各个部分的长短、比例、外形和结构等制定一定的范围标准,检测中偏离这些标准的精子即定义为畸形或缺陷精子。由于光学显微镜很难观察到精子末段,可以认为精子是由头和尾组成的。只有头和尾都正常的精子才认为是正常的,所有处于临界形态的精子都应认为是异常的。畸形精子是指精子的头部、颈部和中段、主段形态异常或者胞质过量残留,染色后精子畸形形态可分为四类。①头部缺陷,即大头、小头、锥形头、梨形头、圆头、不定型头、有空泡的头、顶体后区有空泡、顶体区过小、顶体区过大、双头,或上述缺陷的任何组合;②颈部和中段的缺陷,即中段非对称地接在头部、粗的或不规则、锐角弯曲、异常细的中段,或上述缺陷的任意组合;③主段缺陷,即短尾、多尾、断尾、发卡形平滑弯曲、锐角弯曲、宽度不规则、卷曲,或上述缺陷的任意组合;④过量残留胞质,即胞质的大小超过精子头部的1/3,通常伴有中段缺陷。其中以头部异常最为常见,约占70%。有研究利用光学显微镜观察头部形态、顶体大小、顶体空泡状况并结合顶体反应实验,对体外受精(IVF)的受精率有非常高的预测能力。畸形精子经常出现顶体与核膜分离、双层膜结构部分或全部消失、顶体反转等现象,所以当精子形态异常时,就会影响到精子表面的糖基结合蛋白的结构,精子附着于卵细胞透明带的能力下降,使精子与卵子的顶体-透明带反应发生障碍,从而精子无法穿透卵子透明带和质膜与卵子结合受精。

畸形精子症是对一种检查结果的定义,大部分患者除无法使女方受孕之外,一般没有其他症状,部分患者可能会伴有阴囊、睾丸坠胀不适等情况。

某些原因导致的男性不育症,可能还会伴有阴囊、睾丸坠胀不适或肿块、精子密度及活动率下降等。

二、检查

(一)一般检查

重点检查患者的生殖器官有无畸形,睾丸的位置、质地、大小,附睾输精管有无结节或缺如,阴囊内是否有精索静脉曲张、鞘膜积液等,以明确疾病的进展情况。

(二)辅助检查

1. 精液检查 标本采集需要按照正确的方法。在采集标本前应禁欲 2～7d,尽可能在取精室采用手淫方法取精,并全部收集到干净玻璃容器内,而不能使用避孕套或塑料瓶。标本要保温并在 30min 内送检,间隔 1～2 周重复检查 2～3 次,对诊断具有一定意义。

2. 精子形态学分析 精子形态学分析是畸形精子症诊治的基础,可以获得正常精子形态率、畸形精子类型等重要信息,目前 WHO 推荐使用的染色方法有巴氏染色法、Shorr 染色法或 Diff-Quik 染色法。

3. 性激素测定 主要检测促卵泡生成素(FSH)、促黄体生成素(LH)、睾酮(T)、催乳素(PRL)等以了解内分泌状况。

4. 基因测序 部分精子畸形等与基因突变相关,必要时可以检查基因测序,明确畸形精子症患者与基因突变之间存在的因果关联。

5. 染色体分析 外周血染色体核型、Y 染色体微缺失等分析,有助于发现染色体异常的疾病。

6. 影像学检查 阴囊超声主要检测双侧睾丸、附睾、精索静脉和近端输精管等结构,并测量睾丸的体积及明确是否合并精索静脉曲张。

三、鉴别诊断

本病应与精子凝集症相鉴别。精子凝集是因精子抗原和精子抗体的抗原抗体反应,造成精子头对头,或尾对尾,或头对尾集结在一起,而畸形精子症则是指单个精子的形态异常,精液中形态异常的精子数目增多。

四、治疗

(一)西医治疗

1. 非手术治疗 主要有一般治疗、病因治疗、药物治疗等。若治疗效果不佳,而患者又有强烈生育需求,医师可能会推荐生殖技术辅助受孕。

(1)一般治疗:患者要保持良好的日常生活习惯,如控制体重、戒烟酒、戒除成瘾性药物、保持饮食丰富多元化、进行规律的运动等。

(2)病因治疗:凡因生殖道和生殖腺体的病原微生物感染而造成精子畸形率高的患者,可选用抗生素治疗;精索静脉曲张引起的畸形精子比率增高可采用手术治疗。

2. 药物治疗

(1)抗氧化治疗:过氧化物或氧自由基常常是导致精子畸形的直接损伤因子,因此绝大多数的畸形精子症使用抗氧化治疗能收到较好的疗效。常用的抗氧化剂有维生素 E、维生素 C、谷胱甘肽、硫辛酸、乙酰半胱氨酸等。

(2)改善细胞能量代谢治疗:常用药物为左卡尼汀,能够促进附睾内脂肪酸的转运,提升精子的能量代谢。

(3)改善微循环治疗:常用有七叶皂苷类、胰激肽原酶等,可提高血管弹性及收缩功能、改善血流状态、增加组织血流量,改善睾丸和附睾的血液循环,从而促进睾丸的生精作用以及附睾内的精子成熟,并且能够增加精子活动、改善精子形态等。

3. 其他治疗

(1)人工授精:男女任何一方患有泌尿生殖系统的急性感染或性传播疾病、中重度的精液质量异常、女性输卵管因素导致精卵结合障碍、女方有严重遗传性或精神类疾病、女方近期接受致畸量的放射性或有毒物质等情况下,不宜行人工授精。①丈夫精液人工授精(AIH)。主要用于男性性功能障碍、免疫性因素和轻度的精液质量异常引起的不育。②供者精液人工授精(AID)。主要用于无法获取精子的无精症,男方有不宜生育的严重遗传性或精神类疾病,男方精液质量严重异常等情况。

(2)体外受精-胚胎移植技术(IVF-ET):俗称的"试管婴儿"。对男方而言,适用于精液质量轻中度异常、免疫性因素及不明原因的不育及既往人工授精 3 次以上仍未受孕的情况。但男女任何方具有严重的遗传性或精神类疾病、泌尿生殖系统感染、性传播疾病,近期接受致畸量的放射线、毒品、药品,不具备妊娠功能的情况下,不宜行体外受精胚胎移植术。

(3)卵浆内精子显微注射(ICSI):可提高重度少、弱、畸形精子患者行体外受精-胚胎移植技术(IVF-ET)的受精率。由于显微操作中可能损伤细胞的内部结构,但潜在的遗传学风险仍需进行长期的大样本研究。

4．手术治疗

(1)睾丸下降固定式术:睾丸下降异常(隐睾)的患者,一般主张在出生后 18 个月前接受睾丸下降固定术。若发现时已经超过 18 个月,也应尽快手术治疗。改善睾丸高温情况可改善精子形态学。

(2)精索内静脉结扎术:精索静脉曲张的患者应接受精索内静脉结扎术,对提高精子发生和改善精液质量有确切疗效,通常推荐显微镜下精索静脉结扎术。

(二)中医治疗

1．中医辨证分型治疗

(1)肾阳不足:婚久不育,精液清冷,精子畸形率高,阳痿早泄,腰膝酸软,畏寒肢冷,小便清长,夜尿频多;舌质淡胖,苔薄而滑,脉沉细或沉微。治宜温补肾阳。方用赞育丹:熟地黄、白术、当归、枸杞子、杜仲、仙茅、巴戟天、山茱萸、淫羊藿、肉桂。

(2)阴虚火旺:婚久不育,畸形精子过多,精液量少,遗精滑精,形体消瘦,腰膝酸软,五心烦热,头晕耳鸣,失眠盗汗,口干咽燥,健忘;舌红,少苔,脉细数。治宜滋阴降火。方用五子衍宗丸合知柏地黄汤加减:枸杞子、菟丝子、覆盆子、车前子、五味子、熟地黄、山茱萸、山药、牡丹皮、茯苓、泽泻。

(3)湿热下注:婚久不育,畸形精子过多,精液黏稠或不液化,或白细胞增多,有脓细胞,常伴有尿频、尿急、尿痛,小便短赤,或尿道灼热疼痛,腰酸,下肢沉重,神疲乏力,口苦心烦;舌红,苔黄腻,脉滑数。治宜清热利湿,解毒振精。方用清解振精丹:草薢、薏苡仁、土茯苓、黄柏、栀子、滑石、车前子、山药、白术、淫羊藿。

2. **中成药治疗**

(1)龟龄集:口服,一次 2 粒,一日 1 次,早饭前 2h 用淡盐水送服;用于肾阳不足证。

(2)右归丸:口服,一次 1 丸,一日 3 次;用于肾阳不足证。

(3)麒麟丸:口服,一次 6g,一日 2~3 次。用于肾阳不足证。

(4)生精胶囊:口服,一次 4 粒,一日 3 次。用于肾阳不足证。

(5)大补阴丸:口服,水蜜丸,一次 6g,一日 3 次;大蜜丸一次 1 丸,一日 2 次。用于阴虚火旺证。

(6)龟甲养阴片:口服,一次 8~10 片,一日 3 次。用于阴虚火旺证。

(7)六味地黄丸:口服,一次 8 粒,一日 3 次。用于肾阴亏虚证。

(8)三金片,口服,一日 3 次,一次 3 片。用于湿热下注证。

(9)龙胆泻肝丸:口服,一次 6g,一日 2 次。用于湿热下注证。

3. **手法治疗**

(1)取穴:关元、肾俞、命门、足三里、次髎、志室等。

(2)治法:对以上穴位进行按摩。适用于肾阳虚弱证。

4.其他治疗

(1)体针

①取穴:一组为太溪、三阴交、关元、肾俞、复溜;另一组为照海、阴陵泉、气海、志室、地机。失眠者加百会、内关;脾胃虚弱者加足三里;阳痿者加次髎、命门(灸)。

②治法:采用提插和捻转手法,得气后留针 15～20min,加艾灸。刺气海、关元时一定要使针感反射至前阴部,有胀、热、勃动感为佳。以上两组穴位隔日交替使用,10d 为 1 个疗程,2 个疗程之间休息 1 周。

(2)艾灸

①取穴:太溪、涌泉。

②治法:每次灸 10min,每日 1 次,10d 为 1 个疗程。适用于肾阴虚证。

第五节　死精子症

死精子症是指精子的成活率下降,死亡精子超过 40% 的病症。死精子症指多次精液检查,精子均系死亡者。正常情况下,精液排出体外 1h 之内,正常存活的精子应在 70% 以上,如死精子超过 40% 即影响受孕。精子存活时间应保持 6h 存活率在 20% 以上,如 6h 之内已无存活精子,即可引起不育。

一、临床表现

临床表现颇不一致,有的患者无临床症状;部分患者或有慢性前列腺炎病史、睾丸炎、精囊炎等;有的患者或有遗精早泄或性欲低下。

二、检查

(一)一般检查

进行病史与体格检查,可获得相关因素,如生殖系感染、嗜酒、高温作业等。

(二)辅助检查

1. 精浆果糖测定减少,精液支原体培养可为阳性等。

2. 精液检查连续 3 次以上,精子活率在 60% 以下,或死精子超过 40%。

3. 排精后 1h 内死精子多于 50%,6h 死精子多于 70%(连测3 次)。

三、鉴别诊断

死精子症应与假死精子症相鉴别。所谓假死精子症,一是指检查方法不当或操作不规范造成的人为死精子增多;二是将一些活动力差或不活动的精子,误认为死精子。鉴别假死精子症,第一要采取科学的样本收集方法,并且要在规定的时间内检测。第二用活体染色法区别真假死精症。一般用伊红染色法,活精子不被染色,死精子可被染成红色。若精液中不动精子多于死精子时,表明精液标本中存在着制动因素,或精子结构发育异常,如鞭毛缺损等。

四、治疗

(一)西医治疗

1. 非手术治疗 生精功能低下者,可采用睾酮口服或皮下植入治疗;前列腺和精囊炎症者,可抗炎抗感染治疗;维生素缺乏者,可口服维生素 A、维生素 E。

2. 手术治疗 对隐睾和精索静脉曲张引起的死精症患者可采用手术治疗。

(二)中医治疗

1. 中医辨证分型治疗

(1)肾气亏虚:婚久不育,死精子过多,多伴有精子活动力低下,或精子畸形率增高;或伴有性欲低下,阳痿早泄,射精无力,腰膝酸软,神疲乏力,头晕耳鸣,面色少华;舌淡、苔薄白,脉弱。治宜补肾填精。方用生精种玉汤加减:菟丝子20g,枸杞子15g,覆盆子15g,制首乌15g,黄芪30g,当归15g,仙灵脾15g,川断12g,紫河车(冲)3g,桑椹15g。

(2)阴虚火旺:婚久不育,死精子过多,精量少而黄,腰膝酸软,耳鸣,五心烦热,潮热盗汗,口感咽燥,会阴部隐隐坠痛;舌质红,少苔或无苔,脉细数。治宜滋阴清热。方用知柏地黄汤加减:知母10g,生地黄15g,白芍12g,黄柏6g,金银花20g,蒲公英15g,川断15g,当归15g,赤芍10g,丹参30g,甘草6g,红藤20g。

(3)肾阳虚弱:婚久不育,死精子过多,精清冷,伴见形寒肢冷,阳痿早泄,面色白,精神萎靡,腰膝酸软,小便清长,夜尿多;舌质胖,脉沉细;或舌体胖大,舌苔薄白,脉沉细无力。治宜温肾壮阳。方用赞育丹加减:熟地黄15g,巴戟天15g,仙灵脾12g,肉苁蓉20g,蛇床子10g,当归10g,杜仲12g,肉桂(后下)3g,白术12g,枸杞子15g,仙茅10g,山茱萸20g,韭菜子15g。

(4)肝郁血瘀:婚久不育,死精子过多,情志抑郁,胸胁胀痛,善太息,或射精时茎中作痛,或睾丸胀痛;舌质暗红或有瘀点,脉弦或涩。治宜疏肝理气,活血通精。方用逍遥丸加减:当归12g,柴胡10g,茯苓12g,炒白术12g,乌药10g,橘核10g,路路通15g,王不留行12g,荔枝核12g,赤芍15g,丹参30g,仙灵脾15g。

(5)湿热蕴结:婚久不育,死精子过多,或伴畸形精子增多,或有阳痿早泄,形体较丰,头昏脑涨,胸脘满闷,食少纳呆,口中黏腻,大便黏滞不爽;舌质红,苔黄厚腻,脉滑数。治宜清热利湿。方用龙胆泻肝汤加减:龙胆草6g,栀子10g,黄芩10g,生薏苡仁25g,萆薢15g,瞿麦15g,滑石25g,车前子(包)30g,菟丝子20g,

仙灵脾 15g,巴戟天 6g。

(6)脾胃虚弱:婚久不育,死精子过多,面色萎黄,形体消瘦,神疲乏力,食欲不振,脘痞腹胀,肠鸣腹泻;舌质淡胖有齿痕,苔薄白,脉缓无力。治宜健脾益胃,活精助育。方用济脾子春丹:人参、白术、茯苓、甘草、鸡内金、黄芪、当归、砂仁、陈皮、川续断。

2. 中成药治疗

(1)金匮肾气丸:口服,一次 8 粒,一日 2 次,口服。适用于肾阳虚证。

(2)龟龄集:口服,一次 2 粒,一日 1 次,早饭前 2h 用淡盐水送服。适用于肾阳虚证。

(3)右归丸:口服,一次 1 丸,一日 3 次。适用于肾阳虚证。

(4)海龙胶口服液:口服,一次 40ml(2 支),一日 1～2 次。适用于肾阳虚证。

(5)生精胶囊:口服,一次 4 粒,一日 3 次。适用于肾阳虚证。

(6)麒麟丸:口服,一次 6g,一日 3 次。适用于肾精亏虚证。

(7)龙胆泻肝丸:口服,一次 6g,一日 2 次。适用于湿热蕴结证。

(8)蛤蚧补肾胶囊:口服,一次 3 粒,一日 3 次。适用于肾气不足证。

(9)五子衍宗片:口服,1 次 6 片,一日 3 次。适用于肾气不足证。

(10)大补阴丸:口服,水蜜丸,一次 6g,一日 3 次;大蜜丸一次 1 丸,一日 2 次。适用于阴虚火旺证。

(11)龟甲养阴片:口服,1 次 8～10 片,一日 3 次。适用于阴虚火旺证。

(12)血府逐瘀口服液:口服,一次 2 支,一日 3 次。适用于肝郁血瘀证。

(13)乌灵胶囊:口服,一次 3 粒,一日 3 次。适用于阴虚火旺证。

（14）人参归脾丸：口服，一次 1 丸，一日 2 次。适用于脾胃虚弱证。

3. 手法治疗　适用于肾气虚衰而致的死精子症患者。

（1）用手掌或示指、中指、环指指腹附着于脐旁，有节律地横向抚摩，每分钟 120 次。

（2）用手掌或手指指腹附着于气海、石门、关元穴，有节律地横向抚摩，每分钟 120 次。

（3）用手掌大鱼际、掌根部分或手指指腹，吸定于命门穴，做轻柔缓和的回旋揉动，一般速度，每分钟 120～160 次。

4. 其他治疗

（1）体针

①取穴：一组为气海、关元、三阴交；二组为肾俞、太溪、次髎。

②治法：每次选一组穴位，交替使用，隔日治疗 1 次，10 次为 1 个疗程。属肝气郁结、气滞血瘀、痰湿内蕴型，用提插结合捻转，泻法并加丰隆、阴陵泉、太冲、曲骨及精宫穴，另加梅花针，温针关元、命门、足三里等。

（2）艾灸

①取穴：肾俞、关元、下髎、次髎、三阴交。

②治法：每次取 3～5 个穴位，留针 15min，隔日 1 次，10 次为 1 个疗程。上述穴位亦可采用灸法，即点燃艾绒（艾条）直接或间接熏灼上述穴位。一般每次选 1～2 个穴位，每穴灸 10min 左右。

（3）耳针

①取穴：肾、膀胱、皮质下、内分泌、外生殖器、神门、尿道。

②治法：每次取 3～5 个穴位，隔日 1 次，10 次为 1 个疗程。

第六节　血 精 症

血精症简称血精，是男科临床常见病症。根据精液中所混有血液含量及性状的不同，血精可呈鲜红色、咖啡色、暗红色或含血凝块,轻者仅在显微镜下有少量的红细胞。血精是精囊疾病的特征性症状之一,血精可间断发生也可持续存在,有时血精是患者的唯一症状。血精不仅使患者焦虑、紧张、恐惧,影响其性生活,影响男性生殖健康而且还可导致不育。久治不愈、反复发作者更易引发性功能与心理障碍,影响患者生活质量。一般情况下,血精患者的精液量较正常时排出精液量略多。

一、临床表现

性交时有血精,或手淫时发现。

性欲减退,早泄及痛性射精。

轻度尿频、尿痛,或无,有少量尿道稀薄分泌物,伴腰部、会阴部、下腹部及直肠胀痛不适。

检查有阳性体征,如精囊压痛,精液中可见红细胞。

部分患者可有不育。

血精大多数由良性疾病引起,尤其是年龄≤40 岁;而年龄＞40 岁,且持续血精超过数月,则可能有肿瘤。

血精伴明显尿频、尿急、尿痛者,精囊炎的可能性大。

有生殖器疼痛,在射精时加重者可能是精路先天异常、炎症、精囊结石、肿瘤,单纯的痛性射精,则可能是精囊炎、精囊结石。

二、检查

(一)一般检查

除注意全身检查外,应重点检查睾丸、附睾、精索、前列腺,同时注意尿道外口有无肿物等。直肠指诊非常重要,检查顺序是前列腺、精囊,然后手指旋转 360°,最后检查直肠肛门等。对行直肠指诊后尿道排出分泌物的颜色应特别注意。对老年患者应排除高血压。

(二)辅助检查

1. 实验室检查　包括尿液分析、尿细菌培养和药物敏感试验及衣原体属的检测。精液常规或前列腺液检查显示红细胞及白细胞计数明显增高,必要时可行精液细菌培养加药物敏感试验,利用 PCR 技术可以明确结核的诊断。超过 40 岁者还应检查血清前列腺特异抗原(PSA)。此外,做血常规、肝功能、肾功能、凝血时间和电解质的检查,以除外慢性病和出血性因素引起的血精。

2. 经直肠超声测定检查(TRUS) 是血精患者的首选筛查项目,具有简便、安全、无创、价廉及分辨率高的优点。急性精囊炎患者精囊张力增加、囊壁增厚、毛糙或模糊不清,囊内回声减低伴散在粗大点状回声;射精管梗阻者精囊扩张、精囊腺宽度或直径>1.5cm 或射精管扩张直径>2.3mm;精囊结石的患者在精囊后壁的前方可见大小不等的强回声;精囊癌及周围肿瘤侵犯精囊腺者精囊形态失常,边界模糊不清,体积增大或萎缩。此外在超声引导下尚可对精囊或前列腺进行抽吸或活检,以明确病因诊断。

3. 精囊腺 MRI 检查 具有无创、三维成像、软组织对比度好、对液体性质判断较为真实等优点,能较好地提供前列腺及精囊疾病的诊断信息,被认为是男性性腺及附属性腺影像学检查的金标准。与 TRUS 相比,MRI 对血精诊断的最大优点是能够明确显示精囊和前列腺的出血。而且可以根据 T_1、T_2 加权像上信号的不同区分新鲜出血、陈旧性出血与精囊的良、恶性肿瘤。

4. CT 检查 对血精患者虽然也是一种非侵入性的检查方式,盆腔 CT 也可识别钙化灶、软组织肿块及前列腺和精囊的囊性病变。但是 CT 对软组织的分辨率不如 MRI,且有辐射,不适合用于有生育要求的患者,故不作为血精症的一线检查方式。经输精管的精道造影虽可清晰显示输精管、精囊、射精管及其病变,但因其是有创检查,目前在血精症的诊断中已很少应用。

5. 内镜检查 当可疑尿道、膀胱、射精管、精囊病变引起血精时,可行膀胱尿道镜、输尿管镜或精囊镜检查。

既往常用的腹部 X 线片、排泄性尿路造影、输精管造影或精囊造影可提供有限的资料,但目前很少应用于血精的诊断。CT检查与 TRUS 和 MRI 检查比较,无优越性。

三、鉴别诊断

1. 血淋 多因急性尿路感染、泌尿系结石等病引起。主要表现为尿血、尿急、尿痛等,尿检可见红、白细胞,而精液检查正常。

2. 尿血 多是由泌尿系结核或肿瘤引起,尿中混有血液,呈粉红色,或呈血样,无淋沥涩痛症状。

3. 急性精囊炎 好发于青壮年,发生时间较早,颜色呈鲜红色,精子计数减少,精液镜检发现大量红细胞、脓细胞,伴有严重射精痛,下腹剧痛类似腹膜炎,尿道分泌物增多,可有性功能障碍,直肠检查前列腺附近有触痛,精囊造影不清楚且边缘不规则。

4. 慢性精囊炎 好发于青壮年,发生时间较早,颜色呈暗红色或至脓性,死精或无精子,精液镜检发现红细胞、脓细胞,疼痛位于会阴、肛门,可放射至周围,尿道有烧灼感,可有性功能障碍,直肠检查精囊区触痛,偶可及精囊,精囊造影可见扩张。

5. 精囊癌 发病年龄在 40 岁以上,血精是最早期的症状,颜色呈鲜红色,精子减少或无精子,精液检查发现大量红细胞,无射精痛,疼痛位于腹股沟及睾丸,可有性功能障碍及不育症,直肠检查触及精囊有不规则硬结,精囊造影可见精囊轮廓不清,有破坏。

6. 精囊结石 发病年龄在 40 岁以上,血精是最早期的症状,颜色呈暗红色,精子减少。精液检查发现红细胞,存在射精痛及勃起痛,疼痛位于会阴,可放射至阴茎,结石较大时有排尿困难,无性功能障碍及不育症,精囊较硬有压痛,结石有摩擦感,X 线检查可见结石阴影,但不清楚。

四、治疗

(一)西医治疗

1. 非手术治疗 血精症患者一般需生活规律调整等一般治

疗,多需使用抗生素、止血等药物,还可能需维生素 C、泼尼松等辅助治疗,必要时可行手术治疗。

(1)一般治疗:急性期应避免性生活和性刺激,停止性生活至少 1 个月。禁止精道检查和前列腺、精囊腺按摩。慢性期可用热水坐浴或药液坐浴(未生育者不宜)。有人主张慢性期进行前列腺、精囊腺按摩,以促进炎性分泌物排空。忌辛辣刺激性食物。

(2)药物治疗:①抗生素治疗,可选用红霉素、头孢菌素类、喹诺酮类等抗生素。一般用药时间 2~3 周或至血精症状消失。为防止细菌产生抗药性,可间隔 7~10d 调换使用抗生素。②适当使用止血药,如卡巴克洛、维生素 K_1 等。③其他药物辅助治疗,如维生素 C、泼尼松等。

(3)物理治疗:采用特定电磁波治疗仪(TDP)照射,患者取胸膝位,充分暴露会阴部(可着薄棉质短裤),将 TDP 磁盘对准会阴部,距离以保持适宜温度为宜,每次照射 30min,每日或隔日 1 次,20 次为 1 个疗程。

2. 手术治疗　因肿瘤、精索静脉曲张等引起者,应及时进行手术治疗。目前广泛认可的手术是微创经尿道精囊镜技术,可以在直视下依次观察尿道、膀胱、精阜、前列腺小囊、射精管及精囊腺等结构,明确有无精道梗阻、精囊内出血、积血、结石及新生物等病变,从而采取精囊清除异物、疏通引流、抗感染等治疗措施。该技术一般选用 F6~F10 的输尿管硬镜,但由于所用输尿管硬镜直径>0.3mm 的射精管远端直径,存在射精管撕裂的风险。

(二)中医治疗

1. 中医辨证分型治疗

(1)肝火炽盛:精液色鲜红,或见鲜红血丝,伴有面赤目胀,少腹、会阴及睾丸不适或坠胀感,口干口苦,小便黄赤而热,茎中刺痛;舌边尖红赤,苔黄,脉弦数。治宜清泻肝火,凉血止血。方用龙胆泻肝汤:龙胆草 10g,栀子 10g,黄芩 12g,柴胡 7g,生地黄 10g,车前子(包煎)16g,泽泻 10g,木通 10g,当归 15g,甘草 3g。

（2）阴虚火旺：交射血精，精液量少，色红较稠，阳强不倒，不交精液自出，伴少腹、阴部疼痛。性情急躁，面红唇赤，口干咽燥，头晕眼花，夜寐盗汗，腰脊酸痛，形体消瘦。舌质红、舌苔少，脉细数。治宜滋阴清热，凉血止血。方用大补阴丸合二至丸加减：知母10g，黄柏10g，生地黄15g，当归15g，牡丹皮10g，地骨皮15g，炙龟板15g，女贞子15g，旱莲草15g，白芍10g，白茅根30g，仙鹤草30g，鲜藕节20g，猪骨髓30g，赤小豆10g，水牛角20g，滑石（包煎）20g，甘草10g。

（3）脾肾两虚：精液夹血，血色淡红，性欲减退，形体消瘦，面色苍白，精神萎靡，气短懒言，小便不利，大便溏泄，腰膝、少腹冷痛；舌质淡，舌苔白润或白滑，脉沉细。治宜补肾健脾，益血止血。方用干地黄散加减：生地黄15g，麦冬12g，白术15g，牛膝15g，五味子10g，杜仲15g，肉苁蓉15g，巴戟天12g，仙鹤草30g，地榆炭20g，血余炭20g。

（4）脾气虚损：精液夹血，血色淡红，性欲减退，面色萎黄，肢倦乏力，脘腹不舒，四肢水肿，小便清长；舌质淡嫩或边有齿痕，舌苔白，脉缓、无力。治宜补气健脾，益血止血。方用归脾汤加味：人参15g，黄芪15g，白术15g，茯苓15g，山药15g，当归12g，阿胶15g，仙鹤草30g，血余炭30g，地榆炭30g，藕节15g；或四物汤加味：当归15g，白芍15g，熟地黄20g，川芎10g，黄芪15g，人参10g，阿胶15g，菟丝子10g，杜仲12g，侧柏炭12g，生蒲黄（包煎）12g。

（5）气血两虚：血精旷久，色质稀淡，面色少华，精神倦怠，心悸失眠，头昏目眩，气短懒言，小溲淡黄，纳少便溏；舌质淡胖，边有齿痕，舌苔少，脉细弱。治宜补气益血为主。用归脾汤合四物汤加减：人参15g，黄芪15g，白术15g，当归10g，远志10g，酸枣仁15g，木香6g，芡实10g，血余炭15g，阿胶珠15g，熟地黄20g，川芎10g，炙甘草10g。

（6）湿热下注：精液量多，色质深红，射精疼痛，睾丸、少腹及会阴热胀疼痛，面红目赤，口苦咽燥，恶寒发热，胸闷不舒，尿频尿热赤涩痛,或浑浊不清,大便秘结;舌质红,舌苔黄腻,脉弦数。治宜清利下焦,凉血止血。方用龙胆泻肝汤加减:龙胆草 15g,柴胡 10g,山栀 10g,黄芩 15g,生地黄 15g,当归 12g,车前子 15g,木通 10g,滑石 30g,牡丹皮 10g,赤芍 12g;或八正散加减:柴胡 10g,山栀 10g,黄芩 15g,生地黄 15g,车前草 30g,滑石 30g,赤芍 10g,牡丹皮 10g,大蓟炭 15g,小蓟炭 15g,藕节 10g,地龙 10g,旱莲草 20g,仙鹤草 20g,广角粉 10g。

(7)外伤致瘀:阴部疼痛,精液呈暗红色或夹血块;舌质紫暗或有瘀斑瘀点,脉涩。治宜活血化瘀。方用桃仁四物汤:桃仁 15g,红花 10g,川芎 12g,当归 15g,熟地黄 15g,白芍 12g。

2. 中成药治疗

(1)知柏地黄丸:口服,一次 9g,一日 2 次。用于阴虚火旺证。

(2)大补阴丸:口服,一次 6g,一日 3 次。用于阴虚火旺证。

(3)龙胆泻肝丸:口服,一次 6g,一日 2 次。用于肝经湿热证。

(4)归脾丸:口服,一次 9g,一日 2 次。用于脾气虚损证。

(5)四妙丸:口服,一次 5g,一日 3 次。用于湿热下注证。

(6)云南白药:口服,一次 2g,一日 2 次。用于外伤致瘀证。

3. 其他治疗

(1)体针

①取穴:关元、中极、肾俞、三阴交。阴虚火旺者加太溪、照海、神门;湿热下注者加次髎、会阴(或曲骨)、阴陵泉、丰隆。

②治法:刺关元、中极、曲骨时,针尖向下斜刺 1.5～2 寸,采用捻转手法,使针感向下传导至阴茎或会阴部为止;针肾俞、三阴交时,要求局部有酸胀或麻热感;针次髎与会阴时,要求会阴部产生较强针感。隔日 1 次,10 次为 1 个疗程。

(2)电针

①取穴:主穴取肾俞、太溪、精宫。阴虚火旺者配三阴交;湿热侵袭者配涌泉、阴陵泉。

②治法:置疏密波,皮肤片状电极,15～30min,每日 1 次,10

次为 1 个疗程,疗程间隔 3～5d。

（3）耳针

①取穴:肾、脾、尿道、交感、外生殖器。

②治法:毫针刺耳穴,留针 10min,每日 1 次,10 次为 1 疗程,疗程间隔 3～5d。

（4）中药外敷

①处方:王不留行、石菖蒲、青黛、艾叶、金钱草、茜草、蒲公英、煅龙骨、煅牡蛎各等分。上药共研细末过 100 目筛。

②治法:每次取以上药粉 3～5g,用酒醋各半混合液并加二甲基亚砜 2ml 调成稀糊状,静置 30min。将神阙穴洗净,摩擦脐及脐周围使局部微红且有热感,局部乙醇消毒,然后以干净纱布包裹药糊覆于脐眼上,牛皮纸覆盖,胶布固定。夜用昼取,每日 1 次,每 7 次为 1 个疗程。每完成 1 个疗程休息 2d 继续用药。若红肿过敏者,对症处理或暂停用药,待红肿消尽再用本法。

（5）温热敷

①处方:金银花、蒲公英、紫花地丁、赤芍、乳香、没药、桃仁、各红花 15g。

②治法:水煎熏洗会阴部,每日 1 次,7 次为 1 个疗程。

（6）中药灌肠

①处方:蒲公英 30g,白花蛇舌草、黄柏、紫花地丁各 20g,蒲黄、茜草各 10 g。

②治法:水煎保留灌肠,每日 1 次,10 次为 1 个疗程。

第七节　精液不液化

正常情况,在 25～37℃室温条件下,精液排出体外 15～20min 后逐渐液化,若精液液化时间超过 1h,称为精液不液化,或精液液化不良,是引起男性不育的常见原因。因为精液凝固不化,使精子发生凝集或制动,减缓或抑制精子的正常运动,精子不易透过宫颈。据统计,精液不液化可达男性不育病因的 42.65%。中医学文献中,没有精液不液化的类似记载。但与淋浊、精寒、精热有关,当代中医学称精液不液化症为"精滞"。

一、临床表现

本病患者的精液黏稠如胶冻状,甚或成块状,由于精液黏稠度高,有时出现射精费力或射精痛,有的还兼有滴白或血精。也有的患者无明显的症状和体征,多因不育症就诊时进行精液检查时被发现。如同时存在附属性腺炎症时,可有尿道刺激症状,或见血尿、血精、尿余沥不尽、尿末滴白等症状。有的患者伴有阳痿、早泄、遗精、射精费力、射精痛、会阴部闷痛不适、神疲腰酸等症状。

二、检查

(一)一般检查

主要检查与生长发育有关的异常体征。如有的患者可能男性体征不明显,如无喉结、声音尖细等。有的患者可能存在肥胖。生殖器检查包括是否有阴茎、阴囊、睾丸、附睾和输精管的发育异常、畸形、瘢痕、皮损等体征,有时还会选用直肠指诊了解前列腺、阴囊有无病变。

(二)辅助检查

1. 精液检查　包括精液量、色泽、酸碱度、凝集、液化、黏稠度、精子存活率、精子计数、精子活力等。如果要进一步了解精子的生存能力和致孕能力,还应检查精子穿透宫颈黏液的能力和抵抗各种化学因素的能力。

2. 免疫学检查　检测抗精子抗体,以确定是否存在自身免疫。

3. 内分泌检查　主要检查 FSH(尿促卵泡素)、LH(黄体生成素)、T(睾酮)及 PRL(催乳素)。有助于辨别原发性睾丸功能衰竭和继发性睾丸功能衰竭。睾酮水平低下可能是精液不液化的部分原因。

4. 精液生化检查　目前开展较多的是酸性磷酸酶、枸橼酸、果糖、蛋白质、微量元素、乳酸脱氢酶等。

5. 影像学检查　医师可能会建议患者做泌尿生殖系统 B 超检查。此项检查可发现前列腺、精囊、睾丸等大体病变,有助于判断精液不液化的病因。

三、鉴别诊断

1. 生理性精液黏度增加　生理性精液黏度增加多见于长期禁欲、贮精不泄者,其液化时间虽然相对延长,但不超过 1h,仍属正常范围。

2. 慢性前列腺炎　慢性前列腺炎是导致精液不液化的主要原因,但精液不液化并非均由慢性前列腺炎引起。要注意寻找其他病因。

3. 精子凝聚症　为免疫性不育,精子凝聚试验呈阳性,而精液不液化者有时可见精子黏团物,但精子凝集试验阴性。

四、治疗

(一)西医治疗

精液不液化的治疗应建立在明确的诊断上,针对原发病展开治疗。其治疗措施包括改善微循环、调节激素水平、补充营养等,为了生育也可采取一些体外措施来保证受精成功。

1. 病因治疗　对于慢性细菌性前列腺炎患者,应选择有高浓度脂溶性和碱性、抗菌谱广,并对支原体及衣原体也有效的抗生素,如喹诺酮类、大环内酯类、左氧氟沙星等。非细菌性前列腺炎患者,则应采取综合疗法,改善前列腺功能。①抗生素,主要适用于因前列腺炎所致者。②透明质酸酶,1500U,每日 1 次,肌内注射;或糜蛋白酶 5mg,隔日 1 次肌内注射,3 周为 1 个疗程。③维生素 C 片,口服,每次 0.3g,一日 3 次,连服 1~2 个月;或复方颠茄片,口服,每次 2 片,每日 3 次。

2. 改善微循环　促进血液流速及流量,提高人体组织细胞供氧用氧能力,使精子有足够的营养,进而提高精子的质量。

3. 调节激素水平　睾酮含量低下者可用内分泌药物调整附属性腺分泌功能。

4. 补充营养　促使细胞中脱氧核糖核酸的合成,延缓细胞衰竭,使精子的质量得以提高。补充锌、硒元素以及氨基酸,改善前列腺功能。

5. 体外处理

(1)α淀粉酶:有栓剂和混悬液两种。可在性交后将一枚栓剂置入女性阴道内,使精液液化。或者在性交后将混悬液注入女性阴道内,然后抬高臀部,以防流出。

(2)四丁酚醛溶解剂:女性在性交前可用此药灌洗阴道。

(3)糜蛋白酶及胰脱氧核糖核酸酶:直接加入精液中,可使精液液化,而精子活力不受影响。

(4)其他:将精液标本置入加压注射器中,通过针头加压注入干净玻璃容器中,再把标本倒回注射器中。这样反复 5 次后的精液与液体相似,而对精子无伤害,可做人工授精。

6. 物理疗法　采用精液标本震荡法,或将精液抽入注射器内,通过 18 号或 19 号针头加压,注入玻璃容器内,反复抽吸 5~6 次,精液液化后可作人工授精,或对精液进行洗涤后做人工授精。

(二)中医治疗

1. 中医辨证分型治疗

(1)肾阳虚弱:久婚未育,精液不液化,头晕耳鸣,形寒肢冷,小便清长,性欲低下,阳痿,早泄,腰膝酸软;舌淡,苔薄白,脉细弱。治宜温肾壮阳填精。方用右归丸加减:菟丝子 20g,鹿角胶(烊化)10g,枸杞子 15g,杜仲 15g,仙灵脾 15g,仙茅 10g,熟地黄20g,制首乌 20g,当归 10g,丹参 20g。

（2）阴虚火旺：久婚未育，精液不液化，五心烦热，口干，潮热盗汗，失眠健忘，腰膝酸软，阳事易举，头晕耳鸣；舌红，少苔或无苔，脉细数。治宜滋阴降火。方用知柏地黄汤加减：生地黄 20g，熟地黄 20g，生山药 15g，山茱萸 15g，牡丹皮 12g，川牛膝 20g，女贞子 15g，旱莲草 15g，知母 6g，黄柏 6g，乌梅 12g。若精子活力低者，去知母、黄柏，加玄参 15g、麦冬 12g。

（3）湿热下注：久婚未育，精液不液化，小便黄赤，尿频，尿急，小腹拘急，阴囊潮湿，大便不爽；舌红，苔黄腻，脉濡数或滑数。治宜清利湿热。方用萆薢分清饮加减：萆薢 15g，益智仁 10g，石菖蒲 10g，龙胆草 6g，栀子 10g，黄芩 6g，车前子（另包）20g，滑石 30g，生薏苡仁 30g，败酱草 15g，金银花 15g，牡丹皮 12g，赤芍 10g。

（4）痰瘀交阻：久婚未育，精液不液化，形体肥胖，素有痰湿，神疲乏力，少腹、睾丸、会阴胀痛，或射精不爽，或射精时刺痛；舌质暗红，有瘀斑，苔腻，脉涩。治宜化痰除湿，活血通络。方用桃红四物汤合二陈汤加减：当归 12g，桃仁 10g，红花 12g，陈皮 10g，茯苓 15g，白芥子 6g，皂刺 12g，路路通 15g，丹参 30g，生薏苡仁 20g。

2. 中成药治疗

（1）生精胶囊：口服，一次 4 粒，一日 3 次。用于肾阳亏虚型。

（2）麒麟丸：口服，一次 6g，一日 3 次。用于肾精亏虚型。

（3）知柏地黄丸：口服，一次 8 粒，一日 2 次。用于阴虚火旺型。

（4）龙胆泻肝丸：口服，一次 6g，一日 2 次。用于湿热下注型。

（5）翁沥通胶囊：口服，一次 3 粒，一日 2 次。用于湿热瘀阻型。

3. 手法治疗 用拇指按揉神阙、气海、关元各 2min，摩下腹部 3min，掌振关元 8min，点按三阴交、太溪各 3min。患者俯卧位，按揉肾俞、志室、命门、八髎穴 3min，横擦腰骶部 4min，双掌竖擦八髎5min,以透热为度。

4．其他治疗

（1）体针

①取穴：关元、中极、肾俞、三阴交。阴虚火旺者加太溪、照海、神门；湿热下注者加次髎、会阴（或曲骨）、阴陵泉、丰隆。

②治法：刺关元、中极、曲骨时,针尖向下斜刺1.5～2寸,采用捻转手法,使针感向下传导至阴茎或会阴部为止；针肾俞、三阴交时,要求局部有酸胀或麻木感；针次髎与会阴时,要求会阴部产生较强针感。

（2）艾灸

①取穴：关元、气海、中极、大赫、三阴交。阴虚型加太溪；湿热型加阳陵泉、太冲。

②治法：在气海、关元、中极、大赫、三阴交、太溪穴进针1～1.5寸,施平补平泻法,阳陵泉和太冲穴用泻法。气海、关元、中极待得气后,一定要使针感向下传至阴部,同时将厚约2mm的姜片密集地平铺于气海、关元、中极穴周围,最后以一段长约1.5cm的艾条点燃后插于针尾处至燃尽,连灸3壮。

（3）耳针

①取穴：内分泌、肝、外生殖器、睾丸、肾。

②治法：将王不留行子放于0.5cm×0.5cm的医用胶布上,贴于上述各穴。每日按压2～3次,一次5～10min,10d为1个疗程。

（4）拔罐

①取穴：关元、气海、肾俞、命门、腰阳关。

②治法：采用留罐法,留罐3～5min,隔日1次,10次为1个疗程。

（5）中药外敷

①处方：蛇床子、菟丝子各10g,淫羊藿15g。

②治法：上药共研细末,取6g加食盐少许,用人乳汁或羊乳

汁调成糊状,敷于肚脐,外用胶布固定。用热水袋熨约 30min,每晚 1 次。2d 换 1 次药。

(6)中药熏洗

①取熟附子 10g,肉桂 10g,小茴香 15g,吴茱萸 10g,干姜 10g,乌药 15g,加水煎煮成 2000ml。趁热熏洗外阴,每日 1~2 次,10d 为 1 个疗程。

②取土茯苓 30g,石菖蒲 10g,黄柏 20g,大黄 50g,银花藤 50g。上药加水煎成 2000ml,趁热熏洗外阴,每次 20~30min,每日 1~2 次,10d 为 1 个疗程。

③取附子 9g,肉桂 9g,淫羊藿 10g,白芷 9g,丹皮 5g,赤芍 6g,透骨草 10g,大青盐 10g。上药加水 2000ml,水煎取汁 1000ml,滤取药液。趁热熏洗下腹部及会阴穴。

④取桃仁 10g,红花 10g,泽兰 15g,生牡蛎(先煎)50g,路路通 20g,王不留行 20g。上药加水煎至约 2000ml,趁热熏洗外阴部,待温热浸洗局部。每次 20~30min,每日 1~2 次,10d 为 1 个疗程。

(7)中药灌肠

①取败酱草 30g,土茯苓 30g,蒲公英 30g,白花蛇舌草 30g,红藤 30g,藕粉适量。将前 5 味药水煎,浓缩至 150~200ml,加入适量藕粉调成稀糊状,然后保留灌肠。每日 1 次,7d 为 1 个疗程。

②取丹参 30g,桃仁 10g,红花 10g,红藤 30g,小茴香 10g,山芋粉适量。将上药前 5 味水煎,浓缩至 150~200ml,再加入山芋粉适量,调成薄糊状保留灌肠。每日 1 次,7d 为 1 个疗程。

(8)阴道给药

①取糜蛋白酶 5mg,生理盐水 1ml 混匀,于性交射精后将溶液注入阴道深部,并抬高臀部,以防流出。

②取 α 淀粉酶 50mg,可可脂 189mg,聚山梨醇酯 88mg,碳酸氢钠 22mg,蒸馏水 0.2ml。将前四味混合,加入蒸馏水调匀,制成栓剂,于性交射精后置入阴道内。一般 20min 内可使精液液化。

第八节　精液不凝固

正常情况下,精液排出体外即呈凝胶状态,若精液排出体外呈液化状,甚至稀薄者,称精液不凝固症。该病发生率较高,有可能导致男性不育。中医学无此病名的记载,相当于"精清""精冷""精薄"等。

一、临床表现

本病患者的精液黏稠如胶冻状,甚或成块状,由于精液黏稠度高,有时出现射精费力或射精痛,有的还兼有滴白或血精。也有的患者无明显的症状和体征,多因不育症就诊时进行精液检查时被发现。如同时存在附属性腺炎症时,可有尿道刺激症状,或见血尿、血精、尿余沥不尽、尿末滴白等症状。有的患者伴有阳痿、早泄、遗精、射精费力、射精痛、会阴部闷痛不适、神疲腰酸等症状。

二、检查

(一)一般检查

主要检查与生长发育有关的异常体征。如有的患者可能男性体征不明显,如无喉结、声音尖细等。有的患者可能存在肥胖。生殖器的检查,包括是否有阴茎、阴囊、睾丸、附睾和输精管的发育异常、畸形、瘢痕、皮损等体征,有时还会选用直肠指诊了解前列腺、阴囊有无病变。

(二)辅助检查

1. 精液检查　包括精液量、色泽、酸碱度、凝集、液化、黏稠度、精子存活率、精子计数、精子活力等。如果要进一步了解精子的生存能力和致孕能力,还应检查精子穿透宫颈黏液的能力和抵抗各种化学因素的能力。

2. 免疫学检查 检测抗精子抗体,以确定是否存在自身免疫。

3. 内分泌检查 主要检查 FSH(尿促卵泡素)、LH(黄体生成素)、T(睾酮)及 PRL(催乳素)。有助于辨别原发性睾丸功能衰竭和继发性睾丸功能衰竭。睾酮水平低下可能是精液不液化的部分原因。

4. 精液生化检查 目前开展较多的是酸性磷酸酶、枸橼酸、果糖、蛋白质、微量元素、乳酸脱氢酶 X 等。

5. 影像学检查 医师可能会建议患者做泌尿生殖系统 B 超检查。此项检查可发现前列腺、精囊、睾丸等大致病变,有助于判断精液不凝固的病因。

三、鉴别诊断

1. 生理性精液黏度增加 生理性精液黏度增加多见于长期禁欲,贮精不泄者,其液化时间虽然相对延长,但不超过 1h,仍属正常范围。

2. 慢性前列腺炎 慢性前列腺炎是导致精液不凝固的主要原因,但精液不凝固并非均由慢性前列腺炎引起。要注意寻找其他病因。

3. 精子凝聚症 为免疫性不育,精子凝聚试验呈阳性,而精液不凝固者有时可见精子黏团物,但精子凝集试验阴性。

四、治疗

(一)西医治疗

精液不凝固的治疗应建立在明确的诊断上,针对原发病展开治疗。其治疗措施包括改善微循环、调节激素水平、补充营养等,为了生育也可采取一些体外措施来保证受精成功。

1. 病因治疗 对于慢性细菌性前列腺炎患者,应选择有高浓度脂溶性和碱性、抗菌谱广,并对支原体及衣原体也有效的抗生素,如喹诺酮类、大环内酯类、左氧氟沙星等。非细菌性前列腺炎患者,则应采取综合疗法,改善前列腺功能。①抗生素,主要适用于因前列腺炎所致者。具体选药、用法、用量详见慢性前列腺炎有关内容。②透明质酸酶,1500U,每日 1 次,肌内注射;或以糜蛋白酶 5mg,隔日 1 次肌内注射,3 周为 1 个疗程。③维生素 C 片,每次 0.3g,一日 3 次,口服,连服 1~2 个月。

2. 改善微循环　促进血液流速及流量,提高人体组织细胞供氧用氧能力,使精子有足够的营养,进而提高精子的质量。

3. 调节激素水平　睾酮含量低下者可用内分泌药物调整附属性腺分泌功能。

4. 补充营养　促使细胞中脱氧核糖核酸的合成,延缓细胞衰竭,使精子的质量得以提高。补充锌、硒元素以及氨基酸,改善前列腺功能。

5. 体外处理

(1)α淀粉酶:有栓剂和混悬液两种。可在性交后将一枚栓剂置入女性阴道内,或者在性交后将混悬液注入女性阴道内,然后抬高臀部,以防流出。

(2)四丁酚醛溶解剂:女性在性交前可用此药灌洗阴道。

(3)糜蛋白酶及胰脱氧核糖核酸酶:直接加入精液中,可使精液液化,而精子活力不受影响。

(4)其他:将精液标本置入加压注射器中,通过针头加压注入干净玻璃容器中,再把标本倒回注射器中。这样反复 5 次后的精液与液体相似,而对精子无伤害,可做人工授精。

6. 物理疗法　采用精液标本震荡法,或将精液抽入注射器内,通过 18 号或 19 号针头加压,注入玻璃容器内,反复抽吸 5~6 次,精液液化后可做人工授精,或对精液进行洗涤后做人工授精。

(二)中医治疗

1. 中医辨证分型治疗

(1)肾阳虚弱:久婚未育,精液不液化,头晕耳鸣,形寒肢冷,小便清长,性欲低下,阳痿,早泄,腰膝酸软;舌淡,苔薄白,脉细弱。治宜温肾壮阳填精。方用右归丸加减:菟丝子 20g,鹿角胶(烊化)10g,枸杞子 15g,杜仲 15g,仙灵脾 15g,仙茅 10g,熟地黄 20g,制首乌 20g,当归 10g,丹参 20g。

(2)阴虚火旺:久婚未育,精液不凝固,五心烦热,口干,潮热盗汗,失眠健忘,腰膝酸软,阳事易举,头晕耳鸣;舌红,少苔或无苔,脉细数。治宜滋阴降火。方用知柏地黄汤加减:生地黄 20g,熟地黄 20g,生山药 15g,山茱萸 15g,牡丹皮 12g,川牛膝 20g,女贞子 15g,旱莲草 15g,知母 6g,黄柏 6g,乌梅 12g。若精子活力低者,去知母、黄柏,加玄参 15g,麦冬 12g。

(3)湿热下注:久婚未育,精液不凝固,小便黄赤,尿频,尿急,小腹拘急,阴囊潮湿,大便不爽;舌红,苔黄腻,脉濡数或滑数。治宜清利湿热。方用萆薢分清饮加减:萆薢 15g,益智仁 10g,石菖蒲 10g,龙胆草 6g,栀子 10g,黄芩 6g,车前子(另包)10g,滑石 30g,生薏苡仁 30g,败酱草 15g,金银花 15g,牡丹皮 12g,赤芍 10g。

(4)痰瘀交阻:久婚未育,精液不凝固,形体肥胖,素有痰湿,神疲乏力,少腹、睾丸、会阴胀痛,或射精不爽,或射精时刺痛;舌质暗红,有瘀斑,苔腻,脉涩。治宜化痰除湿,活血通络。方用桃红四物汤合二陈汤加减:当归 12g,桃仁 10g,红花 12g,陈皮 10g,茯苓 15g,白芥子 6g,皂刺 12g,路路通 15g,丹参 30g,生薏苡仁 20g。

2. 中成药治疗

(1)生精胶囊:口服,一次 4 粒,一日 3 次。用于肾阳亏虚型。

(2)麒麟丸:口服,一次 6g,一日 3 次。用于肾精亏虚型。

(3)知柏地黄丸:口服,一次 8 粒,一日 2 次。用于阴虚火旺型。

(4)龙胆泻肝丸:口服,一次 6g,一日 2 次。用于湿热下注型。

(5)翁沥通胶囊:口服,一次 3 粒,一日 2 次。用于湿热瘀阻型。

3.**手法治疗**　用拇指按揉神阙、气海、关元各 2min,摩下腹部 3min,掌振关元 8min,点按三阴交、太溪各 3min。患者俯卧位,按揉肾俞、志室、命门、八髎穴 3min,横擦腰骶部 4min,双掌竖擦八髎 5min,以透热为度。

4.**其他治疗**

(1)体针

①取穴:关元、中极、肾俞、三阴交。阴虚火旺者加太溪、照海、神门;湿热下注者加次髎、会阴(或曲骨)、阴陵泉、丰隆。

②治法:刺关元、中极、曲骨时,针尖向下斜刺 1.5～2 寸,采用捻转手法,使针感向下传导至阴茎或会阴部为止;针肾俞、三阴交时,要求局部有酸胀或麻木感;针次髎与会阴时,要求会阴部产生较强针感。

(2)艾灸

①取穴:关元、气海、中极、大赫、三阴交。阴虚型加太溪;湿热型加阳陵泉、太冲。

②治法:在气海、关元、中极、大赫、三阴交、太溪穴进针 1～1.5 寸,施平补平泻法,阳陵泉和太冲穴用泻法。气海、关元、中极待得气后,一定要使针感向下传至阴部,同时将厚约 2mm 的姜片密集地平铺于气海、关元、中极穴周围,最后以一段长约 1.5cm 的艾条点燃后插于针尾处至燃尽,连灸 3 壮。

(3)耳针

①取穴:内分泌、肝、外生殖器、睾丸、肾。

②治法:将王不留行子放于 0.5cm×0.5cm 的医用胶布上,贴于上述各穴。每日按压 2～3 次,一次 5～10min,10d 为 1 个疗程。

(4)拔罐

①取穴:关元、气海、肾俞、命门、腰阳关。

②治法:采用留罐法,留罐 3～5min,隔日 1 次,10 次为 1 个

疗程。

（5）中药外敷

①处方：蛇床子、菟丝子各 10g,淫羊藿 15g。

②治法：上药共研细末,取 6g 加食盐少许,用人乳汁或羊乳汁调成糊状,敷于肚脐,外用胶布固定。用热水袋熨约 30min,每晚 1 次。2d 换 1 次药。

（6）中药熏洗

①处方：桃仁 10g,红花 10g,泽兰 15g,生牡蛎(先煎)50g,路路通 20g,王不留行 20g。

②治法：上药加水煎至约 2000ml,趁热熏洗外阴部,待温热浸洗局部。每次 20～30min,每日 1～2 次,10d 为 1 个疗程。

（7）中药灌肠

①处方：丹参 30g,桃仁 10g,红花 10g,红藤 30g,小茴香 10g,山芋粉适量。

②治法：将上药前 5 味水煎,浓缩至 150～200ml,再加入山芋粉适量,调成薄糊状保留灌肠。每日 1 次,7d 为 1 个疗程。

第九节　精液量过多

正常成人一次射精精液量为 2～6ml,若患者射精量在 6ml以上(也有观点认为超过 8ml),其质稀薄,且精子数很少者,称为精液量过多。此类患者多会伴有腰膝酸软、不育、早泄等症状,长期禁欲或垂体促性腺激素分泌亢进者好发此病。中医学无此病名,可属于"精寒""精清"等范畴。

一、临床表现

正常成人射精量多于 6ml,常伴有精液稀薄,腰膝酸软,滑精,早泄,小便不利等症状。

二、检查

(一)一般检查

对患者应进行详细的体格检查,以发现发病原因。

(二)辅助检查

1. **精液常规检查**　包括精液颜色、性状、外观、精子计数、精子形态等检查。

2. **雄激素测定**　垂体促性腺激素分泌功能亢进,可引起精液量过多,对患者进行血清睾酮测定等。

3. **CT 检查**　可为诊断提供直接依据。

4. **MRI 检查**　可发现较小的垂体肿瘤。

5. **病理检查**　病理组织学检查可明确肿瘤性质类型。

三、鉴别诊断

1. **射尿症**　同房时不射精,而射尿液,故量多,其实外观上尿液和精液有很大区别,可以鉴别。

2. **精子增多症**　单位精液量内精子数量增多,但精液并不增高。

3. **促性腺激素瘤**　垂体促性腺激素分泌功能亢进的成年患者可出现精液过多。

四、治疗

(一)西医治疗

精液量过多患者需明确病因后,针对病因选择有效的治疗方案。肾上腺皮质功能亢进通常可采用保守疗法,调节患者内分泌状态来控制症状;促性腺激素瘤起因患者可能需要手术治疗,并使用药物缓解症状。

1. 对于肾上腺皮质功能亢进而引起的精液量过多症,可分别采取补钾、抗高血压、降血脂、降血糖等对症治疗措施。

2. 对于促性腺激素瘤引起的精液量过多,可采取手术治疗。需要缓解症状时,可使用性腺激素、促性腺激素释放激素类似物等药物。

(二)中医治疗

1. 中医辨证分型治疗

(1)肾气不固:久婚未育,精液量多而清稀,腰膝酸软,头晕耳鸣,小便频数清长,尿余沥不尽;舌淡,苔薄白,脉细弱无力。治宜补肾固气,生精赞育。方用固精丸加味:鹿茸(研末冲)2g,熟地黄20g,山茱萸12g,生山药15g,肉苁蓉20g,巴戟天15g,金樱子15g,益智仁10g,怀牛膝15g,黄芪20g,党参15g,仙灵脾12g,桑螵蛸10g。

(2)命门火衰:久婚未育,精液量多而清冷,腰膝酸软,形寒肢冷;舌淡,体胖,脉沉细无力。治宜温补命门。方用右归丸加减:熟地黄20g,枸杞子15g,菟丝子30g,鹿角胶(另烊化)10g,炒杜仲15g,肉桂6g,制附子(先煎)10g,巴戟天15g,仙灵脾20g,仙茅10g,丹参15g。

(3)湿热下注:久婚未育,精液量多而黏稠,阴囊潮湿,口苦黏腻;舌红,苔黄腻,脉濡数。治宜清利湿热。方用萆薢分清饮:萆薢20g,车前子(另包)10g,滑石25g,生薏苡仁20g,赤芍15g,赤小豆15g,泽泻12g,黄柏9g,冬葵子15g。

2. 中成药治疗

(1)金锁固精丸:口服,一次6g,一日2次。用于肾气不固型精液量过多症。

(2)金匮肾气丸:口服,一次8粒,一日2次。用于命门火衰型精液量过多症。

(3)右归丸:口服,一次6g,一日2次。用于命门火衰型精液量过多症。

(4)龙胆泻肝丸:口服,一次6g,一日2次。用于湿热下注型精液量过多症。

3. 其他治疗

(1)体针

①取穴:主穴取命门、肾俞、气海、委中。配穴取足三里、三阴交、阴陵泉。

②治法:针刺用补法,中度或强刺激,留针 10～15min,每日 1 次,10 次为 1 个疗程。适用于命门火衰证。

(2)中药外敷

①取熟地黄、山药、山茱萸、鹿角胶(烊化)、紫石英、杜仲、菟丝子、巴戟天、生香附、麝香各适量。上药共研细末,瓶装备用。治疗时,取药末 10g,以温开水调成糊状,纱布包裹,敷于脐部,胶布固定,每 3 天换药 1 次。适用于肾气不固证。

②取熟地黄、附子、龟板、鹿茸、巴戟天、菟丝子、肉桂、山药、人参、花椒、吴茱萸、麝香各适量。上药共研细末,瓶装备用。治疗时,取药末 10g,以温开水调成糊状,纱布包裹,敷于脐部,胶布固定,每 3 天换药 1 次。适用于命门火衰证。

③取草薢、黄柏、茯苓、车前子、莲子心、牡丹皮、白术、苍术、芒硝、牵牛子各适量。上药共研细末,瓶装备用。治疗时,取药末 10g,以温开水调成糊状,纱布包裹,敷于脐部,胶布固定,每 3 天换药 1 次。适用于湿热下注证。

第十节　精液量过少

正常男性每次射精排出的精液为 2～6ml,根据 WHO 第 4 版《男性不育的诊断标准》,若 1 次排出精液量<2ml 者,即为精液过少,但应注意精液少并不意味精子少。本症属于中医学的"少精""精少"等范畴,是导致男性不育的原因之一。

一、临床表现

精液量少者临床多伴腰膝酸软,神疲乏力,形体瘦弱,或下腹胀痛,或射精时刺痛,遗精等。

二、检查

1. **精液分析**　若连续 2 次精液化验,精液量均在 2ml 以下者,即可确诊。

2. **精液生化分析**　主要检测精浆中果糖含量和酸性磷酸酶,以了解精囊腺、前列腺功能状况。

3. **前列腺液常规检查或前列腺、精囊腺 B 超检查**　以明确前列腺、精囊腺是否患有炎症。

4. **内分泌检查**　主要测定 T、FSH、LH、PRL,以了解男性性腺轴功能状况。

三、鉴别诊断

精液量减少症应与由性交过频、遗精滑精过频、射精不全而出现的假性精液量减少相鉴别。特别是对有前列腺手术史、尿道外伤史及尿道炎反复发作的患者,应与尿道狭窄引起的逆行射精或部分逆行射精症相鉴别。

1. **逆行射精**　性交后尿液中查到精子可以确诊。

2. **不射精**　需要鉴别心理性原因还是器质性病变。

3. **精囊发育异常或者双侧射精管梗阻**　精液检查、精浆果糖定性实验和经直肠超声检查可明确。

4. **精子质量下降**　指精子的数量、成活率及活动能力、密度等下降。

5. **精液稀**　指精液稀薄如水,呈乳白色液体,是少精症的一种。一般将少精症分为特发性少精症、原发性少精症和继发性少精症。特发性少精症占不育症人群的 11%～15%。

四、治疗

(一)西医治疗

1. 性腺功能减退所致精液量减少者,可用 hCG 肌内注射,每次 2000~4000U,每周 2 次,8 周为 1 个疗程,或根据情况选择 hMG、安特尔胶丸等。

2. 前列腺炎、精囊腺炎及结核引起者,当积极抗感染治疗。

3. 射精管、输精管阻塞、尿道狭窄、尿道憩室所致者,宜手术治疗,或行单精子卵细胞内穿刺术(ICSI)。

4. 附属性腺先天性异常,宜采用供者精液人工授精或 ICSI。

5. 单纯性的精液量过少,若精液中 A 级和 B 级活动精子总数在 $10\times10^6/ml$ 以上者,可通过精液体外处理,收集这部分精子做宫腔内人工授精;若精子密度过低或缺乏高活动力的精子,可采取多次收集,冷冻贮存,再复苏后合并用于人工授精,或采用 ICSI 技术做体外受精-胚胎移植。

(二)中医治疗

1. 中医辨证分型治疗

(1)肾精亏虚:久婚未育,精液量少,腰膝酸软,头晕耳鸣;舌淡,苔薄白,脉沉细无力。治宜补肾填精。方用生精育麟丹加减:熟地黄 20g,山茱萸 15g,制首乌 15g,生山药 15g,鹿角胶(另烊化)10g,龟板胶(另烊化)12g,菟丝子 30g,枸杞子 15g,人参 10g,巴戟天 15g。偏于阳虚者加仙灵脾 15g,仙茅 10g。

(2)气血亏虚:婚后未育,精液量少,神疲乏力,头晕目眩,爪甲不荣,面色不华;舌淡,苔薄白,脉细弱。治宜益气养血,补肾填精。方用八珍汤合五子衍宗丸加减:人参 10g,白术 12g,茯苓 15g,黄芪 30g,当归 12g,熟地黄 15g,白芍 15g,川芎 10g,菟丝子 20g,枸杞子 15g,覆盆子 15g,鹿角胶(另烊化)10g,五味子 12g,巴戟天 10g。

(3)湿热下注:不育,精液量少,阴囊潮湿;舌红,苔黄腻,脉濡数。治宜清利湿热,疏通精道。方用萆薢分清饮加减:萆薢 25g,车前子(另包)10g,滑石 25g,黄柏 6g,冬葵子 20g,瞿麦 15g,萹蓄 15g,赤芍 15g,川牛膝 15g,路路通 15g。

(4)瘀阻精道:婚后不育,精液量少,排精不畅,或射精痛;舌质暗有瘀点,脉涩。治宜活血化瘀,通络生精。方用少腹逐瘀汤加减:当归尾 15g,桃仁 10g,赤芍 12g,红花 10g,制乳香、制没药各 6g,路路通 15g,炒山甲 10g,王不留行 15g,川牛膝 15g,丹参 20g。

2. 中成药治疗

(1)麒麟丸:口服,一次 6g,一日 2 次。用于肾精亏虚证。

(2)十全大补丸:口服,一次 6g,一日 3 次。用于气血亏虚证。

(3)龙胆泻肝口服液:口服,一次 10ml,每日 2 次。用于湿热下注证。

(4)大黄䗪虫丸:口服,一次 6g,一日 2 次。用于瘀血内阻证。

(5)血府逐瘀胶囊:口服,一次 4 粒,一日 3 次。或用血府逐瘀口服液,口服,一次 1 支,每日 3 次。用于瘀阻精道证。

(6)归脾丸:口服,一次 8 粒,一日 3 次。用于气血亏虚证。

(7)桂枝茯苓胶囊:口服,一次 4 粒,一日 3 次。用于瘀阻精道证。

(8)知柏地黄丸:口服,一次 6g,一日 3 次。用于热蕴精室证。

3. 其他治疗

(1)体针

方法 1

①取穴:主穴取肾俞、志室、关元、精宫。配穴取足三里、三阴交、委中。

②治法:主穴中刺激,配穴用补法。隔日针刺 1 次,每次选 3～5 穴。15d 为 1 个疗程。适用于肾精亏虚证。

方法 2

①取穴:主穴取血海、肾俞、肝俞、脾俞、胃俞、气海。配穴取上巨虚、梁丘、伏兔。

②治法:主穴中刺激,配穴用补法,每日 1 次,每次选用 3～5 穴。15d 为 1 个疗程。适用于气血亏虚证。

方法 3

①取穴:主穴取脾俞、肝俞、三焦俞、气海俞、精宫。配穴取三阴交、委中、足三里。

②治法:主穴中、重度刺激,留针 10～15min;配穴采用平补平泻手法,每日 1 次。15d 为 1 个疗程。适用于湿热下注证。

方法 4

①取穴:膈俞、肝俞、三焦俞、气海、中极、三阴交、复溜、然谷。

②治法:均用泻法,隔日 1 次,每次选 3～5 次。适用于热伤精室证。

(2)电针

①取穴:关元、大赫(双)、三阴交(双)。

②治法:用长针,在关元、大赫行烧山火补法,并使针感放射至龟头、会阴部,通电 30min。

(3)艾灸

①取穴:关元、大赫、三阴交。

②治法:关元、大赫行烧山火补法,使针感放射至龟头、会阴部,得气后通电 30min。留针期间在关元、大赫(双)三穴围成的三角区中,敷以 10g 新鲜丁桂散干粉,于干粉上放置一枚药饼(附子、肉桂)行隔药饼灸 3 壮。隔日 1 次,15 次为 1 个疗程,1 个疗程结束后,休息 10d 行第 2 疗程。

(4)温热敷治疗

①处方:生大黄 30g,败酱草 40g,红藤 30g,苏木 40g,红花 30g。

②治疗:上药加水适量煎煮,倒入大盆中坐浴,水温控制在 41℃左右,每日 1～2 次,一次 15～20min。

第十一节 精子增多症

精子密度超过正常最高值,甚至更高,而导致男性不育者,称为精子增多症,又称多精子症,是 20 世纪 90 年代提出的一种新的精子密度的病理改变。对精子增多症的标准还不统一,仍有争议。一般是指精子浓度超过 $200 \times 10^6/ml$,甚至超过 $1 \sim 2$ 倍,称为精子浓度过大,或精子过多症。多伴有精子成活率降低、活力差或畸形率增高,从而引起男性不育。

一、临床表现

婚后 1 年不育,精液检查连续 3 次,精子计数均超过每毫升 2 亿。此症临床表现不明显,多因婚后不育就医时发现。如伴有附睾炎症可有附睾按压痛,且体积增大;如伴有前列腺慢性炎症可触及前列腺体积缩小而硬度增高。

二、检查

1. 精液检查 精子个数每毫升超过 2 亿,并见大量幼稚和畸形精子,死精量增多。

2. 前列腺液检查 镜检前列腺液中发现白细胞增多,卵磷脂小体分布不均,数量减少。

三、鉴别诊断

1. 精液量过多症 精液量过多症是指精液总量过多,而每毫升所含精子个数相应减少;精子增多症是精液量正常而精子个数增多。

2. 生理性精子增多 生理性精子增多主要见于长期禁欲者,偶查精子计数超过正常值的最高限。一般情况下,采取 1 周后复查,得出两次检查结果的平均值,如平均值在正常范围内,则为生理性精子增多。

四、治疗

(一)西医治疗

一般可给予生理盐水,每日 500ml,口服或静脉滴注。同时应根据导致精子过多症的病因,采取对症治疗。精液可行体外处理,精子优选富集,做 AIH。

(二)中医治疗

1. 中医辨证分型治疗

(1)肾气虚衰:阳痿早泄,头晕耳鸣,腰膝酸软,神疲健忘,气短乏力,面色黧黑,小便清长;舌淡苔白,脉细弱。治宜补益肾气。方用肾气丸加减:熟地黄 15g,山药 15g,山茱萸 12g,泽泻 10g,茯苓 12g,牡丹皮 10g,肉桂 6g,制附子(先煎)10g,鹿角胶(烊化)15g。若腰酸明显加杜仲 12g,牛膝 12g;若气短明显可加人参12g,白术 10g;若梦遗失精加芡实 10g,莲须 12g;若四肢不温加干姜 9g。

(2)湿热下注:腰膝酸重,少腹重坠,尿频,尿急,尿痛,尿黄浊;舌红苔黄腻,脉滑数。治宜清利湿热。方用八正散加减:木通12g,瞿麦 12g,车前子(另包)12g,萹蓄 12g,滑石 15g,甘草 6g,大黄(后下)10g。若小便热赤加知母 10g,黄柏 9g;若夜寐不宁加酸枣仁 10g,茯神 9g。

(3)气血瘀阻:婚后不育,精子量增多,腰酸,少腹胀而不舒,烦躁不安,失眠,射精时刺痛;舌质黧红或有瘀点,脉涩或弦紧。治宜活血化瘀,行气止痛。方用血府逐瘀汤加减:桃仁 12g,红花12g,当归 15g,生地黄 12g,川芎 9g,赤芍 9g,牛膝 9g,桔梗 6g,柴胡 6g,甘草 6g。若血瘀较重加丹参 15g,郁金 9g;若气郁明显加元胡 6g,木香 9g。

2. 中成药治疗

(1)血府逐瘀胶囊:口服,一次 4 粒,一日 3 次。用于瘀血内阻证。

（2）桂枝茯苓胶囊：口服，一次 3 粒，一日 3 次。用于瘀血证。

（3）右归丸：口服，一次 6g，一日 2 次。用于肾阳虚证。

（4）金匮肾气丸：口服，一次 1 丸，早晚各 1 次。用于肾气虚衰证。

（5）补肾强身片：口服，一次 5 片，每日 3 次。用于肾气虚衰证。

（6）龙胆泻肝丸：口服，一次 1 丸，早晚各 1 次。用于湿热下注证。

（7）大黄䗪虫丸：口服，一次 1 丸，早晚各 1 次。用于气血瘀阻证。

（8）血府逐瘀丸：口服，一次 1 丸，早晚各 1 次。用于气血瘀阻证。

3. 其他治疗

（1）体针

①取穴：肾俞、命门、足三里、秩边、中髎、会阴、曲骨、中极、关元、水分。

②治法：针施补法，留针 30min，每日 1 次，每次选 4～5 穴，15d 为 1 个疗程。适用于肾气虚衰证。

（2）耳针

①取穴：肝、肾、脾、皮质下、内分泌、前列腺、外生殖器、膀胱。

②治法：采用耳穴贴压法治疗，每次选穴 3～4 个（两耳交替取之），每 3～5 天换贴 1 次，10 次为 1 个疗程。

第十二节　精液白细胞过多症

按照 WHO《人类精液检查与处理实验室手册》第 5 版标准，每毫升精液中白细胞超过 100 万者，即可诊断为白细胞精子症，或精液白细胞过多症。亦称"脓精症"，是引起男性不育的重要原因之一，临床较为多见，约占男性不育总数的 17％，是一种免疫性不育症的病因,治疗比较困难。中医学文献中无"脓精症"的病名,根据其病状,属"淋证""精浊""赤白浊"等范畴。湿、热、毒是主要病因,基本病机为湿热积毒,侵袭精室,化腐成脓而致脓精。治疗当清热利湿,解毒排脓。

一、临床表现

精液白细胞过多症大多是由生殖系统如附睾、精囊、前列腺、输精管等的炎症引起。其中较为常见的是急、慢性前列腺炎。其临床表现主要是相关感染所表现出的症状。

二、检查

(一)一般检查

应进行细致的体格检查,如附睾、睾丸有没有肿胀、触痛,尿道外口有无脓性分泌物等。尿常规检查了解有无白细胞、红细胞等。B超检查了解睾丸、附睾、前列腺、精囊、精索有无异常。

(二)辅助检查

精液常规检查为必做的检查,可做前列腺液常规检查;可进一步做精液、前列腺液的生化检测和细菌培养。如果精液果糖水平降低,提示精囊病变严重;如果细菌培养出现阳性结果,可为抗生素治疗提供可靠的依据。

三、鉴别诊断

精液白细胞过多症,应与精液中的生精细胞相区别,可采用科学准确的检测方法。传统的白细胞检查一般用新鲜精液,直接镜检,这种方法常把精液中的生精细胞误认为白细胞。目前通常采用染色法,常用的有瑞-吉染色或正甲苯胺蓝过氧化物酶染色。

四、治疗

(一)西医治疗

根据病因采用抗感染治疗,结核可选用异烟肼、利福平等;淋球菌可选用头孢类或喹诺酮类药物;衣原体、支原体可选用喹诺酮类或大环内酯类药物治疗。根据药敏试验结果,选择相应的敏感药物。

(二)中医治疗

1. 中医辨证分型治疗

(1)湿热下注:婚后不育,精液浓稠有腥臭,口苦黏腻,少腹或会阴部不适,阴囊潮湿;舌红,苔黄腻,脉濡数或滑数。治宜清利湿热,解毒化脓。方用萆薢分清饮合五味消毒饮加减:萆薢25g,黄柏10g,车前子(另包)15g,生薏苡仁30g,败酱草20g,金银花20g,蒲公英20g,野菊花15g,生甘草6g,红藤15g。

(2)阴虚火旺:婚后不育,精液黏稠色黄,五心烦热,潮热盗汗,腰膝酸软,头晕耳鸣,性欲亢进;舌红,少苔,脉细数。治宜滋阴清热。方用知柏地黄丸合大补阴丸加减:知母10g,黄柏10g,牡丹皮10g,山茱萸15g,山药15g,茯苓15g,泽泻10g,炙龟板30g,丹参30g。

(3)气滞血瘀:病程较长,脓精时轻时重,会阴、小腹胀滞不舒,时有刺痛,小便滴沥不净,甚或阴囊青筋暴露,或睾丸附睾肿痛;舌质黯红或有瘀斑,脉弦细。治宜理气活血,化瘀通络。方用大黄䗪虫丸加减:大黄10g,黄芩15g,桃仁10g,杏仁10g,生地黄15g,赤芍10g,水蛭10g,地鳖虫6g,虻虫6g。

(4)肾气不足:病程缓慢,查精时阴时阳,头晕目眩,腰酸膝软,神疲肢倦,两耳鸣响,小便频清,夜尿频多,或余沥不尽,滑精早泄,畏寒肢冷。治宜补益肾气。方用金匮肾气丸加减:附子10g,桂枝10g,熟地黄20g,山药20g,山茱萸15g,茯苓15g,泽泻10g,牡丹皮10g,丹参30g。

2. 中成药治疗

(1)萆薢分清丸:口服,一次 9g,一日 3 次。用于湿热下注证。

(2)龙胆泻肝丸:口服,一次 9g,一日 2 次。用于湿热下注证。

(3)知柏地黄丸:口服,一次 9g,一日 3 次。用于阴虚火旺证。

(4)六味地黄丸:水丸一次 5g,水蜜丸一次 6g,小蜜丸一次 9g,大蜜丸一次 1 丸,一日 2 次。用于肾阴亏虚证。

(5)黄连解毒丸:口服,一次 9g,一日 3 次。用于湿热毒邪蕴结证。

3. 手法治疗　于饭前或饭后 2～3h 空腹时,按摩小腹部 15min 左右,或用指压法按摩中极、关元、三阴交。适用于慢性前列腺炎、精囊炎所致者。

4. 其他治疗

(1)体针

①取穴:中极、肾俞、三阴交、次髎。精子活力低下及畸形精子者加命门、太溪;精子计数少加蠡沟;湿热下注或阴虚火旺者加大敦、然谷、曲泉。

②治法:用毫针刺,以泻法为主。

(2)坐浴

①处方:紫草 50g,苦参 30g,大黄 30g,黄柏 30g,蛇床子 30g,莪术 20g,红花 15g,生甘草 10g。

②治法:上药加水煎煮,去渣,待温度适合坐浴。每日 1 剂。

(3)灌肠:取金黄散 15～30g,调成糊状,微冷后(约 40℃)保留灌肠,每日 1 次。还可使用野菊花栓或前列安栓剂塞肛治疗。

第10章 不育症患者的常见病诊治

第一节 不射精症

不射精症,又称射精不能症,是指性交时没有精液排出的一种病症。患者有正常的性欲和勃起功能,性交时有正常的性兴奋,阴茎勃起坚硬,但是由于不能射精而造成性交时间过度延长,以致难于达到性高潮,甚至没有性高潮。该病是导致男子不育的常见病因,占男性不育症的 26%。临床上通常采用心理治疗、药物治疗等综合治疗的方法。

一、临床表现

典型症状为性交时阴茎勃起维持较长时间,但达不到性高潮,无射精动作。根据引起不射精的病因可分为功能性和器质性二类,其中以功能性不射精症临床最为常见,占病例数的 90% 以上。①功能性不射精症:性交时间能维持很久而不疲软,在性交过程中不能达到性高潮或射精,没有射精动作,也没有精液排出体外,或即使有情欲高潮的感受,但既无射精动作,也无精液排出体外。而平时却有遗精,或非性生活时遗精。②器质性不射精症:在性生活时没有射精动作,在任何情况下都不排精,并有与原发疾病相应的症状体征,如前列腺炎、精囊腺结核或肿瘤引起的精道梗阻。

二、检查

(一)一般检查

应对患者进行仔细的体格检查,检查阴茎、阴囊、睾丸,判断有无器质性疾病。

(二)辅助检查

1. 实验室检查 包括血液、尿液常规检查、肝肾功能及血糖分析、内分泌激素测定等有助于分析发病原因。

2. 影像学检查 生殖系统 B 超、CT 或 MRI 检查有助于发现引起射精障碍的梗阻性因素。

3. 其他检查 阴茎感觉神经功能检查、阴茎震动感觉度测定或阴茎背神经体感诱发电位测定,了解神经系统的功能变化,有助于确定治疗方针。

三、鉴别诊断

1. 逆行射精 指患者在性生活时随着性高潮而射精,但精液未射出尿道口外,却逆射入膀胱,可由脊髓损伤、尿道异常、药物不良反应引起,而由于 TURP 或膀胱颈切开引起的占 75%,诊断主要依靠人工诱导射精后取尿液检查精子来诊断。丙咪嗪、硫酸麻黄碱、地昔帕明能改善膀胱颈闭合,治疗逆行射精有一定疗效,严重者需要手术重建膀胱颈部。

2. 射精迟缓 是指患者保持正常性欲和勃起功能,但是由于射精困难而造成性交时间过度延长,以致难以到达性高潮,甚至根本没有性高潮。也可分为器质性和功能性两种,治疗原则与不射精症相似,包括精神心理治疗和针对原发病治疗。

3. 射精管阻塞 性交时有性高潮出现,也可有射精动作,但无精液排出,亦无遗精史。

4. 射精无力 即性交时,自觉阴茎抽动无力,精液似有泛出之感而非射出。该病主要是射精时输精管、精囊、前列腺、尿道等处肌肉收缩无力而致。

5. 射精不完全　即每次性交射精时,进入后尿道的精液未能完全排出,而致射精不完全,其病变多与精神心理因素有关,故多为功能性。

6. 早泄　是最常见的射精功能障碍,指阴茎尚未插入阴道或进入阴道后即刻射精而致阴茎疲软,占有性功能男性的 5%～40%,年轻男子和青少年常见。

7. 阳痿　是指阴茎持续不能达到或者维持勃起以满足性生活。由神经性、血管性、内分泌性、心理性等因素造成,除治疗原发病、精神心理指导外,采用磷酸二酯酶抑制药有很好疗效;严重者可行假体植入手术。

四、治疗

(一)西医治疗

治疗不射精症一般综合采用心理、性教育、性行为、药物、物理、手术等多种方法。

1. 非手术治疗

(1)一般治疗:向患者夫妇双方同时传授性器官的解剖、生理知识和性反应知识,并给夫妻双方介绍性交的姿势、方法,相互配合,相互刺激。对于有手淫史的患者,建议患者戒除手淫,切断强刺激对正常射精的影响。

(2)心理治疗:适用于各种心理原因引起的不射精,通过消除不良心理影响及错误观念,协调夫妻关系,缓解精神创伤后均能取得显著效果。患者由于婚后从未射精,也未生育,因此精神压力大,缺乏性交的兴趣,性交时思想压力也大,妻子应改变那种敌视和不信任的表情,妻子不要提出射精的要求,使男方消除焦虑,全身心地互相配合以提高性兴奋,使男方建立正常的性反应。

(3)性治疗:性感集中训练也适用于不射精的治疗,目的是解除患者的性交压力和提高其对性反应的自身感觉。通过拥抱、抚摸、按摩等触觉刺激的手段来体验和享受性的快感,解除患者对性交的焦虑和恐惧,建立和恢复性的自然反应;调整性交方式,如改变性交环境、时间,调整性交频率,改变体位等。

(4)药物治疗:目前仍无特效的口服药物用于治疗不射精症。临床上用于治疗该病的药物如下。①麻黄碱:作用于 α 和 β 受体,兴奋中枢神经系统并促使肌肉张力增加,性交前 1h 口服,有助于恢复射精功能。②新斯的明及左旋多巴:通过刺激下丘脑前叶多巴胺系统而激活射精,但高血压、冠心病、甲状腺功能亢进患者禁用。

(5)物理治疗:电按摩器是由电流引起仪器的振动,当按摩器接触阴茎头及冠状沟区后,可在 3～6min 内发生射精及情欲高潮。这种人工诱发的射精可使患者意识到射精是怎样的感觉,从而建立起正常的射精反射。当电按摩治疗能引起非性交时射精后,可指导患者进行性活动,往往能获得阴道内射精。若性交时仍未能获得成功,可继续使用电按摩治疗,当男方有射精紧迫感时,将阴茎立即插入阴道,可获得阴道内射精的效果。

(6)辅助生殖技术:经上述治疗无效的患者可采用辅助生殖技术获得生育的机会。如果性交不射精,手淫能排精的患者,在妻子排卵期,采用手淫方式取精,经实验室优化处理后行宫腔内人工授精。如果性交不射精,也无手淫排精,可采用直肠探头电刺激诱发射精。收集到的精液如果精子浓度和精子质量允许做 AIH(夫精人工授精),可采用 AIH 术;如果精子的密度和质量较低,可选择体外受精-胚胎移植。当上述方法均不奏效,可采用附睾或睾丸穿刺取精的方法,收集精子供卵胞质内单精子注射(ICSI)使用。

2. 手术治疗 对于伴有包皮口狭窄的包皮过长和包茎等阴茎本身疾病的患者,切除包皮、显露龟头,可增加其对刺激的敏感性,有利于射精。

(二)中医治疗

1. 中医辨证分型治疗

(1)相火偏亢:性欲亢进,心烦急躁,梦遗口干;舌红苔薄、脉弦细数。方用知柏地黄汤加减:黄柏 10g,知母 10g,牡丹皮 12g,山药 15g,熟地黄 15g,山茱萸 12g,茯苓 12g,泽泻 10g,枸杞子 15g,菟丝子 12g,酸枣仁 10g。

(2)肾阳不足:性欲减退,腰膝酸软,面色晦暗,头昏乏力;舌质淡苔白、脉沉细或沉弱。方用八味地黄丸加减:肉桂 10g,制附片(先煎)10g,熟地黄 12g,山茱萸 12g,牡丹皮 10g,茯苓 10g,泽泻 10g,山药 10g,肉苁蓉 12g,巴戟天 12g。

(3)湿热下注:性欲亢进,梦遗频繁,少腹急满,口苦,烦躁,失眠多梦,小便赤或黄;舌苔黄腻,脉弦数。方用龙胆泻肝汤加减:龙胆草 12g,泽泻 10g,生地黄 12g,当归 10g,木通 10g,柴胡 10g,甘草 3g,黄芩 10g,栀子 10g,车前子 10g,菖蒲 12g,薏苡仁 12g,竹叶 6g。

(4)心肾不交:心悸失眠,多梦遗精,腰酸,纳少;舌淡苔薄白、脉细弱。选用归脾汤加减:党参 12g,黄芪 12g,当归 10g,白术 12g,远志 10g,茯神 12g,枣仁 10g,龙眼肉 12g,木香 6g,生姜 3g,大枣 3 枚,甘草 3g,补骨脂 12g,山茱萸 12g,巴戟天 12g,菟丝子 12g。

2. 中成药治疗

(1)逍遥散:口服,一次 6g,一日 2 次。用于肝郁气滞证。

(2)龙胆泻肝丸:口服,一次 6g,一日 2 次。用于湿热下注证。

(3)金匮肾气丸:口服,一次 9g,一日 2 次。用于肾气不足证。

(4)少腹逐瘀丸:口服,一次 6g,一日 2 次。用于瘀血阻滞证。

3. 手法治疗

(1)按揉三阴交、足三里、肾俞穴,每次 10~15min,双侧交替,每日 2~3 次。

(2)按摩关元、气海穴,顺、逆时针方向各 120 次。

（3）患者仰卧位，用双手轻挤睾丸，前后搓动，每日清晨起床前及夜晚睡觉前各做 5min。

（4）每日夜晚睡前用热水洗脚后，以手掌摩擦双足涌泉穴，以发热为度。

4. 其他治疗

（1）体针

①取穴：关元、中极、命门、次髎、神门、冠沟（在阴茎冠状沟与背侧阴茎交界处）、太溪、三阴交、肾俞、足三里。

②治法：令患者排尿，充分暴露穴位处。先取仰卧位，常规消毒后毫针直刺关元、中极、足三里、三阴交各 1.5 寸；神门、冠沟、太溪各 1 寸，留针 30min，起针后，改为俯卧位。常规消毒后，毫针直刺命门、次髎、肾俞各 1.5 寸，再留针 30min，施捻转平补平泻手法，每隔 10min 加强手法 1 次。

（2）艾灸

①取穴：中极、水道、肾俞、三阴交、太冲、命门。

②治法：艾条雀啄灸，每穴施灸 5～15min，每日或隔日治疗 1 次，10 次为 1 个疗程。艾炷非化脓灸，每穴施灸 4～6 壮，每日或隔日治疗 1 次，每 7 次为 1 个疗程。

（3）电针

①取穴：一组为三阴交（双）、关元、中极、曲骨；另一组为会阴、会阳、次髎、肾俞。

②治法：第 1 日取一组，第 2 日取另一组穴，两组穴位交替使用。局部常规消毒后，用 3 寸不锈钢毫针刺关元、中极、曲骨，进针 2.5 寸，以向下传导呈酸、麻、胀感为度（曲骨应传导至阴茎，均应慎用），然后再刺三阴交（双），进针 2 寸，以酸、麻、胀为度，留针 20min，接电疗器。第 2 日用 2 寸不锈钢毫针刺会阴，进针 1 寸；然后取膝胸卧位，刺会阳、次髎、肾俞等穴，进针 1 寸，接电疗器，通电留针 20min。另加艾灸上述穴位。2d 为 1 个疗程。休息 1d，再行第 2 个疗程。

(4)头针

①取穴:头针刺激区额旁三线、曲骨、大赫、归来、三阴交、次髎。偏实者加太冲、中极;偏虚者加太溪、关元;伴阳痿者点刺举阳穴(第 4 骶椎棘突下旁开 2 寸);精神郁闷,焦虑不安者加内关;遗精频繁者加复溜。

②治法:头针用抽气法;曲骨稍斜向会阴部刺 1.5 寸;大赫、归来斜向耻骨联合刺 1.5～2 寸;腹部诸穴要求针感到阴茎或会阴部;次髎穴采用强刺激点刺,深 1.5～2 寸,使针感至前阴部;三阴交、太冲用较强刺激。每日治疗 1 次,10 次为 1 个疗程。

(5)耳针

①取穴:精宫、内分泌、肾、肝、神门、皮质下。

②治法:每次选 2～4 穴,留针 10～30min。

(6)刮痧

①取穴:肝俞、肾俞、膀胱俞、次髎、中极、气海、内关、神门、血海、阴陵泉、三阴交、太溪、行间。

②治法:其一,自上而下对肝俞穴、肾俞穴、膀胱俞穴、次髎穴进行刮拭,其中肝俞穴、肾俞穴、膀胱俞穴用平刮法进行,而次髎穴则用角刮法进行刮拭,直至局部出现出血点为止。其二,自上而下以角刮法对中极穴和气海穴进行 1 次刮拭,手法一定要轻柔,如果没有出现出血点,则以出现酸胀感为准则。其三,用角刮法刮拭上肢内关穴和神门穴,直至局部出现出血点为止。其四,依次进行下肢穴位刮拭,其中,血海穴和阴陵泉穴、三阴交穴采用斜刮法进行,而太溪穴和行间穴采用角刮法进行,直至刮拭部位出现出血点为止。

(7)穴位注射

①取穴:肝俞(双)、肾俞(双)。

②治法:用 5ml 注射器抽吸维生素 B_1 注射液 100mg,维生素 B_{12} 注射液 500mg 待用。选准穴位后,局部常规碘伏消毒,肝俞穴向内下方斜刺 0.5～0.8 寸,肾俞穴直刺 1.2～1.5 寸,得气后

将注射液均匀注射于双侧肝俞、肾俞。每隔 2 日注射 1 次,30d 为 1 个疗程。

(8)中药外敷

①处方:樟脑、龙脑、薄荷脑各等分。上药捣碎混匀密封。

②治法:用时取 0.6～1.0g 药末填入脐中,再滴 1～2 滴白酒,外用胶布固定。每于傍晚上药,性交后去除,7 次为 1 个疗程。

(9)热熨

①处方:吴茱萸 50g,青盐 450g,白酒适量。

②治法:将上药用白酒拌匀,分装数袋,进行灼烫,趁热熨小腹部(从脐下至耻骨联合)和阴囊,每次 20～30min,每日 2 次。

第二节　遗　精

遗精是一种生理现象,是指不性交而精液自行泄出,分生理性与病理性。中医将精液自遗现象称为遗精或失精。有梦而遗者名为"梦遗",无梦而遗,甚至清醒时精液自行滑出者为"滑精"。多由肾虚精关不固,或心肾不交,或湿热下注所致。西医可见于包茎、包皮过长、尿道炎、前列腺疾患等。有梦而遗往往是清醒滑精的初起阶段,梦遗、滑精是遗精轻重不同的两种证候。需要指出的是,遗精不是月经,所以是没有规律可言的。以前有遗精,现在消失了,也是很正常的现象。尤其是男性进入中年,几乎就不再发生了。

一、临床表现

精液在不进行性交时,不受控制地流出。患者可以表现为每周数次或者一夜数次,有的时候轻微刺激即可引起遗精。可伴随反复头晕,耳鸣,健忘,注意力不集中,失眠,精神萎靡;乏力,心悸气短,多汗,腰酸腿软;小腹和阴部发胀。

二、检查

（一）一般检查

检查重点是男性外生殖器，是否伴有包皮过长、包茎、阴茎头包皮炎、阴茎弯曲畸形、阴茎硬结症等生殖器异常。

（二）辅助检查

1. 精液常规检查　可分为标本的采集、物理性检查、显微镜检查3大部分。它为临床检验室常规检测项目，是检查男性不育症原因及疗效观察的主要手段之一，也可以用于男性绝育手术后效果观察和辅助诊断一些男性生殖系统疾病，也包括辅助诊断遗精。

2. 前列腺液检查　观察前列腺液的颜色，测定 pH 等。前列腺液是精液的重要组成部分，约占精液的 30%。为遗精的诊断提供更精确的精液数据。

3. 前列腺 B 超检查　不仅便宜而且实用有效，它可以直观地了解前列腺的确切大小、形态（是否凸入膀胱），还可以了解前列腺内有无结节（提示有无前列腺癌），且患者排完尿后即刻做 B 超还可以测出膀胱内有无残余尿。此外，还可以明确膀胱壁有无增厚、有无憩室，输尿管是否增粗、肾盂是否积水（揭示膀胱和肾受损），为遗精的诊断提供更科学的数据。

4. 直肠指诊检查　此项检查是发现直肠肿瘤、痔等疾病的首选检查，而且直肠指诊并没有太大的痛苦。有经验的医师通过了解前列腺的大小、硬度和表面光滑程度，能发现前列腺有无肥大、有无肿瘤，对遗精的病因诊断提供一定的帮助。

5. 阴茎神经电生理检查　可以客观地区分 PE 的神经敏感来自于交感神经中枢还是外周的阴茎背神经及其分支。使用阴茎神经电生理检查可以测定会阴部各类感觉阈值、诱发电位、阴茎交感皮肤反应。对于阴茎神经电生理检查阴茎背神经体感诱发电位和阴茎头体感诱发电位值低的患者，考虑阴茎背神经敏感;对于交感皮肤反应值低的患者,考虑交感神经中枢敏感。

6. **阴茎生物感觉阈值测定**   可以初步判断阴茎背神经向心性传导功能。

7. **球海绵体反射潜伏期测定**   电刺激阴茎表面,在球海绵体肌插入电极,测定肌电图变化,特异性较差。

三、鉴别诊断

1. **滴白**   是慢性前列腺炎最先出现的征象。因前列腺发炎,前列腺液分泌增多,多则自行溢出,常在早晨起来时发现尿道口有稀薄水样分泌物滴出,也可出现较黏稠的乳白色黏液,最明显的是在小便结束后或排大便时,在尿道口排出一两滴白色物,在中医学称为白浊,现代统称滴白。

2. **脓尿**   是指尿中含有脓液。脓尿的外观呈浑浊状并可见到所含脓丝,感染严重时可有恶臭,一般的泌尿系感染不足以引起脓尿。当较严重的感染,如肾积脓、膀胱憩室感染等,则可出现脓尿,肾结核患者的脓尿与普通化脓性感染不同,多为米汤样尿。

3. **早泄**   遗精是没有性交时而精液自行流出,而早泄是在性交之始,甚者在交接之前,精液提前泄出,可致不能进行正常的性生活。

4. **精浊**   是指尿道口时时流出米样或者糊状浊物,茎中作痒疼痛,严重时如刀割样,常见于泌尿系炎症。而遗精是从尿道口流出精液,且无疼痛。

四、治疗

(一)西医治疗

要明确病因,如果存在其他生殖器疾病,如包皮炎、前列腺炎后,应针对病因展开治疗。也可使用一些对症药物,针对性治疗遗精及伴有的其他症状。

1. **对因治疗**   如果合并包皮炎,医师可能会行包皮环切术治疗,再查看患者的遗精情况。如果合并前列腺炎,医师会针对前列腺炎进行治疗,可能会缓解患者的遗精情况。如果合并其他泌尿系感染,医师可能应用抗生素治疗,对抗感染,具体根据患者的病情判断。

2. 药物治疗　①性激素:对于遗精严重的患者,医师可能使用性激素进行治疗。②盐酸舍曲林:有研究应用盐酸舍曲林,使中枢 5-羟色胺能神经兴奋,达到抑制射精,治疗病理性遗精的目的。③镇静药:思想负担重、出现神经衰弱表现的患者,医师可能会给予镇静药,并配合使用增强免疫力的药物。

(二)中医治疗

1. 中医辨证分型治疗

(1)阴虚火旺:梦中遗精,阴茎易举,头晕耳鸣,腰腿酸软,尤以遗精后次日为显,五心烦热,颧红口干,形瘦神疲;舌红少苔,脉细数。治宜滋阴降火,收涩固精。方用知柏地黄丸加味:熟地黄、山茱萸、山药、牡丹皮、泽泻、黄柏、知母、茯苓、芡实、五味子、金樱子。

(2)湿热蕴结:遗精频作,小便黄浊,尿后余沥,或尿夹精液,脘腹痞闷;烦热不安,口苦黏腻,面色暗黄,阴囊潮湿腥臭;精液及前列腺液白细胞增多,或见有脓细胞;舌质红,苔黄腻,脉濡数。治宜清热利湿。方用程氏萆薢分清饮加减:萆薢、黄柏、土茯苓、车前子、石菖蒲、莲子心、丹参。

(3)心肾不交:多梦而遗精,心悸少眠,头晕目眩,耳鸣腰酸,口燥咽干,神疲乏力,小便短赤或灼热;舌质红,苔薄黄,脉细数。治宜滋阴清火,交通心肾。方用三才封髓丹合交泰丸加减:天冬、熟地黄、山茱萸、黄连、黄柏、肉桂、人参、甘草。

(4)心脾两虚:梦遗滑泄,心悸失眠,形瘦神疲,气短自汗,食少便溏,面色少华,头晕耳鸣;舌淡苔白,脉细弱。治宜补养心脾,益气固精。方用归脾汤加减:人参、黄芪、白术、炙甘草、当归、龙眼肉、远志、茯神、酸枣仁、广木香、芡实、煅龙骨、煅牡蛎。若见胸闷腹胀者加陈皮、厚朴化湿理气;若见畏寒肢冷,腰膝酸软,小便频多等症者加肉桂、附子、补骨脂温肾益阳。

(5)肝火亢盛:梦遗滑泄,阳物易举,烦躁易怒,性欲亢进,胸闷胁胀,头晕目眩,面红目赤,咽干口苦;舌红苔黄,脉弦数。治宜清肝泻火。方用龙胆泻肝汤:龙胆草、栀子、黄芩、当归、生地黄、柴胡、泽泻、木通、车前子、甘草。

(6)心神不宁:欲念频仍,心有疑虑,或所愿难遂,心烦失眠,遗精多随性梦而发,伴征忡心悸,小便短赤等;舌质红,脉数。治宜清心安神,涩精止遗。方用黄连清心饮加味:黄连、生地黄、当归、酸枣仁、茯神、远志、人参、甘草、莲子、莲须。

(7)肾气亏虚:遗精滑泄频繁,或与异性接触即有精液流出或射出,精神萎靡,神思恍惚,面色少华,夜尿频多,腰膝酸软;舌淡苔白,脉沉细。治宜补肾温阳,摄精止遗。方用右归饮合金锁固精丸加减:熟地黄、山茱萸、菟丝子、枸杞子、肉桂、附子、芡实、莲须、沙苑子、煅龙骨、煅牡蛎。

(8)痰火内壅:梦遗滑泄,阴部作胀,烦躁不眠,咳痰黄稠,胸胁胀满,食少脘痞,口苦咽干;舌质红,苔黄腻,脉滑数。治宜清火化痰。方用黄连温胆汤加味:黄连、竹茹、海蛤粉、瓜蒌、半夏、陈皮、枳实、茯苓、生姜、甘草。

2. **中成药治疗**

(1)金樱子膏:口服,一次一汤匙,一日2次。

(2)水陆二仙丸:口服,一次9g,一日3次。

(3)复方金樱子糖浆:口服,一次1汤匙,一日2~3次。

(4)固精丸:口服,一次9g,一日2次。

(5)知柏地黄丸:口服,一次9g,一日2次。

(6)左归丸:口服,一次9g,一日2次。

(7)三才封髓丹:口服,一次9g,一日2次。

(8)金锁固精丸:口服,一次3~6g,一日2次。有火者或下焦湿热者禁用。

(9)还原固精丸:口服,一次 6g,一日 3 次,温开水送服。

3.手法治疗

(1)擦丹田:先将两手掌相摩至热,然后以左手紧托阴囊,右手掌擦小腹丹田处 100 次,右手擦毕,改用左手轮换进行。

(2)摩内肾:两手在腰部上下摩擦 100 次。

(3)按会阴:以中指端按会阴上,同时收缩肛门,提吸小腹,一松一紧地按压 50 次。

(4)擦涌泉:左右各擦 100 次。

此法于每晚睡前进行,用力宜均匀柔和,除会阴穴外,他处应以擦到发热为度。

4.其他治疗

(1)体针

①取穴:关元、命门、三阴交、志室、肾俞。

②治法:隔日针 1 次,虚证用补法,实证用泻法。

(2)艾灸

①取穴:关元、志室、归来、肾俞、内关。

②治法:将用纯艾绒制成灸条的一端点燃,对准施灸穴位,距 0.5～1 寸进行熏烤,使局部有温热感而无灼痛。每次交替取穴 3～5 个,每日灸 1～2 次,一次每穴灸 5～10min,10 次为 1 个疗程。注意艾条距皮肤的距离,谨防灼伤皮肤。适用于肾虚之遗精。

(3)头针

①取穴:足运感区、生殖区。

②治法:用 28～30 号 40～50mm 长的毫针中等刺激,留针 5～10min,每日 1 次,10 次为 1 个疗程。

(4)耳针

①取穴:肾、心、皮质下、肝、神门、枕、耳尖、神经衰弱区、垂前。

②治法:每次选 3～4 穴,用 0.5 寸毫针中等强度针刺,使耳

郭发热,留针 30min。或用耳穴压豆法。

（5）梅花针

①取穴:肾俞、志室、关元、气海、三阴交、内关、任脉循行路线中极至阴交连线、督脉循行路线命门至腰俞连线、肾经循行路线太溪至阴谷连线、心经循行路线神门至灵道连线、膀胱经循行路线心俞至肾俞连线。

②治法:采用轻、中、重度刺激法。腹部穴位及经脉循行路线行轻度叩刺,至局部微红为度;四肢部穴位及经脉循行路线行中度叩刺,至局部潮红但无渗血为度;腰骶部穴位及经脉循行路线行重度叩刺,至局部微微渗血为度。每 2 天叩刺 1 次。

（6）拔罐

①取穴:心俞、肝俞、脾俞、肾俞、次髎、关元、大赫、曲泉、三阴交、复溜。

②治法:用单纯火罐法吸拔上穴,留罐 10min,每日 1 次。

（7）刮痧

①取穴:背部、腹部。背部从肾俞刮至关元俞,腹部从气海刮至中极穴。以上穴位具有强肾固涩之用。梦遗者加刮神门、内关穴;滑精者加刮太溪及三阴交穴。若属湿热下注,加刮阴陵泉。

②治法:患者取坐位,术者在刮治部位涂以适宜的刮痧介质,然后以较重力度刮背部及腹部,刮至局部出现痧痕为好。每 3～5 天刮治 1 次,5 次为 1 个疗程。治疗期间少食辛辣煎炒食物。

（8）穴位埋针

①取穴:三阴交。

②治法:埋针,每次 4～6h,隔日 1 次,5 次为 1 个疗程。

（9）穴位注射

①取穴:关元、中极、八髎。

②治法:每次选 2 穴,每穴注射维生素 B_1 50mg,或胎盘组织液 1ml,隔日 1 次,5 次为 1 个疗程。

（10）中药外敷

①处方:五倍子、煅龙骨、煅牡蛎各 20g。

②治法:上药研为细末,用水调成糊状,临睡前敷于脐部,然后用消毒纱布覆盖,再用胶布固定,每晚换药 1 次,10d 为 1 个疗程。

(11)中药熏洗坐浴

①处方:熟地黄、山药、芡实、沙苑子、枸杞、杜仲、肉桂、金樱子、锁阳、菟丝子各 15g。

②治法:将上药先用温水浸泡 20min,然后加水 3000ml,小火煎煮 20min。趁热取药液熏洗阴部,待温度适宜时坐浴,每次 20~30min。每周 2~3 次,4 周为 1 个疗程。适用于肾气不固证。

(12)运动疗法

①挺胸塌腰,屈膝半蹲,头部挺直,眼视前方,两臂前平举(意识中好像两手握重物,尽力前伸),两膝在保持姿势不变的情况下,尽力往内夹,使腿部、下腹部及臀部保持高度紧张,持续半分钟后复原。每日早晚各做 1 回,次数自便。

②仰卧位,两臂伸直在头后,然后上体和两腿同时迅速上举,使双手和两足尖在腹部上空相触,上举时吸气,还原时呼气。每日早晚可各进行 1 次,一次可做 24~32 次,随着腹肌力量的增强,重复次数可逐步增加。

③每晚临睡前坐在床上收缩肛门,其动作好像忍大便的样子,反复做 20~30 次,收缩时深吸气,放松时呼气,动作宜柔和缓慢而有节奏。

④取手掌相对,摩擦发热后,在腰部至骶尾骨上下推擦 100 次;用手指按压前臂的神门穴和足部的太溪、足三里穴各 1 分钟。

⑤每日洗冷水浴 1 次,或每晚临睡前用冷水冲洗阴囊 2~3min,这样可降低性神经的兴奋度。

第三节 性欲低下

男性的性欲低下,是指成年男子持续或反复地对性幻想和性活动不感兴趣,出现与其自身年龄不相符的性欲望和性兴趣淡漠,进而表现性行为表达水平降低和性活动能力减弱,甚至完全缺乏。性欲低下属男性性功能障碍的范畴,虽不是直接威胁生命的疾病,但会破坏患者性生活的和谐,从而严重影响其生活质量。由于社会生活节奏的加快,以及生活压力增大等因素,导致性欲低下的发病率逐步升高。在中医古籍中,没有"性欲低下""性欲淡漠""性冷淡"等病名,但在"阳气萎弱""阳痿"等疾病描述中有涉及"性欲低下"的内容。虽然"阴冷"概念与"性欲低下"相近,但"阴冷"主要是描述女性的"性冷淡"。

一、临床表现

缺乏对性生活的主观愿望,当性被剥夺时也不会有挫折感。对性爱抚无反应或反应不足,性交时阴道润滑度不足,有干涩、紧缩和疼痛感。缺乏性快感和性高潮,女性患者在被动接受性生活时,可能获得性快感。性生活频率低,一般每月不足 2 次。但在配偶的要求下,也可被动服从,性交次数有所增加。

二、检查

(一)一般检查

应对患者进行生殖系统检查。对于男性患者,医师会进行外生殖器检查、勃起功能检查,明确是否存在生殖器官畸形,以及其他男性性功能障碍等可能导致性欲减退的原因。

(二)辅助检查

1. 血生化检查　可判断血糖、血脂等指标有无异常。

2. 性激素检测　对于内分泌因素引发的性欲减退有一定的

诊断价值。

3. 影像学检查　B超检查可协助检查男生殖器的血流情况，对是否存在器质性病变有一定的诊断意义。

4. 心理学检查　对于心理因素引发的性欲减退有一定的诊断意义。

5. 量表测试　必要时可采用性功能问卷调查，比如男性性健康量表、性欲减退筛查表等。

三、鉴别诊断

1. 性高潮障碍　是指在有足够强度和时间的性刺激后，有正常的性快感、阴道润滑和生殖器肿胀等性兴奋期心理和生理反应，但性反应阻断于平台期，性高潮完全缺乏，可分为原发性和继发性。原发性性高潮障碍是指虽有性兴奋，但在任何情况下无论采取何种性刺激，在其一生中从未有过性高潮；继发性性高潮障碍是指以往曾有过性高潮，而现在不复出现。

2. 性厌恶　是指持续或反复地对与实际或想象中的性伴侣的性接触感到极度厌恶或回避。患者不但对性交感到忧虑，即使接吻、拥抱或抚摸亦可诱发此种反应。导致性厌恶的原因，可能与过去的创伤性性虐待经历、失恋的精神打击或受错误的性教育影响有关。

四、治疗

(一)西医治疗

性欲减退的病因比较复杂，需要全面分析，采取个体化、综合治疗措施。治疗方法主要包括心理治疗、行为治疗和药物治疗。

1. 一般治疗　患者与其性伴侣应了解生殖系统解剖和性过程的正常生理反应。如有内科、精神疾病时，先进行相应的治疗后，再针对性欲减退进行治疗；若系药物所致，停药后观察是否恢复。

2. 激素治疗　雄激素缺乏者可用甲基睾酮来治疗。

3. 抗抑郁药物　如曲唑酮,可用于治疗伴有抑郁、高泌乳素血症、血睾水平低下的性欲减退患者。

4. 拟多巴胺能药物　如安非他酮,可以改善性欲。

5. 拟去甲肾上腺素能药物　如哌甲酯、右苯丙胺等均可治疗性欲减退。

6. 心理治疗　性欲减退多数是由心理因素引起,所以以心理治疗为主,配合药物治疗。患者可寻找一位值得信赖的心理医师,接受性教育和心理辅导。

7. 行为治疗　夫妻应重新学习正确的性行为模式,从互相接触、抚摸和拥抱开始,循序渐进地按规定时间进行训练,每次都把感觉集中在对彼此给予的性快感上,消除焦虑感。同时可进行性感集中疗法,配合使用动情图像资料和手淫训练。

(二)中医治疗

1. 中医辨证分型治疗

(1)命门火衰:性欲低下,畏寒肢冷,腰膝酸软,或伴阳痿;舌质淡胖,苔白,脉沉迟弱。治宜温补命门。方用右归丸:熟地黄240g,山药(炒)120g,山茱萸(微炒)90g,枸杞(微炒)120g,鹿角胶(炒珠)120g,菟丝子(制)120g,杜仲(姜汤炒)120g,当归(便溏勿用)90g,肉桂 60～120g,制附子 60～180g。先将熟地黄蒸烂杵膏,加余药炼蜜丸,梧桐子大,每食前用滚汤或淡盐汤送下百余丸,或丸如弹子大,每次嚼服 2～3 丸,以滚白汤送下。或用赞育丹:熟地黄 240g,白术 240g,当归 180g,枸杞 180g,杜仲(酒炒)120g,仙茅(酒蒸)120g,巴戟肉(甘草汤炒)120g,山茱萸 120g,淫羊藿(羊脂拌炒)120g,肉苁蓉(酒洗去甲)120g,韭菜子(炒黄)120g,蛇床子(微炒)60g,附子(制)60g,肉桂 60g。炼蜜丸服。

(2)肾阴亏损:性欲低下,腰膝乏力,头晕耳鸣,动作迟缓,健忘恍惚,五心烦热,失眠多梦;舌嫩红苔少、脉沉细数。治宜滋阴补肾、交通心肾。方用左归丸加交泰丸:熟地黄 240g,山药(炒)

120g,枸杞120g,山茱萸120g,川牛膝(酒洗蒸熟)90g,鹿角胶(敲碎,炒珠)120g,龟板胶(切碎,炒珠)120g,菟丝子(制)120g。

(3)心脾两虚:性欲低下,神倦头晕乏力,健忘多梦,心悸气短,纳呆便溏、面色少华;舌淡齿印苔白、脉细弱。治宜健脾补心、益气养血。方用归脾汤:白术、当归、白茯苓、黄芪(炙)、远志、龙眼肉、酸枣仁(炒)各3g,人参6g,木香1.5g,炙甘草1g,加生姜、大枣,水煎服。

(4)肝郁血瘀:性欲低下,郁郁寡欢,胸胁胀满,精神恍惚;舌暗苔少、脉弦细。治宜疏肝活血。方用逍遥散合通窍活血汤加减。逍遥散:柴胡、当归、白芍、白术、茯苓、生姜各15g,薄荷、炙甘草各6g。通窍活血汤:赤芍、川芎各3g,桃仁、红花、生姜各9g,老葱3根,红枣7枚,麝香1.5g。用黄酒半斤将上述7味药煎至1碗,去渣后将麝香倒入,再煎两沸,临睡服。

(5)痰湿扰心:性欲低下,形体肥胖,动则气促,或伴阴缩;舌淡苔腻,脉滑。治宜化痰祛湿、疏通心气。方用二陈汤:制半夏、橘红各15g,白茯苓9g,甘草5g,加生姜5片,乌梅1个,水煎服。

2. 手法治疗　刺激和按摩足底有许多益处,其中任何一项都能提高性功能,因此性欲低下患者可自行或请配偶帮助做足底按摩。①直接按摩足底。②用拳捶击足掌心。③用大拇指掐足掌心。④用指尖搔抓足掌心取痒。⑤用足尖(姆趾)揉压足掌心。⑥用冷水或薄荷油、樟脑精按摩足掌心。此法可在患者入睡后进行,按摩时动作应轻巧,以不让患者惊醒为原则,因此可用毛刷、毛笔或绒布蘸上药物或冷水涂擦。

3. 其他治疗

(1)温热敷:取SW-3501型男性性功能康复治疗仪进行治疗,其是由现代数字化电子技术与传统中医经络学原理相结合的非介入、无创伤新型高科技医疗仪器;具备负压吸引、电脉冲刺激、气动按摩、水动按摩等多项物理治疗方式,通过电频刺激间接调节性神经敏感度,运用三大效应激活性器官的血液循环,促进海绵体快速充血。

（2）运动疗法：取站立姿势，两脚分开，与肩同宽，双膝微屈，两上肢缓慢抬胸前，两手指尖相对，指尖距离约 40cm，手心距胸约 40cm；十指分开，自然伸展，两手相对如抱球状，掌、肩、肘、膝放松。采用自然腹式呼吸，吸气时注意身体放松，呼气时默念"松"字。在练习中要求全身尽量放松，可采用意念诱导分段放松，次序从头至足，每放松一段，必须默念"松"字 2～3 遍。

第四节　睾　丸　炎

睾丸炎是男科常见疾病，其发病率为 12％～18％，临床上主要分为急性化脓性睾丸炎和腮腺炎性睾丸炎两种，其中以急性化脓性睾丸炎最为多见。急性化脓性睾丸炎的主要表现为发病较急，发热恶寒，一侧或双侧睾丸红肿疼痛。腮腺炎性睾丸炎主要表现为睾丸肿胀疼痛，红肿发热，继发于腮腺炎之后。

一、临床表现

患者可有睾丸疼痛、阴囊红肿等表现。由于该病主要是由于病原体感染所引起的，因此患者通常还会伴有发热的全身不适症状。

1. 急性睾丸炎　患者主要表现为寒战、高热，患侧睾丸疼痛，并有阴囊及腹股沟区放射痛，若产生脓肿则患侧触之有波动感。体格检查发现阴囊红肿，睾丸明显压痛。流行性腮腺炎并发的睾丸炎，多数为单侧睾丸受累，常在腮腺炎发生后 3～4d 出现症状。

2. 慢性睾丸炎　患者的睾丸可肿胀，也可萎缩，睾丸质硬，有触痛。可伴有高热、寒战、恶心、呕吐等症状。

二、检查

（一）一般检查

检查可见阴囊皮肤红肿，压痛明显。睾丸、附睾增大有压痛。

有时还会有腹股沟淋巴结增大、睾丸鞘膜积液的情况。另外,需要时对患者进行直肠指诊,以判断是否有前列腺的疾病。

（二）辅助检查

1. 血常规检查　白细胞计数和中性粒细胞升高,血培养可能有致病菌生长。腮腺炎性睾丸炎血白细胞计数可正常或偏低。

2. 尿液检查　取患者的尿液进行观察、化验分析,可判断是否有细菌的存在。

3. 超声检查　是常用的影像学检查,可观察阴囊内的情况。受检者通常取仰卧位,暴露下腹部和外阴部,将阴茎上提至腹壁,用衣物遮盖后再用手固定;必要时用治疗巾或软纸将阴囊适当托起。阴囊表面需多涂耦合剂,然后用彩超探头观察睾丸、附睾、精索静脉是否有异常。①急性睾丸炎:睾丸可轻度或中度增大,睾丸实质回声减低不均匀,若合并脓肿可见形态不规则、边界不清的无回声区,内透声差,且常合并睾丸鞘膜积液。彩色多普勒显示睾丸内血流信号增加,血管阻力指数减低。②慢性睾丸炎:睾丸体积可慢性增大,也可缩小,睾丸实质回声不均匀,彩色多普勒显示睾丸内血流信号减少。

4. 病理检查　如有必要,可行病理学检查。

三、鉴别诊断

1. 急性附睾炎　睾丸炎与急性附睾炎均可出现突发阴囊部疼痛,但附睾比睾丸增大、压痛明显,可与急性化脓性睾丸炎相鉴别。

2. 睾丸扭转　睾丸炎与睾丸扭转均可出现突发阴囊部疼痛,但睾丸扭转发病急骤,症状剧烈,无腮腺炎病史,有剧烈运动或阴囊外伤史,普雷恩征阳性(即托起阴囊或移动睾丸时,扭转程度加重,疼痛加剧),睾丸上移,睾丸核素扫描呈放射性冷区。

3. 睾丸肿瘤　睾丸炎与睾丸肿瘤均可出现突发阴囊部疼痛,但发病突然的睾丸肿瘤亦有阴囊内疼痛,但肿瘤侧睾丸增大,质地坚硬如石,沉重感明显,正常睾丸感觉消失,常不易摸到附睾,透光试验阴性。

4. **睾丸结核** 两种疾病的患者均有睾丸疼痛、发热等症状，但睾丸结核的患者表现为睾丸隐痛伴有下坠感，部分患者仅表现为睾丸增大，但疼痛不明显。睾丸结核的全身症状为乏力、低热。

5. **嵌顿性斜疝** 两种疾病的患者均有可能出现阴囊疼痛的症状，但嵌顿性斜疝的患者会伴有腹痛腹胀、恶心呕吐、肛门停止排气等不适。触诊时睾丸、附睾形态正常，无肿胀压痛，而睾丸炎触诊时睾丸质地变硬，伴有疼痛。超声检查可明确诊断。

四、治疗

(一)西医治疗

1. **非手术治疗**

(1)一般治疗：患者卧床休息，托起阴囊，早期冷敷可防止肿胀、缓解疼痛，后期热敷可加速炎症吸收。

(2)药物治疗：①抗生素，其使用最理想的是基于培养结果和药敏试验，不能仅根据显微镜检或革兰染色结果而定。在明确病原体之前，可根据经验使用广谱抗生素。常用的有氨基糖苷类、氨苄青霉素类、头孢菌素类、喹诺酮类，以及氧氟沙星等。②抗病毒药物，对于腮腺炎病毒引起的睾丸炎没有特异性的抗病毒药物治疗，但 α-2b 干扰素除对急性腮腺炎、病毒性睾丸炎有较好疗效外，还对防止睾丸萎缩有明显效果。③其他，对于性传播疾病所致的睾丸炎患者，可肌内注射头孢曲松，联合口服多西环素治疗。

(3)物理治疗：在早期急性睾丸炎治疗中，辅以局部物理疗法的二氧化碳激光照射可取得一定的效果。

2. **手术治疗**

(1)一般情况下，首先采取药物等非手术治疗，但是对于非手术治疗无效、病情得不到缓解的患者可考虑进行手术治疗。早期切开减压、切除病变组织，对症状的缓解和睾丸萎缩发生率的减少有一定效果。

（2）对于有严重疼痛的患者,可以通过注射局麻药封闭精索,改善睾丸血流,保护生精功能。

（3）对反复使用抗生素治疗效果差,局部肿胀明显,并有脓肿形成的患者也可施行病变睾丸切除术。

（二）中医治疗

1. 中医辨证分型治疗

（1）湿热下注:多见于成人。睾丸或附睾疼痛,阴囊皮肤红肿,皱纹消失,灼热疼痛,少腹抽痛,脓肿形成时,按之应指,伴有恶寒发热;舌苔黄腻,脉滑数。治宜清热利湿,解毒消肿。方用枸橘子春汤:枸橘、川楝子、秦艽、陈皮、防风、泽泻、赤芍、甘草、制没药、萆薢、龙胆草、栀子。

（2）瘟毒下注:多见于腮腺炎性睾丸炎患者。腮腺肿痛,并见睾丸肿胀疼痛,阴囊皮色红,扪之灼热,并伴高热寒战;舌淡红苔薄,脉浮数。治宜清瘟败毒,消肿散结。方用普济消毒饮加减:柴胡、黄芩、板蓝根、连翘、蒲公英、玄参、炒牛蒡子、僵蚕、炙升麻、青皮、炙甘草。

（3）气滞痰凝:附睾结节,子系粗肿,触痛轻微,牵引少腹不适,一般无全身症状;舌淡,苔薄腻,脉滑。治宜疏肝理气,化痰散结。方用橘核肾子汤:橘核、海藻、昆布、白芥子、川楝子、桃仁、厚朴、木通、枳实、延胡索、肉桂、乌药。

（4）阳虚寒凝:附睾结节,子系粗肿,无触痛感,阴囊寒冷,可有腰酸,阳痿,遗精;舌质淡或有齿痕,脉沉或细。治宜温补肾阳,散寒解凝。方用回阳子泰汤:麻黄、熟地黄、白芥子、炮姜炭、甘草、肉桂、鹿角胶、菟丝子、巴戟天、黄芪。

（5）肝肾不足:一侧或双侧睾丸萎缩,或偏小偏软,偶有隐痛,口干溲黄,腰酸乏力,舌红,脉细。治宜补益肝肾,兼清余邪。方用六草汤:熟地黄、山药、山茱萸、牡丹皮、泽泻、茯苓、枸杞子、制首乌、紫河车、萆薢、石菖蒲、甘草。

2. 中成药治疗

（1）四妙丸：口服，一次 5g，一日 3 次。用于湿热下注证。

（2）银翘解毒丸：口服，一次 9g，一日 2～3 次，鲜芦根煎汤或温开水送服；或牛黄解毒片，一次 3～4 片，一日 3 次，温开水送服。用于瘟毒下注证。

（3）橘核丸：口服，一次 10g，一日 2 次。用于气滞痰凝证。

（4）少腹逐瘀丸：口服，一次 1 丸，一日 2～3 次。用于阳虚寒凝证。

（5）大补阴丸：口服，一次 9g，一日 3 次。用于肝肾不足证。

3. 手法治疗　急性睾丸炎指压时，取手三里、合谷、曲泉、三阴交、中封、大敦穴，每穴强压 3～5min；必要时，可压后用三棱针点刺放血少许。慢性睾丸炎指压时，取关元、腰俞、三阴交、府舍穴，揉、压、叩各穴 5min，用力稍轻；必要时压后再温灸关元、腰俞、三阴交穴。均每日 1 次，5 次为 1 个疗程。

4. 其他治疗

（1）体针

①取穴：合谷（双）、太冲（双）、关元、中极、归来（双）、三阴交（双）、秩边（双）。

②治法：常规针刺法，均为直刺，平补平泻，留针 30min，每 5～10 分钟行针 1 次，一日 1 次，连续 7 次。

（2）艾灸

①取穴：关元、曲骨、阳池。

②治法：采用艾炷非化脓灸，每穴施灸 4～6 壮，每日治疗 1 次，5 次为 1 个疗程。艾条雀啄灸，每穴施灸 5～15min，每日治疗 1 次，5 次为 1 个疗程。

（3）芒针

①取穴：气海透中极、归来直刺 3 寸、三阴交透阴陵泉、太冲透涌泉、曲泉直刺 3 寸、太溪。

②治法：每日针刺 1 次，10 次为 1 个疗程。

（4）梅花针

①取穴：脊柱两侧、下腹部、腹股沟区、压痛点，重点刺激腰、骶、尾椎及其两侧。

②治法：采用正刺法或重刺法。先叩刺脊柱两侧 3 行 2 遍；再重点刺激腰、骶、尾椎及其两侧 5 行 5 遍，然后对下腹部、腹股沟区、患部（压痛点，轻刺）做局部刺激。刺后用龙胆草 30g（慢性 10g），土茯苓 30g，小茴香 15g，橘核 10g，地榆 5g，共研细末。每次取 30g，以蜂蜜或鸡蛋清、生姜汁调和成糊状，外敷患部（压痛点）、关元穴上，外以纱布包扎固定，每日换药 1 次，10 次为 1 个疗程。

（5）耳针

①取穴：主穴取外生殖器、内生殖器、内分泌（取皮质下与内分泌之间的敏感点）；配穴取肝、肾、肾上腺、三焦、脾。

②治法：每次取一侧耳穴之主穴，随证选用 2～4 个配穴。两耳交替使用。耳郭常规消毒后，用耳毫针对准所选穴位刺入，用强刺激泻的手法。在 3 个主穴范围内找准敏感点针刺，是疗效好坏的关键。若能刺准其敏感点，往往可获得立即止痛的效果。每日治疗 1～2 次，4d 为 1 个疗程。

（6）穴位注射

①取穴：三阴交。

②治法：单侧取穴，双侧交替，每穴注射 0.5～1ml 鱼腥草注射液，隔日 1 次。

（7）中药外敷

①处方：青黛、冰片各 1.5g，雄黄 5g，白矾 3g，花生油适量。

②治法：将上药共研细末，和匀，用花生油调和成糊状，涂在纱布上，贴敷于肚脐、睾丸部，外部包扎固定。每日换药 1 次。若合并腮腺炎，可加服清热解毒中药。

（8）中药熏洗

①处方：橘叶 15g，红花 10g，橘核 15g，枸橘李 15g。

②治法:上药水煎成300ml,待温度合适将阴囊置药液中熏洗或稀释坐浴。每日3次,一次15～20min。

(9)药袋治疗

①处方:大黄、黄柏、姜黄、白芷各30g,苍术、厚朴、陈皮、天南星各20g,甘草12g,天花粉50g,板蓝根45g,蒲公英20g,冰片2.5g,白酒适量。

②治法:将上药(除冰片、白酒外)均碾碎,装入15cm×10cm布袋内封口,放入温水中浸湿,然后放入锅中蒸30min,取出连同布袋装入塑料袋内,以防药物四处扩散,再向塑料袋中的药物布袋表面撒入冰片和适量白酒,将塑料袋口朝向阴囊及会阴部皮肤,先用药物内散发的药物气体熏,待药袋温度稍凉,直接将药物布袋表面紧贴于阴囊及会阴以行外托,直到药袋变凉为止。每日3～4次,使用3d更换新的药物。

第五节　精　囊　炎

精囊炎又称精囊腺炎,是男性生殖系统比较常见的感染性疾病之一。患者主要有血精、射精痛等临床症状,可伴有尿频、尿急、尿痛等不适。临床上根据患者的病程及临床表现,可将精囊炎分为:急性、慢性两种。①急性精囊炎:有病原体的感染及局部的易感因素是诱发急性精囊炎的重要原因。酗酒、受寒、纵欲过度、会阴损伤或长时间受压等都能诱发该病的发生。②慢性精囊炎:多系急性精囊炎病变较重或未彻底治疗演变所致。

一、临床表现

精囊炎的患者主要有血精、射精痛的症状,还可伴有尿道烧灼感、尿痛、尿急、尿频等不适。有时还会有发热、乏力等全身症状。

1. 血精　精囊炎可有血精的表现,精液呈现红色、粉红色或者褐色。

2. **射精痛**　射精痛是精囊炎的特征性症状之一,精囊炎症引起生殖器官疼痛,在射精时加重。患者还可有会阴部不适、坠胀等不适。

3. **尿路症状**　可表现为尿道烧灼感、尿痛、尿急、尿频、排尿困难、终末血尿及尿流淋沥等。

4. **全身症状**　精囊炎急性发作时同其他全身感染类似,有发热、发冷、寒战、乏力、周身疼痛、食欲缺乏、恶心、呕吐等。若感染严重时,则有明显的毒血症,高热、虚脱等。

二、检查

(一)一般检查

通常行直肠指检。指检前嘱患者排空尿液,取站立位、腹部靠近检查台,弯腰接受检查。检查者戴指套或手套,涂润滑剂,嘱患者张口放松,用示指在肛门处轻轻按摩后缓慢插入直肠深部进行检查。正常情况下,男性精囊及其邻近管道一般不易被触及;位于前列腺基底部精囊区域呈柔软且光滑。如有急性炎症,则两侧精囊增大、有压痛。

(二)辅助检查

1. **细菌培养**　精液细胞学检查或细菌培养,即使有阳性结果,也不能肯定是精囊炎。但如果前列腺按摩液培养无菌而精液内有大量细菌或与前列腺液细菌不同,则可诊断为细菌性精囊炎。精道造影时用回抽获得的精道内液体,或通过精囊灌注后取中段尿培养价值更大。

2. **精液分析**　是确定男性生育能力的重要方法,不但可直接检查精囊的分泌功能(如果糖测定),也可通过测定精液体积及观察精液标本的液化情况间接评价精囊功能。

3. **超声检查**　病程较短者见精囊增大,呈梭形,其远端可呈椭圆形,囊壁粗糙并增厚,囊内为较密集的细小点状,回声紊乱。

病程长达数年者可见精囊缩小。

4. CT 检查　不能显示精囊内形态,炎症阻塞射精管时 CT 可显示管腔扩张,部分表现为不均匀的低密度囊状扩张。慢性炎症致精囊纤维化,可见精囊变小。

5. MRI 检查　MRI 对出现血精症状的患者,可提供较有价值的无创伤性影像学诊断。

6. 精囊造影　通过射精管或阴囊段输精管切口插管做精路造影,可以看到输精管、壶腹和精囊的特征性炎症改变。

7. 病理学检查　如无特殊,一般不需要病理学检查。

8. 尿道镜和膀胱镜检查　对确诊有一定的帮助,可看到脓性分泌物从射精管中排出,精阜呈颗粒状、肉芽肿、充血、水肿,并有炎性纤维素存在。膀胱三角区及后尿道有慢性炎症改变。也可用导尿管检查精囊有无管腔狭窄。

三、鉴别诊断

1. 前列腺炎　主要表现也为排尿不适,尿道滴液及下腹、会阴疼痛。由于精囊与前列腺在后尿道精阜处相通,故精囊炎常与前列腺炎同时发生。单纯的慢性前列腺炎通常没有血精,而前列腺液常规中可见卵磷脂小体减少,白细胞增多。

2. 精囊结核　主要表现也为排尿不适,下腹、会阴疼痛及血精。但直肠指检时,精囊结核患者可扪及前列腺、精囊内有浸润性硬结,多伴有附睾结核结节。前列腺精囊液或精液结核杆菌涂片或培养可以发现结核杆菌,PCR 聚合酶链反应结核试验阳性。

四、治疗

(一)西医治疗

1. 非手术治疗

(1)一般治疗:患者养成良好的生活饮食习惯,病情急性发作时避免进行性生活。病情呈慢性的患者可在医师指导下,学习精囊前列腺按摩,可增加精囊的血液循环,还能促进炎性物质排出。患者可进行温水坐浴,可改善局部血运,帮助炎症尽早消退。

(2)规律排精:急性精囊炎应禁欲,待急性期过后再恢复排精。慢性精囊炎患者应坚持规律排精,50岁以下者建议每周2~3次,性生活或手淫排精均可,50岁以上者建议每周至少排精1次。

(3)药物治疗:①抗生素,急性精囊炎选用敏感、足量、有效广谱抗生素控制炎症,常用喹诺酮类、罗红霉素、米诺环素等药物。如精液培养阳性则按药物敏感试验选择药物。慢性精囊炎患者多数精液培养为阴性,症状轻微者一般无须长期使用抗生素。②其他,部分患者可能是由于结核杆菌侵入精囊所引起的炎症,需要使用抗结核药物进行治疗,如异烟肼等。对于精液带血的患者,医师还应给予乙烯雌酚和泼尼松等药物进行对症治疗。

2. 手术治疗

(1)精囊镜手术:慢性精液囊炎合并血精的患者,如经非手术治疗3个月后血精仍未缓解,则应考虑为顽固性血精,首选精囊镜手术。精囊镜手术不仅对精囊炎的诊断和血精的成因分析有帮助,而且通过疏通末端精道、清除精囊内积血及其他沉渣物,对精囊炎症的缓解和预防血精的复发有着极为重要的作用。

(2)精囊镜手术取石:对慢性精囊炎合并精囊结石的患者,应首选精囊镜手术取石。术中如结石体积不大,可用套石篮将结石逐一取出。如结石体积较大,可用钬激光先将结石击碎,再用套石篮将结石碎屑取出。

(3)细针穿刺抽吸:精囊脓肿者可经直肠或经会阴细针穿刺抽吸,然后注入抗生素。如果无效,可行精囊镜手术,进行精囊引流。

(二)中医治疗

1. 中医辨证分型治疗

(1)湿热下注:血精量多,色红或暗红,射精疼痛,伴会阴潮湿,小便短赤,或淋沥不尽,或兼尿频、尿急、尿痛,口干苦而黏;舌质红,苔黄腻,脉滑数。治宜清热化湿,凉血止血。方用清化定血汤(自拟):苍术、黄柏、薏苡仁、土茯苓、车前子、马齿苋、小蓟、牡丹皮、龙胆草。

(2)阴虚火旺:血精鲜红量少,或兼射精疼痛,伴五心烦热,潮热盗汗,腰膝酸软,形体消瘦,口干咽燥;舌质红,少苔,脉细数。治宜滋阴泻火,凉血安络。方用壮水固血汤:熟地黄、山药、山茱萸、牡丹皮、知母、黄柏、小蓟、女贞子、墨旱莲、龟甲、鳖甲。

(3)瘀血阻滞:血精,日久不愈,精色暗红,或夹血块及血丝,射精疼痛,会阴部或阴茎疼痛,或有外伤手术史;舌质暗红,或有瘀斑、瘀点,脉沉细涩。治宜活血止血,化瘀通络。方用三七归经汤:三七、熟地黄、当归、赤芍、川芎、桃仁、红花、马齿苋、蒲黄、阿胶。

(4)脾肾气虚:血精反复发作,日久不愈,精色淡红,神疲乏力,面色无华,食少便溏,头晕腰酸,阴部坠酸不适,小便不利或清长;舌质淡胖,脉沉细无力。治宜补肾健脾,益气摄血。方用济气摄血汤:熟地黄、山药、当归、枸杞子、山茱萸、五味子、人参、黄芪、白术、茯苓、阿胶、蒲黄。

2.中成药治疗

(1)八正合剂:口服,一次15~20ml,一日3次,用时摇匀。用于湿热下注证。

(2)八正胶囊:口服,一次4粒,一日3次。用于湿热下注证。

(3)知柏地黄片:口服,一次6片,一日4次。用于阴虚火旺证。

(4)云南白药胶囊:口服,一次1~2粒,一日4次。用于瘀血阻滞证。

(5)无比山药丸:口服,一次9g,一日2次。用于脾肾气虚证。

3.其他治疗

(1)体针

①取穴:主穴取会阴、肾俞。阴虚火旺者加太冲、照海、太溪,曲骨穴,平补平泻;湿热下注者加阴陵泉、三阴交、太冲、行间、中

极,用泻法;瘀血阻络型加委中、照海、中极,用泻法;气虚型加脾俞、三阴交、太溪、足三里、气海,用补法。

②治法:主穴采用泻法,重刺激,不留针,每日或隔日 1 次,10次为 1 个疗程。

(2)艾灸

①取穴:会阴。

②治法:采用艾条灸,每次 5min,每日 1 次。连续治疗 15 次。

(3)中药离子导入:大便后先用 0.1% 小檗碱 20ml 灌肠;再用此药浸湿纱布垫置于会阴部,并连接在直流电理疗器的阳极上,阴极敷于耻骨上,每次 20min,每日 1 次,10 次为 1 个疗程。并用温水坐浴(水温 42℃)及会阴部热敷,以改善局部血运,助炎症消退。另外,避免久坐,以防盆腔充血。

(4)坐浴、熏洗

①坐浴:热水(水温保持在 42℃),每次 20min,每日 2 次。

②熏洗:取黑山栀、知母、黄柏、赤芍、牡丹皮、地榆、槐花、大小蓟各 12g,土茯苓、白茅根各 30g。上药加水 3000ml,煎煮60min,取滤液,待温度 50℃左右,利用蒸气熏会阴、阴囊,待水温度约 40℃时洗会阴、阴囊、阴茎,一日 2 次。

(5)中药灌肠

①处方:黄柏 30g,黄芩 15g,半枝莲 15g,白花蛇舌草 15g,虎杖 15g,丹皮 10g,茜草 15g,蒲黄 15g。水煎 2 遍,取滤液 200ml。

②治法:用时取药液 100ml,水温约 40℃,保留灌肠,每日 1次,10 次为 1 个疗程。适用于湿热下注证。

第六节　前列腺炎

前列腺炎是指前列腺特异性和非特异性感染所致的急慢性炎症,可引起的全身或局部症状。前列腺炎可分为非特异性细菌性前列腺炎、特发性细菌性前列腺炎(又称前列腺病)、特异性前列腺炎(由淋球菌、结核菌、真菌、寄生虫等引起)、非特异性肉芽肿性前列腺炎、其他病原体(如病毒、支原体、衣原体等)引起的前列腺炎、前列腺充血和前列腺痛。

一、临床表现

(一)急性细菌性前列腺炎

1. 全身症状　起病突然,发热、寒战、乏力、厌食、恶心、呕吐。

2. 局部症状　腰骶部、会阴或耻骨上、腹股沟、睾丸等坠胀疼痛,排便或久坐后加重,可向腰背、下腹部、大腿放射。

3. 尿路症状　尿频、尿急、尿痛、尿滴沥、排尿不净及尿道脓性分泌物,排尿时尿道灼热感,尿线变细或中断,甚至出现尿潴留。可出现初血尿、终末血尿或全程血尿,多为镜下血尿。

4. 直肠症状　直肠胀满,肛门、会阴区坠胀不适,用力排便时肛门疼痛、尿道口溢出白色黏液。

5. 性功能障碍　性欲减退,阳痿,血精,性交痛。

6. 前列腺触诊　可触及增大的前列腺,触痛明显,整个或部分腺体坚韧。按摩前列腺可自尿道口引出前列腺液,其中有大量白细胞或脓细胞及含脂肪的巨噬细胞,培养可有细菌生长。为避免败血症和泌尿系上行感染,急性期不宜做前列腺按摩。

(二)慢性前列腺炎

1. 疼痛　程度较轻,多为胀痛、抽痛,主要在会阴及腹股沟部,可放射至阴茎、睾丸、耻骨上和腰骶部,有时射精后疼痛和不适是突出特征。

2. 尿路症状　轻度尿频、尿急、尿痛,夜尿多,排尿时尿道内有异常感觉,如发痒、灼热、排尿不净感。尿道口滴白现象,多在尿末或大便时尿道口溢出白色黏液,此为前列腺溢液。

3. 性功能障碍　部分患者可出现阳痿、早泄、血精、性欲减退、性交痛、不育。

4. 全身症状　部分患者可出现头晕耳鸣、失眠多梦、神疲乏力、健忘、精神抑郁、自信心减弱等神经衰弱症状,还可并发虹膜炎、关节炎、神经炎等。

5. 前列腺触诊 腺体大小多正常或稍大,两侧不对称,表面软硬不均,中央沟存在。严重时前列腺压痛明显,腺体硬度增加或体积缩小。

二、检查

(一)一般检查

进行直肠指诊,前列腺呈饱满、增大、质地柔软、有轻度压痛。患病时间较长的,前列腺会变小、变硬、质地不均匀,有小硬结。同时,应用前列腺按摩的方法获取前列腺液,做常规检查。

(二)辅助检查

1. 尿三杯试验 前列腺炎患者第 1 杯尿有碎屑和脓尿;第 2 杯较清澈;第 3 杯浑浊,其中细菌和白细胞增多。

2. 前列腺液检查 直肠指检按摩前列腺取得前列腺液,于显微镜下检查,每高倍视野白细胞 10 个以上或<10 个但伴成堆脓球,卵磷脂小体减少。慢性前列腺炎时 pH 值明显升高。

3. 前列腺液培养 取前列腺液进行细菌培养,可鉴别细菌性和非细菌性前列腺炎。

4. B 超检查 可诊断前列腺炎,显示组织结构混乱、界限不清。

5. 免疫学检查 急性前列腺炎患者前列腺液 IgA 和 IgG 水平增高;慢性患者前列腺液 IgA 增加最明显,其次为 IgG。若对前列腺炎治疗有效,则患者前列腺液中 IgA 和 IgG 水平可逐渐降低;治疗无效时,两者水平往往居高不下。

6. 细菌学检查 可避免前列腺液培养与尿道污染的混淆。方法是尿道口常规消毒后,取初段尿 10ml 为标本 VB1,中段尿为标本 VB2,按摩前列腺取前列腺液为标本 EPS,再排尿 10ml 为标本 VB3,4 种标本分别做细菌培养加计数。细菌性前列腺炎患者

EPS 和 VB3 的细菌计数高于 VB1 和 VB2；非细菌性前列腺炎患者 4 种标本均无细菌。

三、鉴别诊断

1. 前列腺痛　患者表现为持续的尿频、尿痛、排尿困难，会阴、下腹、腰骶等部位疼痛不适，久坐、骑车后加重。直肠指诊检查两侧肛提肌压痛明显，前列腺触诊正常而无压痛。以往此症被称为梨状肌肛提肌症候群，前列腺液镜检正常，细菌培养无生长。

2. 前列腺脓肿　大多数为急性细菌性前列腺炎的并发症，多发生在 50－60 岁，半数患者有急性尿潴留，尿频，排尿困难，直肠不适，尿道流脓，有的伴有附睾炎。直肠指诊前列腺病侧增大，触之软，有波动感。偶尔前列腺脓肿可自然向尿道破溃，也可向直肠破溃，被误认为直肠周围脓肿。

3. 前列腺结石　指发生在前列腺腺泡内和腺管内的结石。与前列腺慢性炎症、前列腺液潴留、腺管狭窄、代谢紊乱等因素有关。无机盐如草酸钙、磷酸钙、磷酸镁等沉积在前列腺腺泡内的淀粉样体，上皮细胞和炎性渗出物上形成结石，患者可表现有慢性前列腺炎的各类症状，但直肠指诊可扪及前列腺有结石摩擦感，骨盆 X 线在耻骨联合区一侧有阳性结石影，超声波检查可在前列腺结石部位出现强光带，并有声影。

4. 前列腺结核　症状与慢性前列腺炎相似，但常有泌尿系结核或其他部位结核病灶的病史，直肠指诊前列腺呈不规则结节状，附睾增大变硬，输精管有串珠状硬结，前列腺液结核杆菌直接涂片或 PCR 检测有结核菌。

5. 前列腺癌　晚期可出现尿频、尿痛、排尿困难等症状，但患者常有消瘦、乏力、贫血、食欲缺乏等明显全身症状，直肠指诊前列腺有坚硬如石的肿块，表面高低不平，血清前列腺特异抗原及前列腺酸性磷酸酶增高。前列腺穿刺活检可发现癌细胞，超声波检查可见腺体增大，边界回声不整齐或有缺损，内部光点不均匀，癌肿部位有较亮光点或光团。CT 检查可见前列腺形态不对称，若肿瘤向包膜外浸润，可见精囊和膀胱后壁的组织间隙消失。CT 可确定前列腺癌的浸润程度。

6. 耻骨骨炎　临床上常表现为慢性前列腺炎的症状，但肛诊及前列腺液检查正常。主要特征是耻骨联合处有明显压痛，摄骨盆 X 线片示耻骨联合间隙增宽＞10mm，双侧耻骨上支水平相差＞2mm，耻骨联合边缘不规则，出现侵蚀和反应性骨硬化。

7. 急性肾盂肾炎　本病多见于女性，男性极少见，急性肾盂肾炎导致的腰痛多为一侧肾区，且叩击痛明显。急性前列腺炎引起的腰痛多为腰骶部中央，肾区无叩痛。急性前列腺炎前列腺液中可见大量脓细胞，急性肾盂肾炎主要为尿液性质的改变。

四、治疗

(一)西医治疗

1. 一般治疗　合理安排生活起居，加强身体锻炼，增强体质，性生活有规律。注意饮食，不吃刺激性食物，禁酒、戒烟，适量多饮水，保持大便通畅。避免久坐、久骑，注意休息。

2. 抗生素治疗　急性细菌性前列腺炎患者对抗生素反应较好。首选复方甲噁唑。该药能在前列腺液中保持较高浓度，抗菌效果显著。喹诺酮类抗生素治疗慢性前列腺炎效果较好，此类药物抗菌谱广，在前列腺内浓度比血清高。治疗前列腺炎选择抗生素药物时应遵循如下原则。①药物对细菌有较高的敏感性；②确定应用的药物应以高脂溶性、高渗透能力、与血浆蛋白结合率低、离解度高的药物为标准；③两种以上并有增效作用的药物联合使用；④为使药物在前列腺间质中达到有效浓度及防止尿道感染的发生，应提倡超大剂量和超时限(4～12 周)的用药法。

3. 心理治疗　解释病情，增强患者信心，消除其顾虑，必要时应用镇静药。

4. 外治法

（1）前列腺按摩：①慢性前列腺炎时按摩可改善局部血运，排出腺体内炎性分泌物。每周 1 次，动作宜轻柔，切忌暴力挤压。②急性前列腺炎禁用。

（2）熏洗坐浴疗法：对充血性前列腺炎疗效肯定。温水坐浴和药物可促进盆腔的血运，改善局部微循环，促使炎症吸收。用 42～46℃温水坐浴，每日 2 次，一次 20min，20d 为 1 个疗程。

（3）药物离子透入疗法：选择高敏、广谱抗生素，经直肠内或耻骨联合上直流电药物导入治疗慢性前列腺炎，疗效满意。药物离子透入疗法是利用直流电使药物离子经皮肤或黏膜弥散入组织，达到治疗疾病的一种方法。药物进入人体的主要途径是皮肤和汗腺管的开口，以后逐渐进入血液和淋巴；其治疗是直流电与药物的协同作用。中西药均可进行离子导入，如 1% 链霉素液、10% 黄芩液等。操作前患者解清大便，把药液从肛门灌入直肠，再施用直流电，药物成分就能渗透进去。每日 1 次，一次 20min，2 周为 1 个疗程。本法适用于慢性前列腺炎之疼痛较重与膀胱刺激症状较明显者。

（4）物理疗法：是借助于声、光、电、热、水等各种物理因素，对机体组织器官和致病因子发生作用，以调节机体本身的内因，恢复正常生理状态的一种治疗措施。物理疗法主要是利用所产生的热力作用，使深部组织充血，改善血液循环，加强局部组织的滋养，加速炎性产物的吸收清除，有利于炎症的消散，但暂时无法达到治愈不复发的效果。①超声波疗法：超声波是指频率在 20 000Hz 以上，不能引起正常人听觉反应的振动波。临床上常用频率为 800～1000kHz。医用超声波能改善局部血液和淋巴循环，加强局部新陈代谢，使组织酸碱度发生变化，pH 向碱性改变，使局部酸中毒减轻，缓解或消除疼痛。超声波治疗适用于慢性前列腺炎中尿路刺激症状明显和前列腺液镜检白细胞较多的患者。②短波疗法：是一种高频电流疗法，所应用的电流称为短波电流，频率为 $3×10^6～3×10^7$Hz，波长为 10～100m，治疗时电压为

90～120V。短波的杀菌作用并非直接的,而是由于短波增强了机体的免疫防御机制所产生的间接效果。短波疗法操作简便,治疗时用两个电极板,一个放在臀部,一个放在下腹部的耻骨上方,每次 20～30min,每日 1 次,2 周为 1 个疗程。本疗法适用于急、慢性前列腺炎及前列腺镜检白细胞较多者。③超短波疗法:是应用高频率电流进行治疗的另一种方法,电流频率较高,一般为 30～300MHz,治疗时电压为 40～50V,其作用机制和适应证与短波疗法相同,但其穿透组织的能力及杀灭微生物的效果比短波大得多。④微波疗法:是一种新的高频电疗法。频率为 2450MHz,比短波及超短波更易深达组织内部,对深部组织的微生物杀灭能力很强,且有不会使皮下组织过热,产生的热均匀等特点。使用方法是将微波的发射探头放进直肠 5～6cm 深处,隔着直肠壁照射前列腺,每次照射 8～12min,每日或隔日 1 次,两周为 1 个疗程。在正常剂量下微波对人体一般是无害的,但睾丸对微波很敏感,因此在治疗前列腺炎时,必须注意保护睾丸不受照射。前列腺炎引起不育者应用此法更应多加小心。⑤非热效应高频波疗法:高强穿透能力的非热效应高频波和周期性磁脉冲,交替透射前列腺体,透过前列腺外层的脂性包膜,使高频能量达到组织深层,有效提高细胞组织的代谢,改善微循环系统,使局部血液和淋巴组织及吞噬细胞等免疫系统的活性增强,从而达到提高机体免疫力,修复病变组织,改善微循环,消炎、镇痛,消除前列腺增生的作用。对急性和慢性前列腺炎、前列腺增生(肥大)、排尿梗阻、尿道炎、性功能障碍等疾病有较为显著的疗效。

(二)中医治疗

1. 中医辨证分型治疗

(1)急性前列腺炎

①湿热下注:初起寒热交作,小便频急不爽,尿道灼热刺痛,或伴血尿,会阴坠痛,口干口苦而黏,大便秘结,少腹胀急;舌红苔黄腻,脉滑数。治宜清热利湿。方用八正散加减:车前子 12g,木

通 6g,萹蓄 15g,滑石(包煎)10g,栀子 10g,瞿麦 10g,灯心草 15g,甘草梢 10g,酒大黄 6g。高热者加金银花 15g,连翘 15g,荆芥穗 10g;血尿者加大蓟、小蓟各 10g,白茅根 10g。水煎取汁,每日 1剂,分 2 次服。

②**热毒壅盛:**中期高热不退,口渴喜饮,会阴部红肿热痛,尿少尿闭,或有脓血尿,尿道灼痛,腹胀痛,大便秘结或里急后重;舌红苔薄黄,脉弦数。治宜泻火解毒。方用龙胆泻肝汤加减:龙胆草 10g,黄芩 6g,柴胡 6g,生地黄 12g,黄柏 6g,车前草 15g,泽泻 10g,大黄 4g,栀子 10g,木通 6g,甘草 6g。水煎取汁,每日 1 剂,分 2 次服。

(2)慢性前列腺炎

①**湿热下注:**小便淋涩赤痛,少腹拘急,会阴部胀痛,尿道口滴白浊;舌苔黄腻,脉滑数。治宜清热利湿。方用八正散加减:木通 7g,车前子 10g,萹蓄 10g,瞿麦 10g,滑石(包煎)10g,栀子 10g,大黄 6g,甘草 5g。水煎取汁,每日 1 剂,分 2 次服。

②**脾虚湿盛:**小便流浊,面色不华,肢体困倦,不思饮食;舌淡苔白,脉虚。治宜健脾利湿。方用参苓白术散加减:党参 10g,炒白术 15g,茯苓 24g,薏苡仁 30g,砂仁 7g,泽泻 15g,当归 10g,益母草 30g,陈皮 10g。水煎取汁,每日 1 剂,分 2 次服。

③**气滞血瘀:**小便涩滞会阴及小腹下坠胀痛,前列腺增大坚硬;舌紫暗,脉弦涩。治宜活血化瘀、行气通络。方用少腹逐瘀汤:桃仁 10g,红花 10g,当归 15g,小茴香 6g,川楝子 10g,乌药 10g,赤芍 12g,泽兰 15g,蒲公英 30g。水煎取汁,每日 1 剂,分 2次服。

④**肝肾阴虚:**尿道口常有白浊、会阴坠胀,腰膝酸软,潮热盗汗;舌红少苔,脉细数。治宜滋肝肾,清泄相火。方用知柏地黄汤加减:知母 15g,黄柏 10g,土地黄 30g,泽泻 15g,牡丹皮 15g,茯苓 30g,制首乌 15g,黄精 15g,丹参 15g。水煎取汁,每日 1 剂,分 2次服。

⑤肾阳不足:小便淋涩夹精,畏寒,腰膝酸冷,阳痿,早泄;舌质淡胖,脉沉弱。治宜温肾壮阳。方用金匮肾气丸加减:制附子10g,菟丝子10g,仙灵脾10g,杜仲10g,黄精10g,当归15g,山药15g,茯苓24g。水煎取汁,每日1剂,分2次服。

2. **手法治疗**

(1)背部按摩:①双腿分开与肩同宽、直立,上身稍弓向前,以双手背横贴于腰背部,由臀中部沿脊椎两侧至肩胛骨下,双手上下交替滑动5~6次。②双手五指并拢,以拇指背面及示指外侧紧按背肌,稍用力上下交替按摩4~5次。

(2)腰骶按摩:①体位同背按摩。手掌微凹,依次轻压尾骨、骶骨、腰部、再向腰侧移动,重复5~6次。②双手拇指置于髋前两侧,四指端以螺旋形移动按揉,自尾骨、骶骨至腰部,然后向腰两侧移动按摩。手法应稍重,有压迫感,重复5~6次。③五指并拢,以掌面紧贴腰两侧,由外向内稍加用力地按压推动,在腰上下部分6~8排各重复5~6次。④双手四指并拢微屈,置于臀上部中央,拇指分开紧按臀部外侧不动,四指指腹稍用力沿骶骨上下滑动按摩,重复5~6次。

背部、腰骶按摩结束后,分腿直立,双手叉腰,并做弯、伸和左、右旋转腰部,放松动作放松肌肉,约2min。

(3)臀部按摩:①直立、重心置于左腿上,右足跟稍向外,右腿微屈,以右手掌自下向上捏拿右臀肌肉,重复5~6次,然后换左侧,同样进行。②姿势同上。改用五指自下而上抓起并轻轻抖动肌肉,右侧抓抖5~6次后换左侧。

(4)腹部按摩:①仰卧位,双腿稍屈。以右手四指指腹按顺时针方向沿肚脐四周旋转按揉,并逐渐向外扩大至全腹,再逐渐缩小至肚脐。应注意按至下腹耻骨上时手法不宜重。连续按摩1min。②仰卧位,双腿伸直。双手以拇指居上,四指并拢在下呈钳状。沿肋骨下缘稍用力插入肋下捏紧,沿肋骨下缘滑动,由内向外,重复5~6次。③仰卧位,双腿稍屈。五指并拢,以指腹从腹壁外周呈螺旋形按揉向肚脐部滑动,至肚脐后再向外扩展,整个腹部均应按摩,至下腹耻骨上时手法宜轻柔。按摩 1min。

做腹部按摩应放松腹肌,平稳呼吸;按摩后,以手掌轻轻抚摸全腹。

3. 其他治疗

(1)体针

①取穴:一组为大椎、尺泽、合谷、复溜;二组为次髎、曲池、足三里;三组为秩边、三阴交、中极;四组为肾俞、关元、太溪;五组为膀胱俞、阴陵泉、行间。

②治法:实证,重刺激泻之;虚证,轻刺激或艾灸补之;虚实夹杂,随证施治。每日选择一组,采用提、插和捻转手法,每日 1 次,20 次为 1 个疗程。适用于慢性前列腺炎。

(2)艾灸

①取穴:三焦俞、委阳、中极、阴陵泉、三阴交、气海。

②治法:一是艾条灸。点燃艾条,火头距离穴位处皮肤 2～3cm 进行熏烤,使皮肤有较强的刺激感,火力要壮而短促,以达消散邪气之效,每穴灸约 5min,若皮肤产生小疱,任其自然吸收,不要产生大的瘢痕,刺激以能忍受为度。二是艾炷灸。在穴位涂上大蒜汁,以粘住艾炷,选用标准大中艾炷施灸,可吹火使艾炷燃烧加快,当穴下产生强烈刺激感时即去除艾炷,一般灸 3～10 壮。适用于慢性顽固性病症。三是艾炷隔姜灸。穴位上放 2mm 厚的生姜片,中穿数孔,生姜片上放艾炷,每次选 3～5 穴,每穴灸 3～10 壮,隔日 1 次,7～10d 为 1 个疗程。适用于湿热下注证。

(3)耳针

①取穴:肾、膀胱、尿道、盆腔、前列腺、神门等。湿热壅滞型加小肠、三焦;阴虚火旺型加肾、内分泌;肾阳虚损型加肾、内分泌;气滞瘀阻型加三焦、脾、胃。

②治法:每次选穴 2～3 个,中度刺激,留针 15～20min。或者用耳穴贴压疗法:令患者端坐,选准穴位,用 75% 乙醇将耳郭脱脂

去污,用 0.5cm×0.5cm 胶布将王不留行子固定于耳穴上,每个穴位用手法按压,每日 3 次,一次 5~10min。每 3 天贴换 1 次,5 次为 1 个疗程。连续 2~3 个疗程。每次选用一侧耳朵,双侧交替进行。

(4)拔罐

①取穴:主穴取肾俞、膀胱俞、八髎、关元、中极、三阴交。湿热下注加天枢、水道、阴陵泉;脾虚气陷加气海、脾俞、胃俞;下元虚衰加志室,命门、气海俞;气滞血瘀加膈俞、血海、合谷。

②治法:一是刺罐。梅花针叩刺后拔罐,留罐 10~20min。二是挑罐。在腰骶部穴位行挑罐,挑刺后留罐 5~15min,并在 7d 后在此部位再行其他治疗。刺罐可隔日 1 次,10 次为 1 个疗程,疗程间隔 5~7d。

(5)穴位注射

①取穴:关元、中极、气海、复溜、三阴交、足三里。

②治法:用一次性 5ml 注射器吸入复方丹参注射液 2ml+0.25%普鲁卡因 1ml,混匀,每穴注入 0.5ml。适用于有睾丸痛、尿急、尿频、尿血症状的慢性前列腺炎患者。

(6)中药外敷

①处方:五倍子、小茴香、三七、贝母、冰片、雄黄、乳香各 10g,全虫 30g,蜈蚣 5g,大黄、天花粉各 50g,野菊花 100g。

②治法:将上药研末,用白醋适量,先用大火熬沸约 15min,后用小火熬 10min 至黏稠,至挑起稍成粗丝即成。密闭 5min,冷却后装好备用。应用时先用温水清洗会阴,然后涂适量膏药于自制布带中央,置于会阴部,每晚 1 次。

(7)熏洗坐浴

①处方:芒硝、益母草、鲜葱各 30g,大黄、艾叶、车前草各 10g。

②治法:上药加水煎成 2000ml,倒入盆内,坐在盆上熏蒸,待水温下降后,用毛巾蘸药液清洗会阴部,水温适中后坐于盆内坐

浴,到水凉为止,每日 2～3 次。

(8)磁疗:本法是应用磁场作用于机体达到治疗疾病的目的。磁场强度为 1500～3000Gs 的磁片,对大肠埃希菌等有一定的杀灭或抑制作用,并能增加局部血液循环,促进渗出物吸收和消散,起到消肿止痛作用。一般将磁片贴在前列腺附近的肌肤表面,如会阴穴、关元穴上。适用于慢性前列腺炎。

(9)运动疗法:跑步对前列腺的保护效果最好。首先,跑步时盆底肌肉有节奏地张弛,仿佛是把前列腺放在"蹦床"上,让它在上面"弹跳",使前列腺及其周围的器官和组织的血液活起来。其次,跑步时腹腔内脏器尤其是肠管及大网膜有规律、有力度地对前列腺造成冲击,起到了对前列腺的"按摩"作用。第三,跑步这种运动受到外界环境的条件限制比较少,也不需要他人的配合。但是,剧烈运动也会造成前列腺的充血、水肿,对前列腺的保养不利。所以,跑步也不能过度,要根据自身的体力,掌握好速度、时间和距离。

第七节　精索静脉曲张

精索静脉曲张是指精索蔓状血管丛因各种原因引起血液淤滞,导致局部静脉扩张、迂曲。患者一般多无症状,容易被忽视,病情严重者可有患侧阴囊胀大,伴坠胀、隐痛感。精索静脉曲张在不育男性中发病率较高,继发性不育症患者的发病率更高,WHO 将其列为男性不育的首位原因。精索静脉曲张致男性不育是睾丸体积缩小、睾丸灌注减少及睾丸功能障碍等多种因素共同作用,导致精子质量异常的结果。根据精液异常状态的分类诊断,常见有少精子症、弱精子症、畸形精子症、精子 DNA 碎片指数(DFI)升高等,可单独出现或两种以上病症同时存在,此外还有死精子症和无精子症等。

一、临床表现

阴囊青筋暴露,盘曲甚者如蚯蚓团,轻者无明显临床症状,重者阴囊可有坠胀感或钝性疼痛,久站、行走及劳累后症状加重,平卧休息后可减轻或消失。

二、检查

(一)一般检查

检查患者睾丸的大小,这是一个重要的诊断依据,精索静脉曲张越明显、发病时间越长,睾丸体积也就越小。检查时应注意睾丸质地,睾丸质地稍软,提示睾丸功能不全的可能。正常睾丸体积下限为15ml,如低于此值常伴有精子发生障碍。

1. 患者保持站立状态,轻者局部体征不明显,严重者可见病侧较健侧阴囊明显松弛下垂。视诊和触诊时可见曲张的精索内静脉似蚯蚓团状。

2. 患者用力屏住呼吸,来增加腹腔压力,此时血液回流受阻,医师可发现曲张的静脉。临床上将该方法称为"Valsalva试验"。采用望诊和触诊配以Valsalva试验进行分级。①Ⅰ度:阴囊触诊时无异常,但Valsalva试验可扪及曲张的精索静脉。②Ⅱ度:阴囊触诊可扪及曲张的精索静脉。③Ⅲ度:视诊可看见阴囊内曲张静脉团块,阴囊触诊时可扪及明显、增大曲张的静脉团。

3. 患者平卧,此时曲张的静脉会缩小或消失。

(二)辅助检查

1. 精液分析　如第1次精液分析结果正常,通常不需要进行第2次分析,精液分析结果必须与临床检查相印证。如再次精液分析结果与第1次相差显著,则需进行第3次精液分析。无精子症诊断要特别慎重,至少要进行3次以上严格的精液采集和检查,且所有显微镜检查未见精子的精液标本都应离心确定沉淀中无精子。

2. 精子形态学检查　生精功能缺陷和某些附睾病变通常会导致异常形态精子百分率的增高,精子形态学分析是评价精子质量的重要指标,能反映精子的受精能力。

3. 精子顶体酶　反映精子与卵子融合的能力。

4. 精浆生化检查　精浆生化常用指标包括果糖、中性 α-葡萄糖苷酶、酸性磷酸酶、锌和弹性硬蛋白酶等,重点了解果糖、中性 α-葡萄糖苷酶的含量,对不育的诊断及外科治疗有指导意义。

5. 生殖内分泌激素　尿促卵泡素(FSH)、黄体生成素(LH)、睾酮(T)、泌乳素(PRL)、雌激素(E)、血清抑制素 B。血清 FSH 是评价睾丸生精功能较好的指标,较低的血清 FSH 水平提示较好的睾丸生精功能,也预示着较好的治疗效果。血清抑制素 B 相对于 FSH 能更准确评价睾丸生精功能,可作为预测术后生精功能改变的指标。当精索静脉曲张合并 FSH 明显升高时,要考虑进行遗传学检查。

6. 生殖道相关支原体、衣原体等病原微生物检测　对于精液参数异常患者及不明原因不育者,尤其是精液白细胞增多、合并尿道分泌物的患者应进行支原体、衣原体、淋球菌等病原微生物检测。RNA 检测技术因其灵敏度高、特异性强、更准确地判定疗效等特点,更适于生殖道常见病原微生物的检测。培养法可以同时做药物敏感试验,有助于临床治疗时选择敏感药物。

7. 生殖遗传学检查与男性不育相关的遗传学检查　主要包括染色体核型、Y 染色体微缺失、基因突变、基因多态性等,其中 Y 染色体微缺失推荐以下 8 个位点:sY84、sY86(AZFa),sY127、sY134(AZFb)、sY254、sY255(AZFc)、sY145、sY152(AZFd),不同位点的缺失其临床意义不同。

8. 抗精子抗体(AsAb)检测　对于不明原因不育、精子大量特异性凝集、性交后试验异常等情况,可进行 AsAb 检测。

9. 精子 DNA 完整性检测　精子 DNA 的完整性是父系遗传信息传递给子代的前提。精子 DNA 完整性异常会严重影响到精子受精、受精后原核形成，并可能导致流产。临床常用精子 DFI 来评价精子 DNA 的完整性。精子 DFI 升高可造成配偶不孕、反复流产、胎停育等，也是宫腔内人工授精(IUI)，体外受精/卵细胞质内单精子注射(IVF/ICSI)成功率的影响因素。

10. **影像学检查**　生殖系统超声检查包括阴囊超声及经直肠超声。阴囊超声主要检测双侧睾丸、附睾、精索静脉及近端输精管。通过测量睾丸上下径、左右径、前后径，并使用公式校正后计算睾丸体积(体积＝睾丸上下径×左右径×前后径×0.71)。经直肠超声主要针对前列腺、精囊、输精管和射精管进行检查。精索静脉曲张的彩色多普勒超声(CDFI)分度：①亚临床型精索静脉曲张，临床触诊阴性而超声平静呼吸检查精索静脉内径(DR)1.8～2.1mm，但无反流，在 Valsalva 动作时有反流，反流持续时间(TR)1～2s。②临床型精索静脉曲张Ⅰ度，临床触诊阳性且超声平静呼吸检查 DR2.2～2.7mm，在 Valsalva 动作时有反流，TR2～4s。③临床型精索静脉曲张Ⅱ度，临床触诊阳性且超声平静呼吸检查 DR 2.8～3.1mm，在 Valsalva 动作时有反流，TR 4～6s。④临床型精索静脉曲张Ⅲ度，临床触诊阳性且超声平静呼吸检查 DR≥3.1mm，在 Valsalva 动作时有反流，TR≥6s。CT 检查和 MRI 检查可明确本病是否为腹膜后肿瘤、肾肿瘤或其他病变压迫所致。

11. **前列腺液检查**　分析前列腺液是否异常。

12. **甲状腺功能检查**　检测甲状腺功能的指标。

13. **输精管、精囊造影**　由于输精管造影可能导致继发性梗阻，应衡量其使用的必要性。

14. **垂体 MRI**　对精索静脉曲张寻找病因或鉴别诊断时(怀疑垂体瘤高泌乳素血症时)可选。

15. **血管造影**　精索内静脉造影有助于减少高位结扎手术的失败率和分析手术失败原因。

16. **病理检查**　如有必要，医师可建议患者进行睾丸活检，用于判断睾丸受损程度及估价手术预后。因不论是手术还是穿刺方法,均属创伤性,故不做常规应用。

三、鉴别诊断

1. **输精管附睾结核**　患者也有阴囊部坠胀感,但其特征为输精管有串珠样改变。附睾尾部可出现不规则的结节,也可出现与阴囊粘连的窦道。

2. **睾丸鞘膜积液**　睾丸鞘膜积液呈球形或卵圆形,表面光滑,有囊性感,无压痛,触不到睾丸和附睾。透光实验阳性,医师在暗室内用黑色纸筒罩于阴囊,手电筒由阴囊下方向上照时,可见积液有透光性。

3. **腹股沟斜疝**　腹股沟斜疝可见患侧阴囊增大,平卧时阴囊内容物可回纳,咳嗽时腹股沟管外环口处有冲击感。B 超或 CT 有助于进一步诊断。

4. **睾丸肿瘤**　睾丸肿瘤为实质性肿块,可伴患侧睾丸疼痛不适,查体患侧睾丸质地较硬,肿瘤标志物可有升高,CT 或 MRI 有助于诊断。

5. **丝虫性精索淋巴管曲张**　患者精索增粗、迂曲、扩张,与精索静脉曲张相似,且患者有反复发作的丝虫性精索炎的病史。触诊可在精索下部发现有细小的索团状肿块,以立位为著,卧位时减轻。入睡后可在外周血中寻及微丝蚴。

6. **丝虫性精索炎**　患者也可有阴囊部坠胀的感觉,精索增粗,压痛明显,局部有反复发作的剧痛或钝痛。精索下端可出现小硬结。实验室检查可帮助明确鉴别。

四、治疗

(一)西医治疗

1. 非手术治疗

(1)一般治疗:患者可在专业医师指导下使用阴囊托带,同时避免做一些增加腹压的运动,如屏气等。

(2)药物治疗:药物治疗适用于静脉曲张程度轻、阴囊坠痛等临床症状不明显、精液质量未见明显异常的患者。此外,对于病情严重,进行手术治疗后的患者,药物在其生育功能的恢复方面有着一定的作用。可能用于治疗的药物如下。①七叶皂苷类:具有抗炎、抗渗出、保护静脉管壁的胶原纤维的作用,改善由精索静脉曲张所引起的症状,如睾丸肿胀、疼痛等。②黄酮类:具有抗炎、抗氧化作用,可快速提高静脉张力,降低毛细血管通透性,提高淋巴回流率,减轻水肿。可改善临床型精索静脉曲张引起的疼痛症状,并且能延缓亚临床型精索静脉曲张向临床型发展。③非甾体抗炎药:阴囊局部疼痛的患者,可在专业医师指导下使用布洛芬等药物来对症治疗。④改善精液质量的药物:对于精索静脉曲张导致生殖功能损害者,可使用促进精子发生、改善精液质量的药物。基础性治疗包括 3 大类:抗氧化治疗、改善细胞能量代谢的治疗,以及改善全身和生殖系统(睾丸、附睾等)微循环的治疗。对于合并有精子活力低的患者,可在专业医师指导下补充维生素 E,还可使用辅酶 Q_{10} 等药物。

2. **手术治疗**　精索静脉曲张外科治疗的价值及各种治疗方式的优劣尚存异议,但外科治疗仍是目前最常见的治疗精索静脉曲张性不育症的治疗手段之一。精索静脉曲张的外科治疗方法包括手术治疗和介入技术(顺行或逆行)。手术治疗包括传统经腹股沟途径、经腹膜后途径、经腹股沟下途径精索静脉结扎术、显微技术腹股沟途径或腹股沟下途径精索静脉结扎术、腹腔镜精索静脉结扎术等。

(1)手术适应的人群:①患者存在不育情况。②精液分析发现精液质量异常。③女方生育能力正常,或虽患有引起不孕的相关疾病,但可能治愈。④患者不适症状较严重,明显影响生活质量,经非手术治疗改善不明显。⑤Ⅱ度、Ⅲ度精索静脉曲张,血清睾酮水平明显下降,排除其他疾病所致者。

(2)常用手术方式:①经腹腔镜精索静脉结扎术:此法目前在国内外已大量开展。此法较开放手术简单、创伤小、恢复快,患者易于接受,而且同样有效,并发症少,可同时处理双侧。②开放手术治疗:目前常用手术为精索内静脉高位结扎术。手术的目的在于消除精索静脉反流,去除病因,减轻或消除睾丸的病理变化,改善生精功能。③显微镜下精索静脉结扎术:在外环口下,借助显微镜的放大作用,彻底结扎所有精索内静脉,同时保留精索内动脉和淋巴管。④精索静脉栓塞术:精索内静脉栓塞术可在精索静脉造影证实有反流后进行。栓塞材料有明胶海绵、金属丝线圈、金属伞、可脱离气囊或硬化剂如5%鱼肝油酸钠。

(二)中医治疗

1. 中医辨证分型治疗

(1)气滞血瘀:阴囊青筋粗大,盘曲呈蚯蚓状,阴囊坠胀疼痛,甚或刺痛,时易牵引会阴、少腹、腰骶部,茎中刺痛,伴抑郁烦躁,喜太息,面色紫暗,肌肤甲错;舌黯或有瘀斑、瘀点,脉弦涩或细涩。治宜行气活血,益肾生精。方用血府逐瘀汤合五子衍宗丸加减。肝郁气滞明显者加香附、枳实、薄荷、郁金等;血瘀明显者加蒲黄、五灵脂、三棱、莪术等。

(2)湿热蕴结:阴囊青筋盘曲成团,阴囊坠胀疼痛,时有灼痛,精索增粗,阴囊微红,脘腹痞满,口苦咽干,身重疲倦,纳呆便溏;舌质红,苔黄腻,脉弦数或滑数。治宜清利湿热,育阴生精。方用龙胆泻肝汤合五子衍宗丸加减。热证明显者加生地黄、赤芍、夏枯草、土茯苓等;湿证明显者加槐花、萆薢、黄柏等。

(3)肝肾阴虚:阴囊青筋暴露如蚯蚓状,阴囊坠胀疼痛,伴腰膝酸软,五心烦热,口干咽燥,眩晕耳鸣,潮热盗汗,形体消瘦,失眠健忘,遗精早泄;舌红,苔少或剥脱或无苔而少津,脉细数。治宜补益肝肾,养阴生精。方用左归丸加减。阴虚火旺者加旱莲草、女贞子、知母、黄柏等;阴精亏损重者加黄精、桑椹子、阿胶等。

(4)肾阳不足:阴囊青筋暴露如蚯蚓状,阴囊坠胀隐痛,甚或冷痛,伴腰膝酸软,性欲减退,畏寒肢冷,精神萎靡,面色苍白,夜尿频多,阳痿不举;舌淡,苔薄白而润,脉沉细或沉迟无力。治宜温肾壮阳,培元生精。方用右归丸加减。阳虚内寒盛者加干姜、红参、补骨脂等;阳虚重者加淫羊藿、巴戟天、仙茅、肉苁蓉等。

(5)气血两虚:阴囊青筋暴露如蚓状,阴囊坠胀疼痛,面色淡白或萎黄,气短懒言,神疲乏力,头昏目眩,心悸失眠,自汗,纳差便溏;舌淡白,苔白,脉细弱。治宜益气养血,活血生精。方用十全大补汤加减。气虚重者加党参、山药、五爪龙等;血虚重者加黄精、鸡血藤、阿胶、桑椹子等。

2. 中成药治疗

(1)血府逐瘀口服液:口服,一次1支,一日3次。适用于气滞血瘀证。

(2)龙胆泻肝丸:口服,一次3～6g,一日2次。适用于湿热蕴结证。

(3)萆薢分清丸:口服,一次6～9g,一日2次。适用于湿热蕴结证。

(4)八正丸:口服,一次8丸,一日3次。适用于湿热蕴结证。

(5)六味地黄丸:口服,水丸一次5g,水蜜丸一次6g,小蜜丸一次9g,大蜜丸一次1丸,一日2次。适用于肝肾阴虚证。

(6)左归丸:口服,一次9g(约90粒),一日2次。适用于肝肾阴虚证。

(7)金匮肾气丸:口服,水蜜丸一次4～5g(20～25粒),大蜜丸一次1丸,一日2次。适用于肾阳不足证。

(8)右归丸:口服,一次1丸,一日3次。适用于肾阳不足证。

(9)十全大补丸:口服,水蜜丸一次6g(30粒),一日2～3次。适用于气血两虚证。

(10)归脾丸:口服,一次8～10丸,一日3次。适用于气血两虚证。

(11)疏肝益阳胶囊:口服,一次4粒,一日3次。适用于肾虚血瘀证。

3. **手法治疗** 每晚睡觉前平卧位,用右手拇指和示指轻柔按摩阴囊处,每晚 1 次,一次 20～30min。有利于促进精索静脉内血液回流。

4. **其他治疗**

(1)体针

①取穴:一组为关元、归来、足三里、三阴交;二组为气海、大赫、太溪、地机;三组为肾俞、大肠俞、次髎、昆仑;四组为气海俞、关元俞、中髎、交信。气滞血瘀者配膈俞、血海、太冲、阴廉、行间,用泻法。湿热蕴结者配阴陵泉、小肠俞、蠡沟、曲骨、丰隆,用泻法。肝肾阴虚者配曲泉、悬钟、复溜、至阴、精宫、志室,用平补平泻。肾阳不足者配命门、阴交、腰阳关、横骨、志室,用补法或灸法或温针灸。气血两虚者配脾俞、章门、膈俞、大都,用补法,灸法或温针灸。

②治法:4 组穴位交替使用,结合辨证分型选取配穴 2 个,每日或隔日 1 次,一次 30min,30d 为 1 个疗程。

(2)艾灸

①取穴:命门、肾俞、关元、中极、腰阳关、至阴、涌泉、足三里、三阴交、肝俞、脾俞等穴位随证加减。

②治法:采用隔姜灸,每次 6 个穴位,灸 3 壮,每日 1 次,20 次为 1 个疗程。主要用于气滞血瘀证、肝肾亏虚证、肾阳不足证、气血两虚证,阴虚症状明显者不宜用。

(3)蜂针

①取穴:风池、肺俞、厥阴俞、心俞、督俞、膈俞、命门、臀中、三阴交、太渊、睾丸反射区(外踝尖与足跟连线上凹陷、压胀感处)。

②治法:先以点穴手法按压刺激以上穴位及反射区,然后以蜂针点刺以上穴位及反射区。每 2 天治疗 1 次,7 次为 1 个疗程。

(4)拔罐

①取穴:次髎、委中。

②治法:常规皮肤消毒,在次髎穴处用三棱针点刺放血,出血后拔罐;在委中穴处寻找细小瘀络用三棱针点刺放血,出血后拔罐。俯卧位留针 20min。放血拔罐待血色鲜红为度,约 5min 起罐。每 5 天治疗 1 次,3 次为 1 个疗程。

(5)针刀

①取穴:一组为肾俞、气海俞、大肠俞;二组为关元俞、小肠俞、膀胱俞;三组为上髎、次髎、中髎;四组为归来、大赫、关元、气海。4 组穴位按顺序循环使用,并加用 2 个阳性反应点。

②治法:采用挑筋法,壮实患者采用强刺激,针挑频率较高(每分钟 60~80 次),甚至可以适当少量放血。虚弱患者采用弱刺激,针挑频率较低(每分钟 30~40 次),挑断纤维后迅速按压挑治点。以上 4 组穴每周挑 1 次,连用 12 周为 1 个疗程。

(6)穴位注射

①取穴:三阴交、足三里、阳陵泉、肾俞、大肠俞、次髎。

②治法:每次一个穴位,双侧使用,每侧注射当归注射液 1ml,隔日 1 次,4 周为 1 个疗程。

(7)中药外敷

①处方:夏枯草 20g,白芥子 20g,象贝母 25g,五倍子 20g,儿茶 10g,白芷 20g。

②治法:上药碾末,取 50°黄酒调和成粥状,装入布袋,每日 1 次外敷患处,布药袋处用热水袋以增加热透效能,每次约 1h,30 次为 1 个疗程。

(8)中药熏洗

①处方:黄芪、鸡血藤、丹参各 30g,小茴香、红花、羌活各 10g。

②治法:上药水煎后熏洗局部,每次 30min,每日 2 次,1 剂药可用 2~3 次。

(9)冷水浸浴:病轻者,或仅于久行或劳累时坠胀者,可每日用冷水清洗阴部,并用阴囊托带兜起阴囊。

第八节 免疫性不育

免疫性不育是指因男性自身对抗精子的自身免疫反应所引起的不育,其基础是基于精子作为一种抗原,在男性体内激发引起免疫反应。研究表明,与精子有关的免疫反应和生育力下降之间有相关性。据统计,约 5% 的不育病例可能是各种免疫因素引起的。中医学无"免疫性不育"的记载。

一、临床表现

免疫性不育症临床表现不一,可能既无症状也无体征,只是在检查不育原因时才发现精子抗体阳性而了解。

患者可有生殖系统的炎症、任何原因导致的睾丸损伤,以及输精管梗阻等相关的病史。患者一般无临床症状,或伴有口干、溲黄、便秘、盗汗等;或易患上呼吸道感染、鼻塞、咽痛等;也有见食欲缺乏、便溏等消化系统症状。

二、检查

本病的确诊主要依据实验室检查。临床上对 2 次或 2 次以上精液常规检查正常,排除性功能障碍之男性不育症患者,即给予免疫指标的测定。主要是检测血清或精液中的抗精子抗体,精浆的免疫检查比血清的检查更有临床意义。

1. 精子凝集试验 精子凝集现象主要与位于精子头部和尾部的两种表面抗原有关。抗精子头部表面抗原的抗体使精子形成头-头凝集。最好的检测方法是试管玻片凝集法,此种检测方法是在显微镜下检查以观察精子的凝集类型。10% 以上的活动精子有凝集,可判断为阳性结果。抗精子尾部表面抗原的抗体测定用明胶凝集试验较好,因为这种精子凝集通常呈大簇状悬浮在明胶溶液中,用肉眼即能鉴别。微室盘凝集试验应用组织微量测定盘,凝集效价1:8以上视为阳性。

2. **精子制动试验**　补体依赖精子制动现象是基于一种简单、能重复的抗精子抗体试验。在补体存在的情况下,与精子抗原相互反应,引起精子膜破坏,造成精子活力丧失,直至精子死亡。它与不育明显的相关性,是检测妇女血清中抗精子抗体的一种筛选方法,但男性不育者其反应效价较低。

3. **免疫珠试验**　是将聚丙烯酰胺珠用抗免疫球蛋白包被,将这些免疫珠与疑有精子表面抗体的精子混合则会显示免疫珠在精子表面黏附(直接试验)。间接法是精子首先和含有抗精子抗体的血清混合至少有30%的精子显示头部有免疫珠黏附,才能判断为阳性,此种方法敏感性更强。

4. **酶联免疫吸附法**　是将精子或精子提取物包被于微量反应板后,加入待测样品,如血清、精浆和宫颈黏液等,若标本中有抗精子抗体存在,即与反应板上的抗原特异性的结合,再加入酶标第二抗体(IgG、IgM、IgA),如加入一定稀释度的碱性磷酸酶标记的单抗人Ig抗体酶标抗体的使用浓度,可以棋盘效价来确定其最适稀释度,然后加入相应底物显色后终止反应。该方法特异性和敏感度均较高,能检测出各种Ig亚类抗体,每次可检测多份标本,且重复性好。

5. **混合抗球蛋白反应**　包被了人IgG的乳胶悬浮液或绵羊细胞与被测精液在玻片上混合,然后加入抗人IgG抗血清,盖上盖玻片,在显微镜下检测,结果显示,没有包被抗体的精子可以在乳胶颗粒之间自由泳动,而乳胶颗粒之间相互黏附成团。如果精子上包被有抗精子抗体,活动精子就能与乳胶颗粒黏附,计数黏附有乳胶颗粒的活动精子百分率,当40%或更多运动精子黏附有这种颗粒时,可以诊断为免疫不育,10%～40%运动精子被黏附时,为可疑免疫性不育。

三、鉴别诊断

1. **精液不液化** 精液射出后 60min 仍不液化,镜检有时可见到精子黏团物,但精子凝集试验阴性。

2. **慢性生殖道炎** 精液检查也可见到凝集现象,但精子凝集试验阴性,且在用抗感染药物后,凝集现象很快消除或明显减轻。但也应注意慢性生殖道炎症或许是本病的原发病因。

四、治疗

(一)西医治疗

西医学对免疫性不育症病因病理的认识,主要与生殖系统的炎症、任何原因导致的睾丸损伤,以及输精管梗阻等因素有关。这些因素诱发机体对自身精子发生免疫反应,产生抗体。抗精子抗体可能存在于男子精液、女性生殖道分泌液中,或者是男女双方的血液中。抗精子抗体通过与精子发生凝集反应而影响精子的发育、成熟、获能、运动及对卵子的受精,也可能影响受精卵的分裂、着床及胚胎的发育等环节而造成不育。目前,男性免疫性不育的治疗包括采用对因治疗、免疫抑制药治疗,以及雄激素治疗等。

1. **对因治疗** 彻底治疗原发病,如因附睾炎、精囊炎所导致的免疫性不育,可运用抗生素治疗;因局部损伤而导致的精子抗原暴露,可运用外科手术进行修复和切除病灶。

2. **免疫抑制药治疗** 免疫抑制药疗法为比较常见的治疗方法。但此种方法无特异性,除抑制异常的免疫反应外,同时也抑制正常的免疫反应,使整个免疫系统受到不同程度的抑制,并可出现较重的并发症。免疫抑制药疗法一般适用于循环抗精子抗体中血清精子凝集抗体滴度>1:64,或精液中精子抗体滴度>1:32 者。免疫抑制药治疗有以下几种方法。

(1)小剂量糖皮质激素治疗:是指长期小剂量使用激素。通常采用泼尼松每日 15～20mg,分次口服,连续服用 3～12 个月可发生作用,可使抗精子抗体滴度降低,也可提高免疫性不育男子的精子数,最后可能妊娠。也可用地塞米松,每日 2mg,连用 6 个月;或开始每日 2mg,连服 2d,以后每日 1mg,连服 2d,接着每日 0.5mg,连服 2d。按这样 6d 为一循环的服药规律进行,连用 6 个月,可有 85% 的妊娠率,且不良反应小。

(2)大剂量糖皮质激素治疗:是指短期内冲击性大剂量使用激素,一般采用甲泼尼龙,每日 96mg,分 3 次口服,连用 3～5d。也可用泼尼松,每日 60mg,分次口服,连用 7d。既往使用硫唑嘌呤进行的免疫抑制治疗,由于不良反应大,现很少采用。采用环孢素治疗,效果尚理想。

3. **雄激素治疗**　若精子发生抑制相当长时期后,精子抗体可以下降。但目前雄激素治疗免疫性不育是否合适有待进一步研究。一般应用长效睾酮,1～2 周 1 次,直至无精子状态。

4. **性交时使用避孕套治疗**　此法的目的是阻断抗原的接触,减少抗精子抗体的重新产生。性交时用避孕套 6～12 个月,使精子抗原不能进入女性生殖道内,不再产生新的抗精子抗体,待女方血清内原有的抗体效价降低甚至消失时,在排卵期不再用避孕套,使在未形成抗体前达到受孕目的。如持续使用 1 年,抗体滴度不下降者,说明该方法无效,应停止使用。

5. **精液洗涤人工授精法**　是通过对精液反复洗涤,去除精浆和精子表面的免疫球蛋白,然后将洗涤过的精子行宫腔内人工授精。但由于技术的限制,洗涤法并不能完全去除精子抗体,而且在洗涤过程中还可能对精子造成损害,故其使用范围受到限制。

(二)中医治疗

1. 中医辨证分型治疗

(1)肝肾阴虚:久婚未育,头晕耳鸣,腰膝酸软,五心烦热,潮热盗汗,易怒,口干咽燥,性欲亢进;舌红,少苔,脉弦细数。治宜滋补肝肾,益精消抗。方用六味地黄汤加减:生地黄 20g,熟地黄

20g,山茱萸 12g,生山药 15g,牡丹皮 12g,女贞子 15g,旱莲草 12g,制首乌 20g,黄精 15g,桑椹 15g,潼蒺藜 12g。

(2)脾肾阳虚:久婚未育,形寒肢冷,纳差,腹胀,便溏,头晕耳鸣,腰膝酸软,神疲乏力,小便清长;舌淡苔白,脉沉细。治宜温补脾肾消抗。方用附子理中汤加减:红参 10g,白术 10g,干姜 6g,菟丝子 20g,覆盆子 15g,仙灵脾 15g,巴戟天 12g,紫石英 30g,三棱 12g,莪术 10g。

(3)肺脾气虚:久婚未育,神疲乏力,言语低怯,纳差,腹胀,面色㿠白;舌淡,苔白,脉细数。治宜益气健脾消抗。方用四君子汤加味:党参 15g,白术 12g,茯苓 15g,黄芪 30g,红参 10g,黄精 15g,炙甘草 6g,陈皮 6g。

(4)湿热下注型:久婚未育,阴囊潮湿,口渴不欲饮,小便短赤,大便不爽,口中黏腻;舌红,苔黄腻,脉濡数。治宜清利湿热消抗。方用程氏萆薢分清饮加减:萆薢 20g,车前子(另包)25g,生薏苡仁 20g,黄柏 6g,赤芍 20g,赤小豆 25g,龙胆草 6g。

(5)肝气郁结:久婚未育,精神抑郁,胸胁胀闷,甚则胀痛,善叹息,或牵及少腹胀痛;舌边红,苔白,脉弦细。治宜疏肝理气解郁。方用逍遥散加减:柴胡 10g,当归 10g,白芍 12g,白术 10g,茯苓 15g,佛手 12g,香附 10g,菟丝子 20g,丹参 15g,生甘草 6g。

(6)瘀血内阻:久婚未育,睾丸、少腹刺痛,或阴囊青筋暴露;舌质暗,脉涩。治宜活血化瘀消抗。方用血府逐瘀汤加减:当归 12g,丹参 20g,赤芍 12g,桃仁 10g,红花 20g,三棱 10g,莪术 10g,小茴香 6g,荔枝核 6g,川牛膝 15g。

2. 中成药治疗

(1)六味地黄丸:口服,一次 8 粒,一日 3 次。用于肝肾阴虚证。

(2)人参养荣丸:口服,一次 6g,一日 3 次。用于肺脾亏虚证。

(3)海马补肾丸:口服,一次 6g,一日 2 次。用于脾肾阳虚证。

(4)麒麟丸:口服,一次 6g,一日 3 次。用于肾虚证。

3. 其他治疗

（1）体针

①取穴：主穴取关元、三阴交。伴脾虚易感者加足三里；失眠心悸者加内关、心俞；腰膝酸软者加肾俞。

②治法：治疗时关元穴以烧山火法，使针感至生殖器终端，留针 5min，三阴交刺七分，补法，酸麻感达股内侧或腹股沟，下至足大趾及足背，留针 15min，每 5 分钟捻转 1 次，每日 1 次，30 次为 1 个疗程。

（2）耳针

①取穴：内分泌、脾、肾、免疫点、肝。

②治法：以 3 分毫针，刺入软骨膜下，选取肾、内分泌留针 30min。或用王不留行子做耳贴贴于上述诸穴，分别按压 5min，每日 3 次。

（3）中药外敷

①处方：黄芪 30g，白术 15g，防风 10g，升麻 6g。

②治法：上药共研细末，每次取 6g，以适量姜汁调匀，然后将之热敷于脐处，每日 1 次。或可将上述药末装入袋中，覆盖于肚脐处固定，每日用热水袋热敷 30min，每 2 周更换 1 次药袋。

第11章 生殖辅助技术

不孕不育是目前影响人类健康的第三大问题。近几十年来，受婚姻和生育年龄推后、生活环境污染加剧、饮食结构改变、工作压力增大等众多因素的影响，不孕不育发病率呈现上升趋势。我国不孕的患病率从 20 世纪 70 年代的不足 2% 上升至现今的 10%～15%。辅助生殖技术（ART）是指用现代医学技术手段代替人类自然生殖过程中某一环节或全部环节，以使不育家庭繁衍后代的技术。该技术从诞生之初发展至今，共经历了人工授精、体外受精-胚胎移植及其衍生技术等几个阶段。辅助生殖技术的诞生为不孕家庭带来福音，无疑是现代生殖医学领域的巨大技术革命，但也引起道德、伦理、法律等多个领域的争论。从 1978 年第 1 例试管婴儿出生至今，全球已有近 700 万试管婴儿出生。在中国，越来越多的医学机构获批开展各种 ART。受不孕不育困扰的夫妻需共同到正规医疗机构进行病因筛查和针对性治疗，并尝试自然受孕，为最佳选择，在无法实现自然受孕情况下，ART是解决上述问题的重要手段。

第一节 辅助生殖技术概述

人类辅助生殖技术（ART）是指在体外对配子和胚胎采用显微操作技术，帮助那些经常规治疗仍不能妊娠的患者在实验室条件下人为地使卵子和精子结合，以达到妊娠的一种特殊技术，主要包括人工授精、体外受精-胚胎移植（IVF-ET）及其衍生技术。由于辅助生殖技术将性与生育彻底分开，在其迅速发展的同时也带来了一系列伦理、法律以及社会等方面的问题,使 ART 的发展与其他医学学科形成了很大差别,成为一门在争议中成长的医学。人工授精是指收集丈夫或供精者的精液,通过非性交方式,即由医生操作注入妻子内生殖器官,达到受孕目的的一种技术。IVF-ET,即在自然周期或用人促性腺激素刺激多个卵泡发育后,在卵泡成熟时将卵子从卵巢中取出,在体外与精子受精,形成胚胎后再移植回子宫内,适用于输卵管阻塞性、免疫性、子宫内膜异位症性和不明原因的不孕、女性绝育术后复孕,以及时控性、选择性生育、顽固性多囊卵巢综合征及男性因素的不育症等。

　　人类辅助生殖技术发展历经 40 多年,主要有三个突破性发展期。①1978 年,人类第 1 例试管婴儿诞生,体外受精胚胎移植常规技术成功开展。②1990 年,人类首例植入前遗传学诊断(PGD)试管婴儿的出生标志着人类辅助生殖技术产前诊断新纪元。③1992 年,人类首例单精子卵胞质内注射婴儿诞生,辅助生殖迎来发展高峰期。

　　关于人工授精的记载,最早可追溯到 18 世纪末。当时的意大利生理学家斯帕蓝扎尼(1729－1799)是成功应用人工受精技术的第 1 人,他于 1772 年用人工授精的方法使狗受孕,并在随后数年内通过实验发现,低温环境可延长精子的存活时间。最早将人工授精技术应用于人类的是英国外科医师约翰·亨特(1728－1793)。当时有一对夫妇,丈夫患有严重尿道下裂症,亨特指导他们用保温杯保存丈夫的精液,然后用注射器注入妻子生殖道内。经过几次尝试,妻子于 1790 年成功怀孕并生下孩子。1870 年,美国医师杜莱姆首先将人工授精技术运用于临床治疗不孕不育症。到 19 世纪时,欧洲各国和美国均有利用丈夫的精子为妻子进行人工授精并获成功的案例。

　　首次利用赠精进行人工授精的是美国费城杰斐逊医学院的潘克斯特医师。1884 年,一位丈夫患有精子缺乏症的妇女在医院进行治疗,经潘克斯特医师与学生讨论后一致认为可取班上一位最英俊学生的精液为该妇女进行授精。这次授精在麻醉状态下完成,该夫妇并不知情,后来该妇女成功怀孕并生下一个男孩。潘克斯特医师对此案例一直秘而不宣,这个秘密直至该男孩成长到 25 岁时才被公开。1886 年,美国纽约州医院首次实施经腹腔内授精的人工授精并获成功。虽然供精人工授精从 19 世纪末就开始运用于临床,但直到 20 世纪前半叶该技术仍未得到广泛运用。究其原因,主要是人们的观念阻碍了技术推广。

不论是最初的人工授精还是后来的体外受精-胚胎移植,其成功的前提取决于精子质量,因此如何储存精子并保存其活力成为关键问题。辅助生殖技术中具有深远影响的成就是解决了人类精子的冷冻贮存问题。1776 年,生理学家斯帕蓝扎尼首先发现用雪冰冻精子后,精子仍然能够保存活力。1866 年,意大利科学家蒙特格兹发现,即使经过 -15℃ 的低温冷冻环境,仍有部分精子能够存活。他提出了利用低温冻存动物精子保存良种家畜的方法,并进一步提出建立精子库以便保存人类精液的设想,这样战士上战场前可将精子储存在精子库中以便死后延续后代。1938 年,捷赫尼尔发现精子在 -70℃ 的低温条件下仍能存活。1938-1942 年,研究者发现贮存于 -196℃ 液氮中的精液在复温后存活率可达到 20%～40%,改进技术后存活率可达到 67%。1948 年,英国学者勃格发现,冷冻精子时加入 10%～15% 的甘油混合液可对精子起到良好的保护作用。关于这一发现还有一个有趣的故事,当时研究者为提高冷冻精子的活力,准备在鸡精液中加入果糖探究其能否对冷冻的鸡精子起保护作用。但由于操作失误,误将甘油、白蛋白和水的混合液加入其中,结果发现甘油混合液对精子的保护效果反而更好。1954 年,美国阿肯色大学的学者伯奇和谢尔曼在发表的文章中公布,他们用 -78.5℃ 的干冰冻存加入甘油混合液的人的精液,6 周后使用冷冻精子为 5 名志愿妇女进行人工授精,其中 3 名成功受孕并分娩。1960 年,谢尔曼又发明了用液氮蒸气冷冻精子的方法。1964 年,谢尔曼发现在甘油混合液中加入卵黄,可使冻存的精子具有更高的活力。1973 年,谢尔曼使用冻贮了 10 年的精子为一位妇女进行人工授精获得成功。1977 年,第 1 所人类精子库在美国加利福尼亚州成立。精子冻贮技术不仅极大提高了人工授精的成功率,而且使人类的部分生殖过程得以在体外完成,从而为体外受精-胚胎移植技术的发展铺平道路。因此,人类精子冻存技术具有里程碑式的意义。

体外受精-胚胎移植技术(IVF-ET),是指借助医学技术手段使卵子和精子在体外受精并进行早期胚胎发育,然后将胚胎移植入女性子宫内使其成功妊娠的技术。因其精卵结合过程和早期胚胎发育(受精后 5～6d)均是在试管中完成,该技术又称"试管婴儿"技术。该技术主要针对因男性精子活力弱、女性输卵管堵塞等因素导致的不孕不育疾病。试管婴儿的诞生首先需解决 2 个问题,一是如何让精子和卵子在体外受精成功;二是如何获得成熟的人卵及把握适当的移植时间。

19 世纪末,英国剑桥大学的研究者曾将一枚雌兔的晶胚(生命尚未成型时在子宫内的存在形式)成功移植到另一雌兔子宫内,这是世界上最早的胚胎移植。美籍华裔科学家张明觉对试管婴儿体外受精技术也做出了巨大的贡献,他发现体外受精之所以失败,是因其使用的精子未经活化获能,经过实验后发现,精子进入雌性生殖道内至少需经过 6h 的生理变化才能获得受精能力,这就是"精子获能"现象。1959 年,张明觉团队成功完成了兔的体外受精实验,并将这枚兔子受精卵移植到另一母兔体内,使这只母兔生下一只幼兔。动物体外受精实验的成功,为人类体外受精和胚胎移植技术的产生奠定了坚实的基础。

20 世纪初,人们对人卵细胞的生长和发育规律了解较少,直到 1965 年才由英国生理学家罗伯特·爱德华兹得出结论,灵长类动物的卵细胞发育成熟的时间是固定的。至此,人们对人卵细胞的发育成熟周期有了清楚的认识。同时,人们不仅能用生物制品诱发超排卵,增加排卵数量,而且还可用药物控制卵细胞的成熟时间,使得取卵变得更容易。1968 年,爱德华兹认识了英国的腹腔镜专家帕特里克·斯特普托,斯特普托擅长用腹腔镜技术从不孕妇女的卵巢内取出成熟卵子,两人从此开始长期合作。经过多次失败,他们终于使体外受精成功,并获得能够分裂的受精卵。1972 年,两人开始将试管中的胚胎移植入母体,1977 年两人为多年不孕的布朗夫妇实施了体外受精-胚胎移植手术。而这次尝试也获得成功,布朗太太怀孕并于次年生下世界上首个试管婴儿,这项后来为无数家庭带来希望的医学成就因此进入公众视野。爱德华兹因其对试管婴儿技术的伟大贡献被人誉为"试管婴儿之父"。在试管婴儿技术跌宕前行甚至是两位科学家获得成功之后的很长时间里,爱德华兹和斯特普托的研究一直饱受各种质疑和批评。但是,这并不能阻碍试管婴儿技术前行的步伐。目前,试管婴儿技术已经发展至更为先进的第 3 代衍生技术。

第 1 代试管婴儿技术是为解决女性不孕的问题,又称体外受精联合胚胎移植技术(简称 IVF),它是借助内镜或 B 超,从女性卵巢中取出成熟卵子,将卵子和精子置于试管内培养以使其形成受精卵,待受精卵发育成胚胎后,在适当时机将其移植入女性子宫内,使胚胎在其子宫内发育成长为胎儿。因原本应发生在人体内的自然受精过程改为在试管中进行,人们将借助该技术孕育出生的孩子称为"试管婴儿"。

第 2 代试管婴儿技术称为胞质内单精子注射技术(ICSI)。该技术又称显微授精,它是在显微镜下将单个精子注射入卵子的细胞质内,形成受精卵再移植入女性子宫内的技术。该技术主要解决男性少精、弱精或无精等导致的不育问题。体外受精联合胚胎移植技术不仅要求有成熟的卵子,还对男子的精子数量和质量有较高的要求。第 1 代试管婴儿技术无法很好地解决因男性精子的授精能力不强而导致的不孕症,因此催生出第 2 代技术。该技术的成功率达到 25%,与体外受精-胚胎移植的成功率相当。1992 年这项技术首次在临床上运用成功。

第 3 代试管婴儿技术称为着床前胚胎遗传诊断技术（PGD），又称胚胎筛选。该技术主要解决胚胎着床前的遗传诊断。它是对体外受精后形成的胚胎，当其分裂到 4～8 个细胞时，取出其中 1～2 个细胞，根据生物遗传学对其进行诊断，并在多个胚胎中筛选出优质胚胎移植入母体。该项技术可避免将有遗传缺陷的胚胎植入女性体内。胚胎筛选符合现代社会的优生原则，该技术不仅能治疗不孕不育，还能提高生育质量。

时至今天，辅助生殖技术已经被人们广泛接受。2010 年英国生理学家爱德华兹教授被授予诺贝尔生理学和医学奖，以表彰他对试管婴儿技术所做出的特殊贡献。但是关于辅助生殖技术的探索并未止歇。随着试管婴儿不断增多，人们确实发现试管婴儿存在一些问题。研究显示，试管婴儿罹患心脏病等某些出生缺陷的可能性略高于自然受孕儿童，他们患心理疾病的可能也更高。但是至今还无研究表明，这些问题究竟是由试管婴儿技术本身的缺陷所导致，还是由于婴儿父母的遗传基因造成的。

我国对试管婴儿技术的研究与应用较西方晚。北京医科大学第三附属医院妇产科的张丽珠教授在试管婴儿领域耕耘多年，终于在 1988 年使一位不孕妇女成功怀孕并生下一名女婴，这是中国内地首个试管婴儿。1996 年，首例采用单精子胞质内注射技术的婴儿在中山大学第一附属医院诞生。虽然我国前期辅助生殖技术发展较世界水平还有差距，但这些年来，我国生殖医学飞速发展，不断追赶和超越，目前，我国辅助生殖技术应用的广度及高度都处于世界前列，单精子卵母细胞内注射、着床前胚胎遗传学诊断、未成熟卵体外培养成熟技术和人类生殖储备等先进技术都已开展，尤其在胚胎植入前、单胚胎、配子及胎儿器官发育等方面的深入研究都走在国际领先行列。并且，我国辅助生殖技术及其衍生技术正转向攻克单基因遗传病以阻断出生缺陷，以帮助更多家庭实现优生优育。

第二节 人工授精技术

人工授精(AI),是指用人工方法将丈夫的精子或供精注入妻子的生殖道内以使妻子妊娠的技术。该项技术主要解决因男性原因而导致不能授精或授精不成功的不孕问题。

一、人工授精技术的分类

1. 根据精子来源不同

(1)夫精人工授精(AIH):是通过非性交方式将丈夫精液注入女性生殖道内,使精卵自然结合达到妊娠生育的一种辅助生殖技术。

(2)供精人工授精(AID):用他人的精液进行的人工授精,称他精人工授精或供精人工授精。

2. 根据注射精子途径不同

(1)阴道内人工授精(IVI):将精液原液(AIH)直接导入阴道的后穹隆内。这种方法不需暴露子宫颈,简便快速、干净、有效,且患者容易接受。

(2)宫颈内人工授精(ICI):AID大多采用这种授精方式。ICI也可用于部分AIH中,解决阳痿、早泄、精液不液化和生殖道畸形如尿道下裂等男性不育问题。操作时宜将精液慢慢注入宫颈上端,注射后嘱受精者的臀部抬高15~30min再起床。该方法使精液有时间接触子宫颈口,可以保护部分精子免受阴道酸性环境的破坏。

(3)宫腔内人工授精(IUI):将洗涤后的丈夫精液,经导管缓慢注入妻子的子宫腔内,这种方法能使更多的精子进入子宫腔而不受宫颈黏液的阻挠,避开了宫颈及其黏液的各种影响,包括物理、机械的和化学、免疫的,而使有足够数目的众多精子更好地完成受精。适用于少精症、弱精症、高密度畸精症,宫颈性不孕和免疫性不孕。相对而言,IUI 是一种比较简单、廉价和有效的方法,并且不具有侵入性。①输卵管内人工授精(ITI):基本同 IUI,只是移植管要插入一侧输卵管内。此法术前必须做子宫输卵管造影,了解输卵管的情况,并且插向有优势卵泡发育的一侧。因技术问题临床应用不广。②腹腔内人工授精(IPI):适用于原因不明性不孕、宫颈性不孕或男方生育力低等因素。是将处理好的精子从阴道后穹隆注入子宫直肠陷窝内,输卵管伞部将卵子和精子吸入输卵管内完成受精的过程。相对于 IUI 而言,腹腔内人工授精可以缩短精子行程并且可以利用腹腔液中高雌激素浓度的环境,有利于精子的存活和获能。理论上,治疗前除了做不育检测外,还需用腹腔镜证实盆腔器官及输卵管无异常。此法有较高的妊娠率,但有潜在的免疫反应活性化的危险。此外,此法有无增加腹腔妊娠的危险性,尚待进一步积累资料和研究。③卵泡内人工授精:是在 B 超引导下,将处理好的精子直接注入已经发育成熟的卵泡内。当卵泡直径<18mm 时,将 $50\mu l$ 精子悬液(内含 2 万条正常活动精子)经阴道 B 超阴道穿刺直接注入成熟卵泡内进行人工授精,已有成功妊娠的报道。相对而言,卵泡内人工授精的操作技术难度较大,不利于临床推广。④子宫颈帽人工授精:将0.5ml 精液用钝头导管注入子宫颈管,剩余精液盛于一塑料宫颈帽内,将其牢牢套在子宫颈上,患者从床上起来也不会有精液漏出,全部精液标本能与宫颈黏液接触。平卧维持 6～8h,此时期内精子不受酸性的阴道环境的伤害。

(4)经输卵管授精(ITI)。

(5)经卵泡授精(IFI)。

(6)经腹腔授精(IPI)。

二、夫精人工授精宜与忌

1. 夫精人工授精的适应证 ①男性因少精、弱精、液化异常、性功能障碍、生殖器畸形等不育。②宫颈因素不育。③生殖道畸形且因心理因素导致性交不能等不育。④免疫性不育。⑤原因不明不育。

2. 夫精人工授精的禁忌证 ①男女一方患有生殖泌尿系统急性感染或性传播疾病。②一方患有严重的遗传、躯体疾病或精神心理疾患。③一方接触致畸量的射线、毒物、药物并处于作用期。④一方有吸毒等严重不良嗜好。⑤女方严重生殖道畸形，不适合妊娠者。⑥输卵管不通者。

三、供精人工授精宜与忌

AID 必须使用精子库冷冻精子，并且冷冻精子要经过 6 个月检疫，6 个月后复查供精者人类免疫缺陷病毒，方可使用。

1. 供精人工授精的适应证 ①不可逆的无精子症、严重的少精症、弱精症和畸精症。②输卵管复通失败。③射精障碍。④适应证①②③中，除不可逆的无精子症外，其他需行供精人工授精技术的患者，医务人员必须向其交代清楚：可先通过夫精卵胞质内单精子显微注射技术也有可能使其拥有自己血亲关系的后代，如果患者本人仍坚持放弃通过夫精卵胞质内单精子显微注射技术助孕的权益，决定采用 AID 时，则必须与其签署知情同意书后，方可采用该技术助孕。⑤男方和（或）家族有不宜生育的严重遗传性疾病。⑥近亲结婚，或者夫妇 Rh 和 ABO 血型不合，不能得到存活新生儿者。如男方为 Rh 阴性，为避免先天性溶血性贫血患儿出生（自第二胎起），可采用 Rh 阴性男性精液进行人工授精。

2. 供精人工授精的禁忌证 ①女方患有生殖泌尿系统急性感染或性传播疾病。②女方患有严重的遗传、躯体疾病或精神疾患。③女方接触致畸量的射线、毒物、药品并处于作用期。④女方有吸毒等不良嗜好。

四、宫腔内人工授精的应用

子宫内人工授精是指将男性精液用人工方法注入女性子宫

颈或宫腔内,以协助受孕的方法。子宫内人工授精有配偶间人工授精、非配偶间人工授精两种。男方有性器官异常,如阴茎短小、尿道下裂、阳痿、早泄等症或女方有子宫颈狭窄、不明原因不孕等可用配偶间人工授精。子宫内人工授精早在19世纪末已有记载。由于男性不育和男女双方因素不育在不孕症中占有相当的比例,所以子宫内人工授精成了重要治疗手段。但由于子宫内人工授精尤其是供精者人工授精涉及法律、道德、伦理等社会问题及遗传病、传染病发生等一系列问题,因此必须严格掌握切勿滥用。子宫内人工授精技术真正成功地应用于临床始于20世纪50年代。1953年美国首先应用低温储藏的精子进行人工授精成功。我国湖南医学院于1983年用冷藏精液人工授精成功。

(一)精液来源

1. 原配丈夫的精液　主要是丈夫精液中精子数量少,需多次收集精液,冷冻保藏,累积到相当数量后1次注入妻子的生殖道。对于"逆行射精"的患者,用特殊的方法收集精液,给妻子做人工授精,也有生育可能。

2. 供者精液　主要是丈夫患无精症或患有遗传病不宜直接生育,只能用志愿者提供的精液进行人工授精。

3. 混合精液　供者精液与原配丈夫精液混合在一起。主要用于患少精症的丈夫。由于有原配丈夫精液,可以在夫妇的心理上有所安慰。不过,我国各大医院均不开展混合精液人工授精。

4. 精子悬液　将精子标本特殊处理,使之体积减小,活动精子数量增高,炎症细胞、抗精抗体等抑制生育力物质及前列腺素含量下降,以适合特殊授精需要。

(二)授精方法

首先,需对接受子宫内人工授精的不孕女性做详细的妇科检查,检查内外生殖器是否正常、子宫内膜活检腺体分泌是否良好、双侧输卵管是否通畅等,若这些都正常,才具备接受人工授精的条件。然后需要估计排卵日,以选择最佳的受精时间。常用的估计排卵日的方法包括测定基础体温、宫颈黏液(一般在排卵前4~5d出现),或接近排卵日连续测定尿黄体生成素的峰值,或连续阴道超声波检查等。

在女方估计排卵期前,需对赠精者或丈夫经手淫取出的精液进行化验,若结果显示精液密度及活动度正常,待其精液液化后,用注射器或导管将精液注入阴道、子宫颈周围及子宫颈管内。女方卧床休息2~3h使精液不致排出。

每位女性在一个月经周期中可进行3次人工授精,即在排卵日前3d开始,若按小时计算,即在排卵日前72h、24h和排卵后24h各进行1次,若在一个月经周期中未能受孕,可连续做几个周期。必要时可用药物诱导排卵和调整好排卵期,以提高受孕率。判定人工授精的成败一般以12个周期为界。

据统计,集中在可孕高峰日前后同房,可使75%的妇女在2.76个月经周期内受孕,无生育障碍的夫妇月平均受孕成功率为27%。在医学技术高速发展的当今,权威文献上记载的人工授精的成功率仅为17%。

(三)注意事项

1. 对赠精者必须做全面检查,包括乙肝表面抗原、血型,并除外其他传染病,还应对其外貌及智力有所了解。同一供精者的精液致妊娠5例以后即不能再用,以避免其后代互相通婚的可能性。

2. 如果女方有全身性疾患或传染病,严重生殖器官发育不全或畸形,有严重子宫颈糜烂不能接受子宫内人工授精。

3. 供精者精液人工授精因不是夫妻双方的精卵结合,可能引起伦理学和法律上的一些问题。一方面,供精者精液子宫内人工授精解决了由于男性因素而引起的不孕,也可以避免将男方的遗传病带给后代,起到了优生的作用;但另一方面因人工授精使用了"第三者"的精子,有可能破坏婚姻家庭的统一性或夫妻之间的爱情,以及对儿女的照料。因此,在接受之前需要做好足够的思想准备。

第三节　体外受精-胚胎移植技术

体外受精-胚胎移植(IVF-ET)技术,即第 1 代试管婴儿。世界上第 1 例试管婴儿在 1978 年诞生于英国,所采用的是体外受精-胚胎移植技术(IVF-ET),主要解决女性原因的不孕。患者决定采取 ART 助孕技术时,是首选体外受精-胚胎移植技术还是其他技术,无疑是要经过男女双方详细检查后,根据女方或男方所致不孕的原因,以及就医单位的技术实力与设备等综合因素决定。无论女性因素还是男性因素导致的不孕,凡需辅助生殖技术者均应认真对待。根据患者各自不同的情况,选择各自不同的治疗方式,能用简便技术成功者不用复杂的技术。

一、IVF-ET 适应证

1. **输卵管性不孕**　女方因输卵管因素造成精子与卵子相遇障碍,如输卵管梗阻、粘连缺失及女性输卵管绝育术后,尤其是经手术治疗失败或无望者。

2. **排卵障碍**　如多囊卵巢、排卵异常(包括 LUF)等,经过促排卵治疗未能妊娠者。

3. **子宫内膜异位症**　可用于部分子宫内膜异位症的女性。

4. **男性因素(男方少、弱精子症)**　男性生育力低,例如精子过少、精子活力低或精液少等,由于体外授精培养时所需的精子悬液浓度较低,故 IVF 可能有益。但精子数极少($<2\times10^{6}/\mathrm{ml}$)的 IVF 成功率亦较低。

5. **免疫因素**　宫颈性不孕和免疫性不孕,在其他方法无效后也可考虑 IVF。

6. **原因不明性不孕**　近年来发现,原因不明性不孕夫妇间的 IVF 成功率明显低于输卵管性不孕和输卵管内配子移植(GIFT)者,由于 GIFT 更合乎生理状况,且较简便,成功率高,故原因不明性不孕治疗中似有优先选择 GIFT 的趋势。但国外有学者认为，若有条件宜术前做输卵管镜检查，如果输卵管内腔发现有粘连、纤维化、息肉等病变仍应选择 IVF-ET。

二、IVF-ET 禁忌证

1. 提供配子的任何一方患生殖、泌尿系统急性感染性和性传播疾病，或具有酗酒、吸毒等不良嗜好。

2. 提供配子的任何一方接触致畸量的射线、毒物、药品并处于作用期。

3. 接受卵子赠送的夫妇中女方患生殖、泌尿系统急性感染性和性传播疾病，或具有酗酒、吸毒等不良嗜好。

4. 女方子宫不具备妊娠功能或严重躯体疾病不能承受妊娠。

三、IVF-ET 实施流程

1. 药物诱导多卵泡发育　一般使用促性腺激素释放激素激动药（GnRHa）联合促性腺激素（hMG，FSH）促排卵方案，在排卵后 1 周或月经周期第 1～2 天开始使用 GnRHa，用 GnRHa 前做阴道超声扫描确认卵巢状态合适时方可用药，用药 1 周后复查阴道超声若发现卵泡激活即应做相应处理（囊肿穿刺），用药 2 周或月经周期第 3～5 天复查阴道超声，若卵巢状态合适即可开始注射人绝经后促性腺激素（hMG）或促卵泡生成素（FSH）刺激多卵泡发育，促排卵过程中用阴道超声及血液性激素测定监测卵泡发育，当卵泡发育成熟时注射绒毛膜促性腺激素（hCG），注射 hCG 后 36h 经阴道超声取卵。一般注射 hCG 当日停用 GnRHa 及促性腺激素。

2. 经阴道超声取卵　在阴道超声指导下将穿刺针经阴道穹隆刺入卵泡中抽吸卵泡液的过程称为经阴道超声取卵术。卵泡液中含有所需的卵子。阴道超声取卵是一个简单的手术，如果使用局部麻醉一般无疼痛或仅有轻微的酸胀感，一般取卵后即可下

床活动离开医院。取出的卵子经清洗后放培养箱内培养等待
授精。

3. 体外授精和胚胎培养　取卵后 4～6h 将经处理的丈夫精
子与卵子一起培养,精子将依靠自身的运动进入到卵细胞中,两
性的遗传物质结合形成受精卵,一般受精后 12～18h 就可看到受
精卵形成,进一步培养受精卵就会形成两细胞、四细胞、八细胞的
胚胎。

4. 胚胎移植　将体外培养形成的胚胎装入细管中经宫颈管
送入宫腔中的过程称为胚胎移植,一般在取卵后 2～3d,少数在取
卵后 5～6d 移植。移植是一个类似于妇科检查的无任何疼痛的
轻微的操作。

5. 黄体支持　取卵后使用黄体酮或绒毛膜促性腺激素支持
黄体,胚胎移植后 14d 做妊娠实验,若怀孕继续,黄体支持至妊娠
3 个月。

第四节　体外受精-胚胎移植的衍生技术

一、配子/合子输卵管内移植或宫腔内移植

体外受精成功后,通过不同途径将其放入体内生殖系统不同
部位,使其继续发育,包括配子输卵管内移植(GIFT)、合子输卵
管移植(ZIFT)、胚胎输卵管移植(TET)、配子子宫腔移植
(GIUT)、经腹腔精子与卵子移植(POST)和直接经腹腔内人工授
精(DIPI)等。

1. 配子输卵管内移植(GIFT)　是继试管婴儿技术之后,发
展起来的一种治疗不育症更简单、经济、成功率更高的新方法。
是将配子,即成熟的卵子及活跃的精子,通过腹腔镜或腹部小切
口直接放进输卵管的壶腹部,使精子和卵子在人体内正常输卵管
内自然受精。然后受精卵通过输卵管壁的纤毛运动移行到子宫

内着床进一步发育。GIFT 的操作过程:促排卵、取卵、卵子培养与精液处理同体外受精与胚胎移植(试管婴儿)。首先,在腹腔镜下充分吸尽子宫直肠窝底的血性腹水;然后,用吸管吸引卵子与30ml 的精子浮游液,将该管通过腹腔镜插入输卵管内 2～3cm处,注入卵子与精子。注入的卵子数以 4～5 个为佳,2 个以上卵子分左右输卵管分注。采卵后第 2 天起用黄体酮,每日 30～50mg,共 13d。配子输卵管内移植与试管婴儿(IVF)技术的最大差别是不必进行体外授精及胚胎早期培养,而是将获能的精子与卵子直接放入输卵管壶腹部。其优点在于不需复杂的体外培养条件,受精及发育过程更接近生理,但至少有一侧输卵管通畅。

2. 合子输卵管移植(ZIFT) 在受精过程中,当精子穿透进入卵子时,精子将其细胞核质送入卵子。在孕卵后约 14h,两个不同的细胞原核,一个来自精子而另一个来自卵子,在显微镜下清晰可见。细胞原核是受精的指征。合子即开始细胞分化之前的受精卵。在进行 ZIFT 时,经阴道吸出卵子经实验室内受精,第 2天,当受精卵发展到前核阶段(即合子),即行腹腔镜将合子移植入输卵管。此后过程与自然妊娠相同。由此可见,ZIFT 是 GIFT的变异。

3. 胚胎输卵管移植(TET) 是将已度过合子阶段而分裂的早期胚胎移植于输卵管,有时它们均被称为胚胎输卵管内移植,差别取决于进行移植时胚胎所处的发育阶段。TET 的优点在于为胚胎的早期发育提供了生理化的环境,同时也保证所移植的是已获得受精的卵子而且是正常受精的合子。TET 需要腹腔镜手术的过程,而且,取卵手术与输卵管内移植手术在不同的时间进行,因此从方便和经济的角度考虑这是其不足之处。TET 的适应证包括:①严重的男性因素的不育症(如经附睾取精后的体外受精);②免疫性不育症;③配子输卵管移植失败。TET 的指征与配子输卵管内移植相同,其基本步骤为超促排卵、卵子回收、精子的优化等。与 GIPT 不同的是,TET 在体外受精后的 16～20h 将经检查证实正常受精的合子(双原核)或 40～45h 已形成的胚胎,经腹腔镜下移植至正常的输卵管。剩余的合子应继续培养成胚胎然后冻存。也可以经阴道的输卵管导管术将合子或胚胎移植至输卵管。黄体期支持与体外受精与胚胎移植相同。

4. 配子子宫腔移植(GIUT) 需分别采集精子和卵子,经适当的体外处理后,将配子移植到子宫腔内,使其在子宫内完成受精、着床和胚胎发育等过程。适用于输卵管性不孕症、排卵障碍、子宫内膜异位症、免疫性不孕、原因不明不孕、某些少精症,以及促排卵过程中发现卵泡数目过多,为了预防或减轻卵巢过度刺激综合征(OHSS),进行穿刺取卵,后直接将精子-卵子移植回宫腔。具体方法是,应用氯米芬-人类尿促性腺激素(hMG)或直接于月经周期第 5 天用 hMG 每日 450U 促排卵,而出于经济的目的,很少使用 GnRHa 降调节,或应用进口的促性腺激素(FSH,hMG)制剂促排卵。用药的同时,用阴道 B 超、血性激素测定、尿 LH 测定等方法监测卵泡发育,适时注射 hCG 10 000U,36h 后行超声下经阴道取卵术。在无菌室里,先用肉眼大致识别卵子的存在并迅速将卵子移入培养液中,使卵子脱离卵泡液,再经倒置显微镜证实,同时对卵子的质量及成熟度进行评估。如果因颗粒细胞团块或血块较多,在镜下仍无法确定卵的存在或看不清其结构时,可用吸管轻轻吹打数次或用细针轻轻剥离后重复观察。然后放入受精培养液中,在 37℃、5% 二氧化碳的培养箱中培养 2～4h 待用,在取卵后进行。男方禁欲 3～7d,排尿后,手淫法将精液收集于无菌取精杯内,液化后常规检查精液量、液化时间、精子计数、活率、动力、畸形率及红细胞、白细胞。精液处理采用改良上游法。将液化后的精液分 2～3 管加入含 10% 血清的 HTF 培养液下层(1:2),置二氧化碳培养箱内上游 60min,将各管上游精子液吸入到 1 支离心管内离心 2000r/min,共 10min,弃上清后缓慢加入含 10% 血清的 HTF 培养液,再次上游 30min,吸出上层精子液,调整浓度(10～30)×10^9/L,放培养箱备用。

宫腔内配子移植可在取卵后 2~4h 进行。移植管可用一般宫腔内人工授精（IUI）管如 Tomcat，也可用胚胎移植管。最初，卵子和精子是分开抽吸的，即选择质量及成熟度好的卵子，用移植管内芯依此抽吸：空气（0.03ml）→精子液（0.02ml）→空气（0.01ml）→含卵子 2~5 个的培养液（0.02ml）→空气（0.01ml）→精子液（0.01ml），共计约 0.1ml。移植管经宫颈管进入宫腔，至距离宫底约 0.5cm 处，缓慢注入配子液后停留 1~2min 即可，移植后原位卧床 3h。为了方便操作及使之更能适应临床实际治疗的需要，现在多采用更简化的方法，即将处理后的精子按照受精浓度在培养皿内与卵子混合，放入二氧化碳培养箱中 2h 后，用吸管轻轻吹打卵子，使之从黏液团中脱出来，然后仍然按照精子液→空气→卵子→空气→精子液的顺序依次抽吸入移植管进行移植。其优点是卵子从黏液团中脱出以后，便于向移植管内抽吸，避免了以往移植时卵子太大，不容易控制移植时的体积，而且容易滞留在管内的缺点。

GIUT 把子宫设想成一个"培养箱"，让卵子或早期孕卵在其中经历受精和发育过程，而避免外界不利因素的影响。但是，同时移入宫腔的精子与卵子仍需经历成熟、受精、卵裂等一系列过程，在发育至囊胚条件成熟后才能着床。因此卵子在受精、卵裂各个过程中都有一定的自然淘汰率，所以一般移植 4~7 个卵子。由于 GIUT 并不合乎生理，该技术的目前应用并不广泛。

5. 经腹腔精子与卵子移植（POST） 是把配子直接送入腹腔内，利用正常输卵管的拾卵功能和精子的运动能力，使精、卵结合和胚胎的早期发育在输卵管内进行，从而提供一个更为"生理"的环境。由于人们发现妇女腹腔液中存在活的精子，从排卵后妇女子宫直肠窝找到受精卵，一侧正常卵巢而仅有对侧输卵管的患者可以妊娠，从而提出使用 POST 治疗不明原因不育的设想。POST 适用于一些无输卵管病变的不明原因或宫颈因素的不孕者。POST 同样要经促排卵和阴道取卵过程，获卵后将 4×

10^6/ml 精子与 4 个卵子经穿刺针引导放入输卵管伞部。POST 特点是操作更为简便,易于掌握,但必须强调避免取卵过多出血。POST 成功依赖于输卵管尤其是输卵管伞端的功能正常,治疗效果有待进一步证实。

6. 直接经腹腔内人工授精(DIPI)　是用经洗精处理的精液 0.5～1.0ml,用 22cm 19G 长针经阴道穹隆注入子宫直肠窝内,本法操作不难,成功率通常较经超排卵治疗的 IUI 低,宜用于宫颈口狭窄 IUI 操作困难者。

二、卵细胞质内单精子注射

单精子卵胞质显微注射(ICSI)是使用显微操作技术将精子注射到卵细胞胞质内,使卵子受精,体外培养到早期胚胎,再放回母体子宫内发育着床。1992 年,比利时专家首先使用将单个精子直接注入卵母细胞胞质中(ICSI)的技术,解决了针对男性由于重度少弱精而引起的不孕,在技术难度上有了进一步提高,即人们所说的第二代试管婴儿。

1. ICSI 适应证　①男性不育(必须三次以上的检查确认),包括少精症、弱精症、畸精症、部分无精症。②以往治疗中受精失败或受精率极低。③精子冷冻保存后,或不成熟卵子经体外培养成熟后,需要采用 ICSI 辅助受精。④连锁性疾病、染色体平衡移位、珠蛋白生成障碍性贫血的患者在进行种植前诊断技术上要求 ICSI 者。⑤反复 IVF 失败者。

2. 技术要点　①用促性腺激素释放激素(GnRH 激动药)抑制其他激素活性。在用促性腺激素之前,注射或鼻黏膜喷 GnRH 两周,然后根据反应情况,再用 10～14d。用促性腺激素(hCG/hMG)刺激卵泡生长,引起排卵。②监测卵泡成长,个体化应用药物,严防发生重度不良反应。需要时测定血中激素水平。③在最后 1 支激素注射后,32～36h 取卵。在阴道 B 超指引下,经阴道取卵。④在采卵日取精子,可自然手淫取精子,或从附睾中提取精子再活化(MESA)或从睾丸里采取(TESE)。⑤将一个单精子注入单个卵细胞内第二天用显微镜观察卵子是否有受精发生。⑥通常在受精后 2~3d 进行胚胎移植。在 B 超引导下,经阴道移植胚胎于宫腔内,最多移植 3 个胚胎。将剩余的胚胎冷冻,备用。测试和监控妊娠。

3. ICSI 突出的问题　①ICSI 对卵子的损害,ICSI 直接将精子或精细胞注入卵浆内可能损害卵子中纺锤体连接的微丝系统。②ICSI 绕过了精子的正常选择过程,用于 ICSI 的精子可能将基因缺陷传给下一代,ICSI 能把 Y 染色体缺失传给男性后代,从而仍然发生严重的男性不育,因此其远期疗效及危险性有待进一步观察。

三、胚胎植入前遗传学诊断/筛查

胚胎植入前遗传学诊断/筛查(PGD/PGS),即第 3 代试管婴儿。是指在 IVF-ET 的胚胎移植前,取胚胎的遗传物质进行分析,诊断是否有异常,筛选健康胚胎移植,防止遗传病传递的方法。胚胎植入前遗传学诊断(PGD)是指在胚胎着床前检测其特定的遗传物质是否正常,确定适宜移植胚胎的诊断方法。它是在 IVF、胚胎冷冻保存、单细胞的细胞和分子遗传学技术基础上成功发展起来的一个高新综合技术。通过该技术可以在胚胎时期阻断某些遗传病的传递。PGD 是产前诊断的一种补充措施,它主要应用于性连锁隐性遗传病、单基因疾病、染色体数目与结构异常及与高龄相关的非整倍体检测等。

Handyside A. H. 首先将 PGD 成功应用于临床,用 PCR 技术行 Y 染色体特异基因体外扩增,将诊断为女性的胚胎移植入子宫获妊娠成功。最初的 PGD 都是用 PCR 或 FISH 检测性别,选女性胚胎移植,帮助有风险生育血友病 A、进行性肌营养不良等 X 连锁遗传病后代的夫妇妊娠分娩出一正常女婴。但按遗传规律,此法无疑否定健康男孩的出生,而允许携带者女孩繁衍,并不能切断致病基因的传递。1992年,美国首先报道用PCR检测囊性纤维成功,并通过胚胎筛选,诞生了健康婴儿。之后,α-1-抗胰岛素缺乏症、色素沉着视网膜炎等多种单基因遗传病的PGD检测方法建立,PGD进入对单基因遗传病的检测预防阶级。1993年以后,由于晚婚晚育使大龄产妇人数增多,而45岁以上的妇女染色体异常率高、自然妊娠容易分娩18-三体和21-三体愚型儿,于是PGD的工作热点转向了对染色体病的检测预防,检测用FISH。由于取样多用第一极体,筛选出的为未受精卵,须进行单精子胞质内注射,待培养发育成胚胎后移植。

检测物质取4~8个细胞期胚胎的1个细胞或受精前后的卵第一二极体。取样不影响胚胎发育。检测用单细胞DNA分析法,一种是聚合酶链反应(PCR),检测男女性别和单基因遗传病;另一种是荧光原位杂交(FISH),检测性别和染色体病。第3代试管婴儿技术可以进行性别选择,但只有当子代性染色体有可能发生异常并带来严重后果时,才允许进行性别选择。本质上,第3代试管婴儿技术选择的是疾病,而不是性别。

1. PGD/PGS适应证　①子宫内膜异位症、子宫腺肌症。②女方排卵困难。③若是女性有输卵管不通、堵塞等情况,会影响到精子和卵子的结合,影响最终受孕。④少精、弱精患者。对于男方有少精、弱精症患者,通过药物不能有效治疗的,可做试管婴儿。⑤女方卵巢功能衰竭。有的女性卵巢功能衰竭,也可做试管婴儿。⑥免疫性不孕。如存在抗精子抗体、抗子宫内膜抗体等。

2. PGD/PGS禁忌证　①男女任何一方患有严重的精神疾患、泌尿生殖系统急性感染、性传播疾病。②患有《母婴保健法》规定的不宜生育的、目前无法进行胚胎植入前遗传学诊断的遗传性疾病。③任何一方有吸毒等严重不良嗜好。④任何一方接触有致畸量的射线、毒物、药品并处于作用期。⑤女方子宫不具备妊娠功能或严重躯体疾病不能承受妊娠。

3. PGD/PGS 注意事项 ①做试管婴儿历时约 20d。双方注意休息、营养及卫生,禁同房。②做试管婴儿的时候一定要注意,使用药物之前必须认真阅读药物使用说明书,在用药过程中出现不良反应要及时去医院就诊。③采取长方案做试管婴儿的患者,用药后月经一旦来潮,或用药后 12d 仍未来月经,请及时与医师联系。④一般于周期第 12～14 天卵泡成熟,卵泡成熟后即停止用促排卵药。于停药当晚 9 时左右肌内注射绒毛膜促性腺激素(hCG)。注射 hCG 后 36h 经阴道取卵,同时丈夫取精液。事先最好洗澡或做局部清洁。⑤丈夫遵医嘱适时手淫排精 1 次。⑥做试管婴儿治疗的方案分为长、短两种,长方案从治疗周期的月经前 1 周开始用药,短方案从治疗周期月经见红的第 2～3 天开始用药。

四、卵胞质置换及细胞核移植技术

卵子质量随着年龄增加而下降,导致妊娠率降低和流产率升高,采用显微操作技术可重建高质量的卵子。卵胞质置换是将年轻供卵者的部分卵胞质注入高龄不孕妇女的卵胞质中,细胞核移植是将高龄不孕妇女未成熟卵子与年轻妇女卵胞质融合,重建后的卵子再经卵母细胞体外成熟和 ICSI 辅助受精后发育成胚胎。这两项技术的深入研究及发展,为男性不育及高龄不孕妇女的治疗提供了新的思路,也为治疗性克隆提供了理论和实践基础。同时,通过细胞核移植技术的研究,人们对细胞周期的认识更趋成熟。不足之处是高龄不孕妇女卵子数目较少,实际能用于细胞核移植的卵子不多,其应用价值有限。此外,该类婴儿除含有父母的遗传物质外,还含有供卵者的 DNA,可能会引起伦理方面的争议。

五、卵子、胚胎赠送与代母助孕技术

赠卵开始作为人类治疗不孕的手段始于 20 世纪 80 年代早

期,最初的设想是把赠卵作为治疗年轻的卵巢早衰不孕妇女的手段,现在赠卵赠胚已经被常规用于解决一系列的临床问题,例如,卵巢功能衰竭、生育年龄较大、以往多次 IVF 失败及存在经母亲遗传的疾病。

(一)赠卵试管婴儿

赠卵试管婴儿是指在准母亲由于卵巢储备衰竭或其他遗传疾病等原因自有卵子不能使用的情况下,可以借助试管婴儿技术,从第三方卵子捐赠者那里取出卵子,与准父亲的精子结合后,形成受精卵胚胎,再将胚胎移植回准母亲或者代孕母亲子宫中受孕的过程。由于子宫比卵巢的老化速度慢很多,捐卵试管婴儿技术能够为 40 岁以上的大龄夫妻和有其他生育障碍的夫妻提供成功率较高的生育机会。国内捐卵试管婴儿尚不受法律保护,要求凡是利用捐赠精子、卵子、胚胎实施的辅助生殖技术,捐赠者与受方夫妇、出生的后代保持互盲,参与操作的医务人员与捐赠者也须保持互盲。医疗机构和医务人员须对捐赠者和受者的有关信息保密。供精、供卵、供胚胎应以捐赠助人为目的,禁止买卖。

(二)胚胎赠送技术

1983 年 Leeton 等报道了世界首例卵巢早衰患者通过胚胎赠送技术获得妊娠。目前,胚胎赠送已成功地应用于因夫妇双方因素引起的不孕。

多数 IVF 治疗周期中可以产生 6 个及 6 个以上的胚胎,为了减少多胎的发生,1990 年英国人类生殖与胚胎学组织规定一次 IVF 治疗周期移植的胚胎数不能超过 3 个,我国也于 2001 年做出了相应规定。多余的胚胎的去向有四种选择:①丢弃;②用于医学研究;③赠送胚胎;④冷冻保存。部分不孕夫妇 IVF 治疗成功分娩后,不愿将胚胎丢弃或供于医学研究,而希望将多余的胚胎捐赠给其他不孕夫妇。赠胚移植后妊娠率、活产率与卵子赠送相似,而且花费少,不涉及超促排卵和取卵,故医学风险小,而且目前卵子冷冻技术尚不成熟,卵子来源相对困难,而胚胎冷冻技术已成熟,胚胎的来源不但多,而且方便。与其他辅助生育治疗手段比较,不同的是胚胎赠送出生的新生儿和受者夫妇完全无遗传关系,因此供者和受者都必须充分意识到胚胎赠送的心理、法律和道德含义,所有提供胚胎赠送治疗的机构都应遵守保密和匿名的原则。

1. **胚胎捐赠者的来源** ①通过 IVF 治疗已妊娠分娩的夫妇,自愿赠送剩余的冷冻胚胎。如无特殊情况供者的年龄应超过 18 岁,小于 36 岁,是胚胎赠送的主要来源,但真正愿意进行捐赠者仍占少数。不孕夫妇提供的胚胎移植后成功率低于有生育能力的志愿者提供的卵子和精子形成的胚胎。②自愿提供卵子者和精子者。此种方式花费高、麻烦,较少采用。

2. **与捐赠者的协商及捐赠者的知情同意** ①必须与所有可能赠送胚胎的夫妇充分协商,但是他们没有义务。任何条件下,所有参与人员必须确保那些能够提供胚胎的供者充分了解情况,自己做出决定。自愿赠送他们剩余的胚胎,放弃他们对胚胎的所有权利。②供者必须意识到他们的身份和受者的身份将不能公开。③必须告知赠胚夫妇在社会、心理和法律方面存在的问题,以及同时存在供胚失败的风险。

3. **捐赠者的准备** 供者筛查遗传性和传染性疾病是非常必要的,以防止将疾病传至后代和受者。如果供者知道有遗传性疾病家族史,而不愿透露,造成受者分娩先天性疾病的新生儿,受者可向供者或院方索赔。如供胚是 IVF 治疗后剩余的一部分,那么提供胚胎的夫妇已经检测 HIV、HBsAg 和 HcAb。如果夫妇愿意提供胚胎,但不愿筛查以上疾病,受方必须充分意识到此问题并且签署知情同意书,表示已接受供方没有充分经过化验的事实。供者除了检验 HIV、HBsAg 和丙肝外,有的还需要检验染色体核型、纤维囊性膀胱炎、性病实验室检查、血型,某些种族筛查镰状红细胞性贫血或重度地中海贫血等。

4. **接受胚胎赠送者的适应证** ①夫妻双方同时丧失产生配

子的能力。②反复 IVF 失败,即不能产生功能正常的配子,不能获得发育潜能正常的胚胎。③遗传病或染色体病的携带者,即夫妻双方有严重的遗传性疾病或携带导致遗传性疾病的基因,有生育严重的先天性疾病的新生儿风险的夫妇,如 X 连锁遗传病、纤维囊性膀胱炎、染色体异常造成的反复性流产。然而,尽管产前诊断能够解决越来越多的先天性疾病,但是许多夫妇还是难以接受终止妊娠。

5. 受者的知情同意　接受胚胎赠送的妇女和配偶应该意识到他们是孩子的合法父母。他们有责任负担所有的抚养费用,包括如果新生儿先天性残疾他们所必须承担的费用。如果将来夫妇离婚,丈夫不能推脱协助抚养孩子的义务。必须充分向接受胚胎赠送的夫妇交代有关治疗的局限性和可能出现的后果、赠胚移植后不成功的可能性、药物的不良反应,以及治疗的风险如多胎妊娠,遗传性和感染性指标筛查的程度,治疗费用,及其对后代的幸福承担一定的法定责任。

6. 受者的准备　充分评估接受胚胎赠送的夫妇双方,包括既往疾病史和家族史,对女方进行全身查体和盆腔检查。盆腔超声观察子宫形态和内膜厚度,排除任何盆腔疾患如内膜息肉、卵巢囊肿,宫颈涂片,风疹病毒免疫学检查,血红蛋白,血型和血型抗体检测。夫妇双方排除 HIV 携带和 HIV 感染,以及乙肝、丙肝。

7. 供受方物理特征的匹配　供者的物理特征如皮肤颜色、眼睛颜色、发色和体型尽可能地和受者相近。此外,民族和血型要尽可能相配。这要求有大量的且持续的胚胎提供来源。遗憾的是。目前胚胎来源极有限,很难达到上述要求,可能很难提供合适的符合受者物理特征的胚胎来源。

8. 胚胎移植方案　胚胎移植的方案取决于受者卵巢功能。多数赠送胚胎是冷冻的,卵巢功能丧失的受者必须激素替代治疗后移植胚胎,有卵巢功能者可以在自然周期或激素替代周期胚胎移植。

(三)代孕技术

代孕是指有生育能力的女性(即代孕母亲)借助辅助生殖技术及其衍生技术,将受精卵植入子宫内,为委托方完成妊娠、分娩的行为。代孕以男女不发生性交为前提,过程包括人工授精或体外受精、胚胎移植技术,以及其他相关衍生技术。生育行为本身具有社会性,而代孕却打破了集妊娠、分娩与血缘为一体的传统母亲形象,故而广受争议。1985年,美国出生了世界上首例 IVF 代孕婴儿。代孕虽不存在技术困难,但其有较赠卵、赠胚更为复杂的伦理、道德、法律问题。是否允许开展代孕技术也一直是争论的热点问题。我国卫生部门 2001 年颁布的《人类辅助生殖技术管理办法》规定,不得实施任何形式的代孕技术。

六、卵子、精子和胚胎冻融技术

人类精子、卵子或卵巢组织和胚胎冷冻技术等生殖冷冻技术是生殖工程技术中非常重要的一部分。人类精子和卵子包括卵巢组织冷冻获得成功,不仅使长期保存生殖细胞或生殖组织成为可能,还能为肿瘤患者手术、化疗或放疗前,以及目前不想生育但担心将来可能遭遇生育能力下降而导致不育而"储存生育力"。胚胎冷冻可以将患者的多余胚胎保存起来,以利选择合适的时机移植。此外,卵子冷冻的成功使赠卵试管婴儿更易于控制,卵子捐赠和接受者月经周期可以不同步,同时还可以避免取卵后因特殊情况不能及时受精而导致的浪费。

(一)冷冻卵子

又称雪藏卵子,即取母体健康时的卵子冷冻,阻止卵子随人体衰老,待想生育时取出冷冻的卵子使用即可。冷冻卵子的技术本身并不成熟,即使可以冷冻、复苏、形成受精卵,胚胎,但胚胎真正长成可以生存的健康孩子概率较低,安全性无法评估。2012 年世界上共有 100 多个冷冻卵婴儿,尚缺乏远期观察。女性随着年龄的增长,受孕率会越低。某些女性欲在 30 岁之前冷冻卵子,可以提高日后手术受孕率。而冷冻卵子可备不时之需,还没有生育计划的女性,可以通过冷冻卵子的方式保存年轻状态下的卵子,到需要的时候可进行手术受孕。因为卵子在年轻状态下,受孕率也会高很多。

女性取卵前,需要服用促排卵药物,使多个卵泡提前发育,利用穿刺技术从而排出多个卵子,这样才可一次性获得多个卵子。冷冻卵子长年保存在－196℃的液氮中,无论多少年,只要技术过硬和成功解冻,都会像新鲜卵子一样活动,因为卵子内部所有的新陈代谢和分子运动在低温液氮环境中都是停止的。但国际临床上的惯例是冷冻卵子保存5年。卵子冷冻技术的确在逐步发展,最初是慢速冷冻,如今已可快速冷冻。快速冷冻也叫玻璃化冷冻,这种方法能使保护液在短时间内降到－196℃而呈玻璃态,这样可以较好地避免卵子细胞在冷冻过程中产生冰晶而被损伤。但尽管如此,相对于已较为成熟的精子冷冻和胚胎冷冻技术,卵子冷冻技术仍很稚嫩,远未成熟。

有资料显示,自1986年世界上首个慢速冷冻卵子宝宝诞生起,全世界靠卵子冷冻技术出生的孩子也只有200多例,中国不足20例。国内各医院开展的冷冻卵子技术,均是基于某种疾患的医疗手段,主要是用来解决不孕不育问题的,是不得已而为之的办法。世界范围内也未广泛针对健康女性的远期生育而开展冷冻卵子业务。

(二)冷冻精子

即男性从未来生育计划考虑,将自身精子冷冻于具有相应资质的医疗机构中,以防未来生育风险。精子冷冻技术已较成熟,可以作为不孕不育者的一种辅助生育手段,一些非常严重的少精症患者,可以在治疗过程中将珍贵的精子冷冻保存,用以进行卵胞质内单精子注射治疗,以防日后发展成无精症,以致彻底丧失了做父亲的能力。1953年12月3日,艾奥瓦大学的科学家宣布,他们使用冷冻精子进行了人工授精,首次获得成功,应用冷冻精子授精而怀孕的婴儿大约在 3 个月后出生。

在一些人眼中,精子冷冻复苏就像自己家中冰箱中的冻肉化冻一样,而且会变质。事实上,精子冷冻技术已相当成熟,加入保护剂的精子一旦冷冻保存起来,它的生物活性就停止了,因此冷冻精子不会变质。

临床上将通过自慰射出的精液收集,取少量做抽样检查后,剩下的加入保护剂,超低温(－100℃以上)冷冻起来。需要使用的时候,将储存精子的样品管于室温下浸在自来水或双蒸水中或仅仅暴露于空气之中(两者均在室温下 22℃左右进行)进行解冻。加入保护剂,可防止精子细胞内水分结冰后,体积增大撑破细胞膜。但在解冻过程中,有一半左右的精子细胞会死亡,原因很多,如精子细胞内冰晶融化时,胞内液体会和胞外保存液发生交换,如果进入细胞内的液体过多、过快,会破坏精子细胞。但是剩下的精子,如果活力良好,足够进行辅助生育技术。理论上,一个受精卵只需要一个精子,如果健康精子数量过少,可以选用显微注射法,将精子一个一个注入卵细胞中。

癌症患者,如果是外界因素引起局部细胞的突变,没有转移,精子大多不会受到侵袭,如果是基因组疾病,精子的 DNA 大多有异常。但癌症是多因素疾病,携带癌基因,不一定会得癌症,生下的孩子,只要在生活习惯上注意,也可以健康成长。

冷冻精子适用于以下情况。①接受辅助生殖治疗者,在女方排卵或取卵当日男方取精困难者,或者夫妻分居期间有生育计划的。②不射精症患者,可接受非侵入性的电刺激取精结合精液冷冻,而非直接采用睾丸或附睾穿刺取精术。③梗阻性无精子症患者,在诊断性穿刺同时,可同期冻存附睾液,避免反复侵入性操作。④一些少、弱精子症患者,特别是精液数量、质量呈进行性下降趋势者,以避免将来出现无精子症风险。⑤一些夫妇准备采用输精管结扎避孕的,可在结扎手术前冷冻精液,以增加未来生育的机会。⑥有些可能影响生育的职业的从业者,出于健康因素和伦理的考虑,国外对冷冻时间都有规定,如英国人工授精和胚胎组织规定,男性可以冷藏精子的最高年龄是 55 岁,并且精子最长冷冻时间不得超过 10 年。

冷冻精子的一般步骤如下。①首先进行传染病筛查等检查,包括乙肝、丙肝、艾滋病、梅毒、淋病、支原体、衣原体、肝功能和血型检测。②如一切结果无明显异常,可进行精液冻苏实验。每个男性精液对冷冻的耐受性有所不同,更何况肿瘤患者的生精功能可能已遭到肿瘤的破坏,精液冷冻复苏后的精子存活率无法估计。因此,冻苏实验十分必要,可帮助医师预测以后生育方式的选择。③以上两关顺利通过后,开始正式留取冷冻精液,供日后辅助生殖用。

(三)冷冻胚胎

冷冻胚胎是世界上唯一能成熟地保存生育功能的方法。这种技术是将通过试管培育技术得到的胚胎,存置于 −196℃ 的液氮环境中,得到长时间保存。如果这个周期治疗失败,可以在以后的自然周期中解冻这些胚胎并进行移植。

冷冻胚胎适用于以下情况。①IVF(ICSI)治疗周期过程中胚胎移植后剩余可以利用的胚胎。②本治疗周期母体因子宫环境不适合怀孕(例如,发生严重卵巢过度刺激征或子宫内膜不佳等),也可先冷冻保存暂缓植入,待适当的时机再做解冻。③本治疗周期有发热、腹泻等全身性疾病不能移植的。④对于有可能丧失卵巢功能的患者(例如,要接受化学治疗、放射线治疗或切除手术等),也可选择冷冻胚胎来保存其生育能力。

冷冻胚胎是将胚胎和冷冻液装入冷冻管中,经过慢速(第 2～3 天的胚胎)和快速(第 5～6 天的囊胚)两种降温方式使胚胎能静止下来,并可在 −196℃ 的液氮中保存的一种方法。若有剩余的质量较好的胚胎,可以冷冻保存,待以后自然周期或人工周期解冻后植入子宫腔内,将增加受孕的机会。

一个超排卵周期得到的胚胎数量多、质量好,不能一次全部移植,可将多余的冷冻胚胎保存,以及发生严重卵巢过度刺激综合征的患者,不宜在治疗周期移植胚胎者,可将胚胎冷冻,待以后的自然周期或人工周期进行胚胎复苏移植。冷冻胚胎复苏临床妊娠率为 48.28%,囊胚冷冻复苏临床妊娠率为 63.48%。

不孕症患者进行"试管婴儿"的疗程中,一般会借助促排卵药物的刺激来增加成熟卵子数,往往可使卵巢 1 次生长 10 个以上的卵子。但实际上在每一次的"试管婴儿"疗程中,只有 1~3 个胚胎移植回子宫腔。植入过多的胚胎可能增加多胞胎的危险,因此剩余的胚胎可进行冷冻保存。如果在治疗的周期没有成功,保存的胚胎可以在以后的自然排卵周期或激素替代周期移植回母体,不必再进行超排卵,不但可免除打针的痛苦,也可节省不少费用。

冷冻胚胎,必须选择质量好的胚胎,因此胚胎评分标准也很重要,把具有发育潜能的胚胎予以冷冻,将来才可以为患者提供日后解冻使用。

冷冻胚胎是冷冻方法中最常使用的方法,但在某些国家因为信仰与法律规定,无法冷冻胚胎只能冷冻卵子。

第五节　人类辅助生殖技术的管理

2003 年 3 月,我国卫生管理部门组织有关专家对原于 2001 年颁布的《人类辅助生殖技术管理办法》及一系列相关文件进行了修改,对人类辅助生殖技术与人类精子库相关技术、基本标准和伦理原则进一步进行规范,要求采用人类辅助生殖技术后的多胎妊娠必须实施减胎术,避免双胎,严禁三胎和三胎以上的妊娠分娩。为此,不育夫妇实施授精前,必须签订《多胎妊娠减胎术同意书》。

新版的《人类辅助生殖技术规范》中规定了十大禁止,这 10 条明令禁止中最重要的有两条:①禁止给不符合国家人口和计划生育法规和条例规定的夫妇和单身妇女实施人类辅助生殖技术；②禁止克隆人。其他的禁令分别为：禁止无医学指征的性别选择；禁止实施代孕技术；禁止实施胚胎赠送；禁止实施以治疗不育为目的的人卵胞质移植及核移植技术；禁止人类与异种配子的杂交，禁止人类体内移植异种配子、合子和胚胎，禁止异种体内移植人类配子、合子和胚胎；禁止以生殖为目的对人类配子、合子和胚胎进行基因操作；禁止实施近亲间的精子和卵子结合；禁止在患者不知情和自愿的情况下，将配子、合子和胚胎转送他人或进行科学研究；禁止开展人类嵌合体胚胎试验研究。

《人类辅助生殖技术规范》等文件中更多地强调了知情同意、知情选择这一自愿原则，同时规定实施人类辅助生殖技术的技术人员必须尊重患者的隐私权。人类辅助生殖技术必须在夫妇双方自愿同意并签署书面知情同意书后方可实施。同样，捐赠精子卵子者也需获取书面知情同意书。需进行自精冷冻保存者，也应在签署知情同意书后，方可实施自精冷冻保存。同时，要求各精子库不得采集、检测、保存和使用未签署知情同意者的精液。

相关规定明令禁止买卖精子和以盈利为目的的供精行为，精子库的精子不得作为商品进行交易。精子库仅可以对供者给予必要的误工、交通和其所承担的医疗风险补偿。人类精子库也只能向已经获得人类辅助生殖技术批准证书的机构提供符合国家技术规范要求的冷冻精液，亦不可为追求高额回报降低供精质量。类似的规定也适用于赠卵者，禁止任何组织和个人以任何形式募集供卵者进行商业化的供卵行为。为保证后代质量，同一供者的精子、卵子最多受孕5人。

《人类辅助生殖技术和人类精子库伦理原则》为不育症的医疗手段规定了7大伦理原则，并要求确保以上原则的实施，实施人类辅助生殖技术的机构应建立生殖医学伦理委员会，指导和监督7大伦理原则的实施。这7大伦理原则是：有利于患者、知情同意、保护后代、社会公益、保密、严防商业化、伦理监督。监督其实施的生殖医学伦理委员会应由医学伦理学、心理学、社会学、法学、生殖医学等专家和群众代表组成。仅保密原则一项,相关规定有:为保护供精者和受者夫妇及所出生后代的权益,供者和受者夫妇应保持互盲,供者和实施人类辅助生殖技术的医务人员应保持互盲,供者和后代应保持互盲。精子库的医务人员有义务为供者、受者及其后代保密,精子库应建立严格的保密制度并确保实施,包括冷冻精液被使用时应一律用代码表示,冷冻精液的受者身份对精子库隐匿等措施。受者夫妇及实施人类辅助生殖技术机构的医务人员均无权查阅供精者真实身份的信息资料,供精者无权查阅受者及其后代的一切身份信息资料。与其相近似的人类精子库也有类似的 7 项伦理原则实行。